# 超声医学及其疾病诊断研究

马　超　黄鹏凌　南大鹏　主编



吉林科学技术出版社

图书在版编目（CIP）数据

超声医学及其疾病诊断研究 / 马超，黄鹏凌，南大鹏主编. -- 长春：吉林科学技术出版社，2024.3
ISBN 978-7-5744-1195-1

Ⅰ. ①超… Ⅱ. ①马… ②黄… ③南… Ⅲ. ①超声波诊断 Ⅳ. ① R445.1

中国国家版本馆 CIP 数据核字 (2024) 第 065996 号

超声医学及其疾病诊断研究

主　　编　马　超　黄鹏凌　南大鹏
出 版 人　宛　霞
责任编辑　赵　兵
封面设计　青　青
制　　版　青　青
幅面尺寸　170mm×240mm
开　　本　16
字　　数　300千字
印　　张　25.75
印　　数　1~1500 册
版　　次　2024年3月第1版
印　　次　2024年10月第1次印刷

出　　版　吉林科学技术出版社
发　　行　吉林科学技术出版社
地　　址　长春市福祉大路5788 号出版大厦A 座
邮　　编　130118
发行部电话/传真　0431-81629529　81629530　81629531
　　　　　　　　81629532　81629533　81629534
储运部电话　0431-86059116
编辑部电话　0431-81629510
印　　刷　廊坊市印艺阁数字科技有限公司

书　　号　ISBN 978-7-5744-1195-1
定　　价　88.00 元

# 前　言

超声医学作为一种非侵入性、无辐射的影像学技术，已经成为现代医学中不可或缺的工具之一，其原理基于声波在人体组织中的传播和反射，通过探测器接收反射信号并转换成图像，实现对人体内部结构的观察和分析。超声医学广泛应用于各个医学领域，包括但不限于妇妇产科疾病、心血管疾病、肝胆疾病、泌尿系统疾病等。在超声医学领域，疾病诊断研究一直是较为重要的课题。随着技术的不断进步和医学知识的不断积累，超声医学在疾病诊断方面的应用也日益广泛和深入。通过超声波的成像，医生可以观察人体内部器官的结构、形态和功能，从而及早发现和诊断各种疾病。超声医学在疾病诊断研究中的应用涉及多个方面，针对不同的疾病，医学研究人员致力于发现和建立相应的超声特征，从而能够通过超声图像来辅助诊断和鉴别诊断。此外，随着人工智能和机器学习技术的发展，超声医学领域逐渐引入自动化诊断系统，以提高诊断的效率和准确性。

本书将超声医学与疾病诊断的研究相结合，通过系统性和深入探讨，展现出超声医学在不同疾病诊断方面的应用和研究成果。本书不仅提供丰富的临床案例，而且深入探讨超声医学在疾病诊断中的优势与局限性，以及未来发展的趋势和方向。在对超声医学相关理论进行详细阐释的同时，重点关注超声医学在不同疾病诊断中的应用，每个领域都深入探讨其常见疾病的超声表现特征和诊断要点。

本书共十章，其中第一主编马超（天津医科大学总医院）负责第六章、第八章、第九章内容编写，计 10.1 万字；第二主编黄鹏凌（天津市儿童医院）负责第一章、第二章、第十章内容编写，计 10.1 万字；第三主编南大鹏（天津市海河医院）负责第三章、第四章、第五章、第七章内容编写，计 10.1 万字。

本书旨在为医学专业人士提供有关超声医学的全面知识和实用技能，帮助他们更好地利用这一技术为患者提供精准的诊断和治疗。同时，本书也可作为医学生的学习和参考用书，以及相关专业研究人员的重要参考资料。

# 目　录

## 第一篇　超声医学原理与技术解读

## 第二篇　超声医学在疾病诊断中的应用研究

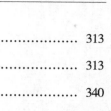

# 第一篇
# 超声医学原理与技术解读

# 第一章　超声医学概论

超声医学作为一门重要的医学诊断技术，已经在临床实践中广泛应用。超声医学的发展不仅为医学诊断提供了新的手段，也为疾病的早期检测和治疗提供了更多可能性，具有重要的科研和临床应用价值。本章重点探讨超声与声波、超声波的物理与声场特性、超声诊断原理与基本方法。

## 第一节　超声与声波解读

### 一、超声解读

超声是一种高频声波，其频率通常超过人类所能听到的声波范围，即20kHz以上。因此，超声不可见也不可听。超声技术是一种利用声波在不同介质中传播速度和反射特性的原理来获取信息的高度精密的技术。声波在不同介质中传播的速度取决于介质的密度和弹性模量等特性，当声波遇到介质边界时，一部分声波会反射回来，另一部分会穿透并被下一层介质所反射。这种反射和穿透的现象为超声技术提供了丰富的信息。在超声成像中，超声波通过被检测对象（如人体组织、机械零件等）传播，当超声波遇到不同密度或不同声阻抗的组织或结构时，部分超声波会反射回来，形成回波。这些回波包含了被检测对象内部结构的信息。超声探头接收这些回波信号后，将其转换成电信号，并通过计算机对这些信号进行处理和分析，最终生成图像或提取数据。

超声成像中常用的技术包括B超声、M超声和多普勒超声等。其中，B超声是最常见的一种成像技术，它通过记录超声波在被检测对象内传播的时间和强度来重建图像，从而呈现被检测对象的内部结构。M超声是一种实时成像技术，它可以连续显示被检测对象的运动状态，常用于观察心脏和血管等器官的功能。多普勒超声是一种利用多普勒效应来观察血液流动情况的技术，通过测量血液反射超声波的频率变化来计算血流速度和方向。除了成像技术外，超声技术还可用于提取被检测对象的数据信息。例如，在工程领域，超声技术可以用来测量材料的厚度、密度、弹性模量等参数。通过发送超声波并记录回波的时间和强度，可以计算出被检测对象的各项参数，从而评估其质量和性能。

超声波在医学、工程和科学领域被广泛应用。超声检查也被称为超声成像，是一种非侵入性的检查方法，通过将超声探头放置在人体表面，利用超声波在组织中传播的特性，可以获取人体内部器官和组织的实时图像。这项技术在医学诊断中起着非常重要的作用。通过超声检查，医生可以对人体的各种器官，如心脏、肝脏、肾脏、甲状腺、乳腺等，以及对胎儿进行检查。超声检查可以用来发现和评估许多疾病和病变，例如，肿瘤、囊肿、结石、动脉狭窄、心脏瓣膜功能异常等。与传统的 X 射线检查相比，超声检查无辐射，安全性高，对患者没有副作用，因此在临床诊断中得到了广泛应用。此外，超声在医学中还有其他重要的应用。例如，超声引导下的穿刺术，医生可以利用超声图像指导下的穿刺技术进行组织或液体的采集，用于病理学检查或治疗。此外，在产科领域，超声技术也被广泛应用于孕产妇的产前检查和监测，以及胎儿的发育评估。超声技术的不断进步和改进，使其在医学领域的应用越来越广，为临床医生提供了更为准确的医学诊断和治疗方法。

## 二、声波解读

声波是一种机械波，源自物体的振动，通过介质传播。这种波动形式在自然界中普遍存在，贯穿我们的日常生活，成为不可或缺的一部分。它们以各种形式存在于我们周围的环境中，承载着丰富的信息、情感和声音的形式，是我们与世界交流、感知的重要媒介。声波的传播方式在我们的声音中表现得最为典型。从人类的语言交流，到音乐的演奏，再到自然界中的鸟鸣、虫鸣，无一不是声波传播的结果，它们通过振动物体产生，并在介质中传播。

声波是一种横波，其振动方向与传播方向垂直，意味着在声波传播过程中，介质中的分子以横向的形式振动，从而使声音得以传播。声波传播的介质可以是固体、液体或气体，也就是说无论是在空气中传播的人类语言，还是在水中传播的鲸鱼歌声，都是声波在不同介质中的传播表现。不同的介质对声波的传播产生着各种影响。例如，在固体中声波传播速度更快，因为固体分子之间的相互作用力较强；在气体中声波传播则相对较慢，因为气体分子之间的作用力较弱。这种介质差异导致声波在不同环境中的传播速度和传播特性各异。除了传统的声波外，还存在着一些特殊类型的声波，如超声波和次声波。超声波的频率高于人类可听频率范围，常用于医学诊断、工业检测等领域；次声波的频率则低于人类可听频率范围，常见于地质勘探、海洋科学等领域。

声波的特征可以通过三个关键要素来描述：振幅、频率和波长。振幅是声波的一个重要属性，代表声波的能量大小。振幅越大，声音越响亮。当声波传播时，介质中的分子会随着声压的变化而振动，振幅的大小直接影响了振动的幅度。因此，振幅可以被视为声音响度的度量标准，也就是我们所说的“音量”。与振幅相比，频率更多地涉及声音的音调。频率是指声波振动的快慢程度，通常用赫兹（Hz）来表示。频率越高，声音的音调越高；频率越低，声音的音调越低。这是因为声波的频率直接决定了声音的音调。例如，我们听到的钢琴高音键，实际上是因为高频率的声波产生出来了的，低音键则产生低频率的声波。因此，频率是描述声音音调的重要参数。波长是声波的另一个关键特征，它是声波在介质中传播一个完整周期所需的距离。波长通常用$\lambda$来表示，它与声速和频率有直接关系。波长越短，声音的频率越高；波长越长，声音的频率越低，即波长与频率成反比关系。同时，波长还受声速的影响，因为声速是声波在特定介质中传播的速度，它影响了声波在介质中传播的快慢程度。

## 第二节　超声波的物理与声场特性

### 一、超声波的物理特性

超声波的本质是“频率超过人耳听觉范围（20～20000Hz）的机械波”[①]，

① 陈宝定，鹿皎．临床超声医学 [M]. 镇江：江苏大学出版社，2018：2.

超声波是“机械振动在介质中的传播”[①]。其在弹性介质中传播时，表现为压强周期性的波动形式，携带能量进行传输。在介质内，这些机械波通过引起质点的位置变动或使其围绕平衡位置振动，从而传递能量。弹性介质中的各个质点，借助于弹性力的相互作用，形成了一种传递机械波的机制。换言之，机械波的传播，本质上是借助质点间的相互作用以及前后的振动形态实现的。因此，机械波从振源向外传播的是能量，本身并不移动。作为机械波的一种，超声波与电磁波不同，其传播是需要介质的，如空气、水、软组织、固体等。超声波可以理解为介质中的质点位移或引起质点运动的入射压强，当质点距平衡位置最远时其能量为0；当质点在平衡位置时压强达到最大。相控阵探头发射的最高峰值声压在软组织内引起的质点最大位移，大概是原子直径的100倍。机械波可分为纵波、横波、拉伸波、弯曲波等多种，医学超声领域应用最多的是纵波，近年来一些新的成像技术也开始涉及横波。

超声波是机械波，是机械振动在介质中的传播，其频率很高。

超声波在介质的分子间传播时，介质的第一个分子受到超声波的推力在其平衡位置附近振动，并将能量传给第二个分子，使其在自己的平衡位置附近振动，这种压缩将依次传递到相邻分子对，直到分子运动因摩擦而终止，波的传播也就中断。这种因分子振动而引起的随时间变化的声压常被用来描述声波特性。超声波在介质中传播时会出现波形的畸变。对畸变波形进行频谱分析后发现该频谱中除了有一个幅度最大、频率最低的波（称为基波）以外，还有若干频率为基波频率整数倍的波，即谐波。基波频率称为基频 $f$，则频率为 $2f$，$3f$，……，$nf$ 的这些谐波分别被称为二次谐波、三次谐波……$n$ 次谐波。有限振幅波在介质中开始传播，到锯齿波形成所经历的距离称为间断距离。在形成锯齿波时谐波是最丰富的，谐波的形成有两个突出特点：谐波强度随深度变化是非线性的；谐波能量与基波能量呈非线性关系。

## 二、超声波的声场特性

第一，声源：能发出超声的物体被称为声源，通常采用压电陶瓷、压电

① 谢银月，唐懿文，徐申婷．超声波的物理特性及医学应用[J]．中国教育技术装备，2019(2)：26.

有机材料或混合压电材料。在这些材料上加以电脉冲即可发射超声波。用超声换能器制成可供检查用的器件称为超声探头。

第二，声束：换能器发出的声波，由于有指向性而在某个方向上形成集中传播的束状超声波，这种声场也称为声束。

第三，声场：介质中有声波存在的区域，即有声能占据的空间，也就是发射超声在介质传播时其能量所达到的空间，称为声场。

第四，声强：描述超声能量大小的一种物理量，即超声束在单位时间通过单位横截面积的超声能量，以 $W/cm^2$ 或 $mW/cm^2$ 为单位，$1W/cm^2=1J/(cm^2 \cdot s)$。

第五，近场与远场：超声场可分为两部分，近超声源处的超声束呈狭窄的圆柱形，直径略小于探头压电晶片的直径，此区域为近场。在距超声源远的区域，超声束扩散变宽，称为远场。远场区声束扩散程度的大小与声源的半径和超声波的波长有关。用 $\varphi$ 代表半扩散角时，则 $\sin\varphi=1.22\lambda/D$，显然半扩散角 $\varphi$ 越小，方向性越好。如果采用机械或电子方法进行聚焦，则可减少远场区声束扩散获得更窄更佳的声束，并能降低图像的失真度。

第六，非聚焦声束内声强的分布是不均匀的。近场区声束宽度虽然接近相等，但声强分布起伏较大；远场区声强分布相对均匀，但声束增宽，逐渐扩散。声束中，在声轴方向上声强最集中的区域呈细窄瓣状，称为主瓣，在主瓣周围还有数层旁瓣，由内向外依次称为第一旁瓣、第二旁瓣……其中最重要的是第一旁瓣，其声压虽小，但足以引起伪像。

第七，分辨力：评价超声图像空间分辨本领与清晰度最关键的因素，包括空间分辨力、对比分辨力、时间分辨力及细微分辨力，其中最主要的是空间分辨力。空间分辨力是指所能成像的高对比度物体的最小尺寸。空间分辨力依方向不同可分为轴（纵）向分辨力、侧向分辨力和层厚分辨力。其中最简单的是轴向分辨力，即能够分辨沿声轴方向紧邻的两个界面的能力。超声转换器发射一系列脉冲波进入人体，每个脉冲波通常含有两到三个周期超声波，超声医师无法调整脉冲波内的声波周期数，而单位脉冲波长度为声波波长与所含声波周期数的乘积，当声波频率增加后其波长变短，则脉冲波长也变短，使得轴向分辨力提高。此外，侧向分辨力也必须考虑，侧向分辨力是指垂直于声轴切面，但与探头切面平行方向上分辨紧邻的两个界面的能力，其取决于声束的宽度，可通过聚焦选定区域的声束来提高。层厚分辨力指垂直于声束及探头切面的层厚，其取决于声束的厚度，该厚度是由探头本身决定，不能调节。超声声束的宽度或厚度过宽或过厚将影响对微小结构，如乳腺肿瘤的微小钙化或甲状腺内小囊肿等的显示。侧向分辨力、层厚分辨力通常明显较轴向分辨力差。

## 第三节　超声诊断原理与基本方法

### 一、超声诊断原理分析

#### （一）超声诊断的主要优势

超声诊断“是利用超声波的物理特性和人体器官组织声学特性相互作用后产生的信息，并将其接收、放大和信息处理后形成图形（声像图、彩色血流图）、曲线（M 型心动图、频谱曲线）、波形图（A 型）或其他数据，结合解剖、病理、生理知识和受检者的病史、临床表现与其他实验室或影像学等检查，综合分析，进行疾病判断的一种影像学诊断方法”①。超声诊断技术具备多项优势：①该技术具有非侵入性、无痛感和无电离辐射的特性，使其成为目前应用最为广泛的影像学诊断手段之一；②超声诊断能够实现实时成像，能够对动态界面进行动态成像；③该技术不仅能够提供病变组织的解剖结构信息，而且能够反映血流动力学的变化；④超声诊断还能够获取多角度的断层图像；⑤超声诊断的定性和定位诊断准确率也在不断提高，特别是对于某些特异性的病灶；⑥超声诊断不需要使用造影剂，却能实现管腔造影的效果；⑦能够评估脏器功能，如心脏功能和胆囊的收缩能力等；⑧超声诊断能够迅速得出诊断结果，并支持进行多次随访检查。

#### （二）超声诊断的重要任务

1. 普查与诊断疾病

超声显像普查对妇女早期发现乳癌有一定意义，特别是对年轻妇女、

① 李艳，雷劲松，张英霞. 医学超声诊断 [M]. 南昌：江西科学技术出版社，2019：27.

妊娠期或不宜接受X线照射者，超声诊断价值更大。随着超声显像仪分辨力的改善，对早期肝癌的诊断较为敏感，与CT类似，优于同位素。一般直径1cm以上的肝肿瘤即可显示，此时临床尚无任何症状和体征，甚至化验亦无异常，而B超一般较临床出现症状早2～3个月甚至1～2年发现早期肝癌病变，故可利用这一早期发现的优势及早处理，为外科手术可能性及手术方案设计提供重要参考依据，所以B超诊断可作为肝癌普查的工具。

过去许多临床上难以发现及不能确诊的疾病，应用超声显像可以早期发现，并明确诊断位置，例如，眼科诊断非金属异物时，在玻璃体混浊的情况下可以显示视网膜及球后病变。对先天性心脏病、风湿性心脏病、心房黏液瘤的B超检查有特异性，可代替大部分心导管检查。还可根据心壁外液性暗区来确诊心包积液；根据室壁的厚度、左室流出道及二尖瓣曲线的改变来确诊肥厚型心肌病。此外，对血管的通断、血流方向、速度的测定可广泛应用。早期发现肝占位病变的检出已达到直径1cm的水平。可清楚显示胆囊、胆总管、肝管、肝内胆管、胰腺、肾脏、肾上腺、前列腺等，能检出有无占位性病变。尤其对积液与囊肿的物理定性和数量、体积等测定都相当准确。对各种管腔内结石的检出率高出传统的检查方法。对妇产科更是解决了过去许多难以检出的疑难问题，如能对胎盘定位、羊水测量、单胎或多胎妊娠、胎儿发育情况及有否畸形、胎儿存活与否和葡萄胎等做出早期诊断，并能确诊附件有无囊肿（如卵巢囊肿或输卵管积水等）。

此外，介入超声的推广应用，在临床上发现和怀疑腹腔内有占位性病变，经B超证实者均可做超声引导下穿刺细胞学检查或组织学检查，通常用于肝、肾、胆、胰等占位病变及腹部其他有关器官肿瘤的良性、恶性鉴别诊断，也适用于囊肿或脓肿的确诊。心脏超声造影与彩色多普勒，适用于多种心脏病和心脑血管疾病，可确定心脏解剖结构、心内血液分流、观察静脉畸形引流、探测瓣膜关闭不合、心功能与血流动力学的变化等，特别是为心内血液分流者的确诊提供重要依据。

2. 治疗与观察疗效

（1）肿瘤的治疗及疗效观察：目前已广泛采用超声引导下的治疗方法，包括向肿瘤内部注射酒精、抗肿瘤药物和干扰素等。在治疗过程中，通过超声波成像技术对治疗效果进行实时监控，以便及时调整治疗方案。此外，超声技术在评估癌症手术切除和放射治疗的疗效方面也显示出其独特的优势，能够有效监测肿瘤的复发和转移情况，为临床治疗提供重要的参考依据。

(2) 有关器官结石疗效观察：如肝胆系结石（包括体外碎石）非手术疗法的疗效观察。

(3) 有关器官组织炎症感染、脓肿的抗感染治疗的疗效观察及胸腔积液、腹水病人的穿刺定位和疗效观察。

(4) 对于腹部脓肿（膈下脓肿、肝脓肿、肾周围脓肿、盆腔脓肿和肠间脓肿等）的超声引导下穿刺引流、排脓，可做脓液的培养和药敏试验，并能用B超观察疗效情况。

(5) 用于心脏病手术（如心脏瓣膜置换术、心房黏液瘤手术切除术）后的疗效观察。

(6) 妇产科用B超来观察宫内胎儿发育迟缓（IUGR）治疗后的疗效及观察宫内胎儿生长发育情况。

### (三) 超声诊断的伪像识别

伪像又称伪差，在超声成像中常会出现多种伪像，诊断者和声像图阅读者不仅要识别伪像，避免误诊，而且要利用伪像，帮助诊断。

第一，混响。超声波在接触到界面清晰、平整的介质时，会发生多次反射和折射，从而在探头与界面之间形成等距离的多条回声。这些回声的强度随着距离的增加逐渐减弱。在腹部超声检查中，由于腹壁的筋膜和肌层提供了理想的平整界面，常常会产生混响伪像。这些伪像通常出现在声像图的表浅区域，尤其是在液性器官如胆囊和膀胱的前壁，其现象尤为显著。

第二，多次内部混响。超声在靶内部来回反射，形成彗尾征，利用子宫内彗尾征可以识别金属节育环的存在。

第三，部分容积效应。又称切片厚度伪像，因声束宽度引起，也就是超声断层图的切片厚度较宽，把邻近靶区结构的回声一并显示在声像图上，如在胆囊内出现假胆泥伪像。

第四，旁瓣伪像。由超声束的旁瓣回声造成，在结石等强回声两侧出现“狗耳”样图形。

第五，声影。由于具有强反射或声衰减甚大的结构存在，使超声能量急剧减弱，以致在该结构的后方出现超声不能达到的区域，称为声影区，在该区内检测不到回声，在声像图中出现竖条状无回声区，紧跟在强回声或声衰减很大的靶体后方，称为声影。声影可以作为结石、钙化灶和骨骼等的诊断依据。

第六，后方回声增强。当病灶或组织的声衰减甚小时，其后方回声将强于同等深度的周围回声，称为后方回声增强。囊肿和其他液性结构的后方会出现回声增强，可利用它进行鉴别诊断。

第七，折射声影。有时在球形结构的两侧壁后方会各出现一条细狭的声影，称为折射声影，也称为折射效应、边界效应或边缘声影，这是因为超声照射到球体的边缘，因折射关系，使后方有一小区失照射，没有回声所致，不可误诊为结石或钙化结构。

第八，其他。伪像种类颇多，如镜面伪像、声速失真、彩色血流图中因心脏或大血管搏动使组织移动，出现闪烁彩色，因探测角度过小，使该处血管有血流而不出现彩色，均属伪像范畴，阅读者应予注意。

**（四）超声设备及探头原理**

超声设备是复杂且精密的影像学设备，均包括以下基本部分：① 脉冲发射器；② 声能转换器；③ 脉冲接收分析器；④ 显示器；⑤ 存储器。下面简单介绍声能转换器。诊断用超声设备的声能转换器也称探头，主要利用压电材料的压电效应来完成电能与机械能之间的转换。超声显像诊断仪的探头里安装具有压电效应的晶片，由主机产生高频交变电场，电场方向与晶体压电电轴方向一致，压电晶片沿一定方向压缩和拉伸，当交变电流在20000Hz以上时可产生超声波，称为逆压电效应，此时压电晶片可作为超声波声源。压电晶片受到压缩或拉伸时能够聚集电荷，当反射回来的超声波引起压电晶片发生形变时产生振荡的电信号已被处理，称为正压电效应。能产生压电效应的材料称为压电材料，如天然石英晶体、压电陶瓷（钛酸钡、铅钛酸铅等）、压电有机聚合物，其中，压电陶瓷要经高压电场极化处理后才具有压电性能。根据用途和使用方法可将探头分为体表探头、经腔内探头和术中探头等。

第一，经体表检查的常用探头。① 电子凸阵探头：用于腹部和妇产科检查。电子凸阵探头，振元呈弧形排列，可有不同曲率半径。声束随凸起的弧度做扇面扫查，兼有线阵与相控阵扫查两者的优点，但开角不如相控阵，它的近场范围和图像质量均优于扇扫探头，远场范围也大于线阵探头。而且凸阵探头比机械式扇扫探头使用寿命长，与相控阵扇扫探头相比，造价较低。② 高频电子线阵探头：用于外周血管、浅表器官检查。高频电子线阵探头的特点是图像质量较好、分辨力高，通过电子扫描成像，即通过依次触发压电陶瓷阵列中的阵元来实现扫描成像，用于小器官、肌肉骨骼、乳腺、甲状腺、血管、新生儿颅脑等的检查。③ 相控阵探头：用于心脏检查。相控阵探头，是一种线列振元多晶片探头，采用延迟线，使声束方向偏转。做扇形扫查，一般为 64 振元，最多可达 512 振元。机械式扇形扫查仪的优点是造价低；缺点是每个探头的焦点固定，不能随意调节，焦点以外的横向分辨力差。近年有用环形相控阵探头替代单晶片探头，用于机械式扇形扫查的仪器，使焦点连续可变。扇形超声显像诊断仪的特点是探头与人体接触面小，深部视野广阔，便于通过较小的声窗探测深部脏器和结构，但身体浅层显示较差。④ 微凸阵探头：用于心脏检查。

第二，经腔内检查的常用探头。体腔内探头包括直接插入消化道、阴道及直肠进行超声检查的探头，或与内镜或经皮穿刺导管组合制作的特殊探头。这种探头比普通探头小得多，近年已有血管内超声探头应用于临床，并获得高质量的超声显像图像。进行体内超声扫描，明显缩短了超声探头与靶器官之间的距离，避免了腹壁脂肪、肠腔气体和骨骼对超声波的影响和干扰。另外，采用高频探头可以获得分辨力更高的超声显像图像。体腔内超声显像诊断具备内镜和超声显像的双重功能，既可通过内镜直接观察管腔黏膜表面的病变、形态，又可进行超声扫描，获得管壁各层组织结构及周围邻近器官的超声影像，扩大了内镜的诊断范围，弥补了两者的不足，提高了内镜和超声显像诊断的能力和水平。体腔超声显像扫描的基本方式包括机械扇形扫描、电子线阵和凸阵扫描，或将这几种方式进行不同组合，以实现多种方式的扫查：① 经食管探头：用于心脏检查；② 经直肠探头：用于泌尿系统检查；③ 经阴道探头：用于妇科检查；④ 经血管内探头：用于血管内检查；⑤ 超声内镜探头；⑥ 穿刺探头或穿刺附加器。

第三，术中探头。术中探头应用范围很广，从脑、心脏、腹部扩展到女性生殖系统、眼睛等浅表器官。

第四,三维成像探头。三维成像探头包括体表三维成像探头、经腔道三维成像探头、血管三维探头等，其中利用灰阶差异的变化显示组织结构表面轮廓的三维表面成像技术已广泛应用于含液性结构及被液体环绕结构。其不仅能显示被检结构的立体形态、表面特征和空间关系，而且能提取和显示感兴趣的结构，精确测量面积和体积等，适用于胎儿、子宫、胆囊、膀胱等含液性或被液体环绕的结构。

## 二、超声诊断基本方法

### (一) A 型超声诊断方法

A 型超声，简称 A 超，是出现最早的一维超声诊断技术，它用超声探头发射单束超声波至人体组织内。当超声波在人体组织器官内遇到不同声阻抗的界面时，就会发生反射。声阻抗差别越大，则反射回声波幅度越大。这些从组织器官反射回来的超声波被同一个探头接收，然后转换为相应的电信号，并在显示屏上显示。此法以波幅的高低代表界面反射信号的强弱，探测界面距离、脏器大小及鉴别病变的物理特性，在显示器上，以纵坐标表示脉冲回波的幅度，横坐标表示检测深度，即超声波的传播时间，结果较准确，可用于对组织结构的定位和定性。目前除用于颅内病变及眼科诊断外，此法已基本被 B 型超声诊断法取代。

### (二) B 型超声诊断方法

B 型超声为辉度调制型，是目前应用最为广泛的超声检查方法，简称 B 超，全称为实时灰阶二维显像仪，它是在 A 型诊断技术基础上发展起来的，与 A 型诊断技术一样，应用超声反射回波原理，即向人体组织发射超声波，然后接收各层组织界面反射的回波进行信息处理和图像显示。二维超声图像如用伪彩色编码显示，称为 B 型彩色超声仪。在 B 型超声显像诊断装置中，发射电路产生高频的电脉冲信号，控制超声探头产生相应的超声束。这些声束进入人体组织器官后，遇到不同声阻抗的界面就会产生回波。回波被超声探头接收后，经过高频放大器、检波器和视频放大器，最后加到显示器的 Z 轴，作为亮度调制。显示器的 Y 轴则由与声束同步的时标电路控制。图像

X 轴方向的信息靠声束扫描获得，水平位置检测装置的作用是检测声束的水平位置，并控制显示器的 X 轴。这样显示器上便出现了二维超声切面图像。本法以不同辉度的光点表示界面反射信号的强弱，反射强则亮，反射弱则暗，称为灰阶成像。因采用多声束连续扫描，故可显示脏器二维切面图像，为临床提供有关人体组织结构学信息。这种显像方法受组织的声特性阻抗、声衰减系数、入射角度、发射声强、仪器操作调节等因素影响。

### （三）M 型超声诊断方法

M 型超声也属辉度调制型，简称 M 超，在 M 型超声中，X 轴上的信息不是探头水平的信息，而是与时间呈线性关系的慢变化信号，进而显示运动器官（心脏）的运动状况，它显示沿声束传播方向上各目标的位移随时间变化的曲线，适用于对运动脏器的探查，主要用于探测心脏，临床称为 M 型超声心动图。M 型超声心动图虽不能反映心脏的解剖结构，但有助于定量分析心壁和瓣膜的活动规律。在其显示的图像中，纵轴（Y 轴）代表被测目标所处的深度位置，横轴（X 轴）代表扫描时间。

### （四）D 型超声诊断方法

D 型超声诊断方法是一种用于检测心脏疾病的超声诊断技术，特别是在婴幼儿和小孩中常使用，它主要用于评估心脏的结构和功能，以便及早发现和治疗心脏病变，D 型超声诊断方法包括以下方面。

1. 二维超声

二维超声主要通过超声波的传播和反射来获取关于心脏结构和运动的详细信息。超声波被发送到身体内部，然后由传感器捕获回声，通过计算机处理后生成心脏的图像。这些图像能够以高分辨率显示心脏的内部结构，如心脏的大小、形状和壁厚度。通过二维超声，医生能够详细观察心脏各部分的运动情况，包括心脏的收缩和舒张。这对于评估心脏的功能状态至关重要，因为心脏的正常运动是保证血液顺利泵送的关键。同时，通过观察心脏的运动，医生也能检测到任何不规则的运动模式，可能表明存在心脏肌肉病变或其他疾病。

此外，二维超声还能帮助医生诊断心脏瓣膜疾病。心脏瓣膜的功能异常可能导致血液流动不正常，进而影响心脏的正常工作。通过观察瓣膜的结构和运动，医生可以检测是否存在瓣膜的狭窄或关闭不全等问题。这有助于及早发现并治疗心脏瓣膜疾病，避免进一步的心脏损伤。

2. 多普勒超声

多普勒超声是通过利用超声波来评估血流在心脏和血管系统中的速度和方向。这种方法利用多普勒效应，即当超声波与流动的血液相互作用时，声波的频率会发生变化。通过分析这种频率变化，医生可以获取关于血流速度和方向的信息，进而评估心脏血流的状态。在临床应用中，多普勒超声被广泛用于评估心脏血流是否正常。正常的心脏血流应该是有序的、持续的，没有任何明显的异常。通过多普勒超声，医生可以测量心脏各处血流的速度，并检测是否存在异常，如血流速度过快或过慢等。这有助于发现心脏血流受阻或血管狭窄等问题，为疾病的早期诊断提供重要线索。

多普勒超声还能够检测心脏瓣膜反流。正常情况下，心脏瓣膜应该能够完全关闭，防止血液逆流。然而，当瓣膜存在功能异常时，可能会导致血液反流，即血液在心脏收缩时逆流回前一房室。通过多普勒超声，医生可以观察血流在瓣膜周围的动态情况，评估是否存在瓣膜反流，以及反流的程度和影响。除了评估血流速度和瓣膜功能外，多普勒超声还可以帮助医生评估心脏中的血液混合情况。这对于了解心脏的循环功能以及诊断某些先天性心脏病变非常重要。通过观察不同速度和方向的血流，医生可以了解心脏中各种血液的流动情况以及是否存在异常混合或分流。

3. 彩色多普勒超声

彩色多普勒超声融合了二维超声和多普勒超声的优点，通过将不同速度和方向的血流以不同颜色来表示，使医生可以更加直观地观察和分析心脏血流的动态特征，这种技术在心脏疾病的诊断和治疗中起着至关重要的作用。通过彩色多普勒超声，医生可以在心脏图像上观察彩色的血流分布。不同颜色代表不同速度和方向的血流，例如，红色表示向超声探头方向的血流，蓝色表示远离探头方向的血流。这种直观的视觉呈现使医生能够快速而准确地评估血流的动态情况，进而发现心脏瓣膜病变、房间隔缺损等问题。

彩色多普勒超声在诊断心脏瓣膜病变方面具有显著优势。正常情况下，心脏瓣膜应该能够完全打开或关闭，确保血液顺利流动。然而，当存在瓣膜功能异常时，可能导致血液反流或瓣膜狭窄，进而影响心脏的正常工作。通过彩色多普勒超声，医生可以清晰地观察瓣膜周围的血流情况，检测是否存在反流，并量化反流的程度，为瓣膜病变的诊断提供重要依据。此外，彩色多普勒超声还可以帮助医生诊断房间隔缺损等心脏结构异常。房间隔缺损是一种先天性心脏病变，即心脏两个心房之间存在缺损，导致血液在心脏内部发生异常流动。通过观察彩色多普勒超声图像，医生可以发现异常的血流模式，确认房间隔缺损的存在及严重程度。

4. 组织多普勒成像

组织多普勒成像是一种先进的超声诊断方法，专门用于评估心脏组织的运动和结构。与传统的多普勒超声技术相比，组织多普勒成像更加专注于观察心脏组织的微小变化，从而更准确地评估心肌的功能状态。通过组织多普勒成像，医生可以观察心脏组织的运动情况，包括心肌的收缩和舒张过程。正常情况下，心肌应该呈现均匀、协调的运动，确保心脏有效地泵血。当心肌存在异常时，如肥大、缺血等情况，其运动模式可能会受到影响。通过组织多普勒成像，医生可以检测心肌运动的不均匀性，发现潜在的心肌病变。

组织多普勒成像在评估心肌缺血方面具有显著的优势。心肌缺血是由心脏供血不足而引起的心肌组织损伤，是冠心病等心脏疾病的常见表现之一。通过观察心肌组织的运动情况，组织多普勒成像可以帮助医生发现心肌受损区域，因为受损的心肌组织通常会呈现异常的运动模式，如运动减弱或运动延迟。这有助于及早发现心肌缺血，并采取相应的治疗措施，避免心肌组织的进一步损伤。

此外，组织多普勒成像还可以评估心脏中的其他结构，如心脏壁的厚度和运动情况等。这有助于医生全面了解心脏的解剖结构和功能状态，为疾病的诊断和治疗提供更全面的信息。

5. 应变成像

应变成像是一种先进的心脏诊断方法，通过分析心脏组织在收缩和舒张过程中的变形情况，来评估心肌的功能状态，这种技术可以提供关于心肌弹性和收缩能力的详细信息，有助于医生早期发现和诊断心肌病变，从而采取及时有效的治疗措施。在应变成像中，医生会使用特殊的超声探头来观察心脏组织的变形情况。通过记录心肌在心脏收缩和舒张过程中的变形量和速度，医生可以分析心肌的收缩和舒张功能。正常情况下，心肌应该具有一定的弹性，能够有效地收缩和舒张，从而保证心脏的正常泵血功能。然而，当心肌存在异常时，如肥厚、硬化或损伤等，其变形能力可能会受到影响，导致心脏功能下降。

应变成像在早期诊断心肌病变方面具有显著优势。心肌病变可能是由多种原因引起的，包括心肌炎、心肌肥厚、心肌硬化等。这些病变可能在早期阶段并不容易被传统的超声检查或心电图等方法检测到。然而，通过应变成像，医生可以更加敏感地观察到心肌的微小变化，从而早期发现心肌病变的迹象。早期诊断心肌病变对于患者的治疗和预后来说至关重要。一旦心肌病变得到及时发现，医生就可以采取相应的治疗措施，如药物治疗、心脏康复等，从而延缓病情的进展，提高患者的生存率和生活质量。

### （五）三维成像法

目前临床应用的三维成像法是把二维成像采集来的图像信息经处理后进行三维重建和显示的成像方法，也可进行彩色多普勒血流三维成像。早期（20 世纪 80 年代）只能做到静态三维成像，20 世纪 90 年代开始出现动态三维成像，可用于显示心脏各结构的活动，21 世纪已出现实时动态三维成像（也被称为四维成像）。随着三维技术的发展，该项技术已从可应用于心脏及产科，发展到可应用于全身各个器官。

### （六）弹性成像法

弹性成像的基本原理是由于不同组织的硬度不同，当对组织施加一个内部的或外部的、动态的或静态的激励时，按照弹性力学、生物力学等物理规律的作用，组织将产生一个响应，包括位移、应变、形变等，这些物理量在正常组织和病变组织中、不同病变程度的组织中产生一定的差异或改变，通过收集这些变化的物理量，可以了解组织内部弹性属性的弹性模量等差异，并以灰阶或彩色编码形式成像。在临床应用中，当组织被压缩时，组织内所有的质点均产生一个纵向（压缩方向）的应变，如组织内部弹性系数分布不均匀，组织内的应变分布也会有所差异。弹性系数较大的区域，引起的应变比较小；反之，弹性系数较小的区域，相应的应变比较大。技术上通过对压缩前后的射频信号进行延时估计，可以估计组织内部不同位置的位移，从而计算出组织内部的应变分布情况。

根据不同的显像方式可将弹性成像法分为应变弹性成像和剪切波弹性成像，其中应变弹性成像又可根据不同的激励方式分为施压式弹性成像和声脉冲辐射力弹性成像，而剪切波弹性成像的激励方式亦为声脉冲辐射力。应变弹性成像是指对压缩前后的射频信号进行相关分析，估计组织内部各点的位移，从而计算出其应变分布情况，根据对组织的应变分布假设就可以对组织的弹性模量进行估计，并加以成像，可显示患者的炎症、增生、纤维化等病变。剪切波弹性成像是利用调幅的聚焦超声波在生物黏弹性组织内产生剪切波，继而估计剪切模量。由于焦区外辐射力迅速衰减，剪切波只限于组织内局部区域，因此该技术可消除边界条件的影响，简化弹性重构。后来又提出瞬时弹性成像可消除衍射的影响：采用脉冲激励，使组织内产生瞬时剪切波，同时测量剪切波在组织内的传播情况，其速度与组织的弹性模量直接联系。此技术可用于无创诊断肝纤维化，监测肝疾病的发展。声脉冲辐射力弹性成像包括声触诊组织成像和声触诊组织定量成像，可定性及定量反映组织的硬度特征，从而对病灶及周围组织硬度进行比较分析。

弹性成像对以往成像模式是有力的补充，对提高超声诊断率有较大的帮助。但此项新技术还需要不断完善，当良性病灶伴有钙化、胶原化、玻璃样变和间质细胞丰富的时候，超声弹性图像可表现为假阳性；而恶性病灶体积较大，或病灶内伴有出血、坏死灶时，超声弹性图像可表现为假阴性。因此，将弹性成像图像与传统二维及多普勒图像结合起来进行分析，会提高超声检出恶性肿瘤的敏感性。

### （七）超声造影方法

超声造影是利用造影剂在血管内产生的微泡作为“散射体”随血流流遍全身，在声场中产生谐振，提供丰富的非线性谐波信号，又在血液中产生大量的液—气界面来增强血液的背向散射，从而明显增加血液的回波信号强度，成为可看见的血池示踪剂。将超声造影剂与特殊的显像技术相结合，能够有效地增强心肌、肝、肾、颅脑等器官的血流多普勒信号和增加灰阶图像对比分辨率，反映和显示正常组织和病灶的血流灌注情况，提高超声诊断的灵敏性和特异性。随着分子影像学的迅速发展，特异性或功能性超声造影剂也将为疾病诊断及治疗带来新的内容。

超声造影剂的主要特点在于使用了气体微泡，增加血液与周围组织的对比来达到增强图像效果的目的。目前微泡是由壳膜包裹某一种气体的复合体，微泡的直径应小于8μm，以便通过肺—体循环中的毛细血管。微泡具有良好的声背向散射，能产生丰富的谐波且受声压作用具有破裂效应，即空化效应等重要特征。声场中的微泡表现行为受多个参数的影响和控制，包括入射频率、共振频率、脉冲重复频率、声能、微泡内的气体特性、衰减系数、壳膜的材料和厚度等。局部的声能是影响微泡行为的重要参数。超声造影剂可以分为五大类，包括以白蛋白为成膜材料的造影微泡、以表面活性剂为成膜材料的造影微泡、以糖类为成膜材料的造影微泡、以磷脂类化合物为成膜材料的造影微泡、以高分子多聚物为成膜材料的造影微泡。理想型超声微泡一般具有以下特性：① 无毒副作用，最终可降解或排出体外；② 给药方便，能经外周静脉注射；③ 粒径大小适宜，均匀一致，能通过心肺循环和微循环而不造成栓塞；④ 使用较小的剂量即可产生鲜明的对比效果，且持续时间足够长；⑤ 性能稳定，有明确的破坏阈值，具有可预测性及可重复性；⑥ 易于生产，便于储存，价格适宜。

以人血白蛋白作为包膜的微泡是最早期的造影剂，蛋白质类物质在超声作用下，由于蛋白质分子中的羰基与氨基之间形成氢键，增强了分子之间的相互作用力，可以形成具有一定机械强度的薄膜。以白蛋白作为液膜的微泡具有无毒、易制备等优点，但是具有产量低、稳定性较差，且在一些人体中会产生异体蛋白的免疫反应等缺点。由于表面活性剂本身的特性，目前已制备出的超声造影剂中或多或少含有一些表面活性剂成分。表面活性剂类物质一般具有降低溶液表面张力的能力，因此具有良好的起泡性能，被广泛用于微泡的制备研究。在形成微泡的过程中表面活性剂的疏水端伸向气体、亲水端伸向液体，形成牢固的膜。另外，表面活性剂的液膜一般还具有受破坏后自我修复的能力。

基于糖类物质的微泡造影剂一般具有很好的安全性和生物相容性。多聚糖如淀粉可被加入一些配方中用来提高微泡的稳定性，因为加入淀粉可以增强微泡膜分子之间的作用力。单糖和寡聚糖分子较小，相互作用力不强，形成微泡的方法不同于淀粉等多聚糖。单糖和寡聚糖用来制备微泡时采用了微泡形成的基本物理原理：在任何被气体过饱和的液体中，微泡首先在液体中的一些固体表面形成，如容器表面和分散在液体中的糖类物质的固体粉末位点，而且形成的微泡可以存在很长时间。采用这一原理制备出的微泡粒径分布集中，微泡也有足够的存活时间。

脂类化合物形成的造影微泡膜分为两种形式：一种是脂类分子形成单分子层，包裹气体微泡；另一种是脂质形成类似于细胞膜的双分子层结构。与白蛋白类和非离子表面活性剂类造影剂相比，脂类造影剂具有更多的优势：① 具有靶向性：脂质体进入人体后，易先被富含网状内皮细胞的组织如肝、脾及骨髓所摄取。② 稳定性好：一方面脂类造影剂化学性质稳定，常温下可保存数月不变化，易于被商品化；另一方面在血液循环中更能耐压，能显著增强造影效果，且造影持续时间长。③ 使用安全：构成脂质体的磷脂膜可生物降解，对人体无害。

聚合物造影剂由于外壳较白蛋白、脂质硬，因此抗压性较好，持续时间较长，且具有粒径分布集中、体内稳定性好、共振频率较高等特点，是近年来超声造影剂的重点研究对象。聚合物造影剂的缺点是微泡外壳较硬，弹性差，因此需要较高的声能输出才能引起微泡的非线性振动和造影效果；而高声能输出时，可能引发不良的生物学效应，如引起细胞溶解、毛细血管破裂等。

靶向性微泡造影剂是指微泡表面结合或连接有特异性配体的微泡，这种微泡可以通过血液循环集聚到特定的靶组织上，从而使靶组织在超声影像中特异性增强。理想的靶向微泡应具有以下特点：微泡能够到达靶目标，并在结合部位聚集；在超声检测期间微泡具有足够的稳定性，而且微泡与靶结合牢固，能耐受血流剪切力的作用。目前常用的靶向配体包括单克隆抗体及其碎片、蛋白多肽、去唾液酸糖蛋白和多聚糖、适体等。靶向造影微泡可用于炎症显像、血栓显像、肿瘤显像等诊断。此外，还可用于药物输送与基因治疗、抗肿瘤治疗、溶栓治疗。

超声造影剂安全性的评估内容包括两个方面：一是像任何外源物一样评估其对人体的影响；二是须评估它们在超声作用下产生的效应及对组织的

影响。总体而言，许多造影微泡经过Ⅰ、Ⅱ、Ⅲ期临床试验后，其安全性和不良反应都已经被证实和接受。在人体内，造影微泡表现出良好的安全性和耐受性，对于肾脏、肝脏和脑部未发现特殊毒性。造影剂极少对人体产生副作用，即使出现也只是瞬间反应，且程度很弱。

### （八）组织谐波成像法

声波在介质（人体组织）中传播，以及在反射和散射时，都具有非线性效应，导致谐波产生。在某些谐波丰富的情况下，滤去基波（基频），利用谐波的信息进行成像的方法称为谐波成像法。对探头发射的超声脉冲，含有一定的频率范围，其中幅度最大、频率最低的称为基频或基波，谐波是指频率等于基频整数倍的正弦波，所以基频也称一次谐波，谐波也称 n 次谐波。谐波有两个突出特点：① 谐波强度随深度的变化呈非线性关系，而基波的强度随深度的变化按线性衰减。然而，在所有的深度上，组织谐波的强度均低于基波。② 谐波的能量与基波的能量呈非线性关系。弱的基波几乎不产生谐波能量，强的基波则产生较大的谐波能量，因此，频率为中心频率的基波产生的谐波能量较强，而旁瓣产生的谐波能量非常弱。

采用滤波技术去除基波而利用组织谐波进行成像的方法，称为组织谐波成像。由于组织谐波具有以上特性，用这种方法可以消除近场伪像干扰和近场混响，明显改善信噪比，提高图像的质量和对病灶的检测能力。特别对传统基波成像显像困难的患者，组织谐波成像对心内膜和心肌的显示、腹腔深部血管病变边界的显示（心腔血流状态），以及血栓的轮廓、腹部占位性病变、腹部含液性脏器内病变及囊性病变的内部回声具有明显的改变。组织谐波成像质量取决于超宽频探头能否准确发射和接收宽频带信号，以及足够高的灵敏度、足够高的动态范围、滤波器的技术和性能及信号处理技术等。因此，不同仪器的组织谐波成像质量有很大的差异。

# 第二章　超声诊断仪及设备分析

在医学诊断领域，超声诊断仪作为一种非侵入性、高效快捷的检测工具，已经成为临床医生的重要辅助工具。本章旨在深入探讨超声诊断仪及其相关设备，内容涵盖超声诊断仪的类型与原理、超声探头与超声诊断仪结构、超声仪器控制面板及其调节、超声碎石及其他超声治疗设备，从而为医学界提供更深层次的认识与了解，提高医疗服务的质量和效率。

## 第一节　超声诊断仪的类型与原理

### 一、灰阶超声诊断仪的原理

灰阶超声诊断仪又名B型超声诊断仪，它是辉度brightness的首写字符的简称，是用显示器的灰阶来相对地显示声束扫描人体切面各点的回波信号的振幅，最终呈现为二维图像。它不仅利用了组织界面的回波，而且组织的散射回波也被用于显像。这些回波用来显示人体组织和器官的解剖形态和结构方面的信息。

医学超声波的工作原理与声呐有一定的相似性，即将超声波发射到人体内，当它在人体内遇到界面时会发生反射及折射，并且在人体组织中可能被吸收而衰减。因为人体各种组织的形态与结构是不相同的，因此其反射与折射以及吸收超声波的程度也就不同，超声医学工作者正是通过仪器所反映出的波形、曲线或影像的特征来辨别它们。此外，结合解剖学、生理学与病理学的改变，便可诊断所检查的器官是否存在病变。

人体结构对超声而言是一个复杂的介质，各种器官与组织，包括病理组织有它特定的声阻抗和衰减特性，因而构成声阻抗上的差别和衰减上的差异。超声射入人体内，由表面到深部，将经过不同声阻抗和不同衰减特性的器官与组织，从而产生不同的反射与衰减。这种不同的反射与衰减是构成超声图像的基础。

人体器官表面有被膜包绕，被膜同其下方组织的声阻抗差大，形成良好界面反射，超声图像上出现完整而清晰的周边回声，从而显出器官的轮廓。根据周边回声能判断器官的形状与大小。

目前使用的超声诊断仪都是建立在回波基础上，其物理基础便是人体内的声阻抗值的不同，当声波穿过不同的组织器官时，其回声产生相应的变化，将接收到的回声，根据回声强弱，用明暗不同的光点依次显示在荧光屏上，则可显现出人体的切面超声图像，从而可提取各种诊断信息。

超声经过不同正常器官或病变的内部，其内部回声可以是无回声、低(弱)回声或不同程度的强回声。

第一，超声信息线。超声成像依赖于脉冲波的产生。为了获得脉冲超声图像，必须发射短暂而高频的超声脉冲以形成超声波束，随后暂停发射一段特定时间(该时间取决于探测的深度)。在发射一束短促的高频脉冲后，超声波束进入人体，在遇到不同声阻抗组织的两个界面时，部分能量反射，其中的一小部分能量返回至探头；原发射的超声束的其余部分能量进入至深的组织界面上依次产生另外的回声。从人体内发射回来的超声波能量到达探头，将超声能量转变成电信号，经过放大处理后显示成一条超声波信息线，表示不同组织界面沿超声波束上的相对位置。

第二，二维超声回声图像。也就是二维平面图，使超声波束沿身体表面或体腔内做直线或扇形扫描，即使超声波束按照一定的规律不断改变探测部位，便可获取相应位置的超声信息线，若干条超声信息线组合形成一幅二维超声图像，即可显示人体组织器官的结构空间方位和形态等。

第三，超声图像显示的同步控制。同所扫描的超声波束瞬时位置相应的另一电信号经过处理后，就会产生水平和垂直控制信号，其作用是控制显像管的电子束运动方向，使之与返回的超声波束的瞬时位置相重合，经过多次定位的很多超声信息线所组成的一幅完整的图像表示人体组织器官切面超声图像，显示器上所显示的图像与探头扫查的任何瞬时位置保持严格同步。

第四，实时动态扫查成像。二维图像的形成需要一定的时间，其所需时间取决于超声波束在人体组织中的传播速度，探测部位的深度及超声波束穿透一定深度时的扫描速度。超声在人体软组织中的速度为1540m/s，探测的深度一般在18～20cm，形成一条扫描线数所需时间为234～260μs（超声在人体中往返的时间）。要产生二维图像就需要超声穿过身体扫描。扫描速度将取决最后的图像会包含多少条超声信息线（超声线密度）。显然，超声信息越多，图像越平滑，但缓慢地扫描心脏运动的心内结构会引起图像的时间失真。因此，必须采用高速扫描以获取实时二维的心脏切面超声回声图像。目前，心脏扫描的帧频在50f/s左右，这样图像稳定且失真很小。所谓高速扫描，就是采用数字扫描变换器可以避免由于帧频低而出现的闪烁，并可采用插补处理，增加线密度。

第五，扫描和时间。超声系统沿着不同方向发射接收超声波形成切面图像。探头阵元不能同时接收发送信号，超声波发射、接收交替工作，交替的频率叫作脉冲重复频率。

第六，扫查线数。接收发送信号往返的次数。在超声诊断装置中，形成切面图像大约需要300条扫查线。

第七，脉冲重复频率（PRF）。脉冲重复频率是1s探头发出超声短脉冲的个数。用于超声诊断声波除了连续多普勒模式使用连续波外，几乎都使用间隙性发出的持续时间很有限的短促声波，称作脉冲波。短脉冲超声波的频率称为脉冲频率，即探头发射的超声频率。脉冲波所占的时间称为脉冲持续时间或脉冲期，此期内通常包含2～3个波长；声速与脉冲期的乘积称为空间脉冲长度，也称为脉冲宽度，简称脉宽。不发射声波的间隔时间，用于接收发出超声波的反射回波，此间隔称为静止期。此后再发射，再间歇，如此往复。一个脉冲开始发射到下一个脉冲所需时间称为脉冲重复周期；脉冲重复频率为脉冲重复周期的倒数；脉冲期与脉冲重复周期之比称为占空因素。脉冲重复频率对成像时间有较大的影响。深部反射，接收信号所需时间长，也就是发出脉冲信号的间隔时间也会长，换言之，就是说脉冲重复频率低；如果扫查的深度浅，接收信号需要时间短，则脉冲重复频率高。

第八，扫描线与帧频。对于帧频的影响与很多因素有关；如扫描线减少，帧频变高。帧频高有两种方法：一种是扫描线密度低；另一种是扫查深度浅。

第九，决定帧频的因素。扫描线密度、扫描角度和扫查深度。

第十，电子扫描式探头。电子扫描方式中，探头前端阵列通过电子开关和延迟电路来控制发射接收，控制方式的不同形成不同的扫描方式。二维成像目前常用的有电子线阵扫描、电子扇形扫描、电子凸型扩展扫描。与其相对应的探头分别为线阵探头、扇扫探头、凸阵探头。电子扫描方式的优点：声束方向和聚焦易于控制；B/M、Doppler 模式较易成像。缺点：设备复杂，价格高。①线阵探头：阵元呈直线型顺序排列。一个阵元被驱动，阵元的口径相对波长不大，声波成球面状扩展。当多数阵元被驱动形成阵元组，阵元组的所有阵元同时加脉冲电压时，根据惠更斯原理，组成的波面带有声束的方向性。线阵扫描在一组阵元发射接收信号后，再进行下一组阵元的发射接收工作。线阵扫描方式是通过切换电子开关来驱动不同的阵元组进行扫描，每一回的发射接收信号都会切换电子开关。②扇扫探头：阵元呈直线排列，和线阵探头排列方式相同。扇形扫描时，给不同的阵元设置不同的延迟时间以形成倾斜方向的波面，通过特定的延时来改变声束的方向。③凸阵探头：基本与线阵的相同。凸阵探头是把阵元做成凸形排列，工作方式与线阵相同。

第十一，超声波的电子聚焦。①超声波的电子发射聚焦：在光学中，要使平行的光聚焦需要利用透镜使各点的光聚焦在一点上，同样超声脉冲波同时驱动各阵元所形成的波面无法聚焦；但使用延迟线来定时驱动各阵元，中心阵元延迟时间长，两边阵元延迟时间依次减少，最终超声波就会形成电子凹面的聚焦。②电子动态接收聚焦：在不同深度接收聚焦，为得到从各聚焦点反射回的球面波，在相同的相位接收信号，延迟回路产生相应的延迟。也就是说，各阵元接收的信号根据接收到的时间不同（深度的不同）产生相应的延迟后进行累加，就会增加接收信号的聚焦性。这就是超声波的电子动态接收聚焦。

第十二，分辨与声场及动态孔径。用超声图像进行更加准确的诊断，分辨力是非常重要的。超声波诊断仪是用识别两点之间的最小距离的能力来表示分辨力。距离分辨力有三种：一是纵向分辨力；二是横向分辨力；三是侧向分辨力。描述超声成像灵敏度的两个重要参数——对比分辨力与细微分辨力。对比分辨力：超声诊断仪能够显示出的最小声阻抗差值的能力。细微分辨力：超声诊断仪能够显示出的最小背向散射信号的能力。

超声设备中为了提高分辨力有许多方法，电子动态孔径技术就是其中的一种，即对近场区用较少的阵元组合发射、接收，以缩小近场区的声束；对远场区用较多的阵元组合发射、接收，以增大近场区，减小声束发散，提高近场区分辨力。为此分析一下声场，从阵元发射的超声波从平面波转换成球面波，从而扩散。当阵元直径一定时，频率越高，声束越不易扩散。所以高频探头分辨力高和这个原因是密不可分的；相反，超声波频率一定时，阵元直径越大，声束越不易扩散。故在接收回波的过程中，随着接收深度的变化驱动的晶片数也随之变化，远场驱动晶片数多，近场驱动晶片数少，这就是电子动态孔径技术。

第十三，旁瓣与动态变迹技术由声场图可以看出，超声波具有位于中央的主瓣和偏离中央位置的旁瓣，超声波诊断仪利用主瓣在主瓣传播方向进行成像，但同时旁瓣也会在相应的传播方向上获得信息并显示在主瓣成像位置上，形成旁瓣伪像。在超声工程上，与主瓣方向即扫查线对应的阵元为中央阵元，在每一点的接收过程中，中央阵元的增益最大，两边阵元的增益依次减少，从而抑制旁瓣伪像，这一技术叫作动态变迹技术。综上所述，超声波诊断仪的接收是动态变化的，主要由上述的动态接收聚焦技术、动态孔径技术以及动态变迹技术组成。

第十四，多点聚焦发射的超声波在聚焦点附近能够得到分辨力高的图像，但是在声束不聚焦的地方分辨力较差。为了在更宽的领域得到更高的分辨力，超声波要尽可能地细，聚焦范围要尽可能长，多点聚焦就是这个目的。每次发射信号分别在一点形成聚焦。所以随着深度的改变，多次发射信号，然后将聚焦处的接收信号分别存于图像存储器中。把在多处发射聚焦点接收的信号加以合成就叫作多点聚焦。多点聚焦的缺点：在一条扫描线上数次发射接收信号，帧频变低。

第十五，衰减与补偿、放大（动态范围）超声在人体内传播时，振幅对应传播距离即深度呈对数衰减，这样深部传出的信号较弱，难以接收。因此，在超声诊断设备中将接收的信号用对数放大器进行放大，才能够将接收的弱信号和细小差别表现出来。这个对数放大器的一个主要参数就是动态范围，通俗地说，动态范围是超声诊断仪能接收到的最小信号（灵敏度）到能解调的最大信号之间的范围，当然越大越好。对应深度改变放大倍数叫作灵敏度时间控制（STC）功能，使从浅到深呈现均一信号。有的超声诊断仪还具备侧向补偿增益的功能，使从左到右呈现均一信号。

## 二、频谱多普勒超声诊断仪的原理

超声多普勒技术是研究和应用超声波由运动物体反射或散射所产生的多普勒效应的一种技术，它在医学临床诊断中用于心脏、血管、血流和胎儿心率的诊断，相应的仪器有超声血流测量仪、超声胎心检测仪、超声血管成像仪以及超声血压计、超声血流速度剖面测试仪等。根据电路的结构，超声多普勒成像大致可分为听诊型、指示记录型、电子快速分析型和成像型四类，每一类中又可分为连续波式和脉冲波式。

第一，多普勒频谱的血流方向。血流方向能通过频谱资料相对于零基线显示的位置决定。通常血流方向朝向探头被显示在零线（基线）的上面，即正向多普勒频谱，血流方向背向探头则显示在零线（基线）的下面，即负向多普勒频谱。在临床检测中，多普勒频谱有时会包括正向和负向的血流信息，需要加以分开并同时做独立处理。由于正向血流信号的频率比发射频率高，可以得到相位领先的输出信号血流信息，负向血流信号可以得到相位落后的输出信号血流信息。频谱的血流方向相当于探头流向，即使探头固定不动，但由于超声束（取样位置不同）方向的改变，血流信息的曲线显示也不尽相同。

第二，多普勒频移信号的处理。脉冲多普勒超声技术中的取样容积是一个微小的空间区域，其中包含大量红细胞。由于这些红细胞具有不同的运动速度，它们在任意给定时刻产生的多普勒频移也各不相同。因此，反射回探头的超声信号是一个由多种频率组成的复杂信号，具有特定的频宽。如果取样容积中的红细胞速度分布较窄，那么频谱宽度也会相应较小；相反，如果速度分布较宽，频谱宽度则会增大。由于血流脉动的影响，信号频率和振幅必然随时间而变化，所以血流信息是空间和时间的函数。把形成复杂振动的各个简谐振动的频率和振幅分离出来，形成频谱，称为频谱分析。只有对这种信号经过频谱分析，并加以显示，才有可能对取样部位的血流速度、方向和性质作出正确诊断。

处理脉冲多普勒超声信号，进行频谱分析，有过零检测和快速傅里叶变换（FFT）两种方法。但过零检测技术方法简单，只能大致反映血流速度分布。所以现代的多普勒血流仪都不采用这种方法。目前主要采用 FFT 方法。该方法是通过微机来执行的，是把时域信号转换成频域信号的方法。复杂信号通过 FFT 处理，就能鉴别信号中各种各样的频移和这些频移信号的方向，将复杂的混合信号分解为单个的频率元素。FFT 处理信号，能自动地实时实现频谱显示和分析。由于超声诊断仪要求获取数据的速度较快，这就要求利用快速傅里叶变换器（FFT）。FFT 的输出正是我们所需的 FFT 波形，即多普勒频谱图。FFT 处理准确可靠，其频谱分析具有真实的临床价值。

第三，连续式多普勒。连续式多普勒可测量高速血流，缺点是不能提供距离信息，缺乏空间分辨能力，不能进行定位诊断。通常采用两个超声探头获得有关血流信息。一个探头发射频率及振幅恒定不变的超声波，另一个探头接收其反射波。

第四，脉冲式多普勒。脉冲式多普勒具有距离分辨能力，增加了血流定位探查的准确性，主要缺点是不能测量深部血管的高速血流，高速血流可能错误地显示为低速血流（倒错现象）。当超声源与反射或散射目标之间存在相对运动时，接收到的回波信号将产生多普勒频移，频移大小与相对运动速度幅值和方向有关。在医学超声多普勒技术中，发射和接收换能器固定，由人体内运动目标，如运动中的血细胞和运动界面等，产生多普勒频移，由此可确定运动速度大小和方向及其在切面上的分布。

第五，高脉冲重复频率多普勒（HPRF）。高脉冲重复频率多普勒是在脉冲多普勒技术的基础上，通过提高 HPRF，从而提高最大可测多普勒频移，它是通过探头发射一组超声脉冲后，不等取样容积部位回声返回探头，又继续发射一组或多组超声脉冲，这样在一超声束方向上，沿超声束的不同深度可有一个以上的取样门，提高了脉冲重复频率，从而提高了最大可测血流速度。高脉冲重复频率多普勒是介于脉冲式多普勒和连续式多普勒之间的一种技术。

多普勒频移信号包括血流速度的大小和方向、血管深度及内径尺寸、血流速度的二维分布等指标。

## 三、彩色多普勒超声诊断仪的原理

彩色多普勒血流成像是采用脉冲超声多普勒与二维超声图像混合成像的系统装置。其原理是：利用多道选通技术可在同一时间内获得多个取样容积上的回波信号，结合相控阵扫描对此切面上取样容积的回波信号进行频谱分析或自相关处理，获得速度大小、方向及血流状态的信息。同时滤去迟缓部位的低频信号，再将提取的信号转变为红色、蓝色、绿色的色彩显示。不仅可以展现解剖图像，而且可以显示在心动周期不同时相上的血流情况。目前大多数彩色多普勒血流成像设备由脉冲多普勒系统、自相关器、彩色编码及显示器等主要部分组成。人体和血流的反射信号经结构分析与血流分析处理后，可在显示屏上显现黑白的实时二维声像图上叠加彩色的实时血流成像。

### （一）彩色多普勒血流成像特点

第一，彩色血流图像是显示在二维图像上的，所以二维多普勒血流取样必须与二维图像的信息重合。

第二，二维彩色多普勒中，要在一条声束的多个水平上取样，即做多次取样，而且相邻两个取样信号所包括的血流信息都不相同。因此，二维彩色多普勒目前广泛采用自相关技术做信号处理。

第三，血流图像是叠加在二维图像上的，原二维图像是以黑白显示的。血流必须以彩色显示才能与脏器组织区分开。因此，经频谱分析或自相关技术得到的血流信息，必须送入一个彩色处理器，经过编码后再送彩色显示器显示。

### （二）获取血流速度的信号方式

彩色多普勒血流图需要处理的信息量远大于多普勒频谱图。每帧图像要处理1万个以上的像素。在实时显示时，要在30ms内处理如此多采样点的频谱分析十分困难，因此必须采用一种快速频谱分析的方法来代替FT，即自相关技术。同一原理，超声反复发射接收信号时，相同深度的信号变化正好对应多普勒频率的相位变化，通过这个变化就可获得速度信息。不难理解，用自相关技术获取的是平均速度。在同一方向上，利用两次以上的发收信号，可以求得不同深度血流的平均速度；在相同方向上，发收信号的次数越多，所测流速越精确。每条线检查出的速度信息相互连接形成图像，就是彩色多普勒血流图；在同一条扫描线上有数十次发射接收信号，才能形成一条彩色多普勒成像信息线，所以彩色多普勒成像的帧频要远小于二维灰阶成像。

## 第二节　超声探头与超声诊断仪结构

### 一、超声探头的结构

“超声探头是超声波的发生和接收器件，也就是电—声转换和声—电转换器件，它的核心部分是压电超声换能器。”① 探头阵元在操作过程中不能同时执行接收和发送信号的任务，它基于脉冲重复频率进行工作。在超声波的发射与接收过程中，每次信号发射之后，发射方向会顺时针旋转，随后再次进行信号的发射与接收。相应地，图像的显示方向也会遵循顺时针方向进行旋转。这一过程不断重复，直至最终构建出所需的切面图像。早期的超声诊断仪仅有 A 型超声，其探头的换能器为单元式，它的压电元件为压电薄圆片，它产生一束超声波，接收其反射波。后来，为了产生二维超声图像，即 B 型超声，人们在超声探头中装一个机械微型马达，带动上述压电薄圆片绕垂直于超声波的传播方向旋转一个角度，从而让超声波扫过一个扇形区域，这种探头被称为机械扇扫探头，它实现了二维扫查，加工也不复杂，缺点是机械定位精度不高，机械部分的稳定性差，也无法动态聚焦，图像质量的提高受限。

少数特殊的探头，为了获得特定的声场分布，其压电元件还采用球壳圆片形、圆筒形、圆环形等。现在医学超声诊断设备的探头普遍采用阵列式，其压电元件为矩形压电薄片的一维阵列，通过电子的方式控制这个阵列各个矩形压电薄片的发射与接收，实现超声的二维扫描，同时控制波束的聚焦等行为，图像质量不断提高。二维阵列探头也在不断发展中，它可实现超

① 刘永娟．超声医学 [M]. 长春：吉林科学技术出版社，2016：54.

声的三维扫描，从而显示人体的三维图像。在一维阵列式探头中，有电子线阵、电子凸阵和相控阵等形式。无论是单元式探头，还是机械扇扫探头、阵列式探头，其换能器的基本结构大致相同，都是由压电元件、背衬层、匹配层、声透镜、电极引线等部分组成。把切割成一定几何形状的压电材料可以称为压电元件，把压电元件与其他辅助功能材料及电极引线组成较完整的压电换能功能的器件，称为超声换能器，简称换能器，也称声头。把换能器、电缆、调谐电路、与系统接口的接插件共同组成的超声诊断系统的一个完整部件，称为超声探头。超声探头的结构及功能如下。

## (一) 压电元件

压电元件是超声换能器的核心部件，它完成声—电和电—声的能量转换，实现超声波的发射和接收，因此，它的性能决定了换能器的性能，如它的厚度决定了换能器的频率等。压电元件普遍采用锆钛酸铅类压电陶瓷多晶体（PZT）制成，也被称为晶片。从制作上而言，压电陶瓷先经过一个较复杂的过程被烧制出来，然后经过高温高压极化，使其具有压电效应之后，根据应用频率的需要，切割成一定厚度的薄片，再在厚度的上下两表面镀金或涂银，作为压电元件的电极。然后，根据换能器的设计，切割成长方形薄片，最后沿着长方形的长度方向切割成若干等份，就成了阵列式换能器。

## (二) 背衬层

为了提高超声图像的分辨力，需要发射短脉冲超声波，为了得到较强的超声波发射和接收，压电元件工作在厚度谐振状态，振动后不易停下来。为了让其尽快停下来，需要在压电元件的背面贴上背衬层，加大阻尼，从而得到短的脉冲。

此外，压电元件产生超声波以后向前后两个方向传播，向前传播的超声波正是我们所需要的，向后传播的超声波希望尽快衰减掉，以减少反射的杂波的影响，为此，背衬层的另一个作用是尽快地衰减掉向后方向的超声波。相反，压电元件和背衬之间的界面无超声反射，向后方向的超声波完全进入背衬层，然后被衰减掉，这会得到纯净的短脉冲，但因为向后方向的超声波能量完全被衰减，换能器的灵敏度较低。如果背衬材料的声阻抗和压电元件的声阻抗相差太大，大部分向后的超声波被反射回去，少量进入背衬被衰减，换能器的灵敏度就会大大提高，但脉冲会被加长。所以，实际应用时，根据需要折中选择。

### （三）匹配层

压电陶瓷 PZT 的声阻抗较高，约为 33Mrayls，而人体软组织的声阻抗在 1.5Mrayls 左右，若把压电陶瓷直接贴在人体上，巨大的声阻抗差异将使得压电陶瓷产生的超声波大部分被反射回去，很少部分进入人体，超声成像则无法进行。理论分析表明，在压电陶瓷和人体负载之间加入一层或多层合适的匹配层，使超声波有效地进入人体，实现对人体组织、器官的检查。所谓合适的匹配层，其要求有三个方面：一是超声衰减系数要低，尽量减少能量损失；二是厚度为 1/4 波长的奇数倍，一般为减少衰减，厚度采用 1/4 波长，称为 1/4 波长匹配；三是特定的声阻抗，对于单层匹配层而言，其声阻抗应为：$Z=\sqrt{Z_0 Z_L}$；对于双层匹配而言，第一匹配层的声阻抗为 $Z_1=\sqrt[4]{Z_0^3 Z_L}$；第二匹配层的声阻抗为 $Z_2=\sqrt[4]{Z_0 Z_L^3}$。匹配层层数越多，制作难度越大，因此，一般采用双层匹配结构。

超声波的频率越高，波长越短，匹配层越薄。假定某种匹配层的超声波传播速度为 2000m/s，对于 2MHz 的超声波，1/4 波长为 0.25mm，对于 10MHz 的超声波而言，1/4 波长为 0.05mm，对于 50MHz 的超声波而言，1/4 波长为 0.01mm。随着换能器频率的提高，制作难度越来越大。

### （四）声透镜

阵列探头的阵元发出或接收超声波，在阵列排列的方向上是通过电子聚焦的方式收敛波束的，也就是控制一组阵元的发射或接收时机，使它们的超声波在空间合成叠加成收敛的波束，提高图像的侧向分辨力。在与此平面垂直的方向上，波束的收敛是靠声透镜聚焦实现的，它的原理是超声波在经过声速不同的介质界面时发生折射，让折射的波束收敛汇聚。一般选用声速小于人体声速的材料作为声透镜材料，此时声透镜是凸的柱面，探头设计时，通过简单的计算就可以得到一定聚焦深度对应的凸面曲率半径。可见对于某一探头而言，这个聚焦深度是固定的。如腹部凸阵探头的聚焦深度一般为70mm。也有的探头，其压电元件被做成曲面的（凹面的），其发出和接收超声波在这个方向上是聚焦的，不需要声透镜，可以看出其声窗表面是平的。声透镜作为超声探头的外层组件，直接接触患者体内，因此必须由符合人体安全标准的原材料制成，并具备良好的耐磨特性。鉴于声透镜通常由高分子材料构成，探头的维护保养应包括定期使用湿润柔软的布料清除透镜表面的耦合剂等。

### （五）电极引线

每个阵元的信号电极都单独引出，公共电极合并引出。所有阵元的引线希望阻抗尽可能相同。凸阵探头和相控阵探头的结构和线阵探头的结构类似。其中，凸阵探头的阵元不是排列在一条直线上，而是排列在一个圆弧上，这样，其扫描的图像是一个扇形，显著增加了视场范围。相控阵探头的阵元做得更窄，为1/2波长，整个探头接近方形，其发出的超声波可以透过肋骨间隙，用于心脏检查。相控阵的电子扫查方式不同于线阵和凸阵，线阵和凸阵的阵元发射和接收的时间延迟仅根据波束聚焦确定，而相控阵在此基础上增加了波束方向控制延迟，使扫描线在一个角度内旋转，得到扇形图像，增加了系统的复杂程度，对探头的制作精度要求更高。

## 二、超声诊断仪的结构

超声诊断仪的主要结构通常包括以下部分。

第一，超声波发生器。超声波发生器是超声诊断仪的核心组件。它能够发出高频率的超声波，并且可以接收经组织反射、散射后的超声波信号。超声波发生器通常由一组压电晶体组成，这些晶体可以在电场的作用下产生声波。

第二，探头。探头是超声诊断仪中用于发送和接收超声波的部件。它包括超声波发生器和接收器，并且通常由一组晶体阵列构成，能够产生多个超声波束并接收反射信号。探头的形状和尺寸会根据不同的应用而发生变化，以适应不同部位的检查。

第三，控制系统。控制系统是超声诊断仪的核心部分，它包括各种电子元件和软件程序，用于控制超声波的发射和接收，以及处理接收到的信号。

控制系统通常包括超声波信号处理器、图像处理器和用户界面等组件，能够实现图像的实时显示和操作。

第四，显示器。超声诊断仪通常配备有高分辨率的显示器，用于显示经处理后的超声图像。这些显示器可以是液晶显示屏、LED显示屏或者其他类型的显示器，能够清晰地显示组织结构和异常情况。

第五，控制面板。控制面板是超声诊断仪上的操作界面，用于控制设备的各项功能，如调节超声波的频率和强度、选择不同的扫描模式、调节图像的亮度和对比度等。

第六，电源系统。超声诊断仪需要稳定的电源供应以确保正常工作，因此通常配备有专用的电源系统，包括电源适配器、电池组或者直接连接到电网的电源线等。

以上部件共同构成了超声诊断仪的基本结构，使其能够在医疗诊断中发挥重要作用。

## 第三节　超声仪器控制面板及其调节

### 一、超声仪器控制面板的系统

#### (一) 控制面板的系统特性

第一，扫描方式: ① 电子线阵扫描; ② 电子凸阵扫描; ③ 电子扇形扫描; ④ 机械扇形扫描; ⑤ 相控阵扇形扫描; ⑥ 环阵相控扫描。

第二，显示方式: ①B型 (灰阶二维); ②B/M型; ③M型; ④Doppler型; ⑤B/Doppler型; ⑥M/Do-pler型; ⑦CDFI型 (彩色二维及彩色M型); ⑧三功同步型 (三功能显示模式) 或四功同步型 (四功能显示模式)。

第三，灵敏度控制。

一是增益 (二维、M型、M/Doppler型、彩色血流成像)，调节各型图像的接收增益。顺时针旋转控制键可提高增益; 逆时针旋转控制键则降低增益。接收增益是对探头接收信号的放大，其值越大，图像的相对亮度越大，同时噪声信号也会被显示出来。所以要有一个适当的值，通常放在中间位置为佳。其值的调节要与发射功率以及时间增益补偿（TGC）的调节联系起来考虑。

二是功率输出：调节超声功率输出，按压此控制键增加或减少声功率输出，可由热力指数和机械指数值的增减反映。发射声功率可优化图像并允许用户减少探头发射声束的强度，可调范围为0～100%，通常调节时屏幕同时显示TIS热力指数和MI机械指数；功率越大，穿透力越强，但是图像也会显得较粗（注意：产科检查以及眼睛检查值应越低越好）。

三是时间增益补偿（TGC）：与深度对应，可分段调节，滑动控制。每处滑动控制调节特定深度的二维和M型图像、接收增益。当滑动控制设在中央时，将全部图像指定一条均匀的增益默认曲线。屏幕上TGC曲线不对应于TGC滑动控制线位置。彩色多普勒和能量成像不受TGC滑动控制的影响，这些模式假定为平坦的TGC曲线。

四是帧率或帧频：又称帧数。在单位时间内成像的幅数，即每秒成像的帧数。按压下标键和此键可改变二维图像帧数，确保系统不在冻结状态。当系统处于冻结状态时，不能改变余辉、动态范围或帧率。帧数越多，图像越稳定而不闪烁，但帧数受到图像线密度、检查脏器深度、声速、扫描系统的制约。帧频调节可以优化B模式时间分辨力或空间分辨力，以得到更佳的图像。时间分辨力和空间分辨力二者是矛盾的，其一为高，另一值则为低。目前，高档彩色多普勒超声诊断仪要求：电子扇形探头（宽频或变频），85°，18cm深度时，在最高线密度下，帧率≥60f/s；在彩色血流成像方式下，85°，18cm深度时，在最高线密度下，帧率≥15f/s。电子凸阵探头（宽频或变频），全视野，18cm深度时，在最高线密度下，帧率≥30f/s；而在彩色显示方式下，全视野、18cm深度时，在最高线密度下，帧率≥10f/s。

提高彩色多普勒帧频的方法：减小扫描深度、减小彩色取样框、降低彩色灵敏度（扫描线密度）、增加PRF、应用高帧频彩色处理、应用可变2D帧频。

第四，灰阶参数：① 二维B型256级；②M型256级；③ 多普勒256级。

第五，图像处理：① 二维灰阶图形；② 三维彩色能量造影及灰阶显示；③ 彩阶图形；④ 多普勒灰阶图形；⑤ 动态范围；⑥ 彩色图形；⑦ 动态移动差异。

第六，数字化信号处理：① 选择性动态范围；② 自动系统频带宽度调节；

③ 患者最佳化选择性接收频带宽度；④ 软件控制的频带宽度、滤波和频率调节；⑤ 并行信号处理及多波束取样。

第七，图像修改：① 实时或冻结二维图像的局部和全景；② 多达数倍的二维图像修饰；③ 高分辨力局部放大；④ 多达数倍的 M 型局部放大；⑤ 彩色及二维余辉。

第八，程序化：① 应用方案与探头最优化；② 组织特异成像患者最优化；③ 通过应用方案和探头设定的用户条件快速存储；④ 在屏幕上程序化内设和外设的硬复制设施。

第九，图像显示：① 上 / 下方位；② 左 / 右方位；③ 局部放大及位移。

第十，自动显示：自动显示日期、时间、探头频率、帧率、动态范围、体表标志、显示深度、聚焦位置、各种测量数据、多普勒取样深度和角度、灰阶刻度等。

第十一，测量与计算功能：距离、面积、周长、速度、时间、心率 / 斜率、容积、流量、心排血量、可选择钝角、可选择的 $d$ : D 比值、可选择的缩窄直径百分比、可选择的缩窄面积百分比。

第十二，设备用途及临床选项：成人心脏、腹部、妇科与产科、儿童 / 胎儿心脏、外周血管、前列腺、骨关节肌肉、浅表组织与小器官、组织谐波成像、经食管心脏、经颅多普勒及脑血管。

## (二) 控制面板的监视器模块

视频监视器的操作界面允许用户调整亮度、对比度、背景色彩以及光栅亮度等参数。当用户按下控制按钮时，屏幕上会实时显示这些参数的当前设置水平。这些屏幕显示会在一定的暂留时间后自动消失，通常为最后一次操作后的 3s，欲恢复监视器的控制设置到系统赋值设定，请同时按压增加降低控制键。目前，高档彩色多普勒超声仪要求视频监视器大小为 17 以上，具备高分辨力逐行扫描的纯平或液晶彩色显示器。① 亮度调节全部屏幕的光线输出；② 对比度调节屏幕上明亮部分与黑暗部分间光线输出的差别，对比度调节要适当，长期使用对比度会损伤屏幕；③ 背景色彩选择屏幕的背景颜色，从中可选择数种彩色背景；④ 光栅亮度调节指示控制面板的光栅亮度；⑤ 活动性高档仪器视频监视器可被倾斜或旋转及升降。

## 二、超声诊断仪器的使用调节

### (一) 超声诊断仪使用的环境要求

"超声诊断仪是一种精密的大型电子设备，对环境有严格的要求。"①

第一，温度。超声诊断仪的适宜工作温度为10℃～30℃。因此，冬天室内要有供暖设备，夏天应开启空调，以保持合适温度。

第二，湿度。超声诊断仪使用要求相对湿度范围在30%～80%，湿度太大会使仪器受潮，易发生短路损坏电子元器件。若环境湿度过大，应使用去湿机降低房间湿度后再开机工作。

第三，避免电磁信号干扰。超声诊断仪安装供电线路应尽量避开电磁信号干扰，不宜与理疗机、CT等放射诊断机器距离太近，超声室应远离理疗科、放射科，甚至楼上楼下为邻也不相宜。

第四，防尘。超声室要清洁防尘，防止有害气体对仪器的损害。

第五，采光。超声室应设置遮光窗帘，光线宜暗，防止强光（阳光、日光灯）照射荧光屏。强光照射荧光屏会干扰超声医师观看图像。另外，也易使荧光屏老化而影响图像质量。

### (二) 超声诊断仪控制面板的调节

超声诊断仪的操作调节键有很多，按其作用大概可分为功能键、控制调节键（钮）和操作键三类。

第一，功能键。功能键包括显示格式、方式选择、左右反向、上下反向、正负反转、扫描速度和冻结等。这些都是仪器本身所具备的功能。只要按下功能键，就可实现相应功能，无须调节。

第二，控制调节键（钮）。控制调节键（钮）包括能量、增益、STC及AGC、动态范围、增强方式、M采样线、Doppler采样、对比度、亮度等键（钮）。它们都需要实际应用时进行合理的调节，才能获取较好的效果。

一是频率调节：可以通过调节探头频率提高诊断质量，以获得较好的图像分辨力、检测深度及多普勒成像效果。

① 陈宝定，鹿皎．临床超声医学 [M]．镇江：江苏大学出版社，2018：21.

二是亮度调节：使灰标中的最高灰阶显示适当的亮度，而灰阶中的最低灰阶隐约可见，使室内光照度适当变暗，避免灯光直射屏幕。

三是对比度调节：最大限度地使灰标中的灰阶等级显示清晰可辨，做到屏幕上的字符笔画显示清晰，图像层次丰富、柔和。

四是动态范围调节：超声仪器能够显示从最低到最高回声信号的范围，一般为30～70dB。动态范围应根据观察的不同脏器目标进行选择。

五是束聚焦功能调节：经过聚焦的声束扫查人体组织，可以提高超声对聚焦区域（病灶）细微结构的分辨力，减少超声伪像的产生，从而提高图像质量。

六是壁滤波调节：如果检查低速血流，在能够抑制血管壁运动的前提下，尽可能使用低滤波频率（50～100Hz），以避免较弱的低速血流频移信号被滤除。若检查高速血流则应使用高滤波频率。

七是速度范围调节：在检查低速血流时，减小速度范围有利于低速血流彩色和频谱的显示，但会使高速血流信号出现混叠。所以，在用多普勒检查不同的部位、不同速度的血流时应随机调节速度范围。

八是增益调节：多普勒增益的高低可影响血流彩色和频谱的显示。增益过高，同一信号出现双相（镜像）和杂波；CDFI亦出现彩带增宽失真或杂乱彩斑。增益过低，易使低速血流信号丢失，彩色过淡，甚至不能显示。调节原则是以保证彩色和频谱显示清楚为准，降低增益，最大限度地减少噪声信号。

九是深度增益补偿（DGC）调节：超声波在人体内的传播过程中具有吸收和衰减的物理特性，因此会产生近场回声强、远场回声弱的现象。为此，适当调节DGC，对近场进行调节，对远场进行补偿，使整幅图像回声均匀一致。

十是声束聚焦功能调节：可提高深部目标细微结构的分辨力，减少超声伪像发生，使图像更具真实性。一般目标距离皮肤5cm以内采用近程聚焦，5～10cm采用中程聚焦，10cm以上采用全程聚焦。

十一是多普勒取样线或取样容积调节：使用连续多普勒（CW）时，应使取样线位于血管腔中心，并尽量使取样线（声束的方向）与血流方向平行。使用脉冲多普勒（PW）时，调节取样容积位于血管腔内，并根据血管走行方向和内径调节取样容积的宽度。增大其宽度，有利于调高信噪比，减少通过

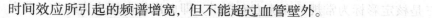

时间效应所引起的频谱增宽，但不能超过血管壁外。

十二是角度矫正：根据二维断层图像显示的血管方向与取样容积方向进行矫正，使二者方向趋于平行，最大不超过60°。矫正不准或夹角过大，则其血流速度检测易出现误差。

第三，操作键。操作键设在键盘和仪器面板上，包括电子卡尺操作、体位标记、探头标记、键盘、字符数字输入、修正、各种测量等，这些操作必须按规定步骤进行。现在不少设备采用功能菜单式操作，使操作程序化、可预置或修改检查条件，甚至设置智能化一键控制。所以，操作者对使用的设备要全面了解。

### （三）实时灰阶超声诊断仪的调节

第一，输入患者ID及选择操作模式。

第二，按检查部位、脏器和患者年龄、体型的需要，合理选择探头类型和工作频率。

第三，按相关的功能键使仪器处于所需的功能状态。

第四，按所检查部位、脏器的需要，对控制调节键进行最佳调节。或按菜单选用相关的部位或项目（如菜单中的心脏、腹部、妇产科、浅表器官、外周血管等），使仪器处于选定脏器检查的仪器条件的优化组合状态。

第五，合理调节深度增益补偿。

第六，合理调节增益，既充分显示图像又不使杂波过多。

第七，聚焦调节，使感兴趣检查区的图像更清晰。

第八，后处理一般不用调节，在图像显示不满意的情况下，才通过后处理使灰阶最佳分配以提高图像显示质量。

### （四）彩色多普勒诊断仪的调节

第一，先按实时灰阶超声诊断仪调节的1～7项进行调节，在获取满意的B型图上找到感兴趣区。

第二，按CD（彩色Doppler）键，图像出现彩色取样框：

一是将取样框置于感兴趣区，并合理调节取样框大小。

二是调节聚焦，使聚焦区位于感兴趣区所需的深度位置。

三是核定彩标为常规的血流方向指示，即血流朝向探头为红色，背向探头为蓝色。

四是调整彩色速度标尺，使其指示值接近实际血流速度水平。标尺指示过低时，易出现彩色滤叠现象；过高时，则彩色填充不足。

五是调节彩色增益至适当显示血管内的血流。

六是当深部血流不显示或显示不充分时，可适当降低多普勒工作频率或提高彩色增益。

七是减小声束与血流夹角，有利于提高彩色血流信号，增加敏感度。

八是适当调节滤波，既去除频噪声干扰信号，又不致损失真实的血流信号。

第三，Doppler 频谱显示及测量：

一是按 PW 键，显示脉冲波多普勒频谱。

二是移动取样线，使取样容积位于血管或心脏内的特定检测位置。

三是调节取样容积大小，不能超越血管壁外，应位于血管中间。

四是调节声束与血流夹角，使校正角度＜ 60°。

五是调节合理的流速范围，将基线移至适当水平位置，使正向频谱波或反向频谱波充分显示。当血流速度超过脉冲多普勒最大测量范围时，改用连续多普勒检测。

### （五）超声扫查的切面及其方法

在取得超声图像中常用的扫查切面包括：① 矢状切面扫查（纵切面的一种）：扫查面由前向后并与人体的长轴平行。② 横向扫查（横切面、水平切面）：扫查面与人体长轴垂直。③ 斜向扫查（斜切面）：扫查面与人体的长轴成一定的角度。④ 冠状面扫查（冠状切面或额状切面）：扫查面与人体侧腹部或人体额部平行，亦属纵切面的一种。用各种不同切面识别脏器及病灶，无论以横向或纵向扫查时，探头移动的手法主要有以下类型。

第一，连续滑行扫查法：探头在皮肤上做连续、缓慢的滑行扫查。通过一系列连续扫查，可以做纵向、横向或任意方向的连续平移扫查，也可使探头的一端固定，另一端做连续旋转滑行扫查。该法适用于较大的脏器和病变的检查。

第二，扇形扫查法：按顺序在扫查平面做扇形移动，以形成立体概念，可避开骨骼和含气器官的影响，对感兴趣区进行系统扫查。此法适用于心脏及较小脏器的检查。

第三，十字交叉法：以病变区为中心，在相互垂直的两个方向上做连续纵切和横切扫查。该法可以确定被检查目标的整体空间方位，常用于病变定位。

第四，追踪扫查法：发现某一异常结构或病变后，沿其走行进行追踪扫查，以显示其全部结构。此法适用于管道结构如胆总管、输尿管、胃肠道、血管的超声检查。

第五，对比扫查法：对于对称性器官，如肾、肾上腺、卵巢、甲状腺的左右侧叶、肢体、眼球、颅脑等，除仔细检查患侧病变之外，还应对健侧进行常规性检查。此法可以判断病变的存在和健侧的状况。

第六，加压法：进行腹部超声检查时，若因胃肠气体影响而显示不清，可通过加压探查，驱散局部的胃肠气体，缩短探头与被检查脏器或病变之间的距离，使其得以显示。

## 第四节　超声碎石及其他超声治疗设备

### 一、超声碎石

常见的人体结石有肾脏结石、输尿管结石、膀胱结石、尿道结石、胆囊结石。按结石化学成分可分为含钙结石、感染结石、尿酸结石、胱氨酸结石四类。其中胆囊结石与喜静少动、不吃早餐等生活习惯有关，主要由于胆囊肌的收缩力下降，胆汁排空延迟，造成胆汁淤积，胆固醇结晶析出形成。泌尿系统的结石也与生活饮食习惯有关，多喝水有助于预防和缓解该类结石形成。

#### (一) 超声碎石原理分析

冲击波碎石的作用压力峰值极高，作用时间极短，声压极高，正声压峰值为 20 ~ 140MPa，声压负峰值为 -8 ~ -15MPa。作用时间仅几个微秒，作用频率 1 ~ 2Hz，作用 2000 个脉冲。关于冲击波体外碎石原理有很多解释，归纳起来主要包括两方面：首先，冲击波在结石前后界面上产生应力。结石是一种脆性物质，其抗压强度在100个大气压强左右，即约$10^7$Pa，而抗张强度只有抗压强度的1/10，即约10个大气压强（$10^6$Pa）。一般而言，结石的声阻抗不同于其周围组织的声阻抗，当冲击波传播到结石前后界面时都要发生反射。冲击波在结石前界面上作用以压力，在结石后界面的反射却表现为张力（因为一般结石的声阻抗都大于周围组织的声阻抗）。当冲击波在结石前后表面上作用的压力和张力大于结石本身的耐受强度极限时，冲击波的反复作用就会使结石从前后表面上被逐层压碎和裂解。对于人体软组织，由于其具有更高的耐受极限，所以不至于被冲击波压力损伤。另外，空化机制的作用。结石内部结构通常是较为稀疏并含有许多孔隙的。结石的孔隙中一般都充满液体，若液体中含有空化核，则进入结石的冲击波及其界面反射波就可能会激活空化核，从而产生空化现象。在空化过程的反复作用下，将会产生从内部破坏结石的机制，并进而导致整个结石的疏松和碎裂。冲击波碎石的原理，很可能是上述两种因素综合作用的结果。

### （二）超声碎石机的类型

1. 体内超声波碎石机

体内超声波碎石机采用顶端装有超声换能器的探杆通过内窥镜接触结石，利用超声发生器产生的电振荡使超声换能器产生高频机械振动。超声波传递进结石，在结石的表面产生反射波，结石表面受压而破裂，当超声波完全穿过结石时，在后界面被再次反射，这一反射产生张力波，当张力波的强度大于结石的扩张强度时，结石破裂。超声波碎石装置部件有振子、振动棒、超声发生器、灌流液吸引泵、脚踏开关等。

2. 体外冲击波碎石机

体外冲击波碎石机“是使用体外冲击波在体内聚焦粉碎人体结石，这类仪器按其波源的不同一般分为三种：液电式、电磁式和压电式”①。液电式碎石机是用水下高压电极通过瞬间尖端放电产生冲击波，毫微秒级的强脉冲放电所产生的液电效应，冲击波经半椭圆球反射体聚焦后，通过水的传播进入

① 牛金海．超声原理及生物医学工程应用：生物医学超声学[M]．上海：上海交通大学出版社，2017：257.

人体，其能量作用于第二焦点，在X线机或B超仪构成的定位系统的协助下，将结石准确定位在第二焦点上，结石在冲击波的拉应力和压应力的多次联合作用下粉碎。电磁式碎石机是通过高压电容器对一个线圈放电，放电产生的脉冲电流形成一股很强的脉冲磁场，引起机械振动并在介质中形成冲击波，经声透镜聚焦得到增强而粉碎结石。压电式碎石机是由许多在约50cm球冠上的陶瓷晶体元件，在电脉冲作用下产生压电效应，使晶体快速变形产生机械振动，振动产生冲击波到达球心聚焦进行碎石。从原理上讲，体外冲击波碎石机主要有四个技术要点：① 冲击波的产生技术；② 冲击波的聚焦技术；③ 波源与人体的耦合技术；④ 冲击波焦点的定位技术。体外冲击波碎石机的优点是：治疗过程基本是非侵入性的，患者易于接受，而且它的治疗成功率高，对人体组织的损伤较少。其缺点：体外冲击波碎石机在治疗嵌顿的输尿管结石和完全性鹿角形结石等仍比较困难，X线定位治疗时患者还要受到X线辐射。

## 二、其他超声治疗设备

### (一) 超声雾化器

超声雾化器利用超声波定向压强，使液体表面隆起，在隆起的液面周围发生空化作用，使液体雾化成小分子的气雾，使药物分子通过气雾直接进入毛细血管或肺泡，达到治疗作用。其设计独特、水箱透明、能看见工作过程；使用高品质的超声波换能器、一次性药杯、含嘴；具有医疗、加湿、氧吧和美容的功能；能够加强空气的质量，提高对生活环境的要求，适应于感冒（流感）、过敏性鼻炎、鼻塞、鼻息肉、肺气肿、急慢性咽炎、喉炎、气管炎、支气管哮喘等上呼吸道感染性疾病，还适应老幼患者和行动不便的患者的治疗。

超声雾化器利用电子高频振荡（振荡频率为1.7MHz或2.4MHz，超过人的听觉范围，该电子振荡对人体及动物无伤害），通过陶瓷雾化片的高频谐振，将液态水分子结构打散而产生自然飘逸的水雾，不需要加热或添加任何化学试剂。与加热雾化方式比较，能源节省了90%。另外，在雾化过程中将释放大量的负离子，其与空气中飘浮的烟雾、粉尘等产生静电式反应，使其沉淀，同时还能有效去除甲醛、一氧化碳、细菌等有害物质，使空气得到净化，减少疾病的发生。

### (二)超声美容仪

1. 超声美容仪的原理

超声波美容仪利用超声波的三大作用，在人体面部进行治疗，以达到美容目的。

（1）机械作用：超声波功率强、能量大，作用于面部可以使皮肤细胞随之振动，产生微细的按摩作用，改变细胞容积，从而改善局部血液和淋巴液的循环，增强细胞的通透性，提高组织的新陈代谢和再生能力，软化组织，刺激神经系统及细胞功能，使皮肤富有光泽和弹性。

（2）温热作用：通过超声波的温热作用，可以提高皮肤表面的温度，使血液循环加速，增加皮肤细胞的养分，使神经兴奋性降低，起到镇痛的作用，使痉挛的肌纤维松弛，起到解痉的作用。超声波的热是内生热，热量的79%～82%被血液自作用运走，18%～21%由热传导而分散至邻近组织中，因此，患者无明显的热感觉。

（3）化学作用：超声波可以加强催化能力，加速皮肤细胞的新陈代谢，使组织的pH向碱性方向变化，减轻皮肤炎症伴有的酸中毒及疼痛。超声波可以提高细胞膜的通透性，使营养素和药物解聚，有利于皮肤吸收营养，有利于药物透入菌体，提高杀菌能力。

2. 超声美容仪的功能

超声美容仪的具体功能包括：软化血栓，消除“红脸”。用于脸部微细血管变形、血液循环障碍引起的面部红丝、红斑，以及因螨虫感染而引起的面部红斑或酒渣鼻。超声美容仪的适应证：① 消除暗疮及愈合瘢痕；② 改善皮肤质地，并帮助药物吸收；③ 淡化黄褐斑、暗斑、雀斑等；④ 消除皮肤细小皱纹、眼袋和黑眼圈；⑤ 治疗皮肤硬化症及蛇皮病。

# 第三章　超声换能器及其原理阐释

超声换能器作为现代科技领域中的一项重要发明，其工作原理基于超声波的产生、传播与接收，通过特定的物理过程实现电能与机械能之间的相互转换，进而完成信息的传递与探测任务。超声换能器以其非侵入性、实时性和高分辨率等特性，在疾病的早期发现、精准诊断以及治疗效果评估中发挥着举足轻重的作用，其原理阐释涉及多个学科，是跨学科研究的典型代表。本章主要研究超声换能器及其分类、常见的医用换能器、超声换能器性能及声场、相控阵超声换能器的原理。

## 第一节　超声换能器及其分类

超声换能器通常由一个电的储能元件和一个机械振动系统组成。当换能器被用作发射器时，激励电源输出的电振荡信号会触发换能器电储能元件电磁场的变化，这一电磁场的变化，借助逆压电效应，促使换能器的机械振动系统开始振动，这种机械振动通过接触介质传播，并引发介质的振动，最终向介质中辐射声波。声波接收过程与之相反，当外部声波作用于换能器的振动面时，将激发换能器的机械振动系统。随后，通过压电效应，换能器储能元件中的电磁场会发生相应的变化，这一过程导致换能器的电输出端产生与声信号相对应的电压或电流信号。通常换能器的工作原理就是利用了压电材料的（逆）压电效应。用来发射声波的换能器称为发射器。“当换能器处于发射状态时，将电能转换成机械能，再转换成声能。”① 用来接收声波的换能器称为接收器。在换能器处于接收模式时，其能够将声能转化为机械能，进而

① 牛金海．超声原理及生物医学工程应用：生物医学超声学 [M]. 上海：上海交通大学出版社，2017：85.

再将机械能转换为电能。值得注意的是，某些类型的换能器不仅可作为发射器使用，而且具备接收器的功能，这类换能器被统称为收发两用型换能器。

## 一、超声换能器的主要特性

第一，工作频率。通常，发射换能器工作频率就等于它本身的谐振频率，这样可以获得最佳工作状态、获得最大的发射功率和效率。主动式超声换能器处在接收状态下的工作频率与发射状态下的工作频率近似相等；对被动式接收换能器而言，它的工作频率是一个较宽的接收频带，同时要求换能器自身的谐振基频要比接收频带的最高频率还要高，以保证换能器有平坦的接收响应。

第二，阻抗特性。换能器作为一个机电四端网络，具有一定的特性阻抗和传输常数。由于换能器在电路上要与发射机的末级回路和接收机的输入电路相匹配，“监测治疗超声换能器工作时的电阻抗和驱动功率，对治疗超声系统的正常工作具有重要意义”[①]。对于发射换能器而言，输入阻抗指的是换能器的输入端的输入电压与输入电流的比值。输入阻抗包括电路阻抗和动生阻抗，动生阻抗又称反应阻抗，反应阻抗指的是机械回路经变换器（理想变压器）反映到电路中的阻抗。同时，在使用过程中，须深入分析其各类阻抗特性，涵盖等效电阻抗、等效机械阻抗、静态与动态阻抗以及辐射阻抗等多个方面。

第三，方向特性。超声换能器不论是用作发射还是接收，本身都具有一定的方向特性。不同应用的换能器对方向特性的要求也不同。对于一个发射换能器，其方向特性曲线的尖锐程度决定了它的发射声能的集中程度。对于一个接收换能器，它的方向特性曲线的尖锐程度决定了其探索空间方向角的范围，所以超声换能器的方向特性的好坏直接关系超声设备的作用距离与范围。

第四，频率特性以及频带宽度。频率特性是指换能器的功率、声压、阻抗及灵敏度等主要参数随频率变化的特性。在超声换能器的应用中，在一定的带宽内获得平坦的阻抗频率特性有重大意义。因为往往超声应用中的换能

---

① 王语彤，白景峰，吉翔，等. 治疗超声系统换能器阻抗及驱动功率测量技术 [J]. 声学技术，2023，42(6)：749.

器负载是变化的，带宽可以适应变化负载以保持匹配、高效率，而失配将导致电路发热，甚至损坏设备。在接收换能器中宽频带可获得窄脉冲、短余振时间波形，获得极高的纵向分辨率。例如，对于接收换能器，工作中需要关注接收换能器的接收灵敏度随工作频率变化的特性。对于发射器则要看它的发射功率随工作频率的变化特性。对于被动式换能器，必须确保其接收灵敏度频率特性曲线具备高度的平滑性。无论是低频噪声还是高频噪声，只要它们的幅度相近，被动式换能器所产生的输出电压应当保持近似相等的水平，这一特性对于确保换能器在各种频率下的稳定性能至关重要。

## 二、超声换能器的工作原理

超声换能器作为超声波技术的核心部件，其工作原理对于理解整个超声波技术的应用具有重要意义。超声换能器的基本功能即实现电能与机械能之间的转换。具体而言，超声换能器可以将电信号转换为机械振动，从而产生超声波；同时，它也能将接收到的超声波信号转换为电信号，以供后续处理和分析，这一转换过程是通过超声换能器内部的压电效应实现的。

压电效应是超声换能器工作的基础。压电材料是一类特殊的晶体材料，它们在受到外力作用时会产生电荷分离，进而产生电场。反之，当外界电场作用于压电材料时，它们会发生形变。超声换能器巧妙地运用了压电材料的独特性质，实现了电能与机械能之间的高效转换。在超声换能器的设计过程中，需要选择合适的压电材料，并通过特定的工艺将其加工成具有特定形状和结构的换能器，这些结构特征对于超声换能器的性能具有重要影响。例如，换能器的振动面形状、尺寸以及压电材料的分布等都会影响超声波的发射和接收效果。因此，在设计和制造超声换能器时，需要充分考虑这些因素，以确保换能器具有良好的性能。

超声换能器工作原理的核心是振动。当给超声换能器施加交变电压时，压电材料内部会发生电荷分离和电场变化，从而产生周期性的形变，这种形变会导致换能器的振动面发生振动，进而产生超声波。当超声波作用于换能器的振动面时，压电材料会受到外力的作用而产生电荷分离，进而产生电信号，这一过程实现了超声波信号的接收和转换。超声换能器的性能不仅取决于其内部结构和材料特性，还与工作环境和使用条件密切相关。例如，温度、湿度、压力等因素都可能对超声换能器的性能产生影响。因此，在实际应用中，选择适合的超声换能器并对其进行合理调整与优化至关重要，需要根据具体的工作环境和要求来确定。

### 三、超声换能器的分类方式

超声波换能器的分类方式多种多样，常见的包括以下方面。

第一，按照换能器的工作介质，可分为液体介质换能器、固体介质换能器以及气体介质超声换能器等。

第二，按照能量转换的机理和所用的换能材料，可分为电磁声换能器、静电换能器、机械型超声换能器、磁致伸缩换能器、压电换能器等。

第三，按照换能器的工作状态，可分为接收型超声换能器、发射型超声换能器和收发两用型超声换能器。

第四，按照换能器的振动模式，可分为剪切振动换能器、扭转振动换能器、纵向振动换能器、弯曲振动换能器等。

第五，按照换能器的输入功率和工作信号，可分为检测超声换能器、脉冲信号换能器、功率超声换能器、连续波信号换能器、调制信号换能器等。

第六，按照换能器的形状，可分为圆柱形换能器、棒状换能器、圆盘形换能器、环形换能器、喇叭形换能器、菊花形换能器、复合型超声换能器及球形换能器等。

第七，按照声束特性分，可分为聚焦换能器和非聚焦换能器。聚焦换能器又分为一维聚焦和二维聚焦；每类聚焦换能器又可以是电子聚焦或者声学聚焦。

第八，按照振子单元数，可分为单元换能器、多元换能器。多元换能器又分为线阵、相控阵、方阵、凸阵等。

## 第二节　常见的医用换能器分析

随着现代医疗技术的不断进步，医用换能器在医疗领域的应用日益广泛。换能器作为一种能够将一种形式的能量转换为另一种形式的能量的装置，其在医学诊断和治疗中发挥着举足轻重的作用。从超声检查到激光治疗，从电刺激疗法到热疗，医用换能器的身影无处不在。医用换能器指用于医疗领域的能量转换装置，它能够将电能、光能、热能、机械能等多种形式的能量转换为医疗诊断和治疗所需的形式。根据转换能量的类型和应用领域，医用换能器可分为几种类型。

## 一、超声波换能器

超声波换能器应用广泛且效果显著，这一技术装置的核心在于其能够利用压电效应或磁致伸缩效应，将电能高效地转换为超声波能量，这一转换过程不仅为医疗诊断提供了有力的技术支持，而且在治疗领域也发挥着不可忽视的作用。在医学超声成像中，超声波换能器通过发射超声波并接收其回声信号，医生能够获取人体内部的结构信息，从而诊断疾病，这一技术的应用，使得许多原本难以探测的病变部位得以清晰展现，为医生的诊断和治疗提供了极大的便利。超声波换能器能广泛应用于超声波治疗领域。通过聚焦超声波能量，可以实现对病变组织的精确破坏，从而达到治疗的目的，这种无创或微创的治疗方式，不仅减少了患者的痛苦，而且提高了治疗效果。"换能器的聚焦特性等声学性能是治疗超声系统的重要参数之一，在出厂前和日常维护中须精确测量。"① 此外，超声波换能器还应用于超声碎石等领域，为尿路结石等疾病的治疗提供了新的手段。

在超声波换能器的设计和制造过程中，材料的选择、结构的优化以及工作频率的调整等都是关键因素。不同的应用场景和需求，对超声波换能器的性能提出了不同的要求。因此，研究人员在不断提高超声波换能器的转换效率、稳定性和可靠性的同时，也在探索其在更多医疗领域的应用可能性。未来，可以期待超声波换能器在医疗诊断和治疗中发挥更大的作用，为人类的健康事业作出更大的贡献。

## 二、电磁换能器

电磁换能器作为一种基于电磁感应原理的能量转换装置，在医疗领域

① 李珊珊，白景峰，吉翔，等．治疗超声系统中换能器声学性能的声全息法评估 [J]. 声学技术，2024，43(1)：43.

的应用日益广泛，其核心功能在于将电能转换为磁能或机械能，为多种医疗设备提供了动力来源。在医疗技术不断进步的背景下，电磁换能器以其独特的工作原理和优越的性能，在医学诊断和治疗中发挥着不可或缺的作用。

在磁共振成像（NMRI）设备中，电磁换能器发挥着至关重要的作用，它通过产生强磁场和射频脉冲，使得人体内部的氢原子核发生共振，进而产生信号，这些信号经过处理后，能够形成人体内部的详细图像，为医生提供准确的诊断依据。NMRI 作为一种无创、高分辨率的成像技术，在神经系统、肌肉骨骼系统以及心血管系统等多个领域的疾病诊断中都具有重要价值。除了 NMRI 设备外，电磁换能器还广泛应用于心脏起搏器、神经刺激器等医疗设备中，这些设备通过电磁换能器产生的微弱电流或磁场，刺激或调节人体的生理功能，达到治疗疾病的目的。例如，心脏起搏器能够利用电磁换能器产生的电流刺激心肌，使心脏恢复正常的跳动节律；神经刺激器则可以通过磁场刺激神经系统，缓解疼痛、改善肌肉功能等。

电磁换能器的性能直接关系医疗设备的治疗效果和安全性。因此，在电磁换能器的设计和制造过程中，需要充分考虑其结构、材料、工作频率等因素。同时，随着医疗技术的不断发展，对电磁换能器的性能要求也在不断提高。未来，电磁换能器将朝着更高效、更稳定、更安全的方向发展，为医疗诊断和治疗提供更强大的技术支持。

## 三、光电换能器

光电换能器能够高效地将光能转换为电能或化学能，为医疗诊断和治疗技术提供有力的支持。首先，在激光治疗仪中，激光治疗仪利用激光能量对人体组织进行照射，以达到治疗目的。光电换能器则是将激光能量转换为热能或其他形式的能量，直接作用于病变组织，这种治疗方式具有非侵入性、精确性高、副作用小等优点，因此在皮肤科、眼科、肿瘤科等多个领域得到了广泛应用。其次，光电换能器广泛应用于光动力疗法、光热疗法等新型治疗技术中，这些技术通过光与生物组织的相互作用，实现对病变组织的特异性杀伤或刺激，从而达到治疗目的。光电换能器在这些技术中的应用，不仅提高了治疗效果，而且降低了治疗过程中的风险和痛苦。最后，光电换能器还在医学成像领域发挥着重要作用。例如，在荧光成像技术中，光电换

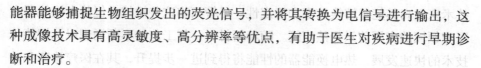

能器能够捕捉生物组织发出的荧光信号，并将其转换为电信号进行输出，这种成像技术具有高灵敏度、高分辨率等优点，有助于医生对疾病进行早期诊断和治疗。

随着科技的不断发展，光电换能器的性能和应用领域将继续得到拓展。新型光电材料的研发、纳米技术的应用以及智能化技术的引入等，都将为光电换能器在医疗领域的应用提供更多可能性。

## 四、热电换能器

热电换能器作为一种利用热电效应实现热能与电能相互转换的装置，在医疗领域的应用日益广泛，其独特的工作原理和高效的能量转换性能，使得热电换能器在体温监测、温度控制以及热疗等方面发挥着重要作用。

第一，在体温监测方面，热电换能器能够实时感知人体的温度变化，并将其转换为电信号输出，从而实现对体温的准确测量，这种非侵入式的体温监测方式不仅方便快捷，而且具有较高的准确性和稳定性。因此，热电换能器广泛应用于体温计、医疗监护仪等设备中，为医生提供了及时、准确的体温信息，有助于疾病的早期发现和诊断。

第二，热电换能器在温度控制方面发挥着重要作用。在医疗手术、实验室研究等场景中，精确的温度控制对于保证实验结果的准确性和手术的成功率至关重要。热电换能器通过调节热能的输出，实现对温度的精确控制，为医疗领域提供了可靠的温度解决方案。

第三，热电换能器在热疗领域的应用。热疗作为一种物理治疗方法，通过利用热能对人体组织进行加热，以达到缓解疼痛、促进血液循环、增强免疫力等治疗效果。热电换能器作为热疗设备的核心部件，能够高效地将电能转换为热能，并实现对热能的精确控制，使得热疗设备能够更加安全、有效地进行治疗，提高了患者的舒适度和治疗效果。

然而，热电换能器在医疗领域的应用仍面临一些挑战。首先，由于人体组织的复杂性和多样性，热电换能器在实时监测和精确控制方面仍需进一步提高性能；其次，热电换能器的稳定性和可靠性对于医疗设备的长期运行至关重要，因此需要不断优化其设计和制造工艺；最后，随着医疗技术的不断发展，对热电换能器的性能要求也在不断提高，需要不断探索新的材料和技术来提高其能量转换效率和稳定性。尽管面临这些挑战，但热电换能器在医疗领域的应用前景仍然广阔。随着新材料、新工艺的不断涌现以及智能化技术的快速发展，热电换能器的性能将得到进一步提升，其在医疗诊断和治疗中的作用也将更加突出。

关于医用换能器未来的研究可以围绕以下方面展开：① 提高能量转换效率。医用换能器在能量转换过程中往往伴随着能量损失，提高能量转换效率是降低设备功耗、延长使用寿命的关键。未来的研究可以通过优化材料选择、改进结构设计、探索新的能量转换机制等途径来提高医用换能器的能量转换效率。② 增强生物相容性。医用换能器在与人体接触时，需要具备良好的生物相容性，以避免对患者造成不良影响。未来的研究可以关注新型生物材料的应用，以及表面处理技术的研究，以提高医用换能器的生物相容性。③ 实现精准控制与智能化。随着医疗技术的不断发展，对医用换能器的精准控制和智能化要求越来越高。未来的研究可以通过引入先进的控制算法、传感技术、人工智能等技术手段，实现医用换能器的精准控制和智能化操作，提高医疗设备的诊断准确性和治疗效率。④ 拓展应用领域与创新治疗技术。随着对医用换能器性能的不断优化和提升，其应用领域也将不断拓展。未来的研究可以探索医用换能器在新型治疗技术中的应用，如无创手术、精准治疗等，为医学领域带来更多的创新和突破。

总而言之，超声波换能器、电磁换能器、光电换能器和热电换能器作为医用换能器中的常见类型，各自在医疗领域发挥着不可替代的作用，它们利用不同的物理效应和原理，实现了能量的高效转换和精确控制，为医学诊断和治疗提供了有力的技术支持。医用换能器作为医疗设备的核心部件，其性能直接影响医疗质量和患者安全。因此，医用换能器需要具备高转换效率、高稳定性、高安全性等性能要求。随着医疗技术的不断进步和临床需求的不断提高，医用换能器的发展趋势应呈现以下特点：① 向小型化、微型化方向发展，以适应便携式医疗设备和微创手术的需求；② 向多功能、智能化方向发展，以提高医疗设备的诊断准确性和治疗效率；③ 向生物相容性、无创性方向发展，以降低医疗过程中给患者带来的损伤和不适。

# 第三节　超声换能器性能及声场

## 一、超声换能器的性能

超声换能器作为超声波技术的核心部件，其性能直接影响超声波技术的应用效果和效率。因此，对超声换能器性能的研究与探讨，对于推动超声波技术的发展具有重要意义。

### (一) 超声换能器的性能参数

超声换能器作为超声波技术的核心部件，其性能参数直接决定了超声波设备的性能和应用效果，这些性能参数主要包括以下方面。

第一，中心频率决定了超声波的波长和穿透深度，是超声波设备能否适应不同应用场景的关键。一般而言，对于需要检测较小物体或浅表层结构的场景，可以选择中心频率较高的超声换能器，以获得更高的分辨率和更清晰的图像。对于需要检测较大物体或深层结构的场景，则需要选择中心频率较低的超声换能器，以确保超声波能够穿透更深的组织或材料。因此，在选择超声换能器时，需要根据具体的应用需求来确定合适的中心频率。

第二，带宽是反映超声换能器对频率变化适应能力的重要参数。带宽越宽，意味着超声换能器能够在更宽的频率范围内保持稳定的性能，对频率变化的容忍度也就更高。在实际应用中，由于环境、温度等因素的变化可能导致超声波的频率发生波动，因此具有较宽带宽的超声换能器能够更好地适应这些变化，保证检测的稳定性和准确性。

第三，灵敏度是超声换能器对微弱信号检测能力的体现。灵敏度越高，超声换能器越能检测到微弱的超声波信号，从而提高检测的灵敏度和准确性。在医学诊断、无损检测等领域，往往需要检测微弱或难以捕捉的信号，因此具有高灵敏度的超声换能器具有更高的应用价值。

第四，阻抗匹配是影响超声换能器能量转换效率的关键因素。当超声换能器的阻抗与电路阻抗相匹配时，能量转换效率最高，超声波的发射和接收效果也最佳。因此，在设计和使用超声换能器时，需要充分考虑阻抗匹配问题，以确保其能量转换效率的最大化。

### （二）超声换能器性能的影响因素

超声换能器的性能受到多种因素的影响，主要包括以下方面。

第一，材料选择。压电材料是超声换能器的核心组成部分，其性能直接决定了超声换能器的电能与机械能转换效率。因此，在选择压电材料时，需要考虑其压电常数、机械损耗因子、稳定性等性能指标。具有高压电常数和低机械损耗因子的压电材料可以提高超声换能器的转换效率，从而提高其性能。

第二，结构设计。合理的结构设计可以提高超声换能器的灵敏度和带宽，同时降低阻抗不匹配所带来的能量损失。例如，通过优化换能器的几何形状和尺寸，可以调整其共振频率和频带宽度，以适应不同的应用需求。此外，电极的配置和连接方式也会对超声换能器的性能产生影响，因此需要进行精心设计和优化。

第三，工作环境和使用条件。例如，温度的变化可能导致压电材料性能的波动，从而影响超声换能器的稳定性。湿度、压力等环境因素也可能对超声换能器的性能产生不利影响。因此，在使用超声换能器时，需要充分考虑其工作环境和使用条件，并采取相应的措施来保证其性能的稳定性和可靠性。

### （三）超声换能器性能的优化方法

针对超声换能器性能的影响因素，可以采取一系列优化方法来提升其性能。

第一，在材料选择方面，应选用具有高压电常数、低机械损耗因子和良好稳定性的压电材料。通过精心筛选和优化材料，可以提高超声换能器的电能与机械能转换效率，从而提高其性能。

第二，在结构设计方面，可以通过优化换能器的几何形状、尺寸和电极配置，提高换能器的灵敏度和带宽。例如，采用合理的共振结构设计和电极分布方式，可以增强超声换能器的响应能力，提高其对微弱信号的检测能力。同时，也可以通过调整换能器的频带宽度，以适应不同频率范围的超声波检测需求。

第三，阻抗匹配技术。通过采用合适的阻抗匹配网络或匹配电路，可以减小换能器与电路之间的阻抗不匹配，降低能量损失，提高能量转换效率，这不仅可以提高超声换能器的发射功率和接收灵敏度，而且可以改善其稳定性和可靠性。

第四，对于工作环境和使用条件的考虑。例如，可以通过温度补偿技术来降低温度变化对超声换能器性能的影响。通过实时监测环境温度并调整换能器的工作参数，可以保持其在不同温度下的稳定性能。此外，对于湿度、压力等环境因素的影响，也可以采取相应的防护措施来降低其对超声换能器性能的不利影响。

第五，合理使用和维护。在使用过程中，应遵守操作规程，避免过度使用或不当操作导致换能器损坏。同时，定期对超声换能器进行维护和保养，如清洁电极、检查连接线等，可以确保其性能的稳定性和可靠性。

## 二、超声换能器的声场

### （一）超声换能器的声场形成

超声换能器作为现代超声技术中的核心组件，扮演着将电能转换为机械振动能（超声波）的关键角色，其工作原理主要基于压电效应或磁致伸缩效应，这两种效应为超声换能器提供了能量转换的基础。在深入剖析其工作原理之前，需要理解压电效应与磁致伸缩效应的基本概念。

压电效应指的是某些特定晶体在受到外力作用时，其内部电荷分布会发生变化，从而产生电势差的现象。反之，当在这些晶体上施加电场时，它们也会发生形变，这种效应为超声换能器提供了一种将电能转换为机械能的有效方式。磁致伸缩效应则是铁磁材料在磁场作用下发生长度或体积变化的现象，同样为电能与机械能之间的转换提供了可能。

在超声换能器中，压电材料或磁致伸缩材料被精心设计和制造，以最大化利用这些效应。当外加电场或磁场作用于换能器时，这些材料会发生形变，进而激发出超声波，这些超声波在介质中传播，形成具有特定特性的声场。

声场作为超声波在介质中传播时所形成的空间区域，其特性对超声技术的应用来说至关重要。声场的特性包括声压、声强、声速、波束指向性等，这些特性不仅受到超声换能器性能的影响，而且受到介质性质、环境因素等多种因素的影响。例如，声压和声强决定了超声波的能量分布和强度，声速和波束指向性则影响着超声波的传播方向和范围。为了获得理想的声场特性，需要对超声换能器的设计、制造和使用进行精确控制，包括选择合适的压电材料或磁致伸缩材料、优化换能器的结构尺寸、控制外加电场或磁场的强度和频率等。同时，还需要考虑介质的选择和环境因素的控制，以确保超声波在传播过程中能够保持稳定的特性。

通过对超声换能器基本原理和声场形成的深入理解，可以为超声技术的应用提供更有效的理论支持和优化方案。无论是在医学成像、无损检测还是其他超声应用领域，对超声换能器性能的优化将有助于提高超声技术的准确性和可靠性。

### （二）超声换能器声场的传播特性与影响因素

超声换能器产生的声场在介质中传播时，其特性会受到多种因素的影响，包括介质的性质、环境因素以及超声换能器本身的性能等，这些因素共同决定了声场在传播过程中的能量分布、波束指向性以及传播速度等特性。

第一，介质的性质。不同介质具有不同的密度、声速和衰减系数等物理参数，这些参数决定了超声波在介质中传播时的能量衰减和波束扩散程度。例如，在液体介质中，由于液体分子间的相互作用较弱，超声波传播时能量衰减相对较小，波束指向性较好；而在固体介质中，由于固体分子间的紧密排列和强相互作用，超声波传播时波束扩散较为严重。

第二，环境因素。温度、压力等环境因素的变化会导致介质性质的改变，进而影响超声波的传播特性。例如，随着温度的升高，介质的密度和声速会发生变化，这可能导致超声波的传播速度改变和能量分布的调整。

第三，超声换能器本身的性能。换能器的频率、功率、阻抗等参数决定了其激发超声波的强度和特性。频率决定了超声波的波长和波束宽度，功率则影响着超声波的能量输出和穿透深度。阻抗匹配对于确保电能有效转换为机械能至关重要。通过优化这些设计参数，可以有效改善声场的传播特性，提高超声波的应用效果。

在实际应用中，了解并控制这些影响因素对于优化超声换能器的设计和应用具有重要意义。例如，在医学超声成像中，需要根据成像目标和介质特性选择合适的超声换能器和成像参数，以获得清晰的图像和准确的诊断信息。在工业检测中，则需要考虑环境因素对声场传播的影响，并采取相应措施来保持声场的稳定性。

### （三）超声换能器声场的优化策略及应用

针对超声换能器声场传播特性及影响因素的研究，需要采取一系列优化策略以提升超声技术的应用效果，这些策略不仅涉及换能器本身的设计改进，而且包括对介质和环境因素的控制，以及在实际应用中的优化调整。

第一，针对介质性质对声场传播的影响，可以通过选择合适的介质或改变介质的性质来优化声场。在医学超声成像中，为了减小声场在皮肤表面的衰减，提高成像质量，可以选择具有良好声学性能的耦合剂。

第二，针对环境因素对声场传播的影响，为了保持声场的稳定性，需要通过控制环境因素来降低其对声场传播的影响。在医疗领域，这可能涉及保持恒温的检查环境，以降低温度变化对声速和衰减的影响。

第三，优化超声换能器的设计。通过改进换能器的结构，如优化振子形状和尺寸，提高换能器的机械效能和频响特性。在材料选择上，采用高性能的压电材料或磁致伸缩材料，能够提升换能器的能量转换效率。同时，通过改进换能器的制作工艺，如提高电极精度和封装质量，可以减少能量损失，提高声场的传播效率。

第四，关注超声换能器在实际应用中的性能表现，包括在不同应用场景下对声场特性的测试和评估，以及根据测试结果对换能器参数进行调整和优化。通过不断试验和改进，可以找到适合特定应用场景的超声换能器和优化策略。

在实际应用中，超声换能器的声场优化对于提升超声技术的性能具有重要意义。在医疗领域，优化后的超声换能器可以实现更精确的定位和成像，为疾病的诊断和治疗提供有力的支持。例如，在肿瘤检测中，通过优化声场特性，可以提高肿瘤组织的分辨率和对比度，从而更准确地判断肿瘤的大小和位置。此外，优化后的超声换能器还可以应用于心血管疾病的诊断和治疗，如心脏瓣膜病变和血管狭窄的检测等。

总而言之，超声换能器声场的优化是一个涉及多个方面的复杂问题。通过深入研究声场传播特性及影响因素，采取合适的优化策略，并在实际应用中不断探索和改进，可以实现超声技术的性能提升和广泛应用。

## 第四节　相控阵超声换能器的原理

随着医疗技术的飞速发展，超声成像作为一种非侵入性的检查手段，已广泛应用于人体各种疾病的诊断中。相控阵超声换能器作为超声成像技术的核心部件，其性能直接影响超声图像的清晰度和分辨率。因此，对相控阵超声换能器的原理进行深入研究，有助于人们更好地理解和优化其工作机制，为超声诊断提供更为精准的依据。相控阵超声换能器作为现代医疗成像技术的核心组件，以其独特的工作原理和卓越性能在医疗领域发挥着举足轻重的作用，其主要构成部分——多个独立的压电晶片，即阵元，是实现超声波精确发射与接收的关键所在。换能器由一系列精密排列的压电晶片组成，这些晶片不仅具有优异的压电性能，而且其尺寸、形状和排列方式都经过精心设计，以确保超声波的发射与接收效果达到最佳。每个阵元相当于一个独立的超声换能器，它们能够按照预定的时间和相位关系协同工作，共同实现超声波的精确操控。

在发射模式下，相控阵超声换能器的工作原理尤为复杂而精妙。电子控制系统作为换能器的“大脑”，负责按照预设的时间和相位关系，依次激发各个阵元，这种激发顺序和相位的精确控制，使得每个阵元发射的超声波在空间中相互叠加，形成具有特定形状和指向的波束，这种波束可以像探照灯一样，在目标区域内进行精确的扫描。通过调整阵元的激发顺序和相位，可以实现对超声波发射角度和焦点的精确控制，从而实现对不同部位和深度的目标区域进行高效扫描。

在接收模式下，相控阵超声换能器同样展现出其卓越的性能。当超声波从目标区域反射回来时，各个阵元会按照与发射时相同的时间和相位关系接收这些反射波。由于不同阵元在接收反射波时存在时间和相位上的差异，这些差异携带着关于目标区域结构的重要信息。通过对这些差异进行精确处理和分析，可以提取有关目标区域的详细信息，如大小、形状、位置等，这些信息经过进一步处理后，会被转换为直观的超声图像，为医生提供准确的诊断依据。

相控阵超声换能器相比传统的超声换能器具有显著的优势。传统的超声换能器通常采用固定焦距和波束指向的设计，其扫描范围和角度受到限制，难以获取目标区域的全面信息。相控阵超声换能器则通过电子控制实现波束形状和指向的动态调整，不仅可以实现多角度、多深度的扫描，而且可以有效消除旁瓣效应，提高图像的对比度和分辨率。此外，相控阵超声换能器还具有动态聚焦功能，能够在扫描过程中实时调整焦点位置，以适应不同深度的目标区域，这种动态聚焦功能使得相控阵超声换能器在检测深层组织或微小病变时具有更高的灵敏度和准确性。

在医疗实践中，相控阵超声换能器已广泛应用于心血管、腹部、产科、乳腺等多个领域：① 心血管疾病是全球范围内的主要健康问题之一，而相控阵超声换能器在心脏瓣膜病变、心肌肥厚等疾病的检测方面发挥着至关重要的作用。通过超声波的传播和反射，医生可以清晰地观察心脏结构和功能的变化，从而准确诊断各种心血管疾病，为患者提供及时有效的治疗方案。② 在腹部超声检查中，相控阵超声换能器能够清晰地显示肝脏、胆囊、胰腺等脏器的结构，为腹部疾病的早期诊断提供可靠的依据。例如，在肝脏肿瘤的检测中，相控阵超声换能器可以帮助医生准确定位和评估肿瘤的性质，为患者制定个性化的治疗方案提供重要参考。③ 在产科、乳腺、甲状腺等领域，相控阵超声换能器也发挥着不可或缺的作用。在产科方面，它可以用于监测胎儿的发育情况、评估胎盘位置以及检测胎儿是否存在异常情况，为孕产妇和胎儿的健康提供保障。在乳腺和甲状腺方面，相控阵超声换能器可以帮助医生及时发现乳腺肿块和甲状腺结节等问题，为早期治疗提供重要线索，提高治愈率和生存率。

尽管相控阵超声换能器已经取得了显著的进步，但仍然存在一些发展空间和挑战。未来，随着材料科学、电子技术和计算机技术的不断发展，相控阵超声换能器的性能将得到进一步提升。例如，新型压电材料的研发将有助于提高换能器的灵敏度和稳定性，使其能够更加精准地探测和测量目标组织的特征。高性能电子控制系统的设计将使得波束形状和指向的调整更为精确和灵活，从而进一步提高超声成像的质量和分辨率。而人工智能和机器学习等技术的应用，将有助于实现对超声图像的自动分析和诊断，提高医生工作效率的同时，也可以减少诊断误差，提高诊断准确性。

总而言之，相控阵超声换能器作为现代医疗技术中的重要组成部分，其原理和应用已经得到了广泛的研究和应用。通过对相控阵超声换能器原理的深入理解，可以更好地发挥其优势，提高超声诊断的准确性和可靠性。未来，随着技术的不断进步和创新，相控阵超声换能器将在医疗领域发挥更为重要的作用，为人类的健康事业作出更大的贡献。

# 第四章　超声成像系统原理技术探究

超声成像系统的工作原理涵盖了声波的产生、传播、反射以及信号的处理等多个环节，每个环节都蕴含着深厚的科学原理和技术创新。随着科技的飞速发展，超声成像系统的原理与技术在不断地推进和优化，以提供更加精确、清晰的医学图像，为疾病的早期发现和治疗提供有力支持。鉴于此，本章主要研究脉冲回波超声成像系统原理、数字B超声成像系统原理、B超图像诊断及其处理技术、超声多普勒成像原理及诊断技术、便携式超声成像与医学超声前沿技术。

## 第一节　脉冲回波超声成像系统原理

### 一、脉冲回波超声成像系统的基本原理

超声成像技术作为现代医学诊断的重要工具，广泛应用于人体内部结构和病变的探查。其中，脉冲回波超声成像系统以其独特的优势，如高分辨率、实时成像和非侵入性等特性，在临床应用中占据重要地位。脉冲回波超声成像系统基于超声波在人体组织中的传播与反射特性，通过发射超声波脉冲并接收其反射回波，实现人体内部结构的可视化，其基本原理主要包括以下方面。

#### （一）超声波的发射

脉冲回波超声成像系统的核心部件是一个能够产生高频超声波的换能器，通常被称为超声探头，这个换能器利用压电效应的原理，将电能高效地转换为机械能，进而产生超声波脉冲，这些脉冲的频率范围通常在2～20MHz，频率的高低会直接影响超声波的穿透力和分辨率。高频超声波

具有更好的分辨率，能够更精细地描绘组织结构；低频超声波则具有更强的穿透力，能够深入人体组织进行探测。当这些超声波脉冲在人体组织中传播时会遇到不同密度的组织界面，这些界面可能是器官、血管、肌肉等不同组织的分界面，也可能是病变组织与正常组织的交界处。在这些界面上，超声波会发生反射、折射和散射等现象。其中，反射回来的超声波携带了丰富的组织信息，成为脉冲回波超声成像系统获取图像的主要依据。

### （二）超声波的接收与信号处理

反射回来的超声波再次被换能器接收时，换能器再次利用压电效应，将机械能转换回电能，形成电信号，这些电信号被称为“回波信号”，它们包含了组织界面的位置、形状以及组织特性等信息。系统通过精确接收并处理这些回波信号，可以提取有关组织结构和病变的详细信息。在信号处理阶段，系统对回波信号进行一系列的处理，包括滤波、增益控制、包络检波等，这些处理技术的目的是去除噪声干扰，增强有用信号的强度，并提取出回波信号中的关键信息。通过这一系列处理，系统能够将原始的回波信号转换为可用于图像重建的数据。

### （三）图像重建与显示

通过信号处理和图像处理技术的处理后，系统可以利用这些数据重建二维图像，这些图像以灰度或彩色形式展示，能够清晰地反映人体内部不同组织的回声特性。医生通过观察这些图像，可以直观了解人体内部的结构和病变情况，为诊断提供重要的依据。此外，通过采用彩色多普勒等技术，系统还可以进一步显示血流信息，为医生提供更全面的诊断信息。

## 二、脉冲回波超声成像系统的关键技术

脉冲回波超声成像系统的性能取决于多个关键技术，主要包括以下方面。

第一，换能器设计。换能器作为脉冲回波超声成像系统的核心部件，其设计直接影响成像质量和分辨率。在设计换能器时，需要考虑多个因素，如工作频率、带宽、声阻抗匹配等。为了提高成像分辨率和穿透深度，研究者

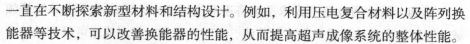

一直在不断探索新型材料和结构设计。例如，利用压电复合材料以及阵列换能器等技术，可以改善换能器的性能，从而提高超声成像系统的整体性能。

第二，信号处理技术。信号处理是脉冲回波超声成像系统中至关重要的环节。通过对回波信号进行滤波、增益控制、包络检波等处理，可以有效抑制噪声干扰，提高图像质量。此外，随着人工智能技术的发展，深度学习等算法也被引入超声信号处理中，这些算法能够自动识别和分析组织特性，进一步提高了超声成像系统的性能。

第三，图像重建算法。图像重建算法是脉冲回波超声成像系统中的关键技术。通过对接收到的回波信号进行反演和插值等处理，可以重建二维或三维的超声图像。为了提高图像质量和计算效率，研究者提出了多种图像重建算法，其中包括延时叠加法、波束形成技术等，这些算法能够有效地减少成像过程中的伪影，并提高图像的分辨率和清晰度。

## 三、脉冲回波超声成像系统的临床应用

脉冲回波超声成像系统作为现代医学的重要工具，其临床应用范围广泛，且不断得到拓展，其基于超声波的回声原理，能够对人体内部的结构和病变进行非侵入性的探查，为临床诊断和治疗提供了有力的支持。脉冲回波超声成像系统的临床应用主要包括以下方面。

第一，在妇产科领域，进行孕妇产前检查时，医生可以通过超声成像观察胎儿的发育情况，评估胎儿的生长指标，及时发现可能的异常，如胎儿畸形、胎盘问题等。此外，超声成像还可以用于产前诊断，如羊水穿刺、绒毛取样等操作的引导，提高操作的准确性和安全性。

第二，在心血管领域，通过超声心动图，医生可以观察心脏的结构和功能，评估心脏的收缩和舒张功能，检测心脏瓣膜病变、心肌肥厚等问题。此外，超声成像还可以用于血管病变的检测，如动脉粥样硬化、动脉瘤等，有助于及时发现和治疗血管疾病。

第三，在腹部外科领域，通过超声检查，医生可以观察肝、胆、胰等器官的形态和结构，评估其功能状态，发现可能的病变，如肝炎、肝硬化、胆石症等。同时，超声成像还可以用于引导穿刺和介入治疗等操作，提高操作的精准性和成功率。

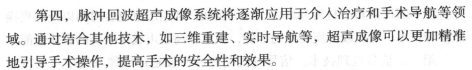

第四，脉冲回波超声成像系统将逐渐应用于介入治疗和手术导航等领域。通过结合其他技术，如三维重建、实时导航等，超声成像可以更加精准地引导手术操作，提高手术的安全性和效果。

总而言之，脉冲回波超声成像系统以其独特的优势在临床应用中发挥着重要作用。通过对系统原理的深入剖析和关键技术的不断优化，可以进一步提高超声成像的质量和分辨率，为临床医学提供更加准确、可靠的诊断依据。未来，随着新材料、新技术和新算法的不断涌现，脉冲回波超声成像系统将在更多领域展现其潜力和价值，为人类的健康事业作出更大贡献。

## 第二节　数字 B 超声成像系统原理

数字 B 超声成像系统以其独特的成像原理和技术优势，为疾病的诊断与治疗提供了强大的支持，这一系统主要利用超声波在生物组织中的反射和散射特性，通过捕捉和处理这些特性，进而获取组织内部的精细结构信息，以图像的形式展现出来。在医学领域，数字 B 超声成像系统以其无创、实时、可重复性强等显著优点，得到了广泛的关注和应用。与传统的医学影像技术相比，它不需要使用放射性物质，对患者无任何损伤，且成像过程实时进行，能够及时反馈病变情况，便于医生进行快速而准确的诊断。此外，由于其可重复性强，医生可以在不同的时间点对患者进行多次检查，以观察病情的变化，为治疗方案的制定和调整提供重要的参考依据。

数字 B 超声成像系统的核心组成部分主要包括超声探头、信号处理器和图像显示器。超声探头作为系统的“眼睛”，负责发射超声波并接收回波信号，这些超声波在生物组织内部传播时，会与不同的组织界面发生相互作用，产生反射和散射现象。反射和散射回来的超声波信号，携带着丰富的组织结构信息，是后续图像处理的基础。信号处理器则扮演着“大脑”的角色，对接收到的回波信号进行一系列复杂的处理。首先，它会对信号进行放大和滤波，以消除噪声和干扰，提高信号的信噪比；其次，通过模数转换器将模拟信号转换为数字信号，以便进行后续的计算机处理。数字信号经过一系列的数字滤波、增益控制、动态范围压缩等操作后，被进一步优化和提取出有价值的信息；最后，经过处理后的信号被传输到图像显示器上，以二维或三维图像的形式呈现组织结构的细节，这些图像清晰、直观，能够帮助医生更准确地判断病变的位置、大小和性质，为疾病的诊断和治疗提供有力的支持。数字B超声成像系统的原理主要包括以下方面。

## 一、超声波的产生与传播

超声波的产生是数字B超声成像系统运作的起点，也是成像过程中的关键环节，这一过程依赖于超声探头中的压电晶体在交变电压作用下的振动。压电晶体具有一种特殊的物理性质，即在外加电场的作用下会发生形变，产生机械振动；反之，当晶体受到机械压力时，也会产生电信号。正是基于这一性质，超声探头能够将电能转换为机械能，产生超声波。超声波的产生过程主要是系统内部的信号发生器产生一个交变电压信号，这个信号经过功率放大器放大后，被施加到超声探头中的压电晶体上。在交变电压的作用下，压电晶体开始振动，并将这种振动以超声波的形式向周围介质传播。

超声波的传播特性决定了其在生物组织中的传播方式和效果。超声波在生物组织中的传播速度、衰减程度以及反射、折射和散射等现象，都受到组织特性的影响。不同密度的组织对超声波的吸收和反射能力不同，因此，通过捕捉和分析超声波在组织中的传播情况，可以获取有关组织结构和性质的信息。在传播过程中，超声波会遇到各种组织界面，如肌肉、血管、器官等。当超声波遇到这些界面时，一部分超声波会被反射回来，形成回波信号；另一部分超声波则会继续向前传播，并可能在后续的界面上再次发生反射，这些反射回来的超声波信号携带着丰富的组织结构信息，包括组织的形态、大小、位置以及病变情况等。

## 二、回波信号的接收与处理

回波信号的接收与处理是数字B超声成像系统中的另一个关键环节，这一过程涉及对超声波在组织内部传播后的反射信号的捕捉、转换、分析和显示。超声探头在发射超声波的同时，也负责接收来自组织内部的回波信号，这些回波信号由组织界面反射回来的超声波组成，携带着关于组织结构和病变的重要信息。

经过初步处理的回波信号被传输到信号处理器进行进一步的分析和处理。信号处理器先对接收到的信号进行模数转换，将模拟信号转换为数字信号，以便进行后续的计算机处理，这一转换过程确保了信号的准确性和稳定性，为后续的分析提供了可靠的数据基础。在数字信号处理阶段，一系列复杂的算法和技术被应用于提取和分析信号中的有用信息。数字滤波器被用来进一步消除噪声和干扰，提高信号的纯净度。增益控制和动态范围压缩等操作则用于优化图像的对比度和分辨率，使图像更加清晰、易于解读。

除了基本的信号处理操作外，现代数字 B 超声成像系统还采用了更高级的技术来提高图像的质量和信息量。例如，通过采用多波束形成技术，系统可以同时接收和处理来自不同方向的超声波信号，从而获取更丰富的组织结构和病变信息。此外，利用多普勒效应，系统还可以检测血流速度和方向，为心血管疾病的诊断提供重要依据。

在信号处理过程中，系统还会根据医生的需求和操作习惯，对图像进行各种后处理操作。例如，通过调整图像的亮度、对比度、色彩等参数，可以使图像更加符合医生的视觉习惯，提高诊断的准确性。同时，系统还可以对图像进行三维重建、运动追踪等高级处理，以更直观地展示组织结构和病变情况。经过一系列复杂的处理和分析后，最终得到的图像通过图像显示器呈现出来。现代数字 B 超声成像系统通常采用高分辨率的彩色液晶显示器，能够呈现清晰、逼真的组织结构和病变图像。医生可以根据这些图像进行疾病的诊断、定位和评估，为制定治疗方案提供重要依据。

数字 B 超声成像系统在介入性治疗领域展现出巨大的应用潜力。通过结合特定的治疗设备，如超声引导下的穿刺针、导管等，医生可以在实时超声图像的引导下，精确地对病变部位进行穿刺、注药或消融等操作，实现精准治疗，这种介入性治疗方法具有创伤小、恢复快、疗效确切等优点，受到越来越多医生和患者的青睐。此外，数字 B 超声成像系统还在预防医学领域发挥着重要作用。通过对健康人群进行定期超声检查，可以及早发现潜在病变，为预防和治疗提供早期干预的机会，这种预防性检查有助于降低疾病的发病率和死亡率，提高人们的健康水平和生活质量。

## 三、图像的重建与显示

经过处理后的数字化信号被送入图像重建模块，进行二维或三维图像的重建。在二维图像重建过程中，系统首先根据回波信号的到达时间和强度，采用特定的插值算法，如线性插值、多项式插值等，以获取更加准确的像素值。随后，利用扫描转换技术，将一维的信号数据转换为二维的图像矩阵，这一过程需要精确地映射每个回波信号到对应的图像坐标上，确保图像的几何准确性和清晰度。

对于三维图像重建，则更为复杂，它需要从多个角度获取二维切片图像，然后通过层叠和融合这些切片，构建组织的三维结构。在此过程中，必须考虑不同切片之间的空间位置关系和时间序列，以保证三维结构的连续性和真实性。重建后的图像往往需要进一步的后处理，以增强图像的视觉效果和诊断价值。例如，边缘增强技术可以突出组织结构的边缘，使医生更容易识别出病变区域；伪彩处理则通过为不同灰度级的像素赋予不同的颜色，增加图像的对比度和层次感。最终，处理完毕的图像被传输到图像显示器上，供医生进行观察和诊断。显示器通常具有高分辨率和高动态范围，以确保图像细节清晰可见。

## 四、核心技术与发展趋势

数字 B 超声成像系统的核心技术涵盖了超声波的发射与接收、信号处理以及图像重建等方面。在超声波的发射与接收方面，采用的材料和技术直接影响超声波的传播效率和接收质量。现代超声探头通常采用高性能压电材料，能够在高频范围内工作，从而提高图像的分辨率。

信号处理技术是确保图像质量的关键，它包括去噪、增益控制、滤波等一系列复杂的步骤，旨在提取有价值的信号并抑制干扰。多普勒技术的应用则是信号处理的一大亮点，它能够检测和分析血流的速度和方向，为心脑血管疾病的诊断提供了强有力的工具。图像重建技术的发展也在不断推进，除了传统的二维和三维重建技术外，现代超声成像系统还开始采用四维（实时三维）成像技术，能够提供动态的三维图像，为观察器官的运动和功能提供了新的视角。

数字 B 超声成像系统的发展趋势将朝着更高分辨率、更具实时性、更智能化的方向迈进。随着人工智能和大数据技术的融入，超声成像系统将在疾病的自动诊断、定量评估等方面展现更大的潜力。例如，通过深度学习算法，系统可以自动识别和分类病变，辅助医生做出更准确的诊断。此外，随着可穿戴设备和物联网技术的发展，未来的超声成像系统可能更加便携和互联，实现远程医疗和持续健康监测。

总而言之，数字 B 超声成像系统以其独特的优势在医学领域发挥着重要作用。随着技术的不断进步，数字 B 超声成像系统将在未来为医学诊断和治疗提供更加准确、高效的支持。

## 第三节　B 超图像诊断及其处理技术

### 一、B 超图像诊断的认知

随着医学技术的不断进步，超声成像技术已成为现代临床医学诊断中不可或缺的一部分。B 超，即 B 型超声，是超声诊断中应用最广泛的技术之一，以其无创、实时、便携、成本低廉等特点，在腹部诊断、妇科与产科诊断、心血管诊断以及其他领域发挥着重要作用。B 超图像诊断的准确性及清晰度直接关系疾病的早期发现与精准治疗。因此，对 B 超图像诊断及其处理技术的研究具有重要的理论与实践意义。

#### (一) B 超图像诊断的基本原理

B 超图像诊断作为一种非侵入性的医疗诊断手段，在医学领域应用广泛。其基本原理主要依赖于超声波在人体组织中的传播与反射特性，这一过程涉及物理学的声波传播原理、生物组织的声学特性以及电子信号处理技术等多个领域的知识。

B 超设备中的超声波发生器会发射出高频声波，这些声波的频率通常远高于人耳所能听到的范围，因此被称为超声波。当这些高频声波进入人体后，它们会在不同的组织界面上发生反射或散射，这些组织界面的存在，往往是由不同组织之间的密度、弹性等物理特性的差异所导致的。例如，骨骼、肌肉、脂肪等组织具有不同的声学阻抗，因此超声波在通过这些组织时会产生不同程度的反射。当超声波遇到组织界面并被反射回来后，这些反射波被超声探头接收。探头通常是一个具有压电效应的换能器，能够将接收到的声波转换为电信号，这一过程实现了声波信号到电信号的转换，为后续的信号处理提供了可能。

电信号会经过一系列的信号处理系统进行处理，这些处理系统通常包括放大器、滤波器、模数转换器等，它们的作用是对电信号进行放大、滤波和数字化处理，以便提取出有价值的信息。经过处理后的电信号，最终会被转换为图像的形式显示在屏幕上。

在图像显示阶段，医生可以根据图像中回声的强弱、分布及动态变化来判断组织的结构、形态及功能状态。一般而言，回声的强弱与组织的密度有关，回声的分布则可以反映组织的形态和结构，回声的动态变化则可以提供关于组织功能状态的信息。例如，在肝脏检查中，医生可以通过观察回声的强度和分布来判断是否存在肿瘤或囊肿等病变。

B 超图像诊断具有实时性和动态性的特点。由于超声波在人体内的传播速度较快，因此 B 超图像可以实时显示组织的动态变化，使医生能够观察到组织的运动、血流等动态信息，为疾病的诊断提供更加全面的依据。

### (二) B 超图像诊断的应用领域

B 超图像诊断作为现代医学诊断的重要工具，其应用领域广泛且深入，主要包括以下方面。

1. 腹部诊断

肝脏、胆囊、胰腺、脾脏等腹部脏器的结构和功能状态，都可以通过 B 超图像进行清晰的观察和评估。通过 B超，医生可以观察脏器的形态、大小、位置以及内部结构，从而发现是否存在异常病变。例如，在肝脏检查中，B 超可以准确地发现肿瘤、囊肿、结石等病变，为后续的治疗提供重要的依据。通过观察血管的形态、血流速度以及血流方向，医生可以判断是否存在血管狭窄、阻塞或动脉瘤等病变，对于预防和治疗腹部血管疾病具有重要的意义。

2. 妇科与产科诊断

通过B超，医生可以观察子宫、卵巢等器官的形态、大小、位置以及内部结构，从而判断是否存在异常病变。例如，子宫肌瘤、卵巢囊肿、异位妊娠等妇科疾病，都可以通过B超进行准确的诊断。此外，通过B超，医生可以观察胎儿的发育情况，包括胎儿的大小、体重、胎位等。同时，B超还可用于评估胎盘的位置、厚度以及羊水量等，为孕妇的分娩提供重要的参考信息。

3. 心血管诊断

心脏超声作为一种特殊类型的B超检查，能够直观地展示心脏的结构和功能状态。通过心脏超声，医生可以观察心脏的瓣膜运动、心肌厚度、心室大小等关键指标，从而判断是否存在心脏瓣膜病、心肌病、心力衰竭等心脏疾病。此外，B超还可以用于评估血管的健康状况。例如，通过下肢血管超声，医生可以观察血管壁的厚度、血流速度以及是否有斑块形成，从而判断是否存在下肢动脉硬化等血管疾病，这些信息对于预防和治疗心血管疾病具有重要意义。

4. 其他领域

除了上述应用领域外，B超图像诊断还在其他许多领域发挥着重要作用。例如，在乳腺疾病的诊断中，B超可以用于观察乳腺的结构、血流情况以及是否存在肿块等病变；在甲状腺疾病的诊断中，B超可以评估甲状腺的大小、形态以及是否有结节形成；在肌肉骨骼系统的检查中，B超可以用于观察肌肉、肌腱、关节等部位的形态和功能状态，从而判断是否存在损伤或炎症等。

## 二、B超图像处理技术

B超图像处理技术是提高图像质量、增强图像信息的重要手段。随着计算机技术的不断发展，越来越多的图像处理技术被应用于B超图像诊断中，主要包括以下方面。

第一，图像增强技术：针对B超图像中可能出现的噪声、伪影等问题，可以采用图像增强技术进行处理。通过滤波、平滑、锐化等方法，可以有效去除噪声，提高图像的清晰度和对比度，使病变部位更加突出。

第二，图像分割技术：其是将B超图像中的不同组织或病变区域分割，

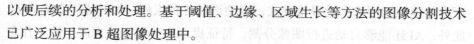

以便后续的分析和处理。基于阈值、边缘、区域生长等方法的图像分割技术已广泛应用于B超图像处理中。

第三，三维重建技术：其可以将二维的B超图像转换为三维立体图像，使医生能够更直观地观察病变部位的空间结构和形态，对于复杂病变的诊断具有重要意义。

第四，弹性成像技术：它是一种新兴的B超图像处理技术，通过测量组织在外部压力作用下的形变程度，可以评估组织的硬度及病变性质，这一技术在乳腺、甲状腺等部位的肿瘤诊断中具有重要价值。

第五，深度学习技术：近年来，深度学习在医学图像处理领域取得了显著进展。通过训练深度神经网络模型，可以实现对B超图像的自动分割、识别及分类，这不仅可以提高诊断的准确性和效率，还可以减轻医生的工作负担。

## 三、B超图像诊断及其处理技术的发展趋势

随着医学和计算机技术的不断进步，B超图像诊断及其处理技术将呈现以下发展趋势。

第一，高分辨率与高灵敏度：未来的B超设备预计将采用更先进的探头技术和信号处理算法，以实现更高的图像分辨率和灵敏度，意味着医生能够观察到更为精细的组织细节，如微细血管、小肿瘤等，这对于早期发现病变、精确定位以及评估疾病进程至关重要。此外，通过改善信噪比和对比度，高灵敏度的B超设备将使医生更容易区分正常组织与异常组织，从而提高诊断的准确性。

第二，实时性与动态性：实时三维超声成像（3D）和四维超声成像（4D，即加入了时间维度）技术的发展，将使得B超检查不再局限于静态图像的观察。医生可以实时观察到器官或胎儿的运动，更好地理解其结构和功能，这种动态监测对于捕捉短暂的生理现象、评估心脏功能、监测胎儿发育等方面具有重要意义。随着技术的进步，这些成像方式的帧率和图像质量都将得到显著提升，使得动态观察更加流畅和清晰。

第三，智能化与自动化：人工智能（AI）技术的融入，尤其是深度学习算法的应用，将极大地推动B超图像诊断的智能化和自动化。AI可以帮助

医生快速识别图像中的异常模式，辅助诊断各种疾病，如肿瘤、心脏病等。此外，AI 还能够自动进行图像分割、特征提取和分类，减少医生的工作负担，提高诊断的效率和一致性。未来，随着算法的不断完善和学习数据的积累，AI 在 B 超图像诊断中的作用将会越来越大。

第四，多功能性与集成化：为了满足临床多样化的需求，未来的 B 超设备将趋向于多功能性和集成化，这意味着单一的设备将能提供多种诊断功能，如传统的二维成像、血流检测（彩色多普勒）、弹性成像（用于评估组织的硬度）等，这种一体化的设计不仅方便医生操作，减少了设备的复杂性，也有助于降低医疗成本。同时，集成化的设备可以在同一次检查中提供更多的信息，有助于医生全面评估患者的病情。

第五，远程医疗与“互联网+”：互联网和移动通信技术的发展为 B 超图像诊断带来了新的可能性。通过远程医疗平台，医生可以实现跨地域的会诊和咨询，患者也可以在家中接受专业的 B 超检查和初步诊断，这种模式不仅方便了患者，也有助于优化医疗资源的配置，特别是在偏远地区和资源匮乏的环境中。此外，云计算和大数据技术的应用将使得 B 超图像的存储、分析和共享更加高效和安全。

总而言之，B 超图像诊断及其处理技术是医学领域的重要研究方向，对于提高疾病的诊断准确性和治疗效果具有重要意义。随着技术的不断进步和应用领域的拓展，B 超图像诊断将在未来发挥更加重要的作用。同时，也应看到 B 超图像诊断及其处理技术面临的挑战和问题，如图像处理算法的优化、人工智能模型的泛化能力等，还需要持续投入研究和创新。

## 第四节　超声多普勒成像原理及诊断技术

### 一、频谱多普勒超声成像原理及诊断技术

频谱多普勒超声成像技术是现代医学诊断领域中的一项重要技术，其基本原理基于超声波在人体组织中的传播与反射特性，通过测量和分析反射回来的超声波信号的多普勒频移，实现对血流动力学的非侵入式检测。频谱多普勒超声成像的基本原理主要涉及超声波的发射、接收以及信号处理。在

成像过程中，超声探头向人体组织发射一定频率的超声波脉冲，这些脉冲在遇到血流等运动目标时，会发生多普勒效应，即反射回来的超声波频率会发生变化。这种频率变化与目标的运动速度及方向有关，因此，通过分析反射波的多普勒频移，可以推断出血流的速度、方向等参数。

具体而言，当超声波遇到朝向探头运动的血流时，反射回来的超声波频率会增加，即发生正多普勒频移；当遇到远离探头运动的血流时，反射波的频率则会降低，即发生负多普勒频移。通过测量这些频移的大小，可以计算出血流的速度。此外，通过分析频移的极性（正负），还可以确定血流的方向。在实际应用中，超声探头会连续发射超声波并接收反射波，形成一系列的时间—频率数据。这些数据经过信号处理系统的处理后，可以转化为频谱图像，直观地展示血流的速度分布、方向变化等信息，这种频谱图像不仅有助于医生对血流状况进行定量评估，而且可以用于检测血流异常、血管狭窄、瓣膜病变等多种疾病。值得一提的是，频谱多普勒超声成像技术具有较高的灵敏度和分辨率，能够实时、动态地监测血流变化，使得它在心血管疾病的诊断、监测和治疗过程中发挥着重要作用。此外，随着技术的不断发展，频谱多普勒超声成像也在其他领域，如妇产科、腹部脏器、外周血管等得到了广泛应用。

总而言之，频谱多普勒超声成像技术的基本原理是通过测量和分析超声波的多普勒频移来评估血流动力学参数。这一技术在医学领域具有广泛的应用前景，为疾病的诊断和治疗提供了有力的支持。随着技术的不断进步和创新，相信频谱多普勒超声成像将在未来发挥更加重要的作用。

脉冲多普勒是超声探头沿某一固定方向发射接收超声波，即在一条超声声束线获取图像，将这条声束线的射频信号进行正交解调，从而获取视频信号，在这条声束线某一部分取样（取样容积 SV），采集视频信息，进行傅里叶变换，从而获取频移信号。连续多普勒是连续地发射和接收超声波的一种多普勒成像技术，发射和接收分别用不同的晶片，经过优化后，最大可测多普勒频移不再受尼奎斯特极限的束缚。然而，通过这种方式获得的速度信息，只是超声扫描线上所有运动物体频移的综合反映，并不具备精确定位的能力。虽然其原理框图与脉冲多普勒雷达有相似之处，但在发射与接收的具体实现上存在一定差异。

## 二、彩色多普勒超声成像原理及诊断技术

### (一) 彩色多普勒超声成像的基本原理

“彩色多普勒超声能有效鉴别诊断良、恶性甲状腺结节，减少误诊和漏诊，再结合超声成像、定量参数能综合评价患者病情，为后续治疗提供准确且可靠的参考依据，推广价值高。”①

1. 信号输出的显示策略

彩色多普勒血流显像技术运用彩色编码原理，将经过自相关技术处理的多普勒频移信号通过频率—色彩编码器转化为彩色信号，并实时叠加在二维的黑白图像之上，从而实现血流的可视化表达。彩色多普勒超声血流成像可得到的信息包括方向、平均速度、能量、分散（方差）等，它们重新组合就成为不同的表现模式，如速度图、能量图、方向能量图、加速度图，根据扫查的目的来选定模式。用红色表示正向血流；用蓝色表示反向血流，并用红色和蓝色的亮度分别表示正向流速和反向流速的大小。此外，用绿色及其亮度表示血流出现湍流或发生紊乱的程度，彩色多普勒血流显像的输出方式主要包括以下方面。

（1）速度方式：速度显示在腹部检查时通常用速度图，速度方式用于显示血流速度的大小和方向。在二维超声检测中，血流速度以与扫描声线平行和垂直的两个分量形式展现。在平行方向上的血流速度分量朝探头流动，用红色表示，背向探头的流动用蓝色表示，与扫描线垂直的血流速度分量无色彩显示。血流速度大小以颜色的亮度来显示，流速越快，色彩越亮；流速越慢则色彩越暗；无流动则不显色。

（2）功率方式：功率方式表示的是多普勒频移功率的大小，即对多普勒信号频率曲线下的面积（功率）进行彩色编码。血流速度大小及方向的色彩表达与速度方式一致，色彩亮度则表示功率的大小，功率越大，色彩亮度越大；功率越小，亮度越暗。

（3）方差方式：在检查心脏时，血流方向用红和蓝来表示，血流速度用

① 肖明辉，黎思红，洪振华，等．彩色多普勒超声成像及定量参数鉴别诊断甲状腺结节的临床意义 [J]. 黑龙江医药，2023，36(2)：449.

色度表示流向的混乱程度，对应混乱状态添加绿色，产生从红到黄、从蓝到蓝绿的变化。心瓣膜狭窄及关闭不全、湍流等异常血流，在高速流动时混乱大，所以适合使用，易于发现异常血流。在瓣膜狭窄和关闭不全时，血流混入，流向较乱，这种流动现象称为马赛克现象，也叫作镶嵌现象，这时黄色和蓝绿色互相掺杂，在观察血液流动的过程中，当血液流速超过预定的显示阈值，或其流动方向发生不规则变化时，彩色血流图像上将会出现绿色斑点，这一现象的产生，是基于方差显示原理的应用。

在彩色血流成像中，方差大小表示血流紊乱或湍流的程度，即混乱度，用绿色色调来表示。湍流的速度方差值越大，绿色的亮度越大；速度方差值越小，绿色亮度越小。彩色多普勒血流成像利用三原色和二次色表示血流速度的方向和湍流。如果朝向探头方向运动的红色血流出现湍流，则表现为红色为主，红黄相间的血流频谱。如果湍流速度很快，会出现色彩逆转，图面显示为以红色为主、五彩镶嵌状的血流图像。在探头方向背离的情况下，当蓝色血流的流速和方向发生变化时，将会呈现以蓝色为主的五彩镶嵌状图像。

2. 滤波器

由于是频率信号，可以利用滤波器对速度成像进行筛选显像。有高通滤波器、带通滤波器、低通滤波器。高通滤波器主要用于显示高速运动的靶标，如心腔内的血流运动速度显示出来，心肌的运动速度却不显示。低通滤波器相反，显示低速的心肌组织运动，不显示心腔内的血流运动信息，这就是组织多普勒成像技术。

3. 彩色多普勒超声能量图

利用颜色的亮度来表示多普勒信号的反射强度即能量，这就是彩色多普勒超声能量图。由于反射强度不依赖角度，多普勒能量图角度依赖性较小。另外，由于来自细小血管的能量很弱，微弱的信号被噪声所掩盖，在滤掉噪声的时候也滤掉了血流信号，所以微小血流不能显示出来。通过多次获取信号并计算平均值的方式进行处理，可以降低噪声信号的干扰。由于噪声信号的随机性，微小的血流信号会在平均处理中凸显出来，进而提高血流成像的灵敏度。

### (二) 彩色多普勒超声成像的诊断技术

彩色多普勒超声诊断仪的基本结构是超声医学领域中的一个核心话题，涉及声学原理、电子工程、医学影像技术等多个学科的知识，这种诊断仪以其非侵入性、实时性和高分辨率成像等特点，在临床医学中发挥着不可替代的作用。

第一，彩色多普勒超声诊断仪的超声探头。探头内部含有压电晶体，这些晶体在接收到电信号后会产生机械振动，进而发出超声波，这些超声波在人体组织内传播时，遇到不同密度的组织界面会发生反射、折射和散射。探头再接收这些返回的超声波信号，并将其转化为电信号，进一步传输到主机系统进行处理。探头的性能直接影响图像的清晰度和分辨率，因此，不同部位和深度的检查需要使用不同类型的探头。

第二，彩色多普勒超声诊断仪的图像处理功能，这些功能包括灰阶成像、彩色血流成像、能量多普勒成像等。灰阶成像能够显示组织的结构信息，彩色血流成像和能量多普勒成像则能够显示血流的方向、速度和分布，这些图像处理功能使得彩色多普勒超声诊断仪能更全面地评估患者的病情，提高诊断的准确性和可靠性。

第三，彩色多普勒超声诊断仪的主机系统。主机系统接收来自探头的电信号后，会进行一系列的信号处理，包括放大、滤波、解调等步骤，这些处理能够提取出有价值的超声信息，并消除噪声和干扰。此外，主机系统还负责图像的生成和显示。通过特定的算法，主机系统能够将超声信号转化为二维或三维的图像，并在显示屏上展示出来，这些图像能够直观地反映人体内部的结构和功能状态，为医生提供重要的诊断依据。

第四，彩色多普勒超声诊断仪的操作系统和用户界面。操作系统负责协调和控制整个诊断仪的各个部件，确保它们能够协同工作，从而实现高效的诊断过程。用户界面则扮演着将复杂操作简化为直观、易懂的界面元素的角色，使医生能够轻松快捷地使用诊断仪进行检查。通过合理设计的用户界面，医生可以更加方便地浏览和操作设备，提高诊断的准确性和效率。

第五，彩色多普勒超声诊断仪的电源系统，为设备提供稳定的电力供应，确保其功能的正常运行。该电源系统不仅需要提供充足的电力，还需要具备防电击、防漏电等安全措施，以确保患者和医护人员的安全。通过有效的电源系统设计，可以保障设备在各种工作环境下的可靠性和稳定性，从而提高诊断仪的使用效率和安全性。

总而言之，彩色多普勒超声诊断仪的基本结构涉及了多个关键部件和功能模块，这些部件和功能模块相互协作，共同完成了超声图像的采集、处理、显示和分析等工作。随着科技的不断发展，彩色多普勒超声诊断仪的结构和功能也在不断完善和创新，为临床医学提供了更加准确、高效的诊断手段。

## 第五节　便携式超声成像与医学超声前沿技术

### 一、便携式超声成像

#### （一）便携式超声成像的技术原理

随着医疗技术的不断进步，超声成像技术已成为现代医疗诊断中不可或缺的工具。而在超声成像技术的发展中，便携式超声成像设备以其独特的优势，逐渐受到广大医疗工作者的青睐。便携式超声成像设备不仅具有体积小、重量轻、易于携带的特点，更在功能上与大型超声设备相媲美，为医疗诊断提供了极大的便利。“便携式B型超声设备具有体积小、成本低、方便携带、可用交流电或机内电池供电等特点，非常适合在乡村或社区医院、野战医院等场合使用。”[①] 便携式超声成像设备的技术原理，其核心在于超声波在人体组织中的传播特性及其反射现象的捕捉与分析。作为一种无创的医学成像技术，超声成像依赖于高频超声波在人体内的传播以及与不同组织界面的相互作用。在理解便携式超声成像的技术原理时，需要关注以下方面。

第一，便携式超声成像设备通过其内置的换能器，即超声探头，发射高频超声波，这些超声波在人体内部传播，穿透各层组织，与不同的组织界面相互作用。当超声波遇到不同密度的组织界面时，如肌肉与脂肪之间的界

① 杜衍震，孙丰荣，李凯一，等．一种合成聚焦的便携式B型超声成像方法[J]．计算机工程，2014，40(1)：246.

面，或血液与血管壁之间的界面，由于声阻抗的差异，超声波会发生反射、折射和散射等现象。

第二，反射是超声成像中最为关键的现象之一。当超声波遇到组织界面时，部分超声波能量会被反射回来，这部分反射回来的超声波信号，即回声，会被超声探头接收，这些回声信号包含了关于组织界面位置、形状以及组织特性的重要信息。

第三，便携式超声成像设备会对接收到的回声信号进行一系列复杂的信号处理，这一过程通常包括信号的放大、滤波、数字化等步骤，以提取出有价值的信息并消除噪声干扰。数字化处理技术的应用，使得便携式超声成像设备能够更精确地解析回声信号，提高图像的分辨率和清晰度。

第四，在处理信号之后，便携式超声成像设备会利用图像重建算法，将处理后的回声信号转换为可视化的图像，这一过程基于超声波在组织中的传播速度和回声的时间延迟等信息，通过计算得出不同组织界面的位置，进而重建出人体内部的组织结构图像。

第五，为了实现高质量的超声成像，便携式超声成像设备通常配备了多种不同类型的探头，这些探头具有不同的频率、焦距和扫描方式，以适应不同部位和不同深度的检查需求。例如，高频探头适用于浅表组织的检查，低频探头则更适用于深层组织的成像。

第六，随着技术的不断进步，现代便携式超声成像设备还采用了更多先进的技术手段，如实时三维成像、弹性成像、多普勒血流成像等，以进一步提高成像质量和诊断准确性，这些技术的应用使得便携式超声成像设备在临床诊断中发挥着越来越重要的作用。

### （二）便携式超声成像的实际应用

便携式超声成像设备以其独特的技术优势，在临床诊断、基层医疗、灾害救援与野战医疗等多个领域展现出了广泛的应用价值，主要包括以下方面。

第一，在临床诊断方面，便携式超声成像设备的应用已经越来越广泛。由于其非侵入性、实时性和无辐射等特点，便携式超声成像设备在急诊医学、心血管疾病诊断、妇产科、腹部外科、泌尿科等领域均得到了广泛应用。在急诊医学中，便携式超声成像设备可以快速评估患者的病情，如心包积液、胸腔积液等，为医生提供及时的诊断依据。在心血管疾病诊断中，便携式超声心动图可以实时观察心脏的结构和功能，为心脏疾病的早期发现和治疗提供重要依据。在妇产科领域，便携式超声成像设备可以用于监测胎儿的生长发育和评估母体的健康状况。在腹部外科和泌尿科等领域，便携式超声成像设备也可以用于辅助诊断和评估治疗效果。

第二，在基层医疗领域，便携式超声成像设备的应用具有重要意义。基层医疗机构往往面临着设备短缺、专业人员不足等问题，而便携式超声成像设备的出现，使基层医疗机构也能进行高质量的超声检查，这不仅提高了基层医疗机构的诊断水平，也降低了患者的就医成本，提高了医疗资源的利用效率。同时，便携式超声成像设备的便携性和易操作性也使得基层医生能够更容易地掌握超声检查技术，进一步提升基层医疗水平。

第三，在灾害救援与野战医疗中，便携式超声成像设备同样发挥着重要作用。在灾害救援现场，便携式超声成像设备可以快速部署和使用，帮助救援人员快速评估伤者的伤情，为救援决策提供有力支持。同时，由于其无辐射的特点，便携式超声成像设备也适用于在复杂环境中对伤员进行多次检查。在野战医疗中，便携式超声成像设备可以为战地医护人员提供实时的诊断信息，提高救治效率，降低伤员死亡率。此外，便携式超声成像设备还可以用于监测战士的健康状况，预防潜在疾病的发生。

### （三）便携式超声成像的未来发展趋势

在当今快速发展的医疗技术领域，便携式超声成像设备以其独特的优势，如轻便性、非侵入性和实时性，正逐渐成为医疗诊断和治疗不可或缺的工具。便携式超声成像的未来发展趋势应围绕以下方面展开。

第一，技术创新。随着电子技术、材料科学和计算算法的进步，预计未来的便携式超声设备将具备更高的图像分辨率和更深的组织穿透能力，这意味着医生能更清晰地观察到细微结构和深层次组织，从而作出更精确的诊断。此外，通过集成人工智能和机器学习算法，未来的设备将能自动识别异常结构，甚至预测疾病的发展情况，提高了医疗工作的效率和准确性。

第二，应用拓展。目前，这些设备主要用于医院和诊所中，但随着技术的完善和成本的降低，它们将越来越多地进入家庭医疗和健康管理领域。例如，有慢性疾病的患者可以使用家用超声设备监测病情变化，而不必频繁访问医院。另外，随着远程医疗的兴起，便携式超声成像设备可以通过互联网连接到远程医疗服务中心，实现即时的专家咨询和诊断，对于偏远地区的医疗服务质量提升尤为重要。

第三，标准化与规范化。随着设备的普及和应用范围的扩大，制定统一的操作标准和质量规范变得尤为重要，这不仅包括设备本身的性能标准，还包括操作人员的技能培训和认证体系。相关部门应会引入更严格的法规来监管市场，确保每台设备都能达到既定的安全和效能标准。同时，医疗人员需要接受专业的培训，以充分掌握设备的使用技巧，确保患者享受到高质量的医疗服务。

总而言之，便携式超声成像技术以其独特的优势，在医疗诊断中发挥着越来越重要的作用。随着技术的不断创新和应用领域的不断拓展，便携式超声成像设备将为医疗事业的发展注入新的活力。然而，便携式超声成像技术仍面临一些挑战和问题，如设备的性能提升、应用领域的拓展以及标准化和规范化等。因此，需要不断加强技术研发和创新，推动便携式超声成像技术的进一步发展。

## 二、医学超声前沿技术

### （一）医学超声组织谐波成像

1. 医学超声组织谐波成像的原理

(1) 谐波的发生，主要包括以下方面。

第一，超声波的非线性传播。超声波在组织中传播的过程中，对组织产生正负压交替的机械作用。在声波正压区，组织密度增加，声波传播速度加快；在声波负压区，组织密度减小，声波传播速度减慢。因此，随超声波传播距离的延长，声波峰值正压区逐渐接近峰值负压区，声波波形出现畸变。当超声波能量较低时，这种畸变尚可忽略。当超声波能量较高时，就会产生鲜明的波形畸变，这种现象称作超声波的非线性传播。

第二，谐波的形成。非线性传播引起的波形畸变，通过傅里叶转换就会发现波形的畸变使得超声波的频率发生改变。在原有频率 f 的基础上出现 2f、3f、4f 等频率的超声波，这里 f 为基波，2f、3f、4f 等相应称为二倍（二次）谐波、三倍谐波、四倍谐波，其中二次谐波的能量相对较高，频率处于探头频段内，可用于成像。同样，在超声波发生界面反射时也包括非线性因素，特别在非线性比较强的场合，在运用造影剂的过程中，观察到反射波的波形与入射波的波形存在显著差异，因此导致明显的谐波产生。

此外，实际超声成像过程中，每次探头发射的 f 为含有一定频段的脉冲波而非单一频率的正弦波，该脉冲中心频率为 $f_0$。同时，不同脉冲间的声波幅度和持续时间并不完全相同。频谱分析显示除中心频率为 f 的频段外，尚含有以 2f、3f 等为中心频率的不同频段，这些不同倍频声波的线性反射亦参与谐波的组成。

(2) 组织谐波成像，主要包括以下方面。

第一，组织谐波成像的原理。谐波成像技术应用于非超声造影时称为自然组织谐波成像（NTHI）或组织谐波成像（THI）。THI 是用一定频率的探头向组织发射单一频率为 $f_0$ 的超声波，组织界面回声中有谐波成分，其中二次谐波的强度相对较大，接收时通过窄带滤波器滤除基波信号 $f_0$，提取二次谐波（$2f_0$）成分。由于发射和接收的频率相差两倍，因此通常要求使用宽频探头和宽频信号处理技术。

第二，THI 的优势和局限性。由于接收回声信号时滤过了基波信号，因此显著提高了成像的信噪比，明显降低了噪声，减少了斑点等伪像及旁瓣干扰，增强了组织对比度，提高了空间分辨力。但是，近场区域的谐波信号强度相对较弱。而在远离探头的远场区域，由于距离的增加以及频率相对较高，谐波信号衰减显著。原本已经较弱的谐波信号在返回探头时，其强度进一步减弱，以致 THI 声像图的近场和远场的分辨力下降，因此降低基波信号，可以改善远场的分辨力。

2. 医学超声组织谐波成像的临床应用

（1）提高病变或含液空腔的边缘分辨力。使用 THI 可以明显增加病变与周围组织分界的对比度，有利于发现病变并确定其范围。THI 使胆囊和膀胱黏膜、心内膜边缘更为清晰，减少含液腔内的伪像。对提高黏膜病变和腔内异常回声的鉴别能力、提高心脏功能评价的诊断准确性有很大帮助。此外，

THI对提高左心房血栓、瓣膜损害的诊断敏感性亦有明显的作用。

（2）消除超声伪像。THI对基波形成的多重反射、旁瓣伪像、斑点噪声有很好的滤除效果，对提高图像的清晰度、改善分辨力有重要价值。

（3）提高实质脏器病灶的检出率。实质器官内部分病灶与周围组织的回声差别较小，对比度较差，如肝硬化背景下的早期肝癌、胰腺内的小肿瘤等，常规声像图不容易发现，THI可以明显增加病变与周围组织的对比度，提高诊断的敏感性。

### （二）医学超声造影

超声显像技术以它的无创、便捷、实用等诸多方面的优势，已成为所有医学影像检查中使用频度最高的一线诊断技术。然而，常规超声显像也同样存在局限性。在灰阶声像图上，诸多病变和正常组织的声学特性单靠组织的回声表现无法分辨它们的异同特征。在多普勒显像中，也不易显示小血管和低速血流信号。近年来，通过对超声与微气泡相互作用的研究，促进了超声成像系统的研发。随着数字化程序系统和宽频带探头的问世，调控声波发射、信号接收以及后处理技术的日益完善，造影剂在超声成像方面的独特优势愈加凸显。因此，超声造影技术在临床上日益受到医生的重视和青睐，并已成为超声领域应用与研究的核心焦点。将超声造影剂与专用的造影剂散射成像新技术相结合，能够有效地增强心肌、肝、肾、颅脑等器官灰阶超声图像的对比分辨率和血管内血流多普勒信号的敏感性。

1. 医学超声造影成像的物理基础

（1）超声造影剂的物理特性。超声造影的物理基础是利用血液中气体微泡在声场中的非线性特性和所产生的强烈背向散射来获得对比增强图像。作为增强剂的造影微泡可以通过静脉注入，随血流分布到全身，以血液的示踪剂形式反映正常和异常组织的血流灌注情况。血液中虽然含有红细胞、白细胞、血小板等有形物质，但其与血液的声阻抗差很小，散射信号强度微弱，仅为软组织的1/10000～1/1000，所以，在普通灰阶图像上，心血管内的血液有形成分通常无法显示。此外，由于受各种噪声和图像分辨率的限制，组织内的微小血管也无法显示。当在血液中加入声阻抗值与血液相差巨大的造影剂（气体微泡）时，则会发生强背向散射，其散射的强度与散射体的大小、形状及与周围组织的声阻抗匹配度相关，这就是超声造影增强显像的基本原理。

传统成像模式下造影剂微泡带来的背向散射增强与血管周围组织比较强度相近，不但起不到鲜明的对比增强效果，反而使血管的结构还不及未使用备影剂清楚，不能达到“血管造影”的效果。利用造影谐波成像技术能够显著提高血流信噪比，显示体内小血管构架和组织灌流特征等信息。

第一，造影微泡的理论模型和参量。理论模型可以帮助预测包膜微泡的声学响应或破坏阈值。最初假设微泡超声造影剂是由一个稳定外膜外壳包裹的球形对称的气体微泡悬浮在液体中。若忽略外壳厚度的影响，将微泡壳层的弹性参数和摩擦参数进行描述。之后，外壳模型进一步改进，并给出声学参量（如散射和衰减系数）与物理参量（如带壳微泡的表层厚度和硬度）的对应关系。根据球形极坐标动量守恒和质量守恒定律进一步建立广义的理论模型，用以描述单个包膜微泡在外加超声场中的响应模型。由于微泡包膜材料已有很多种类。因此，尽管在低的振幅下将某些材料的特性看成线性是合理的，但并不具有普遍性。某些包膜材料本质上具备流动性特质，因此，将其视为液体或忽略其厚度的二维层包膜，或许更为贴切和科学。例如，磷脂单层是通过范德华力结合在一起的单分子层。脂质的熔点较低，这决定了膜中脂质分子在一般体温条件下是呈液态的，即膜具有某种程度的流动性，允许脂质分子在同一分子层内做横向运动。脂质单层在热力学上的稳定性和流动性，使它可以承受相当大的张力和外形改变而不致破裂，而且即使包膜发生较小的断裂，也可以自动修复，仍保持连续的单分子层结构。

此外，像血清白蛋白一类的聚合物由更大的相互缠绕的分子链构成，并且可以共价键交联，阻止了包膜的连续变形性，因此聚合物包膜更容易褶皱和（或）破裂。在这两种情况下，由于分子间作用力阻止了分子偏离它们平衡位置的运动，从而增强了包膜抵抗拉伸和压缩的能力。如果认为表面活性剂层具有单分子厚度，则把这种抵抗力看作单个界面上表面张力的变化更合适；反之，将厚的聚合物胞膜看作具有弹性的有限固体层则比较合理。

第二，造影剂的声学特性，主要包括以下方面。

一是造影剂与声速：超声造影剂注入血管后不仅改变了血液和组织的超声特性（如背向散射系数、衰减系数、声速及非线性效应），产生造影效果，而且超声波传播速度也发生很大变化，视介质的可压缩性及密度而异。在入射频率低于游离微泡的共振频率时，声速与微泡浓度有较大关系；而在高入射频率（远高于共振频率）时，声速几乎不随微泡浓度而发生变化。造影微泡的这一声学特性可能应用于人体中通过声速测量来计算微泡的浓度，甚至可能用于无创性测量心腔内以及血管内压力。

二是非线性效应：共振是超声造影微泡的最重要特性。在低声强（MI）的声场中，微气泡直径无明显变化，可认为是处于静止状态，仅作为散射体。在足够声强的共振频率下（诊断超声频率内），随入射声强逐渐增加，微气泡在入射声压的交替变化下，与入射声压进行同步膨胀（负压）和收缩（正压）振动，在一定声压范围内，二者间频率仍呈线性关系，即在正性声压下微泡半径压缩的程度与在负性声压下微泡半径膨胀的程度是一致的。随着声强进一步加大，微泡的气体成分和包膜的物理弹性使得微泡更趋膨胀。在声波周期的正压相，较小容积内微泡压力增加，微泡包膜僵硬度限制微泡的进一步压缩，压缩到一定小的容积所需时间较长。在声波周期的负压相，由于被压缩微泡的回复和伸展需要的能量较压缩小，伸展比收缩更容易，所以所需的时间相对短，即微气泡的膨胀速度大于收缩速度，导致从微泡散射的声波发生畸变，与入射声波产生非同步振动，这就是超声造影微泡的非线性效应。在更高压力下微泡共振变得更加复杂，偏离简单的球形改变，进一步成为非线性性质的超声散射体。微气泡在强烈声压交替振动下破裂，发射短暂、强烈的非线性信号。

散射信号的频谱中包含非线性信号成分，这些信号可视作原始超声入射频率（基波）的谐频波表现。通过快速傅里叶转换技术，可以有效分解这些非线性信号。在分解的非线性谐波中，主要是基波频率 2 倍的二次谐波信号，其次是三次、四次等谐波，其信号强度递减。此外，尚有频率为基波频率 1/2 倍的次谐波。充分认识和利用微泡的非线性等声学特性，对开发新型的造影剂及相关的超声造影成像新技术至关重要。

（2）靶向超声造影剂。与普通造影剂相比，由于靶向造影剂能够从分子水平识别并结合于病灶，在靶点产生特异性显影，因而能够提高超声诊断的敏感性和特异性。理想的靶向微泡应具有以下特点：① 在超声检测期间微泡具有足够的稳定性；② 微泡能够到达靶目标，在靶目标聚集，与靶结合牢固，能耐受血流剪切力的作用。

第一，靶向造影微泡的制备。制备靶向超声造影剂的关键是将靶向配体连接到微泡的表面上。连接方式有赖于微泡的化学组成，常用的方法主要包括以下方面：一是共价连接法，在制备好的造影微泡上将功能活性化学物（如醛等）与造影剂表面相结合，作为一种化学桥与靶向性配体相结合。二是静电吸附法，这种方法相对简单，但是配体和微泡结合往往不够牢固，在实际应用上受到限制。如利用脂质微泡外壳固有的电荷特性和抗体的两性特性，通过静电吸附法将靶向配体或者靶向配体混合物直接连接到泡壁成分上。三是亲和素—生物素连接法：亲和素与生物素间有高度亲和力。在生理条件下两者即可发生快速而稳定地结合。在制备造影剂时，首先，获得生物素标记的配体如单克隆抗体，它能与特异性的分子表面抗原决定簇进行靶向结合；其次，将亲和素与配体的生物素标记相结合；最后，加入生物素标记的造影微泡，并使之与亲和素上的生物素相结合，从而制备出似“三明治”样的配体—亲和素—造影微泡结构。

第二，纳米靶向造影微泡。纳米级的粒径可赋予超声造影剂极强的组织穿透力和在血液循环中更长的半衰期。纳米级微泡的出现为高效、特异性超声造影剂的研制开拓了新的思路，为超声造影在超声分子成像领域中开辟了崭新的天地。不同于微米级造影剂的成像原理，纳米级造影剂为聚集显像，即只有当大量造影微泡聚集于病灶后，才会在靶区产生明显增强的回声信号，从而在清晰的背景环境下有效地探测到增强的靶病灶。因此，纳米微泡高度符合分子显像对造影剂的要求。

靶向造影微泡是进行超声分子显像的物质基础，目前超声分子成像是建立在以单克隆抗体修饰造影微泡基础上的血管内分子成像，这种以单克隆抗体—微泡复合物构筑的靶向超声造影剂具有分子量大、组织穿透力弱、静脉注入后局限于血管内、实际到达靶组织的浓度低、显像效果不理想等缺陷。寻找高效、特异性强、稳定性好、穿透力强的靶向造影剂已成为目前超声分子成像领域最为重要的研究方向。纳米抗体的化学结构简单，能被单基因编码，可大规模生产，价格低廉，易于普及应用。以纳米抗体作为靶向分子构建的造影剂穿透性好、亲和力强，在数小时内肿瘤组织的显像效果明显提高，在正常组织中没有发现显影剂的存在。因此，纳米抗体是构建理想靶向超声造影剂的良好靶向分子。特异性短肽及小分子叶酸等物质因具有分子量小、组织穿透力强等优点，是构建理想靶向超声造影剂的良好配体。纳米级超声造影剂的出现有力地推动了超声分子显像与靶向治疗向血管外领域的拓展。将纳米抗体、短肽及叶酸等小分子配体作为纳米级超声造影剂的靶向分子，将能充分发挥其优势，进而制备出高效的新型靶向超声造影剂，以实现对血管外组织更为精准的显影与治疗。

第三，靶向造影微泡在诊断和治疗中的应用前景。将亲炎症（磷脂酰丝氨酸、内皮细胞黏附因子）、血栓（特异性寡肽）、肿瘤的特异性配体等物质结合于微泡表面，可以通过血液循环靶向性积聚到上述特定的病变部位，从而使病变在超声影像中得到特异性增强，这对提高诊断敏感性和特异性具有广阔的应用前景。此外，靶向微泡还可以携带基因或者药物做定点靶向治疗，在溶栓治疗、基因治疗以及抗肿瘤治疗等方面具有重要的应用价值。

2. 医学超声造影的成像方法

（1）常规灰阶、频谱及彩色多普勒成像。静脉注射造影剂后，血管内的信号可增加20dB。应用常规超声仪器及普通探头也可获得心脏和大血管增强的有益信息。特别是心脏超声、二维声像图造影剂微气泡能够清晰勾画出心腔的边界，使得评价心脏收缩功能和射血能力更加准确。但是，与周围组织的背向散射信号进行比较，仍然较低。因此，对于组织器官内微小血管的显示，造影剂增强在常规灰阶声像图并不理想。如果增加造影剂剂量，就容易带来显著的后方声衰减，干扰血管及周围组织结构的显示，而且常规声像图的造影剂增强信息，很大部分源于微气泡破坏所产生的强烈背向散射。组织器官内的小血管和微循环处的血流速度缓慢，微气泡破坏后由血液流动补充的速度远远小于实时超声的帧频，造成造影剂缺失。

造影剂带来的背向散射增强，使传统的频谱、彩色及能量多普勒信号明显增强，位置深处的小血管得以显示并可进行血流速度测量，可以称之为“多普勒援救”。然而，微气泡带来多普勒信号增强的同时也带来诸多伪像。同样，微气泡的破坏使超声无法连续显示血管内的多普勒信号，因而无法实时观察和评价组织的血流灌注。

（2）彩色和能量多普勒谐波成像。注射造影剂后，应用彩色或能量多普勒谐波成像对于造影剂微泡产生的谐波信号更为敏感，可提高信噪比达

35dB。由于谐波信号主要来自局限在血管内的气泡反射，因此，多普勒谐波成像技术不但增强了血流显示，抑制了组织反射信号，同时也减少了血管壁搏动产生的运动伪像和彩色溢出现象。但是，微泡破裂对彩色和能量多普勒谐波成像会产生严重干扰，必须使用很低的机械指数。

(3) 高通滤波谐波灰阶成像（窄频带谐波技术）。由于普通探头的发射和接收频率相同，因此无法有效地分辨微气泡谐波频率的信号成分。为了凸显造影剂谐波信号，抑制基波回声，在接收回声时则采用高通滤波，将探头的接收频率设定为发射频率的 2 倍，即只接收二次谐波频率，滤除基波回声。如探头发射频率为 3.0MHz 时，其接收谐波频率则为 6.0MHz。虽然实性的组织颗粒也能在声压下产生谐波信号，但比起微气泡要小得多。因此，利用超声系统抑制和滤过组织反射信号，能达到增强显示造影剂信号的目的，使有气泡和无气泡区域产生在声像图上显示强烈的对比效果。

最初，二次谐波成像使用窄频带技术以降低和滤除基波信号，这种窄频带技术的缺点是声像图的空间分辨率低于常规超声成像，限制了组织结构的显像。为了克服这一缺点，采用宽频复合脉冲谐波技术，目前，成为超声造影的主流方法。由于不同的造影剂气泡有其特有的谐波共振频率范围，主要与气泡的直径和外壳的材料有关。当使用某一种造影剂时，应考虑探头的基波频率，以便获得最佳造影效果。

(4) 间歇发射谐波灰阶成像。间歇发射谐波灰阶成像也称触发成像。在连续声波作用下，微气泡的非线性振动在产生二次谐波的同时，微气泡在声场中也不断地爆破和消失。由于实时超声波的帧率每秒在 10 幅以上，声束断面下的微气泡不断被破坏，造成瞬间单位面积的微气泡达不到高浓度。结果不仅影响造影的持续性，而且影响造影增强程度。间歇发射谐波灰阶成像技术正是用于补偿和减少在声压作用下微气泡的破坏，克服连续声波发射造成的造影剂显像不佳问题，其原理和方法是通过间歇地发射超声波，当声波发射停止时，断面外的微气泡可即时流入断面组织，从而获得高造影剂浓度。显然，这种技术失去了实时显像的优点，但明显提高了增强效果。

(5) 低 MI 成像。传统的成像方法使用高 MI，造成造影剂微气泡大量破坏，间歇扫查法使得超声检查失去了实时性的优势，滤波谐波成像限制了带宽，降低了图像轴向分辨力并且滤过了大量微气泡谐波信息。因此，研究者设法降低入射超声波能量（低 MI），减少微气泡的破坏，同时有效地提取微气泡的谐波信息。由于不同造影剂微气泡包膜的强度和柔韧性不同，使得目前尚无统一接收的标准来定义高 MI 或低 MI。MI 数值达 1.0 即为高 MI，而当其数值为 0.2 是低机械指数。

第一，反向脉冲谐波成像（PIHI）：其基本原理是当超声波发射的第一个脉冲信号与第二个脉冲信号呈相反位相时，线性（组织）和非线性（微气泡）散射体的表现是不同的。组织散射体在脉冲的正压相和负压相所产生的组织谐波信号几乎等于零，而其线性反射回来的基波信号叠加后，由于相位相反，叠加为零，被抑制。而微气泡在脉冲的正压相和负压相表现与组织颗粒则截然不同。在负压相峰值时，微气泡可膨胀数倍，正压相则快速缩小，结果使微气泡散射体在脉冲的正负压相之间产生很强的谐波信号，两个脉冲之间的谐波信号相位并非反向，信号叠加后得以保留。在运用宽频带反向脉冲谐波成像技术时，能够充分利用其卓越的高空间分辨率特性，有效抑制组织反射，并特异性地突出显示微气泡的强烈信号，从而获取高质量的造影效果。显然这种技术和造影效果优于单纯二次谐波成像方法。但是，由于超声探头需要同时发射两个脉冲，增加了图像处理时间，降低了帧频。

第二，相干造影成像：为提高成像速度，发展了相干造影成像方法，此时每条超声扫描线上并未同时发射两个相位相反的脉冲，而是在一条扫描线发射一个脉冲后，相邻的扫描线发射相位相反的脉冲，将相邻扫描线的回波信号叠加，亦可抑制基波信号，该技术同样属于宽频反向脉冲谐波的范畴，可有效提高时间分辨率，但是由于不同扫描线存在时间差异，使得回波叠加后，基波信号抑制的效果不如 PIHI。

（6）闪烁成像技术。闪烁成像技术也属于间歇成像范畴。闪烁成像技术改善了血管探测的敏感性和持续性。气泡爆破时二次谐波显示的回声放大峰值较常规回声峰值高 50%。造影增强信号的持续时间是常规实时成像的 5 倍。当声能低于可导致微气泡破裂的阈值以下时，信号强度取决于声波发射的时间间隔，门控式瞬间闪烁超声技术直接影响其造影的效果，并且每秒一幅的帧率成像效果最佳。闪烁成像用于心脏时，先利用一个或数个高 MI 脉冲击碎心肌组织内的造影剂微泡，然后使用低 MI 状态下显示造影剂再充填过程，这种方法可估测局部组织血流灌注的差异。

### （三）医学三维超声成像

医学三维超声成像是一项近年来发展起来的超声成像方法，它所获取、存储和显示的是三维空间（体积）参数，能够更好地显示组织结构的解剖特征和空间关系，允许从各个角度观察，为医生提供非常直观立体的图像。

1. 医学三维超声成像的基本原理

三维超声成像是通过灰阶和（或）彩色多普勒超声诊断仪从人体某一部位（脏器）的几个不同位置获取若干数量的灰阶图像和彩色多普勒血流显像，然后将这些图像信息和它们之间的位置与角度信息一起输入计算机，由计算机进行快速组合和处理，最后在屏幕上显示该部位（脏器）的立体图像，描绘出脏器的三维自然分界面和血管树。既可以显示组织的结构层次和血管分布，又可以人为地做任意剖面，了解内部结构的细节。三维超声成像的方法大致分以下步骤。

（1）三维超声的数据采集，主要包括以下方面。

第一，手动扫查。最初是手持探头在目标脏器表面匀速平行滑动或扇形摆动，获取一系列二维断面图像。但是由于图像不稳定，即每帧图像的间距或相互夹角都不一致，很难获得理想数据供计算机处理，一直未能真正使用。

第二，机械驱动扫查。将探头固定于机械臂，由发动机带动探头做平行、扇形或旋转扫查，扫描范围可覆盖近似长方体或四棱锥体的空间，顺次获得空间内以极坐标形式连续排列的一组二维断面信息，由此构成三维重组的二维超声扫描数据流，机械驱动扫查现已很少使用。

第三，磁场空间定位扫查。由空间电磁发生器和感知磁场的接收器及相应的电子装置构成。将磁场发生器固定于检查床或贴附于患者体表，产生空间变化的电磁场。接收器固定于探头，接收器内有3个正交的线圈用于感知探头在三维空间内的运动轨迹，如同常规超声随意扫查，就可以实现对探头位置和方向的实时跟踪，来确定所获得的每帧二维图像的空间坐标（x，y，z）及图像方位（α，β，γ）。将带有空间坐标和图像方位信息的数字化图像储存于计算机中，为精确地重组三维图像备用。电磁式定位系统的缺点是对噪声和误差比较敏感。

第四，容积探头扫查。容积探头扫查原理与机械驱动扫查相似。不同的是将微型发动机或电磁驱动器与一组晶片（多为微型线阵探头）共同组装在一个电子控制的探头内（容积探头），在不启动驱动器时可做二维超声扫查。在采集三维数据的过程中，操作者仅须启动驱动器，使其驱动内部的线阵探头进行摆动，这一操作将自动进行连续的断面图像采集，从而有效地获取所需的三维重建数据。此流程简单高效，确保了数据采集的准确性和稳定性。

第五，二维阵探头。动态三维超声成像所用矩阵排列换能器由纵向、横向多线均匀切割为矩阵排列的正方形的阵元，阵元非常微小，置于探头的前端。所有阵元均通过精密设计的上万条通道与探头内部的微型线路板及主机紧密相连。矩阵换能器在计算机的精确控制下运作，每个阵列阵元的扫描方式遵循相控阵探头的原理，以多角度声束的快速扫描方式实现高效工作。探头虽然固定不动，但所发出的声束却能自动偏转扫查，沿 z 轴方向扇形摆动。由于声束在互相垂直的 3 个方向进行扫描，覆盖靶目标的三维空间结构，获得“金字塔”形的图像数据。

晚近的二维阵探头又有了新的进展，探头阵元密度（晶片数）进一步增加，通道数也随之增加，使空间的扫描线数更加密集，加之计算机的存储容量和处理速度大幅提升，信息处理技术的改进和创新，采用内部连接技术和微波束成像技术，使每个阵元都有各自的微波束形成器通道，通过控制发射与接收信号的时间与幅度达到聚焦和方向控制，实现了探头全部晶片的几乎同时发射和接收，即发射金字塔形体积声束对物体进行探测，其获取立体空间信息的数量之多和速度之快已经可以观察脏器立体细微结构随时间的变化，这可能是解决动态三维超声成像的最终方案。

（2）二维数据的存储。所采集的二维扫描断层数据，以深度或扇扫摆动角度的矩阵方式存储在计算机存储器内，每个二维断面为一个文件，数据的元素为二维断面像素的总和，供后期处理图像。数据的存储速度直接影响着三维重建速度和图像的分辨力。

运动器官的三维重建需要存储的二维图像都以被检测物体在空间的绝对位置不发生变化为前提。只有这样，才能通过从不同角度或不同位置得到人体器官二维切面重构器官的三维形态。然而，被检测器官均受到呼吸等运动的影响，在采集过程中会发生各种形式的运动，使三维重构不易实现。对

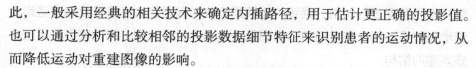

此，一般采用经典的相关技术来确定内插路径，用于估计更正确的投影值。也可以通过分析和比较相邻的投影数据细节特征来识别患者的运动情况，从而降低运动对重建图像的影响。

（3）三维重建与图像处理。对存储的二维断面图像重新组合是三维超声成像的关键，主要包括以下方面。

第一，数字扫描变换。为了使显示的图像能够直观地反映扫查目标的立体结构而又不失真，需要对数据进行数字扫描变换（DSC）处理。即通过不同的处理方法对原始数据做坐标变换与数据插补。存储的二维超声断面的横坐标是扫描角度（或断面的间距），纵坐标是扫描深度，坐标中的数值为像素值。三维超声成像需要从一系列二维超声图像提取信息，进行图像重建。需要在三维空间中确定二维图像组的相对位置与方向，然后由二维像素决定相应的三维像素。

第二，三维超声成像的分割。图像分割是三维超声成像中最困难的问题之一。将感兴趣的目标（如心脏或血管、心室等）从周围的组织结构中分离出来是对其表面和解剖结构进行显示的必要步骤，也是某些医学三维定量测量的前提。由于超声成像固有的斑点噪声、回声失落等伪像的干扰，超声图像往往分辨力较低、对比度较差，分割非常困难。人们尝试了很多超声图像分割方法，目前可以运用的三维超声图像分割有两种：①对二维断面图像做二维分割，而后将各断面重组得到图像的三维分割结果；②体积意义下的三维分割，即直接从三维角度进行分割。

第三，三维重建，主要包括以下方面。

一是基于表面轮廓的重建，忽略二维原始数据的内部像素细节，将原始数据中的部分灰度属性映射成平面或曲面，形成清晰的等值面图像，通过平滑、伪彩着色、添加灯光等效果处理，可以形象地描绘脏器的表面轮廓。由于轮廓的数据量小，处理速度快，容易进行实时显示。

二是基于体素重建，将所得到的极坐标等角度（间隔）二维断面图上的各个像素点投影到 Hz 直角坐标系中，未投影到的区域以圆插补法补足，这样能够得到与 z 轴垂直的各个断面的像素点。直接由二维数据产生屏幕上的三维图像。而其实质是一定体积组织内细微结构回声（像素）按其空间位置的堆砌。此方法产生的图像质量高，但数据量极大，耗时时间长，观测时需要从不同角度进行切割、旋转。如果原始数据有彩色血流信号或超声造影血管增强信号，都会在重建的三维图像上显示，经过处理，可以突出显示这些感兴趣的结构。

近年来，二维阵探头的应用使三维超声成像技术得到巨大进展，实现了真正意义上的动态三维成像。

（4）三维图像显示。对感兴趣区进行三维重建后立体图像的重建和显示方式根据目的而定，常用的显示形式主要包括以下方面。

第一，透明成像模式。这种模式为体素重建的显示形式之一。由于体素重建的图像内部结构间的灰度差小，无法清楚显示实质性脏器内部结构的空间位置关系。用透明成像算法，淡化软组织结构的灰阶信息，使之呈现透明状态。通过调节透明度可突出所希望清晰显示的部位和结构，既可以显示脏器内部回声较强的结构又可以部分保留周围组织的灰阶信息，使重建结构具有透明感和立体感。特别是对超声造影进行透明模式三维超声显示，可以直观地评估血管与病变或多灶病变之间的空间关系，直观而逼真，这对消融治疗或外科手术有重要帮助。

第二，表面成像模式。表面成像模式显示表面重建获得的图像轮廓。早期包括网格式和薄壳式成像。随着计算机信号处理技术的进展，后者的图像越来越逼真，并且可以实时动态显示，被广泛用于显示心腔内壁和瓣膜的轮廓和活动，以及非活动性脏器的表面轮廓，如含液性脏器的内壁，胎儿脸部、四肢等轮廓。对器官畸形的诊断、不规则体积和容积的计算等具有重要的临床应用价值。

第三，体素重建模式。将采集的灰阶图像信息重建为组织真实回声的空间立体图像，图像为海量像素的堆积，必须通过切割、旋转进行观察。通常在屏幕显示四幅图像，一幅为透明模式或表面模式显示的整体三维容积图像，在三维图像上选择并标记表面。其他三幅分别为不同方位的切割断面图像。也可以将系列断面逐层排列显示供分析，是最实用和最有价值的显示模式。

第四，彩色模式。这种模式在采集的数据中有彩色多普勒信息，可以进行血管内彩色血流三维重建。通过透明、滤波等处理，不但能够从不同角度观察组织结构内血管的空间分布，还可以实时跟踪血管走向，发现血管异常。

第五，其他方法，主要包括以下方面。

一是切割：用所谓“电子刀”对基于体素重建的三维图像进行任意切割，不仅勾勒出感兴趣部位的立体轮廓，而且通过灰度断面图反映其内部信息，有助于目标各断层面进行定位与分析。

二是旋转：对三维重构后的立体轮廓图，可以从各个不同方向和角度进行旋转、翻转观察，达到俯视、仰视、侧视等目的。

三是切片：获取任意方位不同厚度切片的组织信息，对目标内部进行观测或测量。

四是距离和容积：将重建三维图像上的像素换算成距离或选取三维数据集在x、y、z轴方向上对应的实际距离进行体积计算，可以准确测知目标的几何参数。

2. 医学三维超声成像的临床应用

医学三维超声成像具有以下基本特征：① 显示感兴趣结构的立体形态和内部结构；② 空间位置关系；③ 表面特征；④ 单独显示感兴趣结构，并精确测量容积和体积。因此，三维超声成像对疾病的定性、定位和定量诊断能起到重要的辅助作用。

(1) 非活动性脏器。三维超声成像可显示感兴趣结构的立体形态和内部结构、表面特性和空间位置关系。也可减去周围组织，单独显示感兴趣结构，并计算其体积或容积，主要应用于以下方面。

第一，实质性组织。由于三维超声分辨力的限制，目前主要用于观察组织结构和病变之间的空间位置关系。如采用透明成像中的最大回声强度模式，可显示高回声病灶（如血管瘤）的立体形态及其与周围血管结构之间的空间位置关系，也可显示胎儿的骨骼系统。

第二，含液结构。对含液结构（眼球、胆囊、膀胱、胃、肠管等）和病变（囊肿、积液、脓肿等）可显示其立体形态、内部结构、内壁特征及内容物等。

第三，胎儿。对面部、肢体、颅脑及其他部位的畸形显示直观、可以显著缩短诊断时间，增加诊断的敏感性。

第四，体积测量。体积测量能够准确自动测量不规则体的体积（或容积)。

第五，血管系统。利用彩色或能量多普勒血流成像、超声造影对血管系统(血管树)进行三维重建。对血管瘤、血管扩张、狭窄或异常交通支等病变的定位、定性有重要价值。

(2)活动性脏器，主要包括以下方面。

第一，心脏。实时显示房室壁、腔室、瓣膜、瓣环等结构的立体形态，室壁的整体形态及其动态变化，是发现心脏结构异常、功能异常的重要辅助手段。用动态三维超声成像彩色血流显示模式时还能实时观察反流或分流的来源、范围和程度等，对诊断有很大帮助，可以补充二维超声成像的缺陷。

第二，胎儿。三维超声在胎儿产前扫查中具有重要价值，特别是对先天性心脏病和肢体、颅脑等畸形方面的诊断，能够发挥重要作用。

(3)介入超声诊断和治疗，主要包括:①引导穿刺诊断或消融治疗。②实时监测心脏外科手术和介入治疗。在瓣膜置换、室间隔和房间隔缺损封堵术中，对封堵的监视和引导、手术效果的即时评价、提高手术成功率起着不可替代的作用。

### (四)医学组织多普勒成像

医学组织多普勒成像是以多普勒原理为基础，通过特殊方法直接提取心肌运动所产生的多普勒频移信号进行分析、处理和成像，对心肌运动进行定性和定量分析的一项超声显像新技术。

1. 医学组织多普勒成像的基本原理

根据多普勒效应原理，组织运动也会产生多普勒频移，来自活体心脏的多普勒信息除了心腔内血液流动所产生的高频(高速，10～100cm/s)、低振幅信号外，还包括心肌组织运动所产生的低频(低速)、高振幅信号。传统彩色多普勒血流成像技术(CDFI)通过设置高通滤波器，将反映心肌运动的低频信号滤除，只显示血流信息。TDI则是通过增益控制器和低通滤波器，将血流的高频信号滤除，然后采用自相关信号处理等技术，对代表心肌运动的多普勒信号进行分析、处理和彩色编码，再以不同的显示方式加以成像。

2. 医学组织多普勒成像的临床应用

(1)TDI评价心脏收缩功能。在常规超声心动图中，左心室射血分数

(LVEF)作为评价左心室收缩功能的客观指标，它受左心室腔几何形状的估计、内膜线的清晰程度、操作者的经验等因素影响。而TDI受胸壁和肺组织衰减的影响较小，在常规超声心动图显示不佳时，TDI可较好地测量心肌运动速度，客观评价心脏收缩功能。

(2) TDI评价心脏舒张功能。TDI可敏感地反映左心室局部和整体的舒张功能，它是通过PW-TDI测量左室后壁或二尖瓣环的舒张早期峰值速度(Em)、舒张晚期峰值速度(Am)及Em/Am实现的。在常规超声心动图检查中，通过测量二尖瓣口血流舒张早期与心房收缩期峰值速度比(E/A)可反映心脏整体舒张功能，但它受前负荷、心率、心房颤动等因素影响。与之比较，Em相对不依赖前负荷。不管心房颤动存在与否，Em可准确反映左心室舒张功能异常。

(3) TDI评价室壁运动。TDI是通过多普勒原理来反映室壁运动速度和方向的，因而会受到室壁运动方向和声束夹角的影响，不能排除呼吸和心脏转位的影响。TDI可直接从心肌组织中提取频移信号，定量测量室壁运动速度，因而可以更精确、更直观地分析室壁运动。

(4) TDI评价心肌血流灌注。利用TDI可评估心肌血流灌注，因缺血而运动减弱或消失的心肌组织在TDI图像上表现为色彩暗淡或紫黑色区域，与正常心肌组织的金黄色分界明显，TDI和超声造影心肌灌注显像显示的平均左心室心肌缺血区面积无显著差异，虽然都大于病理梗死心肌内膜面积，但均呈高度相关关系。三种方法显示的内膜总面积无显著差异，表明TDI可作为定量心肌缺血范围的可靠方法。将TDI技术与MCE技术相结合，由于TDI不受心肌运动速度高低和角度的影响，静脉注射造影剂后，根据心肌组织能量信号的强弱可了解造影剂在心肌组织内的分布，从而评价心肌组织的血流灌注情况。

(5) TDI对心脏电生理研究。心脏活动的电—机械耦联特性是，TDI评价心脏电活动的生理基础。兴奋沿心室肌的传导顺序可根据室壁心肌收缩运动的先后顺序推知，基于高帧频TDI的曲线解剖M型技术可作为检测、证实局域室壁异常运动的有效方法，从而可用于检测心脏激动传导通路及异位起搏点的位置。

(6) TDI在评价肥厚型心肌病(HCM)中的应用。HCM早期舒张功能可用左心室局部松弛异常和非同步运动的增强来评价。心肌运动速度阶差是一个研究局部心肌功能的新指标，由 TDI 测量心内膜和心外膜的速度获得，这个指标可用来区分是生理性还是病理性左心室肥厚，也是评价代偿性左心室肥厚向心力衰竭早期转变的一个指标。

# 第二篇

# 超声医学在疾病诊断中的应用研究

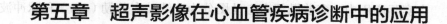

# 第五章　超声影像在心血管疾病诊断中的应用

心血管疾病作为当代人类健康领域面临的一大挑战，其早期发现和准确诊断对于改善患者的治疗效果和预后至关重要。随着科技的进步，现代医学技术日新月异，其中超声影像技术以其独特的优势，在心血管疾病的诊断中发挥着重要的作用。超声影像技术凭借其高分辨率的特点，能够清晰展示心血管系统的细微结构，使得医生能够更准确地判断病情。鉴于此，本章在分析正常多普勒超声心动图的基础上，探讨超声影像在心脏瓣膜病及感染性心内膜炎、冠心病与心肌病、先天性心脏病与心包疾病的应用。

## 第一节　正常多普勒超声心动图分析

超声心动图作为一种无创性心脏检查技术，自问世以来便在临床诊断中发挥着不可替代的作用。其中，多普勒超声心动图更是以其独特的血流检测能力，为心脏疾病的诊断提供了丰富的信息。

### 一、多普勒超声心动图的基本原理

多普勒超声心动图其基本原理基于多普勒效应，多普勒效应是一个物理现象，即当波源或观测者发生移动时，观测到波的频率会发生改变。在医学领域，特别是超声心动图领域，多普勒效应被巧妙地用来测量血流速度和方向。具体而言，多普勒超声心动图通过发射超声波束照射血液，这些超声波在血液中遇到红细胞时发生反射。由于血液流动，红细胞作为反射源会随血流移动，导致反射回来的超声波频率发生改变，这种频率的改变与血流速度成正比，因此，通过测量反射超声波的频率变化，可以推算出血流的速度和方向。多普勒超声心动图不仅能够提供血流速度和方向的信息，还能实时显示心脏内血流的动态变化，这对于医生而言，是一种非常直观且有效的诊断工具。通过观察血流的实时变化，医生可以判断心脏瓣膜的功能状态，评估心脏内是否有狭窄或反流等异常情况，从而为疾病的诊断和治疗提供重要依据。

在实际应用中，多普勒超声心动图分为连续波多普勒（CW）和脉冲波多普勒（PW）两种模式。连续波多普勒能够连续发射和接收超声波，因此适用于测量高速血流，如心脏瓣膜狭窄时的血流速度。脉冲波多普勒则通过发射短暂的超声波脉冲并接收其反射波，适用于测量低速血流或定位血流的具体位置，这两种模式各有优势，医生可以根据具体需要检查的部位和病情选择合适的模式。除了血流速度和方向的测量外，多普勒超声心动图还可以进一步分析血流的频谱特征。通过对频谱的分析，医生可以了解血流的紊乱程度、是否存在湍流等复杂情况，从而更全面地评估心脏的功能状态。

总而言之，多普勒超声心动图基于多普勒效应的原理，通过测量超声波在血液中反射后频率的改变来推算血流的速度和方向，这一技术能够实时显示心脏内血流的动态变化，为医生提供直观的血流信息。在实际应用中，多普勒超声心动图具有多种模式可供选择，能够适应不同情况下的血流检测需求。通过多普勒超声心动图的应用，医生可以更准确地评估心脏功能状态，为疾病的诊断和治疗提供有力支持。

## 二、正常多普勒超声心动图的特征

在正常心脏功能的情况下，多普勒超声心动图是一种非侵入性的检查方式，它能够提供关于心脏结构和功能的详细信息，这种技术利用超声波来检测和记录血流的方向、速度和模式，从而帮助医生评估心脏瓣膜的功能以及心室的收缩和舒张性能。

在心室收缩期，也就是心脏泵血阶段，主动脉瓣开放，允许血液从左心室流入主动脉。在多普勒超声心动图中，这表现为一系列高速正向的血流信号，即朝向探头方向的血流。流速峰值通常出现在收缩中期，这是由于心室在此时达到最大的收缩力。随着心室进入收缩末期，心肌的力量逐渐减弱，血流速度也会相应减慢。在心室舒张期，即心脏充血的阶段，主动脉瓣关闭，防止血液逆流回左心室。在正常情况下，多普勒超声心动图显示的主动脉瓣口血流应该是低速的反向血流信号，这表明主动脉瓣的关闭是完整的。如果观察到有显著的高速逆流信号，可能提示主动脉瓣关闭不全或血液逆流的情况。

二尖瓣位于左心房和左心室之间，它在心室舒张期打开，允许血液从左心房流入左心室。在多普勒超声心动图中，二尖瓣口的血流在心室舒张期呈现为正向血流信号，流速随着心室充血的进行逐渐加快，至舒张中期达到峰值，然后随着心室充血结束而逐渐减慢。在心室收缩期，二尖瓣关闭，不应有血流通过。如果在心室收缩期检测到二尖瓣口有血流信号，这可能是二尖瓣反流的迹象，即血液从左心室逆流回左心房。肺动脉瓣和三尖瓣的血流信号具有特征性表现。肺动脉瓣在心室收缩期开放，允许血液从右心室流入肺动脉。在多普勒超声心动图中，表现为高速正向血流信号，流速峰值通常出现在收缩早期，随着心室力量的减弱而减慢。三尖瓣位于右心房和右心室之间，在心室舒张期打开，允许血液从右心房流入右心室。在多普勒超声心动图中，三尖瓣口的血流在心室舒张期表现为正向血流信号，流速逐渐加快，至舒张中期达到峰值。在心室收缩期，三尖瓣关闭，只有少量或没有血流信号被检测到。如果有明显的血流信号，可能表明存在三尖瓣反流。

除了对瓣膜口血流的观察，正常多普勒超声心动图可以评估心腔内的血流分布和流动状态。在心室内，血流应呈现层流状态，这意味着血流以平行层次的方式流动，没有鲜明的涡流或湍流。层流是健康心脏的标志之一，表明血液流动顺畅，没有受到异常结构的干扰。在心房内，血流应该均匀分布，没有明显的血流瘀滞或反流，反映了心房的正常充盈和排空功能。

## 三、多普勒超声心动图的分析方法

多普勒超声心动图作为一种非侵入性的诊断工具，在心血管疾病的诊断中起着至关重要的作用。为了充分利用其优势，必须对其分析方法深入了解和熟练掌握。

在进行多普勒超声心动图分析时，需要选择合适的切面和探头位置，需要根据患者的心脏解剖结构、病变部位以及检查目的来确定。通过调整切面和探头位置，可以确保心脏结构和血流信号能够清晰地显示在屏幕上，为后续的分析提供可靠的依据。

在获取清晰的超声图像后，需要根据血流信号的特征进行综合分析，这包括观察血流信号的形态、速度、方向以及时间特征。在形态上，正常的血流信号通常呈现为光滑、连续的曲线，异常的血流信号则可能出现间断、毛糙或杂乱无章的情况，这些形态上的变化可以为人们提供关于心脏瓣膜功能、血流阻力以及是否存在湍流等方面的信息。

在速度方面，需要根据不同瓣膜口和心腔的血流特点进行判断。例如，主动脉瓣口的血流速度通常较快，而二尖瓣口的血流速度则相对较慢。通过测量血流速度，可以评估心脏瓣膜是否存在狭窄或关闭不全等病变，以及心腔内是否存在压力梯度异常。在方向方面，需要关注血流信号的正向或反向流动。正向流动表示血液按照正常的生理方向流动，反向流动则可能表示存在瓣膜反流或心腔内分流等异常情况。通过观察血流方向，可以进一步了解心脏瓣膜的功能状态和心腔内的血流动力学改变。在时间特征方面，需要注意血流信号出现的时机和持续时间，这有助于判断心脏瓣膜的开闭时间、心室的充盈和排空时间等关键指标，从而评估心脏的整体功能状态。

除了上述基本分析方法外，还应结合其他超声心动图技术进行综合评估。例如，二维超声心动图可以提供心脏结构的详细信息，M 型超声心动图则可以展示心脏的运动状态。通过将多普勒超声心动图与其他技术相结合，可以获得更全面、更准确的诊断信息，为心脏疾病的诊断和治疗提供有力的支持。

## 四、多普勒超声心动图在临床中的应用

多普勒超声心动图作为一种非侵入性的影像诊断技术，在临床中发挥着举足轻重的作用，其独特的优势在于能够实时、动态地观察心脏的结构和功能，为医生提供丰富的诊断信息。多普勒超声心动图在临床中的应用主要包括以下方面。

第一，在心脏瓣膜病的诊断中，多普勒超声心动图具有不可替代的地位。通过测量瓣膜口的血流速度和压力梯度，医生可以准确评估瓣膜的狭窄或反流程度，为临床决策提供有力依据。此外，多普勒超声心动图还能观察瓣膜的运动情况，进一步了解瓣膜病变的性质和程度。

第二，在先天性心脏病的诊断中，多普勒超声心动图同样发挥着重要作用。通过观察心脏内异常血流通道的存在和血流方向，医生可以明确病变

的部位和性质，为手术治疗提供重要信息。此外，多普勒超声心动图还能评估先天性心脏病患者的心功能状态，为预后评估提供依据。

第三，在心肌病的诊断中，多普勒超声心动图同样具有独特的价值。通过评估心肌的收缩和舒张功能，以及心腔内血流动力学的改变，医生可以了解心肌病的病理生理过程，为制定治疗方案提供依据。此外，多普勒超声心动图还能监测心肌病患者的病情变化，及时调整治疗方案，增强治疗效果。

第四，多普勒超声心动图还可用于评估心脏功能随年龄的变化情况。通过比较不同年龄阶段人群的心脏功能参数，医生可以了解心脏功能随年龄变化的规律，为预防和治疗老年性心脏病提供依据。此外，多普勒超声心动图还可用于监测心脏疾病的进展以及评估治疗效果，为患者的长期管理提供有力支持。

总而言之，正常多普勒超声心动图分析是评估心脏结构和功能的重要手段，对于心脏疾病的诊断和治疗具有重要意义。随着超声技术的不断发展和完善，多普勒超声心动图在临床中的应用将更加广泛和深入。未来，可以期待更多先进的技术和算法应用于多普勒超声心动图分析中，以提高诊断的准确性和效率。同时，随着大数据和人工智能技术的应用，多普勒超声心动图的分析将更加智能化和自动化，为心脏疾病的诊断和治疗提供更加有力的支持。

## 第二节　心脏瓣膜病及感染性心内膜炎

### 一、超声影像在心脏瓣膜病诊断中的应用

心脏瓣膜病是指心脏瓣膜由于各种原因（如风湿热、黏液变性、退行性改变、先天性畸形、缺血性坏死、感染或创伤）导致的瓣膜结构或功能异常，进而引发心脏血流动力学显著变化，并出现一系列临床症状，这类疾病在心血管疾病中占比较大，严重影响患者的生活质量和预后。因此，早期、准确的诊断对于心脏瓣膜病的治疗和预后至关重要。近年来，随着医学影像技术的不断发展，超声影像在心脏瓣膜病的诊断中发挥着越来越重要的作用。超声心动图作为一种无创、实时、动态的影像检查方法，能够直观地显示心脏瓣膜的形态、结构和功能，为心脏瓣膜病的诊断提供了有力的支持。

### (一)超声影像在心脏瓣膜病诊断中的具体应用

第一，瓣膜狭窄的诊断。瓣膜狭窄是指瓣膜口开放不全或瓣膜增厚、粘连导致瓣膜口狭窄，从而妨碍血液的正常流动。通过超声心动图检查，可以清晰地显示瓣膜的形态和开闭情况，进而测量瓣膜口的面积和血流速度，这些参数能够准确反映瓣膜狭窄的程度，为临床医师提供重要的诊断依据。此外，超声影像技术还可以评估狭窄瓣膜对心脏功能的影响，如心室肥厚、心肌功能减退等，从而帮助医师制定更为精准的治疗方案。

第二，瓣膜关闭不全的诊断。瓣膜关闭不全是指瓣膜在心脏收缩时不能紧密关闭，导致血液反流至心房或心室。通过超声心动图检查，可以实时观察瓣膜的关闭情况，并检测反流束的方向、范围和速度，这些参数能够准确判断瓣膜关闭不全的严重程度，为临床医师提供有力的诊断依据。同时，超声影像技术还可以评估反流对心脏结构和功能的影响，如心房扩大、心室重构等，有助于制定个性化的治疗方案。

第三，瓣膜脱垂的诊断。瓣膜脱垂是指瓣膜在心室收缩期异常地脱入心房或心室腔，导致瓣膜功能异常。通过超声心动图检查，可以清晰地显示瓣膜的脱垂程度和方向，从而准确诊断瓣膜脱垂。通过超声影像技术的动态观察，还可以评估脱垂瓣膜对心脏血流动力学的影响，如血流速度的变化、心室功能的改变等，为临床决策提供有力支持。

第四，心脏瓣膜病合并症的诊断。心脏瓣膜病往往伴随着其他心脏结构和功能的改变，如心室肥厚、心房扩大、心肌功能减退等，这些合并症不仅影响心脏的整体功能，而且可能加重患者的病情。通过超声心动图检查，可以全面评估心脏的结构和功能，及时发现并诊断这些合并症。通过综合分析超声影像资料，可以为心脏瓣膜病的综合治疗和预后评估提供重要依据，有助于制定更为合理有效的治疗方案。

### (二)超声影像在心脏瓣膜病诊断中的应用优势与挑战

1. 超声影像在心脏瓣膜病诊断中的应用优势

(1) 超声影像技术是一种无创性的检查方法，患者不需要伤性的手术或侵入性的探查，减少了患者的痛苦和风险，这一点对于心脏病患者而言尤为重要，因为他们通常存在其他严重的健康问题，不能轻易承受额外的身体负担。

(2) 超声影像技术能够实时、动态地显示心脏瓣膜的形态、结构和功能，为医生提供了直观、准确的信息。通过超声检查，医生可以观察到心脏瓣膜的开放和关闭情况，评估瓣膜是否存在狭窄或关闭不全等问题，为制定治疗方案提供了重要参考依据。

(3) 超声影像技术具有操作简便、无创伤、费用相对较低等优点，使得其在临床应用中具有广泛的适用性。相比其他检查方法，如心导管造影或核医学检查，超声检查更为方便快捷，且风险较低，可以在较短的时间内完成，有利于及时发现和诊断心脏瓣膜病变。

2. 超声影像在心脏瓣膜病诊断中的应用挑战

(1) 超声影像技术的检查结果受到操作者技术水平的影响。不同操作者之间的技术水平和经验可能存在一定差异，导致检查结果的准确性和可靠性有所不同。因此，医生需要具备较高水平的超声技术和丰富的临床经验，才能准确判断心脏瓣膜病的情况。

(2) 超声影像技术对于某些特殊类型的心脏瓣膜病（如某些先天性瓣膜异常）的诊断可能存在一定困难。由于这些病变的表现形式多种多样，有时候需要结合其他检查方法才能做出准确的诊断。因此，在诊断复杂的病例时，医生需要综合运用多种检查手段，以提高诊断的准确性和可靠性。

(3) 超声影像技术对于心脏瓣膜病的定量评估仍须进一步完善。虽然超声检查可以直观地显示瓣膜的形态和结构，但对于一些定量指标的测量仍存在一定的局限性。例如，对于瓣膜的面积、速度和压力梯度的测量可能存在一定的误差，需要进一步改进技术手段和算法，以提高评估的准确性。

总而言之，随着医学影像技术的不断进步和创新，超声影像在心脏瓣膜病诊断中的应用将更加广泛和深入。未来，超声影像技术有望在以下方面取得突破：① 随着高分辨率超声技术的发展，超声影像将能够更清晰地显示心脏瓣膜的细微结构，提高诊断的敏感性和特异性；② 三维超声心动图和四维超声心动图等技术的普及和应用，将使得心脏瓣膜病的诊断更加立体、全面和准确；③ 超声造影技术、弹性成像技术等新兴技术的应用，将为心脏瓣膜病的诊断和治疗提供更多的信息和手段；④ 随着人工智能和大数据技术的不断发展，超声影像数据的处理和分析将更加智能化和自动化。通过深度学习，可以对超声影像数据进行自动识别和分类，提高诊断的效率和准确性。

## 二、超声影像在感染性心内膜炎诊断中的应用

感染性心内膜炎（IE）是指由细菌、真菌或其他微生物直接感染而产生心瓣膜或心室壁内膜的炎症，有别于由于风湿热、类风湿、系统性红斑狼疮等所致的非感染性心内膜炎。随着医疗技术的不断进步，超声影像技术以其无创、实时、高分辨率等优点，在心血管疾病的诊断中得到了广泛应用。在感染性心内膜炎的诊断中，超声影像不仅能够直接观察心内膜病变，还能评估瓣膜功能、血流动力学状态以及并发症的发生情况，为临床诊断和治疗提供了重要依据。

### （一）超声影像在感染性心内膜炎诊断中的具体应用

1. 二维超声心动图

二维超声心动图（2D-ECHO）作为感染性心内膜炎诊断的基础方法，具有直观、简便的特点。通过二维超声心动图，医生可以清晰地观察心脏的结构、瓣膜形态以及心内膜病变。在感染性心内膜炎患者中，2D-ECHO 能够发现瓣膜赘生物、心内膜脓肿、瓣膜穿孔等特征性改变，这些改变对于感染性心内膜炎的诊断具有重要意义。

此外，通过观察瓣膜的运动情况，医生还可以评估瓣膜狭窄或关闭不全的程度，为临床决策提供重要依据。然而，二维超声心动图对于小型赘生物或位于心脏深处的病变可能存在漏诊风险，因此需要结合其他超声影像技术进行综合评估。

2. 经食管超声心动图

经食管超声心动图（TEE）是一种更为先进的超声影像技术，通过食管探头直接贴近心脏，能够提供更清晰、更详细的图像信息。在感染性心内膜炎诊断中，TEE 的敏感性和特异性均高于 2D-ECHO，尤其是对于小型赘生物、位于主动脉瓣或二尖瓣后叶的病变以及心内膜脓肿等复杂病变的检出率更高，这使得 TEE 在感染性心内膜炎诊断中具有重要的应用价值。此外，TEE 还能评估瓣膜反流程度、心功能以及心包积液等并发症，为临床决策提供更为全面的信息。然而，TEE 检查过程中患者可能出现不适或并发症，

因此在操作时需要严格掌握适应证和禁忌证。

3. 三维超声心动图

三维超声心动图（3D-ECHO）是近年来发展起来的一种新型超声影像技术，能够重建心脏的三维结构，更直观地显示心内膜病变的形态、大小和位置。在感染性心内膜炎诊断中，3D-ECHO 能够更准确地评估赘生物的大小和形态，以及瓣膜狭窄或关闭不全的程度，有助于医生制定更为精准的治疗方案。此外，3D-ECHO 还能提供瓣膜的立体结构信息，有助于手术方案的制定和术后评估。然而，三维超声心动图技术成本较高，操作技术要求也相对较高，因此在实际应用中可能受到一定限制。

4. 彩色多普勒超声心动图

彩色多普勒超声心动图（CDFI）是一种能够实时显示血流方向、速度和分布的超声影像技术。在感染性心内膜炎诊断中，CDFI 对于评估瓣膜狭窄或关闭不全的血流动力学状态具有重要意义。通过 CDFI，医生可以发现瓣膜反流、狭窄等异常血流信号，从而判断瓣膜病变的严重程度。此外，CDFI 还能用于检测心内脓肿或动脉瘤等并发症，为临床决策提供有力支持。然而，彩色多普勒超声心动图对于血流信号的解读需要一定的经验和技术水平，因此在应用过程中需要注意避免误诊和漏诊。

### （二）超声影像在感染性心内膜炎诊断中的应用优势

1. 无创性

相比其他检查方法，如放射性物质的使用或穿刺等操作，超声影像不需要侵入患者体内，不会对患者造成创伤和痛苦，这种无创性使得超声影像在感染性心内膜炎诊断中更易被患者所接受，尤其是那些病情较重、无法耐受其他检查方法的患者，通过超声影像检查，医生可以在不损伤患者身体的情况下，获取关于心脏结构和功能的重要信息，为诊断提供有力支持。

2. 实时性

超声影像技术能够实时观察心脏结构和功能的变化，为临床医生提供即时、准确的诊断信息。在感染性心内膜炎的诊疗过程中，病情可能随时发生变化，因此实时监测对于制定和调整治疗方案至关重要。通过超声影像技术，医生可以动态地监测心脏病变的进展情况，及时评估治疗效果，并根据实际情况调整治疗方案，从而提高治疗效果。

3. 高分辨率

随着超声技术的不断发展，现代超声设备已经具备了高分辨率的成像能力，这种高分辨率使得超声影像能够清晰地显示心脏结构和病变细节，包括心内膜上的赘生物、瓣膜损伤和心脏功能异常等，这使得超声影像在感染性心内膜炎诊断中的敏感性和特异性得到了显著提高，能够更准确地判断病变的性质和范围，为临床决策提供了有力支持。

#### (三) 超声影像在感染性心内膜炎诊断中的应用挑战与展望

尽管超声影像在感染性心内膜炎诊断中具有许多优势，但仍存在一些局限性。例如，对于某些特殊部位或复杂病变的检出率可能受到一定限制；同时，超声影像结果也受到操作者技术水平、设备性能等因素的影响。因此，在临床应用中，应结合患者的临床表现、实验室检查和其他影像学检查结果，综合判断感染性心内膜炎的诊断。

随着超声技术的不断创新和完善，超声影像在感染性心内膜炎诊断中的应用将更加广泛和深入。例如，通过研发更高分辨率、更智能化的超声设备，进一步提高感染性心内膜炎诊断的准确性和可靠性。同时，通过与其他影像学技术（如 MRI、CT 等）的融合应用，实现多模态、多角度的感染性心内膜炎诊断，为临床提供更加全面、精准的信息支持。此外，随着大数据和人工智能技术的发展，超声影像数据的挖掘和分析能力将得到进一步提高。通过对大量超声影像数据的深度学习，有望实现对感染性心内膜炎的自动诊断和预警，为临床医生提供更加便捷、高效的诊断工具。

## 第三节　冠心病与心肌病

### 一、超声影像在冠心病诊断中的应用

#### (一) 冠心病的病理与临床

冠状动脉粥样硬化性心脏病（简称冠心病）是最常见的冠状动脉疾病之

一，在我国的发病率和死亡率呈快速上升趋势。冠心病的病理基础是冠状动脉粥样硬化斑块形成并逐步进展导致冠状动脉管腔狭窄甚至闭塞，冠状动脉血流量降低，心肌的血氧供需失衡而导致心肌组织的缺血、坏死。当管腔狭窄程度达到50%时即可引起冠状动脉血流储备的减低，管腔内径减少达到70%时可引起静息状态下的心肌缺血。一过性心肌缺血可出现心绞痛，而持续性心肌缺血将导致心肌梗死，心肌细胞出现不可逆性坏死，最终梗死局部形成瘢痕。心肌缺血或梗死均会导致心肌灌注、功能和形态的改变，为临床检测提供了基础。在发生心肌梗死时，梗死区域心肌坏死导致局部室壁变薄和运动异常的同时还可引发心脏瓣膜和心室整体形态和功能的改变，导致各种并发症的发生。常见并发症主要包括以下方面。

第一，乳头肌功能不全或断裂，指二尖瓣及其腱索本身正常但由于心肌梗死导致乳头肌功能不全或断裂而引起的二尖瓣关闭不全，发生率为10%～50%。乳头肌功能不全较多见，可引起二尖瓣脱垂。乳头肌断裂较少见，以继发于隔面心肌梗死的后乳头肌断裂较多见，可以呈部分或完全断裂。完全断裂者由于急性左心衰竭通常在24h内死亡，部分乳头肌断裂者存活时间较长，但常并发顽固性心力衰竭。

第二，心室游离壁破裂，发生率约为3%，其高危因素和室间隔穿孔相似，常见于左旋支阻塞导致的后侧壁梗死。开始时心内膜下裂隙细小、纡曲、开口较小，此时及时诊断和实施手术，存活率可达60%，而无手术治疗者病死率达100%。

第三，室间隔穿孔，高危因素包括初发心肌梗死、65岁以上高龄、高血压和女性，好发于没有心绞痛病史和单支病变的患者。最常伴发于前间壁和前侧壁心肌梗死，穿孔位置最常见于心尖后部室间隔。

第四，假性室壁瘤，较少见，是心室游离壁破裂后由心包、血栓包裹血液形成一个与左心室相通的囊腔，多由右冠状动脉阻塞所致，多发生在左心室后壁和侧壁者。由于较真性室壁瘤容易破裂，及时诊断和治疗对挽救患者生命来说至关重要。

第五，室壁瘤较多见，发生率为8%～22%。85%～95%发生在心尖部并可扩展至前壁，下后壁较少见。

第六，附壁血栓是心肌梗死最常见的并发症之一，发生率为20%～60%，存在室壁瘤者发生率可高达44%~78%。最常发生于室壁瘤内，若无室壁瘤，则几乎全部发生在心尖部。超声诊断附壁血栓的敏感性和特异性均较高。

### (二) 冠心病的超声检测方法

1. 冠状动脉病变的超声检测方法

(1) 血管内超声。血管内超声是将无创的超声诊断技术和有创的心导管技术结合起来提供血管壁组织结构和血管腔几何形态的新技术。该技术利用导管将一高频微型超声探头导入血管腔内进行探测，再经超声成像系统来显示血管组织结构和几何形态的解剖信息。由于超声探头直接置于血管腔内进行探测，因此，血管内超声不仅可准确测量管腔及粥样斑块的大小，更重要的是它可提供血管壁和粥样斑块的大体组织信息，在冠心病的诊断和介入治疗方案选择以及疗效评估方面具有重要价值。作为一种有创的方法，目前血管内超声在临床上主要被应用于以下方面。

第一，冠心病诊断方面：① 可明确冠状动脉造影不能确定的狭窄。冠状动脉造影怀疑存在狭窄，需要进一步确认是否有必要进行冠状动脉的重建时；或冠状动脉造影结果和临床表现不符合时，可借助血管内超声进行诊断。② 观测冠状动脉粥样硬化的进展和消退。在冠状动脉粥样硬化早期，由于冠状动脉重塑现象的存在，冠状动脉造影常显示为正常。而血管内超声检查可提供冠状动脉粥样硬化的进展情况，反映冠心病的一级和二级预防措施对冠状动脉粥样硬化病变的治疗效果。③ 评价心脏移植术后的冠状动脉病变。心脏移植术后由于免疫排斥反应导致血管内膜弥漫性增生，但常规冠状动脉造影常显示正常，而血管内超声检查可检测内膜增生的程度。④ 评价血管壁的张力和顺应性。血管内超声可连续、直接地监测血管活性物质对冠状动脉血管张力的影响。利用这一特性，可以对不同程度冠状动脉粥样硬化状态下的血管内皮功能的变化进行研究，并观察各种药物及介入性治疗对冠状动脉血管张力的影响。

第二，冠心病介入治疗方面：① 指导确立最合适的治疗方案。根据血管内超声检查回声强度的不同，可将粥样斑块分为富含脂质的低回声斑块（软斑块）和富含纤维成分的高回声斑块（硬斑块）两种，根据不同的病变情况可选择与之相适应的治疗方案。② 确定介入性治疗的终点。对于正常的冠状动脉，冠状动脉造影和血管内超声所测管腔的径线基本一致，但存在粥样硬化尤其是在介入性治疗所致斑块破溃或夹层形成等情况下，两者常不一致。虽然冠状动脉造影上显示了满意的扩张效果，但血管内超声却仍显示有较多的斑块残存，需要进一步扩张或安装支架。按血管内超声所测管腔的大小决定治疗终点，可获得更大的最小管腔直径（MLD），并使得再狭窄的发生情况减少。③ 正确选择器具的大小。一般情况下，器具大小的选择是以冠状动脉造影上的正常节段为参考。由于冠状动脉重塑等原因，半数以上冠状动脉造影显示正常的节段存在粥样斑块，使得根据冠状动脉造影选择的器具型号偏小。根据血管内超声选择合适的器具进行治疗，可在不增加合并症的前提下提高最小管腔直径，从而降低再狭窄的发生率。④ 确定网状支架的位置及扩张效果：网状支架的应用虽然减少了介入性治疗的近期及远期并发症，但支架内再狭窄的发生率可高达 25% ~ 45%，其中相当一部分并不是真正的支架内再狭窄，而是支架置入时所谓的"亚理想置入"造成的。造成亚理想置入的常见原因包括扩张不充分、支架的型号偏小、支架从病变部位滑脱、支架变形等。由于冠状动脉造影不能辨认支架置入部位的狭窄是否为亚理想置入所致，因此，对于支架内再狭窄病例，应行血管内超声检查以确定其狭窄的具体原因及相应的治疗方案。

（2）经胸超声。① 二维超声心动图可清晰显示左、右冠状动脉的起始部以及左冠状动脉的前降支和回旋支。② 彩色多普勒冠状动脉血流成像技术可探测心肌内冠状动脉血流，尤其是对左前降支远端血流的显示有较高的成功率，可作为冠状动脉造影的重要补充。

2. 缺血心肌的超声检测方法

冠心病导致的主要病理改变是受累心肌血流灌注减低和室壁运动异常。应用心肌声学造影可以观察缺血部位心肌的灌注状态；也可通过多种超声技术对室壁运动进行定性和定量评价。

（1）心肌声学造影（MCE）是近年来应用于临床的超声新技术，将声学造影剂经周围静脉注入后可产生大量微泡。新一代声学造影剂的微泡直径为 4 ~ 6 μ m，流变学特性与红细胞相似，结合 MCE 成像技术，可清晰地显示心肌的灌注状态，评价心肌血流灌注程度、范围，用于检测缺血心肌、评估冠状动脉狭窄程度及冠状动脉血流储备、评价心肌梗死溶栓或冠状动脉介入治疗后心肌再灌注效果以及评价心肌存活性，为血运重建术适应证的选择提供决策等。MCE 的分析方法主要包括以下方面。

第一，目测法：属定性和半定量分析方法。通过声学造影获得心肌灌注图像，使心肌组织回声增强，根据显影增强的效果分为 0 ~ 3 级。局部组织血供丰富区域显影明显增强，而缺血部位组织血流灌注较差，局部造影显影增强较弱。

第二，定量分析：心肌显影的二维灰阶及能量谐波成像的彩色视频密度由暗到亮分为 0 ~ 255 级。微泡造影剂进入冠状动脉循环后迅速产生心肌成像，并达到峰值强度（PJ），随后逐渐消退。对 MCE 观察区域进行定量分析并绘制时间—强度曲线可得到定量指标：峰值强度、注射造影剂到出现心肌造影增强的时间、造影开始增强到峰值的时间（AT）、造影峰值强度减半时间（PHT）、造影持续的时间和曲线上升下降速率及曲线下面积等。曲线下面积及 PJ反映进入冠状动脉血管床的微泡数总量，可用于评估心肌血流量。时间—强度曲线可计算出区域性心肌血流分布和心肌灌注情况。

当声学造影强度处于稳态后，微泡进入或离开某一部分心肌循环的量是相同的，脉冲间隔时间与视频强度之间呈指数关系。由于实时 MCE 能对心肌内感兴趣区的再灌注强度曲线进行分析，并对峰值强度、曲线斜率等参数进行测量。

（2）室壁运动分析。冠状动脉粥样硬化导致的缺血心肌节段性室壁运动异常是冠心病在二维超声心动图上的特征性表现，具体可表现为：① 室壁运动幅度减小、消失、反常运动；② 室壁运动时间延迟；③ 室壁收缩期增厚率降低、消失或负值；④ 心肌收缩时的应变及应变率降低。超声评价室壁运动异常的主要方法包括以下方面。

第一，目测分析：多采用 16 节段室壁运动记分法进行半定量分析。① 将左心室分为基底段、中段和心尖段，基底段、中段各分为 6 个节段，心尖段再分为 4 个节段。② 每个节段依据室壁运动情况分派一个分数：正常为 1 分，运动减弱为 2 分，无运动为 3 分，矛盾运动为 4 分，室壁瘤为 5 分。③ 通过计算室壁运动计分指数来评价节段性室壁运动异常程度。

第二，超声斑点跟踪技术：能够定量评价心肌的纵向应变、径向应变、圆周应变以及心室的扭转运动，更加客观、准确地评价室壁运动。

第三，组织多普勒成像：可以直接测量心肌在长轴方向上的运动速度、位移、时相等信息，对节段室壁运动进行定性和定量评价。

第四，实时三维成像技术：能够对整个心室室壁运动进行同步分析，全面评价各室壁节段的运动状态，可获取的参数包括左心室节段的局部心搏量和局部射血分数、左心室整体射血分数，以及左心室各节段运动的同步性分析等，可进一步提高冠心病患者左心室局部收缩功能定量评价的准确性。

（3）负荷超声心动图。负荷试验的理论基础是增加心脏负荷时心肌耗氧增加，如果冠状动脉有狭窄导致冠状动脉血流储备减低时将不能提供足够的血氧供应而导致心肌缺血。随着负荷的增加，心肌缺血时发生一系列病理生理改变，其出现顺序依次为灌注异常、代谢异常、舒张功能异常、节段性室壁运动异常、ECG 缺血改变、胸痛。负荷超声心动图结合超声心肌造影和室壁运动定量分析技术可以早期、敏感地发现负荷状态下心肌缺血导致的灌注异常和心肌收缩与舒张功能异常，为确立冠心病诊断提供依据。负荷超声心动图分运动负荷试验和非运动负荷试验两种，运动负荷试验包括踏车试验及平板试验；非运动负荷试验包括药物试验、起搏试验、冷加压试验、过度换气试验等，其中药物试验主要包括以下方面。

第一，多巴酚丁胺负荷试验的原理：多巴酚丁胺是异丙肾上腺素衍生物，是人工合成的儿茶酚胺类药物，具有较强的 $\beta_1$ 受体兴奋作用，即正性肌力作用。静脉滴入 1～2min 后开始生效，8～10min 达到高峰，血浆半衰期约 2min，停药后 5～10min 作用消失。静脉注射 2.5～10μg/（kg·min）时可使心肌收缩力增强，心排血量增加，左心室充盈压、肺毛细血管楔压和中心静脉压下降，以此可检出存活心肌。当应用 20μg/（kg·min）以上时可使心率增快，血压增高，心肌需氧量增加，流向狭窄冠状动脉的血流量减少，使该血管供血的心肌缺血，从而检出缺血的心肌。

第二，多巴酚丁胺剂量及用法：起始浓度为 5μg/（kg·min），每 3min 递增至 10μg/（kg·min）、20μg/（kg·min）、30μg/（kg·min），最大剂量为 30～50μg/（kg·min）。经超声心动图各切面观察每一剂量及终止后 5min 的室壁运动，并记录血压、心率及 12 导联心电图。

第三，终止试验标准：多巴酚丁胺达峰值剂量；达到目标心率；出现新的室壁运动异常或室壁运动异常加重；出现心绞痛；心电图 ST 段下降≥2mV；频繁室性期前收缩或室性心动过速；收缩压≥220mmHg，或舒张压≥130mmHg，或收缩压比用药前降低≥20mmHg；出现不能耐受的心悸、头痛、恶心、呕吐等不良反应。若出现室壁运动异常，则可诊断为冠心病。

以往对多巴酚丁胺负荷试验结果的判定多采用对节段心肌功能视觉评价上，以计算室壁运动记分指数（WMSI）作为评判标准，带有明显的主观性和经验依赖性，当图像质量较差时，不同观察者之间得出的结论差异明显，诊断准确性低。随着超声新技术的开展，在多巴酚丁胺负荷超声心动图基础上结合多种新方法以提高诊断率，主要包括：①与声学造影相结合：通过注入声学造影剂使左心室造影，增强对心内膜边界的辨认，提高视觉评价的准确率，并且通过心肌灌注成像判断心肌活性，两者的结合能同时实现收缩储备和心肌灌注的评价，使对心肌活性的判断更客观准确。②与应变率成像等局部定量分析技术相结合：可测量所有心肌节段的心肌运动的量化指标在静息状态与负荷状态下的变化情况，避免了多普勒技术角度、帧频及噪声的影响，从而提高试验的准确性。

3. 存活心肌的超声检测

（1）存活心肌。存活心肌是指顿抑心肌和冬眠心肌。顿抑心肌指严重短暂的心肌缺血缓解后受损心肌功能延迟恢复的状态；冬眠心肌指长期低血流灌注使受损心肌收缩功能适应性减低以维持细胞活性。两者的共同特点是心肌代谢存在，心肌细胞膜完整，具有收缩储备，对正性肌力药物有收缩增强的反应。

（2）评价存活心肌的意义。临床上评价冠心病患者是否有存活心肌具有重要意义，因为再血管化治疗仅能提高具有存活心肌患者的生存率。超声评价存活心肌的常用方法包括小剂量多巴酚丁胺负荷超声心动图和心肌声学造影。

（3）评价存活心肌的方法。

第一，小剂量多巴酚丁胺负荷超声心动图：起始浓度为2.5μg/（kg·min），每次递增2.5μg/（kg·min），至10μg/（kg·min）或15μg/（kg·min），每个剂量维持5min也有应用多巴酚丁胺3μg（kg·min）、5μg（kg·min）、10μg/（kg·min），每个剂量维持5min的方法。

小剂量多巴酸丁胺负荷超声的注意事项包括：① 心肌梗死患者对小剂量多巴酚丁胺耐受性好，多数患者不出现副作用。② 必须注意观察室壁运动的改变，尤其是心肌梗死节段，但对正常节段也应注意观察，因部分患者有多支血管病变，在负荷后也可能出现新的室壁运动异常。③ 在试验过程中，应注意有无室性心律失常和心肌缺血表现。④ 禁忌证：心肌梗死后病情不稳定，仍有心肌缺血表现者，有频发严重心律失常者，左心室腔内血栓者，高血压控制不佳者，不能耐受多巴胺类药物者。

出现以下改变有利于诊断存活心肌：① 收缩活动减弱的节段负荷后较前增强。② 无收缩活动的节段负荷后出现收缩变厚、位移增加。③ 收缩减弱的节段在小剂量时较前改善，但随着剂量增加，出现收缩活动再次减弱。

第二，心肌声学造影：心肌微循环的完整性是 MCE 检测存活心肌的基础。微循环的完整性包括解剖结构的完整以及功能状态的完整，功能状态的完整即微循环扩张储备功能的完整性。在冠状动脉缺血及再灌注过程中，心肌微循环的有效灌注是确保心肌存活的先决条件，MCE 即通过评估心肌的灌注和微血管的完整性来识别存活心肌。如果心肌声学造影表现为正常均匀显影或部分显影，则提示为存活心肌，而坏死心肌由于局部微血管受到破坏，再灌注后出现无复流现象，MCE 表现为灌注缺损。

4. 心肌梗死并发症的超声检测

心肌梗死或缺血导致各种并发症发生时，往往会引起心脏瓣膜和心室整体形态和功能发生明显改变，因此，常规二维超声心动图和多普勒超声心动图一般能够较准确地检测相应改变而确立诊断。特殊情况下也可应用心肌声学造影等技术确立诊断，如心尖部附壁血栓的诊断。

### （三）冠心病的超声表现

1. 缺血心肌的超声表现

（1）心肌声学造影：缺血区造影剂充盈缓慢、显影强度降低；定量参数 PI 和（A × β）减低。

（2）二维超声：缺血心肌节段表现为运动幅度减小。

（3）负荷超声心动图：负荷状态下新出现的室壁运动减小、原有室壁运动异常加重。

(4) 定量分析技术：组织多普勒成像表现为缺血心肌节段收缩期速度（S）降低、收缩延迟，舒张早期速度（E）减低、房缩期（A）增加、E/A＜1；应变和应变率成像显示缺血局部收缩期应变和应变率均减低。

2. 心肌梗死并发症的超声表现

（1）乳头肌功能不全或断裂。乳头肌断裂时可见二尖瓣活动幅度增大、瓣叶呈连枷样活动，左心室内可见乳头肌断端回声；乳头肌功能不全时，二尖瓣收缩期呈吊床样脱入左心房；CDFI 可显示二尖瓣大量反流；常合并左心扩大和室壁运动增强。

（2）室间隔穿孔。室间隔回声中断，常邻近心尖部，缺损周边室壁运动消失；CDFI 可显示过隔室水平由左向右分流。

（3）假性室壁瘤室壁连续性突然中断，与心腔外囊状无回声区相通，瘤颈较小，收缩期左心室腔变小而瘤腔增大，CDFI 可见血流往返于心室和瘤腔之间。

（4）室壁瘤。局部室壁明显变薄、回声增强，收缩期室壁向外膨出，呈矛盾运动。

（5）附壁血栓。左心室心尖部无运动或矛盾运动，心尖部探及团状或带状的血栓回声，活动度小，新鲜血栓回声近似心肌，陈旧性血栓可回声增强。

3. 心肌梗死的超声表现

（1）急性心肌梗死。节段室壁厚度和回声正常；室壁收缩期变薄，出现运动减低、消失或呈反常运动；非梗死区室壁运动一般代偿性增强。

（2）陈旧性心肌梗死。梗死节段室壁变薄、回声增强；室壁运动消失或呈反常运动；非梗死区室壁运动一般无代偿性增强；由于左心室重塑常可见左心室扩大和形态异常。

（3）心肌声学造影。梗死区造影剂充盈缺损、周边缺血区造影剂强度减小。

（4）左心室功能。一般常合并左心室收缩和舒张功能的异常；功能异常程度与梗死面积密切相关，梗死面积较大时常合并左心室形态改变和整体收缩功能的降低。

### （四）冠心病的超声鉴别诊断

第一，冠心病导致的心肌缺血应注意和其他冠状动脉病变导致的心肌缺血鉴别，如冠状动脉先天性起源异常或冠状动脉瘘、川崎病等，主要依据病史和冠状动脉病变情况确定。

第二，心肌梗死并发症的鉴别诊断，心肌梗死并发二尖瓣关闭不全、室间隔穿孔、附壁血栓等合并症时，应注意和其他原因（如瓣膜病、先天性心脏病、心肌病等）导致的类似超声表现相鉴别。紧密结合病史和其他临床资料有助于鉴别。

第三，冠心病心肌缺血或心肌梗死合并较严重的心功能不全时应注意与扩张型心肌病、酒精性心肌病等相鉴别，一般扩张型心肌病和酒精性心肌病左心室壁运动普遍降低，而冠心病所导致左心室扩大、心功能不全为节段性室壁运动异常，其余室壁运动幅度尚可或增强，注意询问病史和参照冠状动脉造影等临床相关资料有助于鉴别。

### （五）超声检查在冠心病诊断中的临床价值

随着超声心动图技术的不断发展和完善，超声检查不仅可以提供形态学和血流动力学信息，而且可同时提供心肌血流灌注和功能的评价，极大程度地拓宽了其在临床诊断和治疗中的应用领域。与其他影像学技术（如放射学和核医学）比较，超声具备无创、费用低、便于移动等优势，在心血管疾病的诊断方面有独到的诊断价值。超声检查在冠心病诊断中的临床价值主要包括以下方面。

第一，血管内超声对冠状动脉硬化斑块的评估在冠心病患者的介入性治疗和疗效评价中具有指导意义，是冠状动脉造影技术的重要补充。

第二，经胸超声心动图能够对心脏形态和功能进行全面评价，在心肌梗死及其合并症的诊断以及心脏功能评价中是首选的影像学手段。

第三，心肌声学造影在缺血心肌诊断、存活心肌评价中具有一定的实用价值。

第四，负荷超声心动图在缺血心肌诊断、存活心肌评价中具有重要价值，尤其在结合心肌局部功能定量评价新方法（如应变和应变率成像、超声斑点追踪成像等）基础上，能够进一步提高其诊断效能。

## 二、超声影像在心肌病诊断中的应用

### （一）肥厚型心肌病

肥厚型心肌病（HCM）是一种原发于心肌的遗传性疾病，本病是以左心室和/或右心室肥厚为特征，常为不对称肥厚并累及室间隔，左心室血液充盈受阻、舒张期顺应性下降为基本病态的心肌病。通常为常染色体显性遗传。根据左心室流出道梗阻与否，可将肥厚型心肌病分成梗阻性和非梗阻性。根据心室壁肥厚的部位，肥厚型心肌病可以分成四型：前室间隔肥厚（Ⅰ型）；前与后室间隔肥厚（Ⅱ型）；室间隔与左室前侧壁肥厚（Ⅲ型）；肥厚累及后间隔和/或左心室侧壁，也可仅累及心尖部，前间隔和左心室下（后）壁不厚（Ⅳ型），此型较为少见，常为青年猝死的原因，后期可能出现心力衰竭。其中最为常见的是Ⅲ型，占52%。

1. 肥厚型心肌病的临床表现

肥厚型心肌病起病多缓慢，部分患者可无自觉症状，而因猝死或在体检中被发现，约1/3有家族史。症状大多开始于30岁以前，男女同样患病。肥厚型心肌病的具体表现如下。

（1）呼吸困难。多为劳力性呼吸困难，是由于左心室顺应性降低，舒张末压升高，继而肺静脉压升高，肺瘀血之故。与室间隔肥厚并存的二尖瓣关闭不全可加重肺瘀血。

（2）乏力、头晕与晕厥。多在活动时发生，是由于心率加快，使原已舒张期充盈欠佳的左心室舒张期进一步缩短，加重充盈不足，心排血量减低。活动或情绪激动时由于交感神经作用使肥厚的心肌收缩加强，加重流出道梗阻，心排血量骤减而引起症状。

（3）胸痛。多为劳力性胸痛，似心绞痛，但冠状动脉造影正常，是由于肥厚的心肌需氧增加而冠状动脉供血相对不足所致。

（4）心律失常。易发生多种形态的室上性心律失常、心室颤动、猝死。

（5）心力衰竭。多见于晚期患者，由于心肌顺应性减低，心室舒张末期压显著增高，继而心房压升高，且常合并心房颤动。晚期患者心肌纤维化广泛，心室收缩功能也减退，易发生心力衰竭与猝死。

2. 肥厚型心肌病的药物治疗

（1）钙通道阻滞药。既有负性肌力作用以减弱心肌收缩，又能改善心肌顺应性而有利于舒张功能。维拉帕米 120～480mg/d，分 3～4 次口服，可使症状长期缓解，对血压过低、窦房功能障碍或房室传导阻滞者慎用。地尔硫革治疗亦有效，用量为 30～60mg/ 次，3 次 /d；钙通道阻滞药常用于 β 受体阻滞药疗效不佳或哮喘病患者。

（2）抗心律失常药用于抗快速性室性心律失常与心房颤动，以胺碘酮较为常用，药物治疗无效时可考虑电复律。

（3）β 受体阻滞药。使心肌收缩减弱，从而减轻流出道梗阻，减少心肌耗氧量，增加舒张期心室扩张，且能减慢心率，增加心搏出量。普萘洛尔应用最早，开始每次 10mg，3～4 次 /d，逐步增大剂量，以求改善症状而心率、血压不过低，最多可达 200mg/d。近来使用的 β 受体阻滞药有阿替洛尔、美托洛尔等。

3. 肥厚型心肌病的超声心动图表现

(1) 肥厚性梗阻型心肌病。

第一，二维超声心动图，主要包括以下方面。

一是左心室壁非对称性心肌肥厚：室间隔（IVS）明显增厚（呈团块状），厚度一般为 19～30mm，左心室后壁（LVPW）厚度正常或轻度增厚，IVS/LVPW ＞ 1.5 以上。

二是左心室短轴：乳头肌肥厚，位置前移。

三是肥厚的心肌回声增强、不均匀，呈斑点状或毛玻璃样改变。

四是左心房不同程度地增大。

第二，M 型超声心动图，主要包括以下方面。

一是二尖瓣前叶舒张期开放触及室间隔，二尖瓣瓣体和腱索收缩期膨向室间隔，二尖瓣 C–D 段呈多层弓背样隆起，称为 SAM 现象。

二是主动脉瓣收缩中期提前关闭，出现收缩中期半关闭切迹。

三是肥厚的室间隔收缩运动减低或低平，左心室后壁收缩运动增强，总体心肌收缩力增强。

四是左心室流出道狭窄＜ 20mm，此系肥厚的室间隔突入左心室流出道和二尖瓣前叶收缩期前向运动所致。

五是左心室射血分数（EF）增高。疾病晚期，收缩力下降，EF 减低。

第三，彩色多普勒血流成像，主要包括以下方面。

一是左心室流出道内收缩早期充满五彩镶嵌细窄血流束，狭窄越重，色彩混叠越严重。彩色血流最窄的部位即为左心室流出道梗阻部位。

二是多合并二尖瓣反流。

第四，频谱多普勒超声心动图，主要包括以下方面。

一是二尖瓣口血流频谱 A 峰增高，E 峰减低，A 峰＞ E 峰。

二是左心室流出道收缩期流速加快，频谱为负向高速充填状射流，压力阶差＞ 30mmHg。

第五，组织多普勒（DTI）室间隔二尖瓣环水平及肥厚的心肌组织多普勒频谱均 Am ＞ Em。

（2）肥厚性非梗阻型心肌病的超声表现为：① 室间隔及左心室后壁对称性明显肥厚。② 左心室流出道正常（＞ 40mm）。③ 左心室流出道收缩期为蓝色血流。

4. 肥厚型心肌病的鉴别诊断

主要须与肥厚性梗阻型心肌病相鉴别的疾病有以下几种。

（1）高血压心脏病，主要包括：① 有高血压病史。② 超声表现：室间隔与左心室壁增厚，一般为向心性、对称性。增厚的心肌内部回声均匀。早期室壁振幅正常或增高，晚期呈离心性肥厚，振幅减小。左心房内径增大，左心室内径多正常，无 SAM 现象及主动脉瓣收缩中期提前关闭现象。

（2）尿毒症性心肌病，主要包括：① 有尿毒症病史。② 超声表现：心肌回声粗糙，增强，强弱不均，内部呈点、片、条状强回声光点，心内膜回声也明显增强呈“蛋壳征”。多伴有不同程度的心包积液。室壁厚度和心腔大小的改变同高血压心脏病。

（3）“主动脉瓣及主动脉狭窄性病变，包括主动脉瓣先天性狭窄（包括主动脉瓣二瓣化）、主动脉瓣下狭窄、主动脉瓣上狭窄、主动脉缩窄、老年性及风湿性狭窄”[①]。

① 刘永娟．超声医学 [M]. 长春：吉林科学技术出版社，2016：151.

5. 肥厚型心肌病的临床价值

超声心动图是诊断肥厚型心肌病的首选检查方法，优于其他影像学检查方法，敏感性和准确性高。超声检查能够明确室壁肥厚的部位、程度，提供分型依据。根据彩色多普勒和频谱多普勒可判定左心室流出道有无梗阻及其程度，从而为临床制定治疗方案提供重要依据。

## (二) 扩张型心肌病

扩张型心肌病（DCM）是一类既有遗传又有非遗传原因的复合型心肌病，是最为常见的类型。本型的特征为单侧或双侧心室扩大，心室收缩功能减退，伴或不伴充血性心力衰竭，常伴有心律失常，室性或房性心律失常多见。

1. 扩张型心肌病的临床表现

任何年龄的人群均可发病，但此病好发于中年男性。起病多缓慢，最初检查发现心脏扩大，心功能代偿可无任何症状。经过数月或数年，这一时期有时可达10年以上。

(1) 症状。以充血性心力衰竭为主，其中以气急和水肿为最常见，常感疲劳及乏力 (限制运动耐量)。随着严重程度的进展，最初在劳动或劳累后气急，以后在轻度活动或休息时也有气急，甚至端坐呼吸。

(2) 体征。为心脏扩大，心尖搏动向左下移位，可有抬举样搏动，心浊音界向左扩大，常可听得第三心音或第四心音，心率快时呈奔马律，可有相对性二尖瓣或三尖瓣关闭不全所致的收缩期吹风样杂音。各种心律失常都可出现，为首见或主要的表现，心房颤动、高度房室传导阻滞、心室颤动、窦房传导阻滞或暂停可导致阿—斯综合征，成为致死原因之一。此外，尚有脑、肾、肺等血栓。

(3) 实验室与其他检查。

第一，超声心动图。扩张型心肌病早期即可有心腔轻度扩大，以左心室扩大早而显著，后期各心腔均扩大，室壁运动普遍减弱，提示心肌收缩力下降。二尖瓣、三尖瓣收缩期不能退至瓣环水平，彩色血流多普勒显示二尖瓣和三尖瓣反流。左心室射血分数常减至50%以下，心肌缩短率减小，可能有少量心包积液。

第二，X 线检查。常显示为心影扩大，心胸比＞50%，透视下见心脏搏动较正常为弱。但初期一般无间质或肺泡水肿的表现，病程较长的患者常有肺瘀血和肺间质水肿，两肺肋膈角处可有间隔线，肺静脉和肺动脉影可扩大；胸腔积液较多见。

第三，心导管检查和心血管造影。早期近乎正常，左、右心室舒张末期压增高。有心力衰竭时心排血指数减小，动静脉血氧差大，肺动脉及心房压增高。心血管造影示心脏扩大，室壁运动减弱。冠状动脉造影多无异常，有助于与冠状动脉性心脏病进行鉴别。

第四，心内膜心肌活检。可见心肌细胞肥大、变性、无排列性紊乱，间质纤维化增加等。活检标本除发现组织学改变外，尚可进行病毒学检查。

第五，心脏放射性核素检查。核素血池扫描可见心脏扩大，左心室射血分数降低。收缩时间间期早期即可不正常，左心室射血时间（LVET）缩短，射血前期（PEP）延长、PEP/LVET 增大。核素心肌显影表现为灶性散在性放射性减低。

2. 扩张型心肌病的药物治疗

在扩张型心肌病的中晚期已出现心功能障碍症状和体征者，则按慢性心衰治疗，与一般心力衰竭相同，应用洋地黄和利尿药。此外，常用血管扩张药物、血管紧张素转换酶抑制药等长期口服。

在扩张型心肌病的早期阶段，心脏结构会发生变化，但尚未出现明显临床症状。通过超声心动图检查，可以发现心脏扩大和收缩功能受损，但尚未达到心力衰竭的诊断标准。因此，在这个阶段，需要密切关注患者的病情发展，及时采取有效的治疗措施，以避免病情进一步恶化，此阶段应积极进行药物干预，包括应用 β 受体阻滞药，可减少心肌损伤和延缓病变发展，尤其适用于心率快、伴室性心律失常以及抗 β1 受体抗体阳性的患者。β 受体阻滞药的合理应用应强调个体化用药原则。确定目标剂量，应根据患者年龄、基础血压、全身状况和心率等，将 β 受体阻滞药应用至目标剂量或患者可耐受的最大剂量，以使患者充分获益。

心率是 β 受体有效阻滞的指标。清晨起床前静息心率为 (55～60) 次 /min (不低于 55 次 /min) 可认为 β 受体阻滞药达到目标剂量或最大耐受剂量。起始剂量宜小，从极小剂量开始应用，如美托洛尔平片 3.125mg/ 次，每日

2次；美托洛尔缓释片11.875mg/次，每日1次；比索洛尔片1.25mg/次，每日1次；卡维地洛片3.125mg/次，每日2次。调整剂量宜缓，以滴定方法调整β受体阻滞药剂量。如患者可耐受前一个剂量，每隔2～4周将剂量加倍，出现不良反应或患者不能耐受时，应延迟加量。

β受体阻滞药的不良反应主要包括低血压、液体滞留、心动过缓、房室传导阻滞和心衰症状加重。出现上述临床状况时，应评估上述症状是否与β受体阻滞药应用有关，如确有关联，应继续观察、减量或停药，一般勿轻易撤药，应尽量坚持用药，使患者获益，突然撤药会导致病情反跳和恶化。如须停用β受体阻滞药，要逐渐撤药，整个撤药过程应至少持续2周，每2～3天剂量减半，停药前至少应用4d。如果仍出现症状，应更缓慢地撤药。

有心腔明显扩大伴低射血分数、NYHA心功能Ⅳ级、长期卧床、有血管栓塞史或深静脉有血栓形成者可使用华法林抗凝，但须及时监控凝血酶原时间，使国际标准化比率（INR）控制在2～3。改善心肌代谢的药物如维生素C、三磷腺苷、辅酶A、环磷腺苷、辅酶Q10等可作为辅助治疗。抗病毒和免疫治疗药物如黄芪、生脉注射液、牛磺酸等对改善左心功能有一定疗效。

3. 扩张型心肌病的超声心动图表现

(1) 二维超声心动图。

第一，四个心腔均明显扩大；侵犯左心者左房室扩大；侵犯右心者表现为右心室扩大。

第二，左心室各壁厚度相对变薄，室壁增厚率降低＜25%。

第三，左心室心尖部可出现附壁血栓，呈单发或多发的团块状回声附着于心尖部，新鲜血栓回声略低，机化血栓回声增高，机化不全者可回声不均。

第四，各室壁运动明显减弱。

(2) M型超声心动图。

第一，室间隔及左心室后壁运动弥漫性明显减低，振幅＜7mm。

第二，左心室明显增大，二尖瓣前后叶开放幅度小，形成“大心腔，小开口”，呈“钻石样”改变，E峰至室间隔距离明显增大，一般大于20mm。

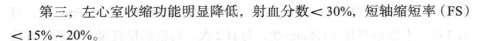

第三，左心室收缩功能明显降低，射血分数＜30%，短轴缩短率（FS）＜15%～20%。

第四，主动脉振幅明显减小，呈低平状。

(3) 频谱多普勒超声心动图。

第一，二尖瓣口血流频谱。病变早期，A 峰增高、E 峰减低，E/A＜1 为可逆性。伴有较严重的二尖瓣反流时，二尖瓣 E 峰正常或稍增高，A 峰减低，E/A＞1.0，呈“假性正常化”的频谱；但组织多普勒频谱表现为 Am＞Em，以资鉴别。终末期发生严重心力衰竭时，出现“限制性”充盈异常，即 E 峰呈高耸的尖峰波，A 峰明显减低或消失，E/A＞1.5～2.0，此时为不可逆性舒张期功能不全。

第二，主动脉瓣口血流峰值流速降低，射血时间缩短。

(4) 彩色多普勒血流成像，主要包括以下方面：① 各瓣口血流色彩暗淡，呈均匀的暗淡血流；② 合并多瓣膜反流，以二尖瓣及三尖瓣反流为主，多为中度以下反流。

(5) 组织多普勒，左心室各壁段心肌 DTI 频谱 Em 及 Am 均明显减低，Am＞Em。

4. 扩张型心肌病的鉴别诊断

(1) 缺血性心肌病。缺血性心肌病（ICM）为心肌长期供血不足，组织发生营养障碍和萎缩，纤维组织增生所致。与 DCM 的共同点为两者临床特点均表现为心力衰竭，超声均表现为心脏扩大，心肌收缩运动减弱。

(2) 酒精性心肌病。患者有长期大量饮酒史。临床表现及超声表现与 DCM 基本一致，超声图像很难加以区别。可出现室间隔及左心室后壁对称性轻肥厚，心肌内出现异常散在的斑点状回声，但都缺乏特异性。戒酒及心肌营养性治疗各心腔可逐渐恢复至正常范围。

(3) 急性重症心肌炎。有心肌炎病史，心肌酶增高，抗体呈阳性。超声表现：① 以左心扩大为主，甚至全心扩大，尤以急性期为明显，但程度不及 DCM 明显；② 可有心肌肥厚，不过可在短暂性的数月后随病情好转而逐渐消失；③ 左心室收缩功能降低晚于舒张功能降低。

5. 扩张型心肌病的临床价值

目前尚不能凭借超声检查来明确诊断扩张型心肌病，金标准仍是心内膜心肌活检。超声只能采用排除法，要除冠心病、高血压心脏病失代偿期、特异性心肌病等外，还要注重结合病史。此外，超声心动图通过定期观察心脏形态及心功能等多项指标，作为评价疗效和疾病转归的有效方法，为临床提供重要参考。

## 第四节　先天性心脏病与心包疾病

### 一、超声影像在先天性心脏病诊断中的应用

先天性心脏病（ACHD）作为儿童与成人中常见的先天性疾病，其诊断与治疗的准确性直接关系到患者的生命质量与预后。“胎儿心血管系统的正常发育过程一旦出现异常，将造成有关组织结构的发育停止，或融合、分隔、吸收等异常，导致有关部位组织缺损、发育不良、组织残留、畸形连接、位置和排列关系异常等，形成先心病。”① 随着医学技术的不断进步，超声影像技术在 ACHD 的诊断中发挥着越来越重要的作用。

#### （一）超声影像在先天性心脏病诊断中的应用价值

超声影像技术特别是超声心动图，已成为先天性心脏病诊断和评估的首选方法之一，其非侵入性、准确性以及安全性特点使得它在临床实践中得到广泛应用。与传统的有创性检查方法相比，超声心动图能够提供实时、动态的心脏图像，有助于医生更直观地了解心脏的结构和功能状态。

1. 静态解剖信息的获取

通过超声心动图，医生可以清晰地观察心脏的解剖结构，包括心房、心室、心瓣膜以及血管等，这种非侵入性的成像技术使得医生能够在不进行手术的情况下对心脏进行全面的评估。此外，超声心动图还可以检测心脏是否存在异常结构，如室间隔缺损、房间隔缺损、动脉导管未闭等，为疾病的准确诊断提供重要依据。

2. 动态功能评估的实现

超声心动图可以通过多普勒技术提供血流动力学方面的信息。多普勒

① 陈宝定，鹿皎．临床超声医学 [M]. 镇江：镇江大学出版社，2018：200.

超声能够观察血液在心脏和血管中的流动情况，包括血流速度、血流方向以及是否存在异常的湍流等，这些信息对于评估心脏的功能状态以及预测患者的预后具有重要意义。通过结合静态的解剖信息和动态的血流动力学信息，超声心动图能够提供全面的诊断信息，帮助医生制定合理的治疗方案。

### (二) 超声影像在先天性心脏病诊断中的最新进展

随着超声影像技术的不断发展，一些新的技术和方法也逐渐应用于先天性心脏病的诊断中，这些技术的出现进一步提高了超声影像技术在先天性心脏病诊断中的准确性和可靠性。

第一，三维超声心动图的应用。三维超声心动图技术的应用标志着心脏成像领域的一项重大突破。相较传统的二维超声心动图，三维超声心动图技术能够以更真实、更全面的方式呈现心脏结构，这种技术的引入极大地促进了医生对心脏结构形态和位置关系的准确评估，从而有效减少了在诊断过程中可能出现的遗漏和误诊。

第二，彩色多普勒超声与组织多普勒成像的发展。彩色多普勒超声和组织多普勒成像技术的发展也为先天性心脏病的诊断带来了显著进步，这些先进技术进一步提高了对血流动力学的评估精度，为医生提供了更全面、更准确的心脏功能信息。彩色多普勒超声技术能够精确检测血流的速度和方向，而组织多普勒成像技术则可用于评估心肌的运动情况，这些信息对准确诊断和有效治疗 ACHD 患者来说至关重要。

### (三) 超声影像在先天性心脏病诊断中的具体应用

第一，超声影像在先天性心脏病治疗前的诊断阶段发挥着至关重要的作用。通过高精度的超声检查，医生能够清晰地观察到心脏的结构和功能异常，从而准确判断病情，为后续的治疗提供重要依据。此外，超声影像技术还能评估患者的心脏功能，包括心室大小、射血分数等关键指标，有助于医生全面了解患者的病情，制定更为合理的治疗方案。

第二，在先天性心脏病的手术治疗前，医生可以利用超声影像技术对患者的病变部位进行精确的定位和测量，为手术操作提供准确的指导，这不仅能提高手术的成功率，还能减少手术对周围组织的损伤，降低并发症的发

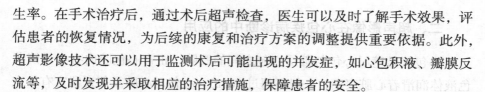

生率。在手术治疗后，通过术后超声检查，医生可以及时了解手术效果，评估患者的恢复情况，为后续的康复和治疗方案的调整提供重要依据。此外，超声影像技术还可以用于监测术后可能出现的并发症，如心包积液、瓣膜反流等，及时发现并采取相应的治疗措施，保障患者的安全。

第三，超声引导下的介入性治疗在先天性心脏病中可应用于多个方面。例如，对于房间隔缺损或室间隔缺损等结构性心脏病，医生可以通过超声引导下的介入封堵术进行修复，这种方法通过导管将封堵器送入缺损部位，利用封堵器的弹性和形状记忆功能将缺损封闭，以达到治疗的目的。此外，对于瓣膜狭窄或反流等瓣膜性心脏病，超声引导下的瓣膜置换或修复术同样具有广泛的应用前景。

### （四）超声影像在先天性心脏病诊断中的挑战与展望

尽管超声影像技术在先天性心脏病的诊断中具有许多优势，但在临床实践中仍面临一些挑战。首先，由于先天性心脏病的种类繁多，病变复杂，医生需要具有丰富的经验和良好的技术水平才能准确诊断和评估。因此，加强医生的培训和技能提升是提高超声影像技术在 ACHD 诊断中准确性的关键。其次，某些复杂的 ACHD 病例可能需要结合其他影像学检查方法，如心血管磁共振成像（CMR）或计算机断层扫描（CT）等，以获得更全面的诊断信息，这要求医生能熟练掌握各种影像检查技术的特点和适应证，以便为患者制订最佳的诊断和治疗方案。

随着超声影像的不断发展和完善，其在先天性心脏病诊断中的应用将更加广泛和深入。一方面，新的超声成像技术将不断涌现，如四维超声心动图、弹性成像等，这些技术将进一步提高超声影像技术在先天性心脏病诊断中的准确性和敏感性；另一方面，随着人工智能和大数据技术的应用，超声影像的自动分析和诊断将成为可能，这将提高诊断效率和准确性，为先天性心脏病的早期诊断和治疗提供有力支持。

总而言之，超声影像技术在先天性心脏病的诊断中具有重要的应用价值，其非侵入性、准确性和安全性使其成为临床实践中不可或缺的工具。随着技术的不断发展和完善，超声影像技术将进一步提高对先天性心脏病的诊断和治疗水平，为患者的健康提供更好的保障。

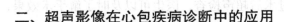

## 二、超声影像在心包疾病诊断中的应用

心包腔是壁层心包与脏层心包之间的腔隙，正常心包腔内有少量淡黄色液体润滑着心脏表面，一般不超过50mL。心包对心脏及邻近器官有一定的保护作用，限制心脏因容量负荷过重而过分扩张。心脏收缩时，心包腔内的负压有助于心房的充盈。此外，心包还具有防止肺部和胸腔的炎症向心脏蔓延的作用，并可保护肺不受心脏搏动时的撞击。心包疾病的发病率较高，临床表现和预后与心包疾病的病因、种类有关。

### (一) 超声影像在心包积液诊断中的应用

心包积液（PE）为任何原因引起的心包腔内液体量的增多。心包积液往往是心包炎的最主要表现之一，但心包炎并非必然有心包积液。根据病程心包积液可分为急性（小于6周）、亚急性（小于半年）与慢性（大于半年）。

1. 心包积液的病理与临床

（1）病理。心包积液可分为漏出性、渗出性、脓性、血性、乳糜性、胆固醇性等种类。各种病因引起的心包炎都可产生血性渗出液，但以结核病及肿瘤最为多见。充血性心力衰竭和肝硬化时心包积液为漏出液。

（2）临床表现。心包积液的临床表现与病因、积液性质、积液量以及积液产生的速度等因素有关。急性心包炎患者可有发热、气急、周身不适、乏力、心前区疼痛，咳嗽、深呼吸及平卧位时加剧。心包摩擦音是纤维蛋白性心包炎重要的特异性体征，而且随着心包积液量的增加而减轻或消失。急性大量积液者心尖搏动减弱或消失，心率快、心音弱而遥远。亚急性或慢性心包炎可出现颈静脉怒张、肝颈回流征阳性、肝大、水肿和腹水等。如果积液急剧增加或大量积液引起急性心脏压塞时，可引起明显的血流动力学异常和急性循环衰竭的临床表现，进而导致心脏停搏，是心脏创伤的急速致死原因。

2. 心包积液的超声心动图表现

（1）二维超声心动图。

第一，直接征象。心包积液的直接超声征象是心包腔内出现无回声区。

一是少量心包积液（$<100$mL），无回声区一般仅局限于左心房室沟和

左心室后壁的后方，宽度在0.5～0.8cm，心脏的前方、侧方以及心尖部通常不出现无回声区。

二是中等量心包积液（100～500mL），左心室后壁的后方出现较宽的无回声区，同时在心脏的前方、侧方、右心室前壁前以及心尖部的心包腔，出现无回声区，宽度在1.0cm左右，右心室前壁搏动增强。

三是大量心包积液（＞500mL），心脏四周均可见较宽的无回声区，宽度＞2.0cm，心尖部亦见较多无回声区。整个心脏在心包腔内明显摆动，犹如“蛙泳状”，室壁搏动受限。

四是大量心包积液或积液急速增加，左心室后壁后方出现的无回声区宽度达到3.0cm以上者可出现心脏压塞的征象，表现为右心室前壁舒张期塌陷征，也可右心房侧壁收缩期塌陷，但心脏压塞并非均与心包积液量有关，部分心脏压塞系心包内积液量短期内明显增加所致，其心包积液总量并不多。

第二，间接征象，主要包括：①漏出液或浆液性渗出性心包积液的无回声区多均匀一致。②纤维素性或化脓性积液多在无回声区内出现绒毛状、絮状回声，甚至多发分隔，尤其是结核性心包积液患者，可见脏层心包附有飘摆的多条“水草样”纤维素。③血性心包积液的无回声区透声不良，可出现密集细小的点状回声，甚至不规则团块状回声。

（2）M型超声心动图，主要包括：①少量心包积液时见左心室后壁后出现三角状无回声。②中等量心包积液时，左心室后壁后及右心室前壁前均见较宽的无回声区。③大量心包积液时上述部位无回声区在2.0cm左右，M型可出现“荡击波”特征。

3. 心包积液的超声鉴别诊断

（1）胸腔积液。胸腔积液较多时，也可在心脏的后侧方出现无回声区，但在壁层心包膜之外，将探头沿液性暗区走行至左腋中线时，可显示其与胸腔液体相连续，同时其他心脏部位未见无回声区。

（2）心包脂肪垫。心包脂肪垫多位于右心室前壁前的心包膜内外，厚度多小于8mm。回声一般较低，动态观察时其厚度变化不大。

4. 心包积液的临床价值

二维超声是诊断心包积液的最佳方法，敏感性强，不仅能够及时提供定性诊断，而且能够对积液量、积液部位和性质进行评估，还能够准确定位穿刺点或进行超声引导下穿刺治疗。

**(二) 超声影像在缩窄性心包炎诊断中的应用**

缩窄性心包炎多继发于急性或慢性心包炎，发病年龄以 20～30 岁最多，男性多于女性，最常见病因首先为结核性，其次为非特异性、化脓性、创伤性疾病和累及心包的恶性肿瘤。

1. 缩窄性心包炎的病理与临床

(1) 病理。心包缩窄部位多发在左、右心房室环及右心室前壁、左心室侧后壁。增厚、僵硬及缩窄的心包压迫心脏和大血管根部，限制了心脏的舒张，导致心排血量减少，出现代偿性心率增快。同时，心房内压增大，残余血量增多，导致两心房不同程度地扩大。

(2) 临床表现。由于右心室舒张期充盈受限，静脉回流受阻，静脉压升高，引起颈静脉怒张、肝大、腹水、胸腔积液和下肢水肿，而左心室舒张受限引起肺循环瘀血，出现呼吸困难、肺水肿等。

2. 缩窄性心包炎的超声心动图表现

(1) 二维超声心动图，主要包括：① 两心房明显增大、心室相对变小。② 心包增厚、局部回声增强、僵硬，呈“蛋壳”样改变，严重者出现钙化。尤以房室瓣环部位为主。当伴有少量心包积液或夹有干酪样物时，形成“三明治”样改变。③ 下腔静脉和肝静脉均增宽，下腔静脉宽度＞2.4cm。

(2) 彩色多普勒血流成像。通常无特异性表现，由于心房扩大、房室环扩张，可导致二尖瓣、三尖瓣相对性反流。收缩期左、右心房内见来源于二尖瓣、三尖瓣口的少量反流。

(3) 脉冲多普勒超声心动图，主要包括：①二尖瓣口舒张期充盈受限，舒张早期 E 峰速度加快，晚期减慢，E/A 比值明显增大，吸气时左心室等容舒张期延长，峰值流速减低。②二尖瓣和三尖瓣口 E 峰速度随呼吸改变显著，二尖瓣口 E 峰吸气时较呼气时下降＞25%，而三尖瓣口 E 峰吸气时较呼气时增加＞40%。二尖瓣和三尖瓣血流 E 峰减速时间缩短＜160ms。

(4) 组织多普勒超声心动图。缩窄性心包炎患者心肌运动速度减低或正常，二尖瓣环 TDI 频谱中舒张早期左心室充盈波 Ea 速度常显著升高。

3. 缩窄性心包炎的鉴别诊断

临床上主要须与限制型心肌病鉴别。两者的鉴别要点：限制型心肌病主要表现为心内膜增厚；缩窄性心包炎主要表现为心包增厚、钙化。另外，二尖瓣、三尖瓣口舒张期血流频谱的呼吸相改变可作为诊断缩窄性心包炎的主要依据。组织多普勒超声检测显示缩窄性心包炎患者心肌运动速度减低或正常，而限制型心肌病患者 Ea 速度降低，Ea $<$ 8cm/s 提示限制型心肌病的可能，而且心肌速度阶差（MVG）平均值低于正常人及缩窄性心包炎患者。

4. 缩窄性心包炎的临床价值

超声心动图对缩窄性心包炎的诊断有较为重要的价值，结合患者病史资料，综合评价超声图像表现，往往能够确立诊断，但不如 CT、MRI 敏感、准确。

# 第六章　多普勒超声在外周血管疾病诊断中的应用

多普勒超声作为一种无创、实时的检查手段，在外周血管疾病诊断中发挥着越来越重要的作用。随着医学技术的不断进步，多普勒超声技术的准确性和可靠性得到了显著提升，其在血管疾病诊断中的应用价值也日益凸显。本章重点探讨多普勒超声在颈部与四肢血管、动脉、静脉与脑血管疾病以及颅脑疾病诊断中的应用，旨在深入理解多普勒超声技术在不同血管疾病诊断中的优势与局限，为临床医生的诊断决策提供有力支持，推动外周血管疾病诊断技术的发展。

## 第一节　颈部与四肢血管的多普勒超声诊断

### 一、颈部血管的多普勒超声诊断

#### （一）颈部血管的具体认知

“颈部血管比较表浅，超声检查方便易行，彩色、频谱多普勒在二维超声基础上为颈部血管病变血流动力学评价提供了可靠参数。”① 同时，颈部动脉作为理想的窗口动脉之一，为评价全身动脉粥样硬化，特别是脑血管意外和冠心病的进程提供了无创参照。

颈部动脉主要包括颈总动脉（common carotid artery，CCA）及其分支颈内动脉（internal carotid artery，ICA）和颈外动脉（external carotid artery，ECA）、锁骨下动脉（subclavian artery，SCA）和椎动脉（vertebral artery，VA）。颈内动脉和椎动脉是脑部动脉血流的主要来源，颈部静脉主要有颈内静脉、椎静脉、颈外静脉和锁骨下静脉。

① 曹美丽．超声医学临床实践 [M]. 天津：天津科学技术出版社，2019：172.

在解剖上，左侧 CCA 起始于主动脉弓，右侧 CCA 则起始于无名动脉。在无名动脉缺如的个体中，右侧 CCA 直接起始于主动脉弓。CCA 沿颈部外侧上行，穿过甲状腺外侧，位于颈内静脉与胸锁乳突肌深部，于甲状软骨上缘分为 ICA 与 ECA。对于颈部较短个体，分叉部位较高，ICA 甚至难以探查。ICA 较 CCA 更为靠后，主要负责向脑部供血（占比为 85%），在颈部无分支。ECA 起始于 ICA 前内侧，绕至其外侧上行，在颈部有多个分支，是区分 ECA 与 ICA 的重要依据。在先天性 CCA 缺如的情况下，ICA 与 ECA 可由无名动脉或主动脉弓发出。CCA 与 ECA 在体表的投影为从胸锁关节至下颌角与乳突连线中点所做的连线。

颈内静脉沿 ICA 与 CCA 外侧下行，至胸锁关节后方与锁骨下静脉汇合成头臂静脉。颈前静脉沿颈前正中线两侧下行，在胸锁乳突肌深面汇入颈外静脉。双侧颈前静脉在胸骨上窝上间隙内通过颈静脉弓汇合。如颈内静脉仅有一条，位于中线，则称之为颈前正中静脉。ECA 沿胸锁乳突肌表面垂直下行，可汇入锁骨下静脉或颈内静脉。ECA 末端有一对静脉瓣，然而不能有效阻止血液逆流，因此，在上腔静脉回心受阻时，可能导致颈外静脉曲张。

左锁骨下动脉直接由主动脉弓发出，而右锁骨下动脉则由无名动脉发出。椎动脉是锁骨下动脉的首要分支，约 6% 的椎动脉直接起始于主动脉弓。椎动脉发出后，向上穿行至颈椎第六至第一（寰椎）横突孔，至寰椎侧缘上关节面后转，经枕骨大孔入颅。颈部椎动脉分为三段：锁骨下动脉起始处至穿入颈 6 横突孔前段（颈段）、横突孔内段（椎骨段）、出寰椎入颅段（枕段）。双侧椎动脉在颅底汇合成一条基底动脉，负责完成 15% 的脑供血，部分椎动脉直接进入颈 5 或颈 4、颈 3 横突孔。

在颅底 Willis 环的作用下，大脑前、中、后动脉之间存在吻合支，颈动脉与椎动脉间有丰富的侧支循环相通；ICA 与 ECA 主要与各自分支相连：眼动脉与颞浅动脉相连、ECA 之间有分支相通。当 ICA 或椎动脉发生阻塞时，侧支循环可提供部分血液供应。在疑似高位 ICA 阻塞的情况下，观察眼动脉分支额动脉与颞浅动脉间血流变化可作为间接评价手段，锁骨下静脉及椎静脉与同名动脉伴行。

### (二)颈部血管的多普勒检查方法

1. 颈动脉与颈静脉的检查

(1)仪器及体位：由于颈动、静脉较浅表，一般选用7.0～15.0MHz频率探头先行二维超声检查，用5.0MHz频率做多普勒检查。受检者至平卧位，颈部尽量后伸，肥胖患者可在肩下垫一小枕，检查一侧时，头颈部略向对侧转动。

(2)检查内容：颈动脉二维超声检查：要完整显示从锁骨上切迹至下颌角处颈动脉全程。探头轻触皮肤，长轴切面应尽可能地使探头平面平行于动脉，短轴切面探查时应使其垂直于动脉。长短轴切面探查应交替进行。检查时应同时注意两侧对比。甲状软骨上缘水平短轴探查颈总动脉分叉部位为膨大的卵圆形(也称颈动脉球部)，由此向上分出颈内动脉、颈外动脉；长轴探查颈动脉球部时，侧动探头向前内侧探查颈外动脉，向后外侧探查颈内动脉。获得最佳显像后，测量管壁内中膜厚度，斑块厚度，管腔或残腔内径、面积及狭窄程度。血流动力学基本正常时，二维超声是评价管腔结构的主要方法。

彩色多普勒主要用于动脉血流变化的全貌探查，包括：颈动脉各段正常或走行扭曲时的血流方向、血流性质(层流或湍流)；斑块附近涡流、湍流情形；阻塞前、阻塞段、阻塞后的血流变化；显示病灶外形轮廓和血管狭窄程度，特别是细小动脉和高度狭窄残腔的显示。

在彩色多普勒显示血流状态的基础上，将脉冲多普勒取样容积置于距颈总动脉起始上方1～1.5cm处、颈总动脉分叉后1cm处的流速最大处，分别获取颈总动脉、颈内动脉和颈外动脉血流速度频谱。在偏心性狭窄、血管扭曲时，取样容积应置于血流中部，与狭窄局部管腔平行。

多普勒夹角＞60°测量误差明显增大，也可以根据多普勒频谱形态确认血管性质。针对狭窄段，在其前、中、后分别做血流频谱分析，以确认是否存在狭窄及狭窄程度。

颈内静脉及颈外静脉探查时，应注意探头轻置，以免压迫管腔引起假性异常。

2. 椎动脉、椎静脉及锁骨下动脉的检查

在显示颈总动脉后，原位向外侧动探头，颈椎横突呈强回声伴后方声影，椎动脉显示在颈椎横突之间，适当调整取样框方向、大小及彩色多普勒增益和彩色多普勒速度标尺（scale），清楚显示椎动脉管腔内彩色多普勒血流信号。脉冲多普勒取样后进行频谱分析，分别向上、下追踪显示乳突下椎动脉之寰椎段及椎动脉入颈椎横突孔前部分。亦可于椎动脉起始部横切，显示短轴切面后，侧动探头沿椎动脉走行长轴探查其全程。椎静脉常位于椎动脉前方。

在显示颈总动脉后，继续向下追踪扫查，当探头放置在锁骨上窝向外下方倾斜，可显示锁骨下动脉。也可以在显示椎动脉后，沿椎动脉向下方连续扫查，以观察椎动脉起自锁骨下动脉处。

**（三）颈部血管检查指征与正常表现**

1. 颈部血管检查指征

无症状但有心脑血管危险因素人群（the atherosclerotic risk in community, ARIC 人群），常见危险因素包括：① 高龄、吸烟、高血压、血脂异常等；② 有症状的心脑血管病患者，如脑卒中、短暂性脑缺血、眩晕、不典型心前区痛，心绞痛、心肌梗死后患者；③ 追踪动脉粥样硬化进展和消退情况；④ 颈部血管有杂音者；⑤ 颈部血管病变介入或手术治疗前后的评价。当患者出现面部、颈部肿胀时，可进行颈部静脉血管的超声检测。

2. 多普勒超声表现

二维超声显示锁骨下动脉、颈总动脉及其分支，正常颈总动脉及其分支颈内、外动脉壁回声由外膜、中膜和内膜形成，外膜及内膜回声较强，内膜回声呈细线样，光滑平直，中膜由肌层组成，回声较低。一般情况下，测量内一中膜厚度。

彩色多普勒显示正常颈动脉血液充盈良好，颈膨大处后壁与前壁由于涡流而出现反向血流信号。95% 的患者，颈内动脉在颈外动脉侧后方，且颈外动脉有分支，易与颈内动脉分辨，但出现颈内动脉阻塞时，易将颈外动脉主干误为颈内动脉，将其分支误认为颈外动脉，此时可用颞浅动脉拍击试验，来确定颈外动脉。轻而快速地拍打颞浅动脉区，频谱顶端出现锯齿波者，为颈外动脉频谱（表 6–1）。

表 6-1　颈内、颈外动脉鉴别

| 项目 | 颈内动脉 | 颈外动脉 |
|---|---|---|
| 内径 | 大 | 小 |
| 颈部分支 | 无 | 有 |
| 颞浅动脉拍击试验 | 无 | 锯齿波频谱 |
| 位置 | 后外侧 | 前上侧 |
| 多普勒频谱 | 低阻型 | 高阻型 |

短轴切面探查时可同时显示颈动脉前方的颈内静脉，可见颈内静脉瓣回声，彩色多普勒显示连续性血流信号，多普勒频谱主要由 S、D 和 a 波组成。

正常椎动脉显示为管壁较强回声，管腔呈无回声，由于横突孔后方声影，使椎动、静脉管腔显示节段性。正常时椎动脉与同侧颈总动脉血流方向一致，椎静脉与椎动脉血流反向。

颈内动脉血流速度频谱为低阻型，收缩期曲线上升较慢，舒张期血流速度高于颈外动脉舒张期的血流速度。椎动脉血流频谱亦为单向、低阻血流。颈外动脉血流速度频谱为高阻型，收缩期曲线上升速度较快，峰顶呈尖峰状，随之迅速下降；舒张期血流速度低于颈内动脉。颈总动脉血流阻力介于颈内动脉与颈外动脉之间，收缩期可为双峰或三峰，第一峰大于第二峰，整个舒张期均有血流。

颈、椎动脉病变常用诊断参数不统一，一般包括管壁的内中膜厚度、管腔内径或面积、峰值流速、舒张末流速、频谱宽度、阻力指数、颈内动脉与颈总动脉峰值流速之比或舒张末流速之比等。

## 二、四肢血管的多普勒超声诊断

### （一）四肢血管的具体认知

1. 四肢动脉

（1）上肢动脉。腋动脉于第 1 肋[①] 外缘处续于锁骨下动脉，肱动脉走行

① 第 1 肋骨是胸廓最上方的一对肋骨，位于锁骨下端，人胸轮廓最顶部的位置。它前后分别连接胸骨和第一节胸椎，与锁骨之间的区域非常重要，因为臂丛神经、通往手臂的血管等重要组织都从这个区域通过。

于腋窝深部，至大圆肌下缘，移行为肱动脉。肱动脉沿肱二头肌内侧下行，至肘窝深部，平桡骨颈高度分为桡动脉和尺动脉。桡动脉沿桡骨平行下降至桡骨下端茎突，尺动脉先斜向内下，后沿尺骨垂直下降至腕，分别于肘窝内侧，腕部尺、桡侧，触到肱动脉、尺动脉、桡动脉的搏动，便于超声探查。

（2）下肢动脉。下肢股动脉于腹股沟中点深面续于髂外动脉，在腹股沟韧带下方 2 ~ 5cm 处发出股深动脉之后，股动脉移行为股浅动脉。继续沿股三角向下，进入内收肌管，由股前部转至肌内侧，到腘窝移行为腘动脉。腘动脉出腘窝，在腘肌下缘分为胫前动脉、胫后动脉。胫前动脉穿小腿骨间膜上部，在小腿前肌群间下行，在踝关节前方移行为足背动脉，足背动脉在股长伸肌腱和趾长伸肌腱间前行，位置表浅，在股长伸肌腱外侧可触及搏动。胫后动脉在小腿后面浅、深屈肌间下行，经内踝后方转入足底，分为足底内侧、外侧动脉，腓动脉于胫后动脉上部分出，先经胫骨肌浅而斜向外下，再沿腓肌内侧下行至外踝上方。

2. 四肢静脉

四肢静脉可分为浅、深静脉，浅静脉行于皮下，深静脉走行在深筋膜的深面或体腔内，多与动脉伴行。浅、深静脉间有丰富的吻合，浅静脉最后汇入深静脉。

（1）上肢深静脉。上肢深静脉均与同名动脉伴行，各有两条桡、尺静脉与同名动脉伴行，上臂两条肱静脉通常于胸下肌下缘处合成一条肱静脉。肱静脉位于肱动脉前方，收集上肢浅深静脉的全部血液，于第 1 肋外缘续于锁骨下静脉。

（2）上肢浅静脉。上肢浅静脉分别起自手背静脉网，沿桡侧走行的为头静脉，尺侧走行的为贵要静脉，在肘窝处两者通过肘正中静脉交通后，头静脉上行穿深筋膜注入锁骨下静脉或肱静脉。贵要静脉上行至臂中点稍下方穿深筋膜延续为肱静脉或伴随肱静脉向上注入腋静脉。

（3）下肢深静脉。下肢深静脉在小腿以下都与同名动脉伴行，两条静脉与一条动脉伴行。胫前、后静脉在腘窝下缘合成一条腘静脉（两条腘静脉的发生率占 32% 左右），穿收肌管裂孔移行为股静脉，股静脉先在股动脉外侧，后转至其内侧，于腹股沟韧带深面移行为髂外静脉，距腹股沟韧带下方 8cm 左右有股深静脉汇入股静脉。

（4）下肢浅静脉。下肢浅静脉分别起自足背静脉弓，足外侧缘为小隐静脉，经外踝后方，沿小腿后面上行，经腓肠肌两头之间至腘窝，穿深筋膜注入腘静脉；足内侧缘为大隐静脉，经内踝前面沿小腿内侧上行，过膝内侧，绕股骨内侧髁后方，再沿大腿内侧上行，渐转至前面，于耻骨结节下外方3～4cm处，接纳5条浅静脉：股外侧浅静脉、股内侧浅静脉、阴部外静脉、腹壁浅静脉和旋髂浅静脉，穿深筋膜注入股静脉。

（5）下肢交通静脉。交通是连接大小隐静脉的静脉网络，在大腿的交通静脉主要是Giacomini静脉，或者由前方到达腘窝后外侧的分支，大、小隐静脉的血管网在膝关节处非常靠近，有时在此由上、下腱膜静脉连通，腘隐静脉汇合处最常见的变异就是小隐静脉没有直接汇入腘静脉，而是在大腿后方连于Giacomini静脉。这种解剖结构使得大、小隐静脉之间血流交通，其中一支静脉的瓣膜功能不全均会导致另一支静脉血流负荷加重，从而发生继发瓣膜功能不全。

（6）下肢穿静脉。穿静脉是连接深浅静脉的重要结构，正常情况下血液通过浅静脉流向深静脉。其中，主要的穿静脉包括大腿中段的Hunter穿静脉、大腿下段的Dodd穿静脉、小腿上部的Boyd穿静脉以及小腿中下段的Cockett穿静脉。具体而言，Hunter穿静脉位于大腿中段，连接股静脉与大隐静脉系统；Dodd穿静脉或收肌管穿静脉则位于大腿下段，同样连接股静脉与大隐静脉系统；Boyd穿静脉位于髁下区域，起到沟通隐静脉系统和腘静脉或胫腓干静脉的作用；Cockett穿静脉则连接胫后静脉与后方的隐静脉分支。这些穿静脉在人体血液循环中发挥着不可或缺的作用。

### （二）四肢血管的多普勒检查方法

1. 体位检查

上肢血管检查取仰卧位，上肢外展90°或稍外展、外旋，平放于床上；下肢血管检查取仰、俯卧位，肢体稍外展、外旋，受检肢体自然放松，充分暴露于室温，静息15min后进行检查。

2. 检查内容

（1）探头频率及多普勒角度：常规采用5～10MHz线阵探头，上肢、股血管主干及膝以下血管较表浅，可选用7.5～10MHz频率；下肢股动脉分支选用5.0MHz频率。取样容积置于血管中间，与血管平行，因血管与体表位置关系，适当倾斜探头，使血流与多普勒发射夹角≤ 60°。

（2）多普勒检查方法：超声检测前，先对患肢进行体格检查，观察有无肿块、色素沉着、静脉曲张及溃疡等，触诊肢体皮温、动脉搏动情况及有无震颤，使超声科医师能快速找到可疑部位，有助于缩短多普勒检查时间，检查过程中应注意两侧肢体的对比。

利用二维超声先进行动脉全貌的检测，对受检动脉沿动脉解剖学体表标志进行逐点扫描，并与健侧进行对照。观察动脉搏动情况，走行有无异常，有无局部狭窄或扩张，管腔内膜是否增厚，有无斑块，测量内径及内—中膜厚度、斑块大小及狭窄面积；彩色多普勒显示可疑狭窄段湍流信号，包括狭窄近端、远端血流情况，脉冲多普勒在彩色多普勒检测的可疑段进行频谱分析，测量收缩期峰值流速（peak systolic velocity，PSV），作为评价狭窄程度的主要参数。四肢静脉相对较表浅，检测时探头宜轻触皮肤，观察管腔内有无异常回声，血流是否通畅及静脉瓣功能情况。

### （三）四肢血管的多普勒超声表现

1. 四肢动脉的超声表现

二维超声对不易显示类似血流回声的新鲜血栓，因斑块构成的复杂性使之对管腔狭窄程度的判断不够准确。彩色多普勒沿斑块及复杂新鲜血栓外形分布，使之易于分辨。动脉狭窄段或阻塞段因严重程度不同，彩色多普勒信号减少、混叠或信号缺失。正常下肢动脉血流频谱为三相波，收缩期为快速上升的正向波，舒张早期有少量反向血流形成反向波，舒张晚期为低速正向波，此波在动脉收缩时消失，充血时增强。四肢动脉频谱除腋动脉类似下肢动脉外，肱、尺、桡动脉频谱均为单向有持续舒张晚期的血流频谱。正常下肢动脉血流参数见表6–2、表6–3。

**表6–2　正常上肢动脉管径及血流参数（$\bar{x} \pm s$）**

| 血管 | D/mm | Vs/（cm · s$^{-1}$） | Vr/（cm · s$^{-1}$） | Vd/（cm · s$^{-1}$） |
|---|---|---|---|---|
| 腋动脉 | 4.3 ± 0.8 | 92.3 ± 26.4 | 25.0 ± 7.2 | 22.0 ± 6.4 |
| 肱动脉 | 3.1 ± 0.7 | 75.0 ± 23.3 | 20.0 ± 7.0 | 17.0 ± 5.2 |

续表

| 血管 | D/mm | Vs/（cm · $s^{-1}$） | Vr/（cm · $s^{-1}$） | Vd/（cm · $s^{-1}$） |
|---|---|---|---|---|
| 尺动脉 | 2.1 ± 0.3 | 44.0+10.2 | 4.3 ± 4.1 | 27.0 ± 4.2 |
| 桡动脉 | 2.3 ± 0.4 | 44.6+12.6 | 5.0 ± 4.8 | 20.0 ± 4.0 |

**表 6–3　正常下肢动脉血流参数（$\bar{x}$ ±s）**

| 血管 | D/mm | Vs//（cm · $s^{-1}$） | Vr/（cm · $s^{-1}$） | Vd/（cm · $s^{-1}$） |
|---|---|---|---|---|
| 股总动脉 | 7.9 ± 1.3 | 97.0 ± 22.3 | 35.9 ± 8.2 | 14.6 ± 8.2 |
| 股浅动脉（近） | 6.7 ± 1.3 | 85.0 ± 24.7 | 30.2 ± 9.2 | 12.7 ± 6.1 |
| 股浅动脉（远） | 6.2 ± 1.1 | 74.0 ± 21.3 | 30.0 ± 9.8 | 12.5 ± 6.2 |
| 腘动脉 | 5.5 ± 1.0 | 62.0 ± 13.6 | 25.8 ± 9.1 | 10.8 ± 6.4 |
| 胫前动脉（近） | 3.8 ± 0.6 | 51.0 ± 14.5 | 19.0 ± 9.7 | 10.0 ± 5.2 |
| 胫后动脉（远） | 2.4 ± 0.4 | 46.0 ± 17.5 | 10.0 ± 7.0 | 8.5 ± 4.7 |
| 足背动脉 | 2.3 ± 0.4 | 41.0 ± 11.4 | 8.0 ± 6.0 | 6.0 ± 4.2 |

2. 四肢静脉的超声表现

静脉内径大于伴行动脉内径，管壁较动脉薄，彩色多普勒表现为持续性回心血流信号。挤压上肢远侧静脉，正常时近侧静脉流量无明显增加；由于上肢静脉容量小，静脉血流受呼吸的影响小。吸气时由于腹内压增高，下肢静脉回流减少；远侧下肢静脉血流受呼吸影响小。足背屈或挤压下肢时出现静脉血流增加。瓦氏动作时，下肢静脉可出现短暂反向血流，用以关闭静脉瓣。

由于大腿穿静脉的静脉曲张经常会在治疗后复发，Cockett 穿静脉与皮肤的营养改变有关。因此，对穿静脉的检查也是必需的。可能的话，可以沿着瓣膜功能不全或者曲张的大、小隐静脉进行追踪检查，在穿静脉穿过深筋膜的二维横切图像上测量其直径，纵切面上观察彩色或者多普勒血流，通过瓦氏动作或者远端挤压实验观察检查瓣膜功能。正常下肢静脉内径及血流参数见表 6–4。

**表 6–4　正常下肢静脉内径及血流速度（$\bar{x}$ ±s）**

| 参数 | 股总静脉 | 股浅静脉 | 股深静脉 | 腘静脉 | 大隐静脉 |
|---|---|---|---|---|---|
| 内径（mm） | 7.75 ± 1.25 | 6.02 ± 0.94 | 5.05 ± 0.54 | 5.58 ± 0.63 | 4.03 ± 0.46 |
| 速度（cm/s） | 27.13 ± 4.71 | 23.85 ± 3.42 | 24.50 ± 4.12 | 15.85 ± 2.38 | 16.52 ± 5.11 |

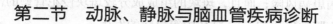

# 第二节　动脉、静脉与脑血管疾病诊断

## 一、动脉疾病的诊断

### （一）动脉硬化闭塞症

动脉硬化是指动脉壁增厚、变硬、失去弹性等病理变化的总称，可累及大、中、小三类动脉。常见的动脉硬化有三种，即动脉粥样硬化、动脉中层钙化和小动脉硬化。其中，动脉粥样硬化对人类健康危害最大，病变常累及大、中动脉，以动脉分叉及血管弯曲的凸侧面为好发部位。发病机制尚未完全明了，高脂血症、高血压、吸烟、糖尿病等是其发病的危险因素。动脉粥样硬化的临床表现多由病变造成的血管狭窄所致，包括心肌缺血、眩晕、间接跛行等。

1. 病理解剖与血流动力学

动脉壁由内、中、外三层组织组成。内（层）膜表面覆盖一层扁平上皮，以保持内膜面光滑，避免血栓附壁；中层（膜）是血管壁的主体，大动脉及其大分支血管中层主要由弹力纤维构成；动脉外层（膜）由不完整的弹力纤维、疏松结缔组织等构成。动脉发生硬化时病变主要在内层和中层。动脉粥样硬化早期表现为脂质条纹形成，始于儿童期，呈黄色点状或条状病变，微隆起或平于内膜面，主要是脂质沉积。含脂质的细胞形成泡沫细胞。上述病变可自然消退或发展扩大，脂质沉积增多，纤维组织增生，则形成斑块。随着斑块增大，在血流冲击或血管壁痉挛等因素作用下，斑块周围小血管破裂出血，形成血肿，继而斑块破裂形成溃疡，有钙化、溃疡及血栓形成的斑块称为复合性斑块。当斑块较大时，可引起管腔严重狭窄，甚至闭塞。早期动脉粥样硬化血流动力学无明显改变。当管腔狭窄严重时，血流加速；若狭窄段较长，则血流缓慢。

2. 多普勒超声的表现

（1）彩色多普勒。动脉粥样硬化在二维超声表现为内膜增厚，并凸入血管腔内。当内—中膜厚度≥1.0mm为内膜增厚，局限性≥1.5mm定义为斑块。最新研究表明，内—中膜厚度的渐进性变化较内—中膜厚度本身更能预测冠心病患病风险；而且，斑块的组成成分较斑块侵犯管壁的范围更能较好地预测心脏性猝死和（或）脑卒中等急症的发生。

当病变累及中膜时，管壁的三层结构消失，出现大小不等的斑块，呈局限性或弥漫性分布。以胸锁乳突肌回声为基准，斑块回声可分为低回声、中等回声和高（强）回声三种。根据回声分布是否均匀，分为均质和不均质回声斑块。低回声者较胸锁乳突肌回声低，超声检查有时难以探查到，此时应同时采用彩色多普勒超声进行探查。中等回声斑块回声与胸锁乳突肌相似或稍强，但较动脉外膜回声低。斑块出血或坏死后的钙化则表现为强回声，甚至后方伴有声影。根据斑块内超声造影后增强特点可分为易损斑块及稳定斑块。易损斑块造影增强后特点是可见由周边向内部呈密度较高的点状或线状增强；稳定斑块则斑块内无增强或周边及内部呈稀疏点状增强。超声检查原则上不易判断斑块是否出血或出现溃疡，因前者不易与脂质沉积的回声区分，后者也易与软组织成分相混淆。彩色多普勒可显示斑块处彩色充盈缺损，管腔内可出现明亮或五彩镶嵌样血流信号；当狭窄段较长时，彩色多普勒显示狭窄处细小血流束；动脉闭塞时，则无血流信号显示或闭塞动脉近端出现反向血流。

（2）频谱多普勒。用于评价动脉狭窄程度的频谱多普勒血流参数有收缩期峰值血流速度、舒张期血流速度及收缩期颈内或颈外动脉峰值血流速度与同侧颈总动脉收缩期峰值血流速度比值（ICA 或 ECA/CCA）。

动脉狭窄＜50%时，狭窄处收缩期峰值流速无明显变化或轻度升高，可存在频谱增宽；舒张期血流速度保持正常。频谱颈总动脉分叉及颈内动脉可见较强回声斑块，部分后方伴着声影。颈内动脉管腔内较多低回声，为动脉硬化引起的血栓形成，彩色多普勒显示狭窄处血流加速，色彩明亮。

多普勒主要用于评价大于50%的动脉狭窄。由于狭窄可能仅发生在一个小范围内，所以在探查时应注意改变取样容积以测得最高血流速度，否则易低估狭窄程度。但无论何种程度的动脉狭窄，狭窄区收缩期峰值流速均受狭窄段长度的影响，即狭窄段越长，狭窄区血流速度越低。狭窄≥50%时，狭窄处舒张期血流速度也加快，当狭窄＞70%时，血流速度快速上升，因此狭窄区舒张期血流速度适于用来评价高度颈动脉狭窄。动脉闭塞时，记录不到血流频谱或阻塞动脉近端血流反向，动脉内可出现血栓回声。

收缩期峰值血流速度与舒张期血流速度与血压、心排出量、外周血管阻力及动脉顺应性有关，且受狭窄区侧支循环的影响，此时，ICA/CCA 或 ECA/CCA 比值则可更好地反映狭窄程度。

动脉狭窄后区域可出现频谱增宽，其血流紊乱程度大体上与狭窄程度成一定比例，有学者应用其来判定血管狭窄程度，并对其紊乱程度进行了分级。轻度紊乱时，收缩期和舒张期血流频谱均增宽，但还有透声窗；中度紊乱时，频谱充填，但不是特异表现；重度紊乱时则表现为频谱充填、频谱轮廓线不清晰及同时出现前向和反向血流信号。动脉狭窄后区域血流重度紊乱时提示动脉狭窄 70% 以上。另外，严重的动脉狭窄在其狭窄后区域压力突然下降，导致狭窄后区域血流加速时间延长，加速度下降。

颈外动脉由于血管迂曲、颈外段有分叉，所以二维超声不易判定血管狭窄程度，可应用多普勒法，但报道较少。有作者认为，ECA/CCA 比值≤可判定不大于 50% 颈外动脉狭窄；≥ 2 可判定不小于 70% 颈外动脉狭窄。椎动脉狭窄程度评价较少研究，目前公认的标准见表 6–5。

**表 6–5　脉冲多普勒椎动脉起始段狭窄程度评价**

| 狭窄程度（%） | 收缩期峰值速度 PSV（cm/s） | 舒张末期峰值速度 EDV（cm/s） | PSV 起始段 /PSV 椎间隙段 |
|---|---|---|---|
| 正常或＜ 50% | ＜ 170 | ＜ 34 | ＜ 2.5 |
| 50% ~ 69% | ≥ 170，＜ 200 | ＞ 34，＜ 60 | ＞ 2.5，＜ 4.1 |
| 70% ~ 99% | ≥ 200 | ≥ 60 | ＞ 4.1 |
| 闭塞 | 无血流信号 | 无血流信号 | 无血流信号 |

二维超声长轴和短轴切面联合应用可明确显示斑块的位置、大小及回声特点，单纯长轴切面观察易错误估计狭窄程度。结合彩色多普勒可对＜ 50% 狭窄进行评价，狭窄程度＞ 50% 时频谱多普勒应用价值较大。频谱脉冲多普勒尚可对狭窄远端及近端血流进行评估，间接判定血管狭窄程度。应多种评价指标综合运用，当各项指标判定的狭窄程度出现不一致时，需重新仔细进行有关指标检测，尤其是 ICA/CCA 比值正确与否依赖于速度测量的准确性。血管内超声检查则可通过计算狭窄管腔面积与中膜水平短轴切面面积比来估计血管狭窄程度。必要时可行磁共振血管造影或增强检查。

## (二)多发性大动脉炎

多发性大动脉炎是因主动脉及其主要分支的慢性进行性非特异性炎症病变而引起的不同部位血管狭窄或闭塞。病变常累及两支以上血管，发生在大动脉不同部位及分支，故常称为多发性大动脉炎。病因未明，多发于青年女性。

1. 病理解剖与血流动力学

该病累及最多的血管为锁骨下动脉及颈动脉，其次为无名动脉、腹主动脉和肾动脉，少数为肠系膜上动脉、腹腔动脉及髂动脉，病变也可波及肝动脉、脾动脉及冠状动脉等，文献报道肺动脉累及多见，约占50%。

形态改变以动脉中膜受累为主，继之引起以内外膜广泛纤维增生为主的全层动脉炎。受累动脉出现管壁广泛而不规则的增厚及变硬，内膜不同程度增厚，管腔狭窄或闭塞。部分内膜见表浅糜烂、坏死及溃疡形成，表面有血栓附着。

根据受累动脉部位不同，可分为三种或四种类型：三种类型分为头臂动脉型，主、肾动脉型及混合型；四种类型分为头臂动脉型，胸、腹主动脉型（病变累及胸主动脉或腹主动脉）、肾动脉型及混合型。以下分析三型分类法。

(1) 头臂动脉型病变在主动脉弓及其分支，双侧颈动脉不同程度狭窄，椎动脉表现代偿性扩张，血流增加，如出现无名动脉或一侧锁骨下动脉起始部50%以上狭窄或闭塞时，则可能发生锁骨下动脉盗血综合征。

(2) 主、肾动脉型病变在胸、腹主动脉及其分支，胸、腹主动脉及肾动脉不同程度狭窄，导致肾脏及下肢供血不足。

(3) 混合型又称广泛型，同时具有上述两种类型的特征。

2. 多普勒超声的表现

(1) 彩色多普勒。二维超声显示病变血管壁（锁骨下动脉、颈动脉、主动脉等）广泛而不规则增厚，回声不均匀，管腔不同程度狭窄或闭塞，血管狭窄可呈局限性，亦可表现较长段血管。受累血管均在两支以上。轻度血管狭窄，彩色多普勒血流显像仍呈单一色泽，随着血管狭窄程度加重，血流束呈五彩镶嵌样，较长段血管严重狭窄，可显示低速单色（蓝色或红色）细小血流束。狭窄段未显示彩色血流信号提示血管腔闭塞。少数严重颈总动脉狭

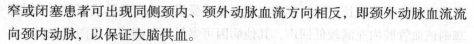

窄或闭塞患者可出现同侧颈内、颈外动脉血流方向相反，即颈外动脉血流流向颈内动脉，以保证大脑供血。

（2）频谱多普勒。局限性血管狭窄＞50%，表现为血流速度加快，频谱增宽甚至呈充填型；少数严重、长段血管狭窄可测及低速血流；血管闭塞则测不到血流信号。

二维超声显像、彩色及频谱多普勒技术可以对多发性大动脉炎做出准确诊断，并可提供病变血管部位、狭窄程度及血流动力学信息。颈动脉粥样硬化患者发病年龄在中年以上，常伴有高血压、冠心病及糖尿病等病史，血管狭窄是由不同回声强度的粥样硬化斑块引起的，多表现为局部性血管狭窄，较易与大动脉炎引起的血管狭窄鉴别。超声检查仅能显示主肺动脉及左右肺动脉分支，远端肺血管不能显示，肺动脉受累检出困难，如须明确血管病变，仍须依赖 DSA 检查。

### （三）锁骨下动脉盗血综合征

锁骨下动脉盗血综合征是由于锁骨下动脉或无名动脉近端狭窄或闭塞，出现患侧椎动脉压力下降，血液反流，灌注患侧上肢，引起脑及上肢缺血的一组临床综合征，多由动脉粥样硬化及多发性大动脉炎引起。

1. 病理解剖与血流动力学

动脉粥样硬化早期表现锁骨下动脉起始段内膜不规则增厚，累及中膜时出现大小不等的斑块，斑块可出现纤维化或钙化，致血管局限性狭窄或闭塞。多发性大动脉炎累及无名动脉或锁骨下动脉起始处动脉壁全层，管壁不规则增厚，管腔狭窄或闭塞。无论何种原因导致锁骨下动脉或无名动脉狭窄或闭塞，均引起患侧椎动脉与锁骨下动脉之间压力差发生变化，使椎动脉血流部分或全部反向流入锁骨下动脉远端。盗血发生程度不同，严重者可出现脑及上肢供血不足。

2. 多普勒超声的表现

（1）彩色多普勒。右锁骨上窝及胸骨上窝检查右锁骨下动脉及无名动脉，胸骨上窝探查左锁骨下动脉起始处，其病因不同，二维图像表现各异。动脉粥样硬化表现锁骨下动脉起始段内中膜不规则增厚，粥样硬化斑块形成，管腔狭窄，超声表现为低回声或较强回声；大动脉炎引起狭窄，其增厚管壁呈低回声，狭窄段较长，同时有两支以上血管受累。无名动脉或锁骨下动脉闭塞则该血管腔内充满较低回声。其他病因可参见原发病的二维图像表现。将彩色取样框同时显示颈动脉和椎动脉血流，正常情况下，无论彩色取样框角度如何倾斜，颈动脉及椎动脉血流方向都是一致的。当锁骨下动脉或无名动脉中度以上狭窄时，患侧椎动脉彩色血流在心动周期中会出现红、蓝交替现象，或与颈动脉血流方向完全相反，健侧与患侧椎动脉血流方向在同样彩色取样条件下血流完全相反。狭窄的锁骨下动脉或无名动脉彩色血流呈五彩镶嵌样，如血管闭塞则无血流信号显示。

（2）频谱多普勒。锁骨下动脉盗血的椎动脉频谱具有特征性改变，表现为不同时相患侧椎动脉出现反向血流频谱，健侧椎动脉代偿性的血流速度加快及血流量增加。根据血流频谱与心动周期的不同时相关系，一般将盗血分为：① 收缩期切迹（隐匿性盗血）；② 血流方向部分逆转，血流方向为收缩期反向，舒张期正向（部分型盗血）；③ 血流方向完全逆转，整个心动周期血流方向反向（完全型盗血），亦可根据盗血程度推测锁骨下动脉起始段或无名动脉狭窄程度。在判断椎动脉反向血流时，要连接心电图，并注意双侧椎动脉检查条件一致，以便比较。

超声多普勒技术通过检测椎动脉血流方向、时相及频谱形态可明确锁骨下动脉盗血综合征的诊断，并判断锁骨下动脉或无名动脉狭窄程度。彩色多普勒血流显像结合二维超声有助于寻找锁骨下动脉盗血综合征的病因。超声诊断技术已成为临床上锁骨下动脉盗血综合征诊断及病因判断的可信赖的检查方法，对个别病因不明确的病例可结合血管造影进行检查。

**（四）动脉瘤**

动脉瘤（artery aneurysm，AN）根据其结构可分为真性、假性及动脉夹层三种，动脉瘤多发于肢体动脉。较大动脉瘤可对相邻器官造成压迫症状，瘤内血栓脱落会出现远端动脉栓塞表现，局部胀痛，检查时可扪及搏动性肿块，并可闻及收缩期杂音。创伤性动脉瘤则有明确外伤史。

1. 病理解剖与血流动力学

真性动脉瘤主要由中膜平滑肌萎缩，弹力膜断裂，局部管壁变薄，在血流冲击下局部逐渐膨出形成。瘤壁由动脉壁全层构成，瘤腔内可有附壁血栓形成。假性动脉瘤多由外伤所致，由于局部血管壁破裂，形成较大血肿，血肿外可仅有外膜层甚至仅为血管周围组织包绕，构成瘤壁。早期血肿内面直接与血管腔相通，晚期血肿机化，其内层面可有内皮细胞覆盖。动脉夹层由于血管内膜破裂，血流经裂口注入管壁中层，或因中膜囊性退变坏死及滋养血管破裂出血导致动脉中层分离，形成真、假两腔，真腔内血流速度快，假腔血流速度慢，血流方向亦可相反。瘤体可向内膜穿破，破裂口可有多处。

2. 多普勒超声的表现

(1) 彩色多普勒。

第一，真性动脉瘤二维超声显像病变动脉局部呈梭形或球形明显扩张，其两端均与动脉相连，管壁结构连续性好。瘤腔内可出现不同强度异常回声为血栓形成。彩色多普勒显示瘤内血流缓慢，可出现旋流。

第二，假性动脉瘤二维超声显示动脉壁局部出现无回声肿块，动脉管壁连续中断，无回声区与动脉相通，内可出现旋转“云雾样”的回声。瘤内常合并附壁血栓，新鲜和陈旧性血栓回声分别表现为低回声或较强回声。彩色多普勒表现为瘤体内呈漩涡状红蓝相间血流信号，破裂口处可见收缩期五彩血流进入瘤体，舒张期返回动脉。其破口处往返彩色血流是诊断假性动脉瘤的主要指标之一

第三，动脉夹层二维超声长轴及短轴切面可显示动脉腔内一条或两条线性回声，随心动周期摆动，收缩期真腔向假腔侧移动，舒张期相反，真假腔宽窄取决于分离程度，破裂口亦可显示。真腔内血流速度快，色泽明亮，假腔血流速度慢，颜色暗淡。有时破口处见真假腔双向血流，较长段夹层由于分离内膜摆动，会使真假腔血流方向相反，即真腔呈蓝色血流信号，假腔则呈红色血流信号，或真腔呈红色血流信号，假腔呈蓝色血流信号。有时由于假腔内血流速度缓慢，甚至可能形成血栓。

(2) 频谱多普勒。

第一，真性动脉瘤瘤体内可检出低速双向血流频谱。

第二，假性动脉瘤依据取样容积位置不同，瘤内可有不同时相及方向的血流频谱，破口处见整个心动周期的双向湍流频谱。

第三，动脉夹层真腔内为高速血流频谱，假腔内为低速血流频谱。

二维及多普勒超声能对真性、假性动脉瘤及动脉夹层的部位、大小和

血流动力学变化做出准确诊断。超声检查应作为临床诊断动脉瘤首选影像学方法，对于降主动脉夹层或须明确其血流出入口部位及确切病变累及范围，尚需行血管造影检查。

### （五）动静脉瘘

动静脉瘘（Arterio-venous fistula，AVF）是动、静脉间存在异常通道，全身大、中、小动静脉均可发生，四肢血管发生率高，根据病因可分为先天性和创伤性动静脉瘘。创伤性动静脉瘘有明确外伤史。临床表现为患肢肿胀、疼痛，患处有搏动感，并可闻及连续性杂音。

1. 病理解剖与血流动力学

由于动脉与静脉的直接交通，使高压的动脉血流直接进入低压静脉腔内，造成静脉回心血流增加，静脉扩张，心脏容量负荷过重，严重时出现心脏扩大。由于动静脉分流，可致远端动脉血流量下降，重者可出现供血不足。

2. 多普勒超声的表现

（1）彩色多普勒。二维超声显像直接显示动静脉瘘口，近瘘口处静脉明显增宽，甚至呈瘤样扩张，动脉内径增宽或正常。瘘口处五彩样血流从动脉分流至静脉，持续整个心动周期，靠近瘘口处血流色泽明亮，瘤样扩张静脉内可出现旋流。

（2）频谱多普勒。瘘口处检测到高速双期动脉至静脉分流频谱。瘘口近心端动脉血流速度加速，呈低阻型频谱。由于分流量大，靠近瘘口远心端静脉血流方向可与健侧相反。静脉内脉动样血流频谱是诊断动静脉瘘的主要依据。

二维超声可清楚显示动、静脉内径及管壁图像，彩色多普勒直接显示动静脉间瘘口的分流，频谱多普勒显示整个心动周期单向高速动静脉分流，在静脉内测得动脉样血流信号，即可明确诊断。

### （六）血栓闭塞性脉管炎

血栓闭塞性脉管炎简称脉管炎，也称 Buerger 病，是以肢体中小动脉栓塞为主的慢性和节段性血管疾病，伴行静脉常受累，血栓较为常见。病因不明，可能与自身免疫有关。吸烟、寒冷、潮湿、外伤及营养不良是该病的诱因，发病以20～45岁的男性为主（占95%以上），大多有长期吸烟史。早期四肢发凉、麻木、间歇性跛行，随着病情加重疼痛加重，以夜间为主，逐渐出现静息痛，日夜难眠，约有一半患者伴游走性血栓性浅静脉炎，可反复发作，导致小腿或足部皮肤增厚变形，出现趾端溃疡。患肢足背动脉、胫后动脉搏动减弱或消失。

1. 病理解剖与血流动力学

主要累及四肢远端中小动脉，下肢动脉受累者约80%，两侧下肢常先后发病，也可波及伴行静脉及浅静脉。病变段近心端及两段闭塞之间的动脉多属正常，血管壁呈节段性非化脓性炎症，继而形成血栓，管腔阻塞，急性期与慢性期反复作用，可致肢端坏疽、溃疡。

2. 多普勒超声的表现

（1）彩色多普勒。病变动脉呈节段性，内膜增厚，腔内可见血栓，管腔部分狭窄或闭塞。血管搏动减弱或消失，伴行静脉可出现血栓或狭窄。彩色多普勒显示病变处血管内血流变细或消失呈闪烁样或虫蚀样。

（2）频谱多普勒。动脉频谱失去正常外形，峰值流速降低，由三相波变为单峰，管腔闭塞时，记录不到动脉频谱。

本病好发于青年男性，多累及小动脉，彩色血流信号变化是其特点。本病应与动脉粥样硬化和多发性大动脉炎鉴别。动脉粥样硬化多发生于45岁以上男性除吸烟史外，多伴有高血脂、高血压及糖尿病等危险因素，病变以大动脉起始段为主，声像图可见粥样硬化斑块形成，腘动脉以下动脉粥样硬化相对少见。大动脉炎主要波及主动脉及其主要分支，多见于青年女性，发病时以一系列变态反应症状及体征为主，声像图可见大动脉内膜增厚、管腔狭窄或闭塞形成。

## 二、静脉疾病的诊断

### （一）上腔静脉综合征

上腔静脉综合征（superior vena cava syndrome，SVCS）是由于上腔静脉受邻近病变侵犯、压迫或腔内血栓形成等原因引起上腔静脉部分或完全性阻塞，从而导致上腔静脉血液回流障碍的一组临床综合征，通常是一种由肿瘤引起的临床急症。上腔静脉综合征的病因较为复杂，任何上纵隔的原发或转移性肿瘤，上腔静脉内外的炎性病变，均可导致上腔静脉综合征。20世纪50年代前多为“良性”阻塞，主动脉瘤及纵隔炎是常见病因，近年来常见病因已明显发生改变，以恶性肿瘤引起者居多，占85%~90%。留置静脉途径即中心静脉管及静脉输液营养管和经静脉安装起搏器等成为目前上腔静脉综合征不可忽视的病因。

1. 病理解剖与血流动力学

由于上腔静脉本身血管壁薄，没有静脉瓣，静脉压较低，上部又固定于上纵隔，邻近有升主动脉、右肺动脉及右主支气管等结构，下部分被固定在心包内，因此容易发生阻塞。上腔静脉阻塞后血液可通过侧支循环引流到下腔静脉进入右房。有时最早的症状是发现衣领变紧，眼眶周围肿胀。其表现主要取决于阻塞部位、程度及侧支循环建立情况。轻度阻塞可无任何症状或为原发病的症状所掩盖，一旦阻塞明显，则症状和体征就很典型。主要表现：① 上半身水肿，包括颜面、眼睑、颈部和上肢水肿，颜面皮肤呈特有的紫红色；② 头面、颈、躯干上部浅静脉扩张，上半身静脉压明显升高，而下肢静脉压正常；③ 邻近脏器受累的表现如咳嗽、气短，严重时呼吸困难，端坐呼吸，甚至吞咽困难，声嘶；④ 中枢神经系统表现为头晕、恶心及精神失常，严重者视盘水肿及呕吐，甚至晕厥、昏迷。患者在卧位或头低位时症状加重，而坐位或站立位时症状减轻。

超声对上腔静脉狭窄程度的分级标准参考外周血管狭窄程度的判定标准，并结合狭窄段长度。外压型患者上腔静脉狭窄率＜50%，狭窄段长度为19.93mm ± 10.90mm，为轻度狭窄；上腔静脉狭窄率为50%~75%，狭窄段长度为25.46mm ± 14.98mm，为中度狭窄；上腔静脉狭窄率＞75%，狭窄段长度＞60mm ± 16.89mm，为重度狭窄或闭塞。

2. 多普勒超声的表现

(1) 彩色多普勒。

第一，外压型上腔静脉综合征。肿瘤性外压者表现为上腔静脉旁占位病变使管壁受压、变形，该侧壁突向管腔，致使管腔狭窄。其中，外压合并管壁浸润者，尚见管壁结构不清，连续性中断。右锁骨下动脉假性动脉瘤所致外压者，上腔静脉管壁连续性好。

第二，腔内型上腔静脉综合征。多见于各种原因引起的上腔静脉血栓，上腔静脉腔内强弱不等的回声，与管壁间有界限。病程长者，血栓机化，回声较强，病程短者则回声较弱。

第三，其他。上腔静脉瘢痕性狭窄时，超声见病变处管壁增厚，回声增强，管腔内径变细，其周围组织无异常。

彩色多普勒超声显示上腔静脉腔内异常血流信号。外压型常见狭窄局部五彩镶嵌血流束，其近端血流信号变弱，远端管腔内血流呈漩涡状；腔内型患者见彩色血流信号变弱，并出现不同程度的彩色充盈缺损。除上腔静脉显示异常外，上腔静脉主要属支（包括无名静脉、锁骨下静脉、颈内及颈外静脉等）中某一支或多支内径扩张，扩张的管腔内常见“云雾状”回声，实时观察见其缓慢流动。有血栓形成时，见血栓回声，彩色多普勒显示血流信号减弱或彩色充盈缺损。

（2）频谱多普勒。

第一，上腔静脉频谱形态。正常上腔静脉频谱主要由S波、D波、VR波和AR波组成。S波、D波血流速度随性别不同略有差异。一般而言，正常人的S波及D波的峰值速度分别为：49.5cm/s ± 7.8cm/s，26.2cm/s ± 11.6cm/s（男性）；51.2cm/s ± 10.1cm/s，22.3cm/s ± 10.6cm/s（女性）。

上腔静脉狭窄处可记录到湍流频谱，频谱形态异常。外压型伴轻度狭窄者上腔静脉频谱各波清晰能辨，血流速度轻度加快；外压型伴中度狭窄者频谱呈宽带、连续性、全填充状，收缩期S波、舒张期D波难以分辨；外压型伴重度狭窄者，其血流频谱呈低幅宽带、连续性、全填充状频谱。有学者报告外压型上腔静脉综合征，当上腔静脉阻塞严重，甚至完全阻塞时，上腔静脉血流频谱中的S波消失，向心波仅呈现低速、宽带的D波。腔内型表现为上腔静脉低速状，期相性变化不明显。

第二，上腔静脉血流速度。上腔静脉综合征患者因病因不同和上腔静脉狭窄程度不同，血流速度不同。肿瘤外压型伴轻中度狭窄、肿瘤外压型伴重度狭窄及腔内型上腔静脉综合征患者上腔静脉血流峰值速度分别为198.0cm/s ± 26.09cm/s、25.34cm/s ± 19.47cm/s、16.4cm/s ± 6.91cm/s。多数外压型上腔静脉血流速度加快，而对于外压型合并上腔静脉狭窄段较长的重度狭窄者，由于存在一定的狭窄长度，病变局部上腔静脉壁膨胀性下降，血管内外压力差的作用不能引起上腔静脉壁的相应膨胀，使阻力不能相应降低，狭窄处的压力阶差反而较小，故其血流速度减慢，甚至记录不到血流频谱。腔内型上腔静脉血流速度减慢，其主要原因是上腔静脉腔内有一定长度的血流瘀滞带，血流阻力增加，同时该类患者上腔静脉内膜常有损伤，其内膜面的粗糙也增加了血流的阻力，导致血流速度变慢。

第三，呼吸运动对上腔静脉综合征患者上腔静脉血流频谱变化的影响。上腔静脉综合征患者上腔静脉的血流频谱在呼吸周期中的变化较小。

无论外压型还是腔内型，其上腔静脉血流频谱的峰值速度在吸气相与呼气相中无明显差异。正常上腔静脉血流频谱之所以受呼吸时相影响大，与上腔静脉壁薄、光滑、富弹性且其位置固定于中上纵隔有关。在上腔静脉综合征时，上腔静脉壁的正常结构及功能被破坏，呼吸周期对其影响随之减小，血流动力学在呼吸周期中正常变化消失，血流频谱呈现异常特征性变化。

既往上腔静脉综合征的诊断多借助其他影像学手段，随着探测方法及超声换能器工艺改进，超声技术可清晰显示上腔静脉冠状及矢状位的全程结构。切面超声图像可显示病变区的血管形态、走行及其内膜的光滑度；多普勒超声心动图可发现上腔静脉血流频谱的形态特征及其随心动周期、呼吸周期的变化，确定病变与心脏、胸腔大血管的毗邻关系，提供病因诊断，指导临床上腔静脉综合征的诊断及疗效评价。

### （二）下肢深静脉血栓

深静脉血栓（deep venous thrombus, DVT）是一种常见的静脉阻塞性疾病，多发生于下肢深部静脉，目前具体发病率尚未确定。深静脉血栓常起于小腿肌间静脉或比目鱼肌内静脉窦，并可形成继发性血栓，延及腘静脉和股静脉甚至下腔静脉，可并发肺动脉栓塞。以往深静脉血栓的诊断依靠临床表现，辅助一些用于明确病变范围的物理检查，如体积描记法和静脉造影等。令人遗憾的是，典型的临床表现如下肢疼痛、肿胀、Ho-mans 征[①] 等仅出现

① 即直腿伸踝试验。检查时嘱患者下肢伸直，将踝关节背屈时，由于腓肠肌和比目鱼肌被动拉长而刺激小腿肌肉内病变的静脉，引起小腿肌肉深部疼痛，为阳性，提示小腿深静脉血栓形成）

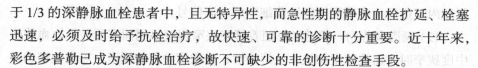

于1/3的深静脉血栓患者中，且无特异性，而急性期的静脉血栓扩延、栓塞迅速，必须及时给予抗栓治疗，故快速、可靠的诊断十分重要。近十年来，彩色多普勒已成为深静脉血栓诊断不可缺少的非创伤性检查手段。

1. 病理解剖与血流动力学

静脉血栓的形成是多方面因素促成的结果，包括血流淤滞、内皮损伤及高凝状态等。此时，血小板粘连于瓣膜窦或管壁的内膜上，随之血小板聚集、纤维素网沉积、白色血栓形成，血栓堵塞血管后血液凝固，形成红色血栓。小静脉起源的血栓约80%来自小腿静脉丛，较大静脉起源者则约60%来自骨盆和大腿的大静脉。下肢静脉有丰富的静脉瓣，瓣窦周围的旋流状态易促进血栓在局部形成。血栓的部分溶解可激发炎症，并发生机化，几周内可形成许多小管道而再管化，使血流恢复一定程度的通畅。

2. 多普勒超声的表现

(1) 彩色多普勒。

第一，急性期时，静脉管腔内充满实质性的较低回声，管腔内径常扩大，彩色多普勒表现为血流信号消失或血流充盈性极差。血栓形成时间较长时，腔内出现弥散点状、条索状或斑片状较强回声，正常纤细的管壁因静脉壁炎症和血栓附着而回声增强，粗糙不平。彩色多普勒显示正常静脉腔内单一、边缘光滑、饱满完整的血流束此时变得宽窄不一、边缘不整、形态不规则，色彩不均，还可出现红、蓝相间的血流信号，腔内色彩缺失处往往是栓子存在的部位。

静脉血流信号消失和(或)波形随呼吸的时相性变化消失，阻塞段的血流信号及血流速度不因激发试验增强。

第二，静脉血管的可压缩性消失。静脉可压缩性包括：① 较大的静脉如股静脉内径在正常人随Valsalval动作[①]可有50%~200%的增大。静脉血栓时，增大则十分有限或保持原状。② 正常静脉腔大小可因外压而使该节段静脉塌陷，并随着管腔的塌陷，腔内血流信号消失。深静脉血栓时，阻塞段血管加压后仍维持原来的扩张状态，腔内血流信号消失，这种征象在急性深静脉血栓中多见，慢性深静脉血栓因有管腔的部分再通，侧支循环形成，静

① Valsalva动作是心血管内科检查时常用的一种动作，是让患者深吸气后屏住呼吸，再用力吐出。此动作可以使整个胸腔内压增加，回心血量减少，激活迷走神经。

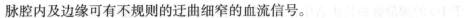

脉腔内及边缘可有不规则的迂曲细窄的血流信号。

（2）频谱多普勒。频谱形态随着管腔狭窄程度不同而有所差异。血管轻中度狭窄时，血流速度加快，呈持续性、轻微波动性的频谱，可见频谱的呼吸相变化；重度狭窄或管腔几乎完全闭塞时，可探及低流速、持续性血流频谱，无呼吸相变化或变化不明显；管腔完全闭塞时病变处无血流信号。病变血管的侧支循环血管或其远心端分支血管内血流频谱呈持续性，无呼吸相变化。

多普勒超声可提高静脉血栓的检出率，多普勒超声有助于急、慢性血栓的鉴别：① 急性深静脉血栓的静脉内径经常是相伴动脉的两倍，而慢性深静脉血栓的静脉内径与相伴动脉相近。② 慢性深静脉血栓常伴有代偿的侧支循环，有较多扩张的侧支血管及较丰富的侧支血流信号，而急性深静脉血栓的侧支血管及其血流较稀少，且不完整。③ 慢性深静脉血栓浅表静脉多有扩张。彩色多普勒超声还有助于鉴别深静脉血栓与其他疾病。浅表静脉血栓性静脉炎、大隐静脉曲张、蜂窝织炎、淋巴结肿大等均可引起下肢肿胀、疼痛等症状，多普勒超声如显示深静脉血流信号正常，则可排除深静脉血栓。另外，多普勒超声还可用于深静脉血栓治疗效果的评价。抗凝溶栓治疗后，阻塞段血管不仅栓子回声可以减少、消失，管腔内血流信号也可有不同程度的恢复。

### （三）下肢静脉瓣功能不全

下肢静脉瓣膜由于原发或继发性原因不能有效防止血液倒流和异常压力的传播，造成下肢静脉出现反向血流，称为下肢静脉瓣功能不全（lower extremity venous valvular insu-fficiency）。深、浅静脉均可受累及，也可同时受累，静脉瓣膜功能不全最常见的症状是浅静脉瓣膜闭锁不全导致的原发性静脉曲张。绝大多数深静脉瓣膜功能不全是血栓后获得性的，少部分由先天性的静脉瓣膜闭锁不全或者发育不全引起。穿静脉瓣膜功能不全也可独立存在。其主要临床表现为小腿远端、内侧或内踝区可见大片色素沉着，可伴有慢性复发性溃疡。继发性深静脉瓣膜功能不全有深静脉血栓形成病史，患肢肿胀具有典型的早轻晚重的特点，浅静脉曲张、色素沉着、复发性溃疡等表现与原发性者相似。

1. 病理解剖与血流动力学

下肢静脉的血液回流方式与其他体静脉有所不同，站立位时血液的重力对回流的阻碍影响较大，易导致下肢远端静脉压增高和静脉瘀血。穿支静脉是沟通深浅静脉的分支静脉，下肢骨骼肌强有力地收缩，产生足以克服血液重力和静脉血管阻力的压力，而深静脉瓣膜和穿支静脉瓣膜的单向阀门作用，又能保证血液不致倒流回深静脉远心端和浅静脉内，两者共同作用将血液挤往向心端深静脉；而当骨骼肌舒张时，深静脉内血压降低，在深静脉瓣膜和穿支静脉瓣膜的单向阀门作用配合下，深静脉远心端和浅静脉内的血液进入原来受骨骼肌压迫而萎陷的深静脉内，重新充盈后通过骨骼肌的再次收缩挤压，又将血液挤回心脏。当瓣膜相对性功能不全或下垂拉长失去纤维弹性或先天性瓣膜发育异常时可导致下肢静脉血流回流障碍，出现反向血流；继发性下肢深静脉瓣膜关闭功能不全多继发于静脉血栓形成后的瓣膜遭到破坏。

此外，当穿支静脉功能不全时，发生血液向浅静脉倒流现象，若流向深静脉系统的血量较多，会引起深静脉高压、扩张和深静脉功能不全；在下肢静脉高压时，深静脉血液会通过功能不全的穿支静脉逆流入浅静脉，引起小腿浅静脉瘀血、组织缺氧，导致相应的皮肤营养障碍。

2. 多普勒超声的表现

(1) 彩色多普勒。单纯性下肢浅静脉瓣膜功能不全时，大、小隐静脉明显扩张。原发性下肢深静脉瓣膜功能不全表现为深静脉管腔扩张，瓣膜相对短小或游离缘变薄、脱垂，管腔内可见密集细小点状回声流动（血流自显影），深吸气时管径增加，探头加压时管腔可完全闭合。Valsalva 试验或挤压小腿试验时，在病变瓣膜处及瓣膜水平以上静脉管腔内彩色血流方向逆转，由向心血流变成离心血流，反向血流持续时间随病情程度轻重不同而有所不同。

继发性下肢深静脉瓣膜功能不全时，局部静脉壁增厚，管腔内或管壁血栓附着处出现实性回声，静脉瓣膜回声增厚、增强，探头加压时管腔不能完全闭合。彩色多普勒显示除可见反向血流外，于管腔内或管壁附着血栓处彩色血流信号充盈缺损。穿静脉瓣膜功能不全主要表现为穿静脉内径增宽，Valsalva 动作或用挤压试验检查穿静脉瓣膜功能，有时可检测到反向血流。

(2) 频谱多普勒。Valsalva 试验或挤压小腿试验中快速松开小腿时，在病变瓣膜处及瓣膜水平以上静脉管腔内取样，频谱由正向(向心血流)转变为反向(离心血流)，持续时间大于0.5s，反流峰值速度可大于30cm/s 反流持续时间1～2s 时为反流程度Ⅰ级，2～4s 为Ⅱ级，4～6s 为Ⅲ级，大于6s 为Ⅳ级。

影响下肢深静脉瓣反流程度的因素较多，除静脉瓣膜本身病变外，还受患者体位、胸腹腔压力、复合静脉瓣膜疾病及侧支静脉开放程度的影响。此外，病变瓣膜节段的高低对下肢深静脉瓣反流程度也有一定的影响，如临床上单纯股静脉瓣反流者症状较轻、单纯腘静脉瓣反流者症状较重。

根据临床观察，由于部分患者存在体质虚弱和配合不当等因素的干扰，反流峰值速度大于30cm/s 并不是静脉瓣膜关闭功能不全的必要条件，部分静脉瓣膜关闭功能不全患者的反流峰值速度可小于30cm/s；另外，一些正常人 Valsalva 试验时股静脉反流持续时间可大于0.5s，因此股静脉瓣功能不全的诊断应慎重，一般认为其反流持续时间介于0.5～1.0s 时，为可疑股静脉瓣膜关闭功能不全，须结合临床其他症状准确诊断，大于1.0s 则可明确诊断股静脉瓣膜关闭功能不全。

本病应注意与重度三尖瓣关闭不全、下肢深静脉瓣缺如相鉴别，后两者静脉反流时相随心动周期呈规律性变化。另外，不应忽视对下肢深静脉瓣形态的细微观测，对于瓣膜相对性功能不全或下垂拉长失去纤维弹性者要加以区别，二者的临床处理是不同的，前者多采用大隐静脉高位结扎及剥脱术，后者多应用瓣膜成形术、带瓣静脉移植术、戴戒术及肌袢成形术等。

## 三、脑血管疾病的诊断

### (一) 脑动静脉畸形

动静脉畸形(arteriovenous malformation，AVM)是一种先天性、非肿瘤性脑血管发育异常，约占脑血管畸形80%以上，可发生在脑任何部位，以顶颞叶常见，临床以颅内出血、癫痫、头痛为首发症状。

1. 病理解剖与血流动力学

脑动静脉畸形是由于胚胎期原始脑血管丛在分动、静脉及毛细血管阶段中发生障碍，造成动脉与静脉之间没有毛细血管连接，使动静脉直接相通，形成异常扭曲、扩张的畸形血管团，动静脉间形成短路。基本病理类型可分为曲张型、树枝型、动静脉瘤型及混合型四种，其中多数动静脉畸形为曲张型。动静脉畸形大小差异较大，可分为大、中、小三型，其中最大径 2.5cm 为小型，最大径在 2.5 ~ 5.0cm 为中型，最大径在 5 ~ 7.5cm 为大型，如最大径＞ 7.5cm，可划入巨大型动静脉畸形。动静脉畸形 90% 以上发生在小脑幕上，多发于大脑中动脉供血区，其次为大脑前动脉，其供血动脉为一支或数支，引流静脉多为一支。

脑动静脉畸形病变区内动脉直接导入静脉，使动脉内压降低及静脉压增高。由于动脉压力降低，造成动脉灌注范围缩小，邻近区动脉血流向低压区，使病变周围正常脑组织供血减少，出现“盗血”现象。由于动静脉畸形病变部位的血管阻力小，血流量增加，出现高速血流，很可能使血管壁薄弱部分形成动脉瘤样扩张，是导致动静脉畸形出血的一个原因。

2. 多普勒超声的表现

(1) 彩色多普勒。动静脉畸形二维显示较为困难，无特异性，部分病例可表现为边界不规则的低回声，其间可见条状或网状分隔光带。

彩色多普勒显示为团块状、网状或不规则形状的大小不等的异常五彩镶嵌样血流影，一些异常彩色血管团周围可见一条或多条粗大的血管支，长度、走行各异，为供血动脉或引流静脉，利用能量多普勒观察较彩色多普勒边界显示更清晰，供血动脉及引流静脉显示长度更长。供血动脉较对侧同名非供血动脉内径明显增宽。动静脉畸形的供血动脉主要为大脑中动脉和大脑前动脉。

(2) 频谱多普勒。

第一，动静脉畸形内部血管依据取样容积位置不同，表现朝向或背向探头的动脉频谱或动静脉重叠样血流频谱。音频信号表现为强弱不等的“机器房”样杂音。

第二，供血动脉均显示高流速低阻力频谱特点，而且舒张期流速升高较平均流速和收缩期流速的升高更为明显。

第三，引流静脉显示脉动性血流频谱，显示率较低。动静脉畸形内最大血流速度为 22 ~ 160cm/s，阻力指数为 0.16 ~ 0.52；供血的大脑中动脉最大血流速度为135.2cm/s ± 20.6cm/s，阻力指数为0.38 ± 0.06；供血的大脑前动脉的最大血流速度为109.6cm/s ± 16.8cm/s，阻力指数为0.40 ± 0.06；供血的大脑后动脉的最大血流速度为126.3cm/s ± 25cm/s，阻力指数为0.39 ± 0.05；引流静脉最大血流速度15 ~ 42cm/s。

声学造影明显提高了彩色及频谱多普勒血流信号强度，使病灶及颅内动脉得以较好显示，改变探查角度可更好、更长地显示供血动脉及引流静脉。

脑动静脉畸形彩色及频谱多普勒有较明显特征性表现，大多数病例超声检查可做出诊断。

### （二）颈动脉海绵窦瘘

动脉与静脉之间借助异常通道发生血液直接相通的病变称为动静脉瘘。在颅内，颈动脉海绵窦瘘（carotid cavernoussinus fistula，CCF）最为常见，为颈动脉在海绵窦段的分支（颈内动脉或其硬膜支或颈外动脉的硬膜支）发生破裂，血流与海绵窦交通，造成动脉分支供血不足，而海绵窦压力升高，影响交通静脉血液回流，从而引起搏动性突眼及颅内杂音等一系列临床症状。

颈外动脉硬膜支—海绵窦瘘的情况较少见，下面着重讨论颈内动脉—海绵窦瘘。

1. 病理解剖与血流动力学

海绵窦是一对位于蝶鞍两旁的较大静脉腔隙，之间有海绵间窦连接，左右海绵窦与许多周围静脉相连。颈内动脉通过颞骨岩部的颈动脉管后，从破裂孔向前进入海绵窦内，称为窦内段，全长约2cm，从海绵窦段分出若干支动脉。当颈动脉—海绵窦瘘发生时，颈动脉或其分支血管发生破裂，血流与海绵窦交通，动脉内压力高的血流直接向低阻力的海绵窦交通，使海绵窦内压力升高，血液向与其相通的静脉引流，造成静脉回流障碍导致其扩张。由于海绵窦与周围有广泛的交通支，其引流方向不尽相同，最常见的引流方向是前方眼上静脉，因其无静脉瓣阻挡也无硬脑膜支撑，阻力小，所以由动脉流到海绵窦的血最易通过该静脉反流。颈内动脉在瘘口的近端血流速度加快，阻力减小；远端及其分支如大脑中、大脑前、眼动脉等则血流量减少，流速减慢。

颈动脉海绵窦瘘常见病因为外伤，男性多于女性，常见于颅底骨折损伤颈内动脉及其分支，造成动脉与海绵窦的交通。自发性的颈动脉海绵窦瘘少见，常见于老年人，由于囊性动脉瘤破裂或动脉炎、动脉硬化斑块溃破等原因使动脉血液进入海绵窦。外伤性的颈动脉海绵窦瘘多为高流量，自发性颈动脉海绵窦瘘通常表现为低流量。此病分型方法很多，但都不全面，Barrow 分型较为流行，将颈动脉海绵窦瘘分为四型：A 型为颈内动脉与海绵窦沟通；B 型为颈内动脉的硬膜支与海绵窦沟通；C 型为颈外动脉的硬膜支与海绵窦沟通；D 型为颈内和颈外动脉的硬膜支与海绵窦沟通。

2. 多普勒超声的表现

(1) 彩色多普勒。

第一，二维显示患侧前床突后下方海绵窦区椭圆形或不规则低回声区，彩色多普勒显示为明显增大的不规则团状血流影，呈五彩镶嵌样，多数呈椭圆形，边界清楚，面积为 $1.7 \sim 5.2cm^2$。

第二，按压同侧颈总动脉血流影可减小或消失。

第三，患侧眼上静脉扩张，扩张程度与病灶大小、分流量多少有关，血流呈逆向的红色标记。

(2) 频谱多普勒。

第一，由于 ICA 内高速高压血流漏入低压的海绵窦，血流为湍流，故脉冲多普勒于病灶取样，频谱方向、形态、振幅随取样位置的不同而发生变化，同时伴有与心律同步的吹风样杂音。按压同侧颈总动脉，速度立即明显减小，解除压迫后迅速恢复，按压对侧颈总动脉还可辨别颅内血供代偿情况。

第二，患侧瘘口近端 ICA 血流速度增高，阻力指数减低；远端大脑中动脉、大脑前动脉流速明显降低，大脑后动脉血流速度加快，OA 流速较正常人明显降低；健侧大脑中动脉、大脑前动脉及 BA 血流速度可代偿性增加。

第三，患侧眼上静脉频谱呈动脉样改变，表现为低流速低阻力，$V_{max}$34.5cm/s ± 8.7cm/s，阻力指数 0.31 ± 0.08。值得一提的是，有时因颈动脉海绵窦瘘分型不同，海绵窦引流方向不同，眼上静脉也可不表现这种特征，若不仔细探查则容易漏诊。

超声对颈动脉海绵窦瘘的诊断具有高度特异性，彩色多普勒检查有其特征性表现，即患侧海绵窦区显示明显增大的不规则团状血流影及湍流频谱，眼上静脉扩张，血流频谱呈逆向的动脉化改变，相关血管血流速度发生变化。超声可以作为此类选择性病例的常规检查方法。此外，经颅彩色多普勒还可用于颈动脉海绵窦瘘栓塞术后疗效的评估，便于随访观察。

### （三）脑动脉瘤

脑动脉瘤（cerebral aneurysm）是脑动脉壁的局限性扩张，发病率较高，患者症状主要表现为出血、局灶性神经功能障碍、大的动脉瘤压迫或激惹邻近组织所引起局灶性症状，动脉痉挛引起脑缺血的症状。动脉瘤好发于30～60岁，女性多见，瘤体破裂出血后致死致残率较高。临床治疗时机不同，对于该病的治疗、预后和康复存在很大的差别。

1. 病理解剖与血流动力学

主要分为先天性和后天性两种。先天性管壁的中层裂隙、胚胎血管的残留、动脉发育异常或缺陷，是动脉瘤形成的重要因素。脑动脉在颅内的行程较迂回曲折，在通过蛛网膜下腔处，没有周围组织的支持，同时脑血管所承受的血流冲击比其他部位同口径动脉要大，分叉部承受的血流量大，又最易受到冲击，可以解释临床发现分叉部动脉瘤最多。后天性病因最常见的为动脉硬化，动脉壁发生粥样硬化使弹力纤维断裂、消失，削弱动脉壁承受压力的能力，血流冲击力的增高是形成动脉瘤的重要因素。其他因素如感染、创伤、颅底异常血管网症、动静脉畸形等可伴发动脉瘤。

颅内动脉瘤的形态一般分为囊状、梭状和壁间形。囊状多见，都具有一个与动脉相连的颈，颈宽＞4mm者为宽颈动脉瘤，颈窄者为浆果形动脉瘤，瘤壁上可有一个或多个子囊突出，为分叶状动脉瘤。此外，还有球形、葫芦形等。动脉瘤按大小分为四型，＞25mm为巨型，15～25mm为大型，5～15mm为一般型，＜5mm为小型，动脉瘤的大小与是否破裂出血相关。

较大的动脉瘤内出现较明显的血流动力学改变，瘤体内血流呈现涡流，瘤体近端动脉血流速度加快，阻力减低，远端血流速度减慢。

2. 多普勒超声的表现

（1）彩色多普勒。二维超声显像可表现圆形或类圆形无回声区，直径＜1.0cm的动脉瘤显示不清。显示载瘤动脉局部的囊状凸起，或血管横断面血

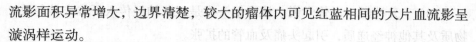

流影面积异常增大，边界清楚，较大的瘤体内可见红蓝相间的大片血流影呈漩涡样运动。

（2）频谱多普勒。频谱形态随取样点的位置不同而不同，可出现单向或双向频谱；瘤体处血流速度低于载瘤动脉，收缩峰陡峭，舒张期断流或低平，多普勒超声反映颅内动脉瘤血流动力学变化在较大的动脉瘤较明显，可出现瘤体近端载瘤动脉血流速度增加，远端流速减低，而在较小的动脉瘤这些变化并不明显。

（3）造影剂的应用。使用声学造影剂可明显增强颅内血流信号强度，对传统彩色多普勒显像不佳或无法显示的小动脉瘤诊断更加敏感，同时对频谱多普勒频移信号也有增强作用。

经颅彩色多普勒对动脉瘤的诊断主要依据彩色或能量多普勒显示载瘤动脉局部的囊状凸起，或血管横断面血流影面积异常增大及瘤体内红蓝相间的漩涡状血流。一些超声新技术的应用也有助于提高动脉瘤的检出率，如超声造影剂的应用使信噪比显著提高，补偿颅骨的声衰减，明显提高图像质量；超声图像的三维重建可立体反映动脉瘤的形态学变化，提高结果的可重复性和客观性，减少操作误差。此外，彩色多普勒超声可对动脉瘤微导管栓塞术后进行疗效评估，以及对出血后或术后的脑血管痉挛进行监测。

**（四）偏头痛**

偏头痛是临床常见的疾病，发病时，患者常感到单侧或双侧以颞部为主的搏动样疼痛，伴有明显的恶心、呕吐、畏光、畏声、心慌、出汗等自主神经症状。

1. 病理解剖与血流动力学

偏头痛是临床常见疾病之一，但其机制至今尚无定论，其中主要的学说具体如下。

（1）血管源性学说。认为颅内血管收缩引起先兆，然后颅外血管扩张，血管周围组织产生血管活性多肽导致无菌性炎症而诱发头痛。

（2）神经源学说。认为偏头痛发作时神经功能的变化是主要的，如神经扩散性抑制假说，继而导致血管活性物质的变化，如5-HT的降低，从而导致血流量的改变。

(3)三叉神经－血管学说。认为偏头痛是三叉神经传入纤维末梢释放P物质及其他神经递质，引起头痛及血管的扩张。

此外，还有低镁学说、自主神经功能紊乱学说、免疫学说等假说。以有无先兆，偏头痛分为先兆型偏头痛及无先兆型偏头痛。

2. 多普勒超声的表现

偏头痛患者在二维彩色多普勒超声上无明显特异性改变，主要通过频谱多普勒对其血流动力学的变化进行监测。而先兆型偏头痛和无先兆型偏头痛的血流动力学改变又各不相同。

(1)先兆型偏头痛。

第一，发作期。在先兆型偏头痛的发作期，头痛侧表现为血管的扩张，大脑前动脉、大脑中动脉的血流速度明显加快，而阻力指数RI明显下降。

第二，间歇期。亦表现为颅内血流的速度加快，阻力减小，在间歇期，双侧同名动脉的血流不对称现象明显增加。

(2)无先兆型偏头痛。

第一，发作期。在无先兆型偏头痛的发作期，颅内血管表现为血管收缩痉挛，导致血流速度减慢和阻力明显减小。

第二，间歇期。与先兆型偏头痛间歇期的表现一致，即表现为血流流速加快、阻力减小，同时，双侧同名动脉血流不对称现象明显增加。

总体而言，由于偏头痛的发病机制尚不清楚，故而，其血流动力学的变化比较复杂，不同学者持有不同的观点，有待于进一步探讨研究。

尽管偏头痛的机制不十分清晰，但结合临床表现以及多普勒提供的血流信息，基本上可以对其做出明确诊断，同时，对于偏头痛的临床药物治疗可以进行超声的疗效评估，方便、可靠。

### (五)颅内动脉的狭窄和闭塞

颅内动脉的狭窄和闭塞是由许多原因导致的一种临床病理改变，可发生于颅内动脉的任何部位，导致病变血管供血区脑组织缺血、萎缩或液化性坏死。

1. 病理解剖与血流动力学

动脉粥样硬化及栓塞是颅脑动脉狭窄和闭塞最为常见的病因。动脉粥样硬化常发生在ICA起始部，Willis环和大脑中动脉等处，可有不同程度的管腔狭窄、斑块内出血，溃疡及附壁血栓形成，长期的动脉管腔狭窄引起供血不足而发生脑萎缩。严重的脑动脉粥样硬化使管腔高度狭窄，常伴血栓形成而导致管腔闭塞，脑组织因缺血而发生梗死。各种栓子阻塞颅内动脉后形成的栓塞，亦可导致血管的狭窄和闭塞，其中以血栓脱落及创伤性脂肪栓塞较为常见。此外，外伤、肿瘤压迫、大动脉炎、先天性狭窄或闭塞以及烟雾病也可导致血管的狭窄和闭塞等。

严重的脑血管狭窄和闭塞时，血流可通过 Willis 环进行代偿：一侧 ICA 末端重度狭窄或闭塞时，对侧 ICA 或者同侧椎基底动脉可表现为代偿性的流速上升，亦可通过颅内小血管的吻合支进行代偿。

2. 多普勒超声的表现

颅内动脉由于无法直接显示其二维结构，故对其狭窄或闭塞的诊断，主要通过彩色及频谱多普勒进行分析和确认。

(1) 彩色多普勒。

第一，轻度狭窄时，在血管狭窄处血流束变细，色彩明亮或发生色彩翻转，典型者呈“束腰征”，DSA 证实该处存在狭窄，狭窄处流速呈五彩样。

第二，中重度狭窄时，若狭窄范围较小，狭窄处两端压力阶差大，血流速度明显加快，彩色多普勒呈五彩镶嵌样改变。狭窄范围较长时，狭窄处两端压力阶差小，血流速度减慢，在狭窄处远端，仅能探测到非常微弱的血流信号。

第三，血管闭塞时，整个血管走行处表现为血流信号消失，彩色及频谱多普勒均无法探及血流信号。此时，必须排除声窗条件差等因素，当对侧或同侧其他血管亦无法清楚显示时，必须慎重做出闭塞的诊断。

(2) 频谱多普勒。血管狭窄时，无论狭窄的程度如何，狭窄近心端的血管频谱均表现为血流阻力增大，轻、中度狭窄则表现为血流流速加快，重度长距离狭窄表现为流速明显减慢。轻度狭窄音频信号无明显改变；中度狭窄在狭窄处音频信号响亮；重度狭窄音频信号低钝。

彩色及频谱多普勒诊断颅内各血管狭窄 ≥ 50% 的标准为：收缩期流速大脑前动脉 ≥ 155cm/s，大脑中动脉 ≥ 220cm/s，大脑后动脉 ≥ 145cm/s，BA ≥ 140cm/s，VA > 120cm/s，狭窄 < 50% 的诊断标准为大脑前动脉 ≥ 120cm/s，大脑中动脉 ≥ 155cm/s，大脑后动脉 ≥ 100cm/s，BA ≥ 100cm/s，

VA ≥ 90cm/s。血管完全闭塞时，彩色及频谱多普勒均无法测及血流信号。

血管狭窄导致的流速升高必须和血管痉挛进行鉴别：① 血管狭窄时，狭窄处流速加快，但狭窄后的流速则减慢，而痉挛的整条血管均表现为流速加快；② 颅内血管痉挛多伴有蛛网膜下腔出血、脑出血、外伤等明确的病变，血管狭窄或闭塞则多为慢性或先天性的特征；③ 血管痉挛经一定的时间，或经药物干预均可出现缓解，而狭窄或闭塞则不会在短期内出现明显改变。

对颅内血管狭窄或闭塞的诊断，超声可以起到筛选作用，目前临床常用的依然是 DSA 检查。经颅彩色多普勒具有一定局限性：① 对于大动脉主干较远的血管小分支，显示不佳。另外，由于受超声切面的限制，有的血管无法进行角度校正，故测得的流速偏低，无法显示实际的流速，导致对一些狭窄血管的漏诊。② 由于超声无法连续显示整个血管的走行，故对于颅内一些血管狭窄与闭塞的定位，尚有一定的困难。但随着造影剂和三维重建技术的临床应用，将会提高超声对颅内血管狭窄闭塞的诊断率。

## 第三节　超声技术在颅脑疾病诊断中的应用

彩色多普勒超声作为一种诊断手段在颅脑疾病诊断中的作用已得到广泛验证，虽然会受到颅骨的声衰减及探测声窗的限制，但其无创、便捷、实时显示血流动力学信息的优点是其他影像学诊断方法所不可替代的，日新月异的超声新技术的出现不断地克服经颅彩色多普勒超声的局限性，多渠道提高图像质量，逐步扩大超声在颅脑疾病诊断的应用范围。

### 一、声学造影剂在颅脑疾病诊断中的应用

超声造影剂在医学影像学领域扮演着重要的角色，其作用机制主要是通过改变人体组织的声学特性，从而增强超声成像的效果，使得所探查部位的回声信号得以突出，与周围组织形成更明显的对比。新型造影剂具备一系列优秀特性，如高散射性、低溶解性、无生物学活性等，其中常见的一种类型是以含氟气体为微泡核心，外包裹保护膜含有人体白蛋白、脂类物质、棕榈酸等成分。这些造影剂在颅脑血管检查中得到广泛应用，如白蛋白类造影剂

Optison 和 Echogen 以及脂类造影剂 SonoVue 和 Levovist。通过将造影剂注射入周围静脉，可以在体内循环多次，并且具有较长的存在时间，从而有效增强超声成像的效果，特别是在穿越颅骨后能够弥补声衰减的影响，使得颅内血管得以清晰显示。实验证实，造影剂的应用能够显著提高信噪比、多普勒信号强度以及诊断的可信度，为颅内血管病变的检测提供了有力支持。

在颅内血管检查中，静脉系统的显示相对动脉系统更为困难。然而，超声检查在诊断静脉血栓形成、幕上区卒中以及外伤后静脉血液动力学改变等方面发挥着重要作用。传统的超声技术对于颅内静脉窦的显示存在一定困难，但通过联合应用能量多普勒技术和造影剂，可以显著提高信噪比，提高对小血管和深部血管的显示能力，从而在颅内静脉系统的检测中取得明显优势。例如，一些研究表明，造影剂的应用能够使彩色及能量多普勒显示率得到明显提高，提高了颅内动脉瘤的检出率。尽管颅内静脉的显示受到声窗的限制，并且定位困难，但这一技术仍然能够为临床治疗提供重要参考，并监测血管再通情况。

随着对造影剂应用的深入研究，一些研究者提出了新的临床应用方案，并进行了大样本随机试验，结果显示造影剂在临床实践中具有显著的诊断价值。例如，通过与 MRI 进行对比，一些研究提出了造影剂在颅内狭窄诊断中的应用，其结果显示了较高的诊断敏感性和特异性。同时，虽然造影剂的应用效果显著，但其本身存在一些不足，如注射速度和剂量掌握不当可能导致伪像的产生以及某些造影剂的后方衰减效应过强等问题。

此外，造影剂的特点也为超声评价组织灌流提供了条件，近年来不断涌现出新的超声显像方法，如谐波显像、定位显像等，这些方法被称为造影剂特异性显像，在诊断缺血性病变和进行肿瘤鉴别诊断中显示出了巨大的潜力。

综上所述，超声造影剂在颅脑血管检查中具有重要意义，其应用不仅可以显著提高超声成像的质量和可信度，还可以为一些疑难病例的诊断提供重要依据。然而，随着技术的不断发展和应用的深入，还需要进一步解决造影剂应用过程中存在的一些问题，以更好地发挥其在临床诊断中的作用。

## 二、谐波成像技术在颅脑疾病诊断中的应用

谐波成像技术的发展为医学影像学领域带来了一系列突破。谐波成像

分为两种：谐波造影成像（CHI）和组织谐波成像（THI）。CHI 利用微泡造影剂在声波作用下产生的共振效应，产生非线性振动波回波信号，从而实现二次谐波成像，这一技术在微循环水平反映组织血供特点上表现出色。THI 则是通过超声波在组织中传播时逐渐产生的谐波频率能量实现成像，无须注射造影剂，操作简便。

近年来，谐波成像技术在动物实验和临床应用中得到了日益广泛的应用，尤其在心肌声学造影、肾脏血流灌注和肝脏疾病等领域。然而，在颅脑疾病方面，由于受颅骨声衰减的限制，其应用受到了一定的限制。对于颅内结构成像，研究表明，THI 在一定条件下能够呈现更清晰的轮廓，提高成像质量和准确度，尤其对于一些位置较浅的颅内病变有着诊断价值。

在谐波造影成像方面，间歇式成像技术的应用为脑灌注评估提供了新的视角。通过增加超声能量，间歇二次谐波声学造影能够更敏感地检测血流，不仅可以显示较大血管，还能反映微循环血流变化，为临床诊断提供了全新的血流信息。研究表明，这种技术对于急性脑梗死的检测具有一定的准确性，有助于评估缺血区的大小、位置和预后，同时也可用于床旁评估与脑组织灌流有关的造影分布。需要注意的是，间歇式成像的实时性相对较差，图像连贯性有待提高，这也是其发展的方向之一。

此外，谐波成像技术与其他影像技术相比具有一定的竞争潜力。虽然目前这些技术的研究还处于早期阶段，但其优势在于其敏感性和客观性，尤其在血流动力学参数图的实现上，谐波成像技术展现出了与传统 CT、MRI、SPECT 等技术不同的优势和应用前景。

在动物试验中，对比研究了谐波灰阶显像和谐波能量多普勒显像效果，结果显示了它们在脑实质对比增强方面的差异。谐波灰阶显像更适合显示大脑血流灌注，谐波能量多普勒显像则在大脑前部呈现更明显的回声增强。这些研究为谐波成像技术的临床应用提供了更多的选择和参考。

总的来说，谐波成像技术在医学影像学中的应用前景广阔，尤其在脑灌注评估和血流动力学参数分析方面具有重要意义。随着技术的不断进步和完善，相信谐波成像技术将为临床诊断和治疗带来更多的可能性和便利。

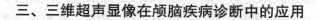

## 三、三维超声显像在颅脑疾病诊断中的应用

在医学领域，随着技术的不断发展和创新，超声成像作为一种无创、安全性高的检查手段，正逐渐成为医生们日常诊断的重要工具。然而，传统的二维彩色多普勒超声在某些方面存在一定局限性，例如，对病灶形态显示不够完整、操作者经验对结果影响较大以及可重复性较差等。为了解决这些问题，三维超声成像技术应运而生。

三维超声成像的主要目的是将被检查的结构以立体的形式呈现，相比之下，它能够提供比传统二维图像更多的诊断信息，这一点早在20世纪90年代初就已有报道。近年来，随着特殊软件的应用，三维超声成像技术取得了长足的进步。重建后的图像可以从任意角度进行观察，甚至可以动态显示，使医生们能够更加直观地观察各组织结构或血管树的空间位置关系。通过与二维超声诊断装置配合使用的三维工作站设置，空间位置监测系统的应用简化了三维超声成像的采集步骤，使其在临床上得到更广泛的应用。

值得一提的是，针对脑血管疾病的诊断，在胎儿及婴儿颅脑超声方面，三维超声成像技术表现出了巨大的潜力。通过使用较高频率的探头经婴儿的前囟，医生们可以获得清晰的大脑血管及实质结构三维影像，从而能够直观地判断先天性脑血管异常，为先天性颅脑畸形的产前准确、客观诊断提供了可靠的手段。

新近推出的高档彩色多普勒超声诊断仪更进一步地加强了三维超声成像技术的应用。其具备的三维能量血管成像功能，使得彩色多普勒能够对血流进行高度敏感的监测，并且显示出良好的血管连续性。通过与造影增强的能量多普勒相结合，对于一些难以显示的血管节段，其检出率更高且具有更强的立体感，更受医生和患者的青睐。

临床实践也证明了三维超声成像技术在动脉瘤等疾病诊断中的优越性。通过一组动脉瘤患者的盲法超声检查，结果显示，采用能量多普勒方式的三维图像采集和处理，可以达到令人瞩目的动脉瘤检出率，且与DSA结果高度吻合。相较于二维TCCS，三维超声成像技术更容易区别超声伪像和血管解剖变异造成的诊断困难，为动脉瘤颈的形态描述、测量及手术夹闭的评价提供了可靠的依据。

此外，三维超声成像技术还通过造影剂和谐波影像的应用，提高了对动脉瘤和 Willis 环狭窄的检出率和正确评估能力。通过应用三维数据采集系统，医生们不仅可以获得有助于提示病灶病理性质的立体形态图像，还能提供病灶内部及周边组织的血流信息，为临床诊断提供了更加全面的参考。

与 MRI 和 CT 相比，三维超声成像技术具有明显的优势，尤其是在动态性、经济性和可重复性方面。在有占位性颅脑损害的患者治疗和手术策略方面，三维超声成像技术的应用潜力巨大。

综上所述，基于多项新技术的发展与应用，三维超声成像技术在医学诊断领域展现出了广阔的前景。其无创性、敏感性、可重复操作性和结果的可信性，使其在临床应用中具有不可替代的地位，必将为医生们提供更加准确、客观的诊断信息，为患者的治疗和康复提供有力支持。

## 四、超声血管增强技术在颅脑疾病诊断中的应用

超声血管增强技术（Vascular Enhancement Technology，VET）的引入，标志着超声血管成像领域的一次革新。通过利用二维和血液流动产生的多普勒能量信号进行数字减影，VET 技术能够在超声成像中提供更为清晰、精确的血管显示，从而在临床诊断和治疗中发挥重要作用。

VET 的优势在于它能够通过能量血流数据来强化二维图像质量，提高组织与血管边界的探测能力，增加组织、血管的对比分辨率，并提供高空间分辨率图像。这种技术在成像困难的患者、深部大血管以及微小血管和灌注血管床等方面展现出了出色的成像能力，为医生提供了更为清晰、准确的诊断信息。尤其值得注意的是，VET 技术的应用能够提高超声的准确率与工作效率，从而在临床实践中具有重要的应用价值。

VET 技术能够明显提高组织间的对比分辨率，降低部分容积效应伪像，更清晰地显示血管腔及管壁结构。这种技术不仅能够反映出管腔内径的真实值，还能够更准确地评估管腔的狭窄和堵塞程度，为医生提供了更为可靠的诊断依据。此外，根据模拟结果，不同内径及深度的血管需要选用不同的 VET 级别，以避免显像及测量的失真，这为临床应用提供了指导。

虽然 VET 技术在血管成像领域取得了显著进展，但在某些情况下仍存在局限性。以颅脑血管成像为例，由于颅骨的声衰减，传统的二维超声显像

往往无法清晰显示颅脑血管的管腔及病灶，这成为临床上的一个难题。然而，将 VET 技术应用于颅脑疾病的探查中，可以直接显示脑血管管腔，明显提高血管显示率，对脑血管狭窄程度进行初步判断。这一发现为颅脑血管疾病的诊断和治疗提供了新的思路和方法。另外，虽然 VET 技术能够提高血管显示灵敏度，降低伪像效应，但在一些特定情况下，如管腔内血液无流动、流速过低或管腔内充满血栓时，VET 技术也存在无法改善血管内壁及管腔显示的局限性。因此，在临床应用中，医生需要根据具体情况综合运用 VET 技术和其他成像技术，以提高诊断的准确性和全面性。

综上所述，超声血管增强技术作为一种新近发展起来的超声血管成像技术，在提高血管显示灵敏度、降低伪像效应、增加对比分辨率等方面具有显著优势，为临床诊断和治疗提供了更为可靠的技术支持。然而，其在不同临床场景下的应用仍须进一步研究和探索，以更好地发挥其在医学领域的作用。

# 第七章　超声影像在腹部疾病诊断中的应用

腹部疾病种类繁多，涉及脏器众多，其诊断一直是临床医学的重要课题。超声影像技术利用超声波在人体组织中的传播特性，通过接收和处理反射回来的声波信号，形成二维或三维的图像，从而展示腹部脏器的形态、结构和功能，不仅具有高度的敏感性和特异性，而且能够实时观察脏器的动态变化，为医生提供丰富的诊断信息。本章主要研究胃肠疾病及超声多普勒诊断、肝脏疾病及超声多普勒测量、泌尿系统疾病及超声多普勒检查、妇科与产科疾病及其多普勒超声诊断。

## 第一节　胃肠疾病及超声多普勒诊断

### 一、胃肠疾病的超声多普勒检查技术

“胃肠道的主要生理功能是摄取、转运和消化食物，吸收营养和排泄废物”。[①] 食物在胃肠道内经过一系列复杂的消化分解过程，成为小分子物质，被肠道吸收，胃肠疾病的超声多普勒检查技术主要包括以下方面。

#### （一）病人准备

第一，检查前日晚餐进清淡软食，不宜食动物油脂类及易产气食物。禁食 8 ~ 12h，必要时采取洗胃或服用缓泻药方式清理胃肠道。超声检查宜在 X 线胃肠造影或纤维镜检查之前进行。急腹症患者不必受以上限制。

第二，胃超声扫查（经腹壁胃充盈扫查），须空腹饮水 500 ~ 800mL 或服用胃肠口服声学造影剂 400 ~ 600mL。临床怀疑胃肠梗阻、穿孔、胰腺炎者禁止口服造影剂。

① 熊艳 . 消化内科临床与进展 [M]. 长春：吉林科学技术出版社，2018：1.

第三，结肠超声检查（经腹壁 / 结肠充盈扫查），主要包括：① 检查前排便；② 乙状结肠及直肠上段检查可嘱受检者充盈膀胱；③ 须保留灌肠者，检查前日晚餐进流食，睡前服轻泻剂，晨起排便，清洁灌肠；④ 灌肠用 38℃生理盐水 800～1500mL，或采用按比例稀释的胃肠声学造影剂。液体量可根据病变部位、体型、梗阻程度增减。

### （二）体位与仪器

第一，体位一般取仰卧位、左侧卧位、右侧卧位、半坐位。

第二，仪器。高分辨率实时超声诊断仪。探头一般选用凸阵、线阵式，经腹超声频率一般用 3～5MHz，小儿、瘦长体型或浅表区域可选用 5～7MHz 或更高频率探头。消化道内镜超声需要特殊设备和探头。

### （三）检查方法

1. 食管的检查

（1）颈段：经颈部于左叶甲状腺深方气管旁横断找到食管短轴，旋转探头 90° 探查。

（2）下段：剑突下探头纵切探查左肝深方，于膈下观察食管胃连接处。

2. 胃肠的检查

（1）空腹常规筛选检查：按照胃肠在腹壁的体表投影，经腹壁对胃、小肠和大肠区域做空腹常规探查。扫查时可按解剖分区行“割草坪”式扫查，然后对可疑区域进行重点检查。

（2）结肠灌肠经腹检查（少用）：清洁灌肠后，患者取右侧卧位，经肛门置管。然后取仰卧位，灌注 37.5～38℃生理盐水 1500mL。沿直肠、乙状结肠向上直至盲肠按逆行顺序做结肠的经腹超声检查。液体量可根据部位、体型适当增减。

（3）胃充盈检查：嘱患者饮水或口服超声造影剂 500～600mL。然后，依次采用左侧卧位、仰卧位、坐位（或站立位）、右前斜位、右侧卧位，对贲门、胃底、胃体、胃窦、幽门和十二指肠做系统观察。

（4）直肠扫查法：① 旋转式直肠内超声检查，采用旋转式带水囊的直肠探头，自上而下地进行直肠腔内扫查，主要适用于整个直肠和肛管的黏膜、黏膜下组织及其周围结构，可用于观察肿瘤对直肠壁的浸润程度，准确判断肿瘤侵犯的部位及大小。② 端扫式直肠探头和双平面直肠探头也可用于直肠壁及直肠周围结构扫查，但观察范围不够全面，一般重点用于前列腺检查。③ 直肠内放置水囊经腹超声检查，从肛门放入连接胶管的乳胶囊，经胶管向囊内注水，同时排净气体，将水囊充盈后持探头在小腹区对直肠及周围结构进行扫查，主要用于检查直肠癌和黏膜下或周围病变以及前列腺病变，患者检查前应充盈膀胱。

注意事项：① 采用“边扫查观察、边适当加压”的胃肠扫查技巧。根据正常胃肠具有管壁柔软、层次结构清晰、管腔张力低（含气液）、可压闭等诸多特点，采用这种特殊技巧，比较容易发现胃肠道包括阑尾炎症、肿瘤、梗阻等在内的许多种疾病。② 注意对肠管长轴和短轴的不同方向进行扫查，避免遗漏较小病变。③ 不时地嘱患者吸气鼓腹配合，目的在于判断该段肠腔内气液流动、肠管之间或肠管与腹膜间有无粘连，鉴别肿物位于腹膜腔内抑或腹膜后（腹膜后肿物出现“越峰征”）。

## 二、常见胃肠疾病的超声多普勒诊断

### （一）胃癌的超声多普勒诊断

胃癌起源于胃黏膜上皮，是最常见的恶性肿瘤之一，其发生率为消化道恶性肿瘤的首位。好发部位依次为胃窦（包括幽门前区）、小弯、贲门、胃底和胃体。组织学来源主要是腺癌。此外，较常见的还有黏液癌（包括印戒细胞癌）和低分化癌（包括髓样癌和硬癌）。胃的转移性肿瘤罕见。

病理可分为早期胃癌（病变局限于黏膜和黏膜下层）和进展期胃癌（病变侵犯超越黏膜下层，达到固有肌层或更深，也称中晚期癌）。早期癌又可分隆起型、浅表型和凹陷型；进展期胃癌可分为结节 / 肿块型（Bomnami Ⅰ型）、局限性溃疡型（Bor-rmann Ⅱ型）、浸润性溃疡型（Bomnann Ⅲ型）、局限性浸润和弥漫性浸润型（弥漫性浸润型称 Borrmann Ⅵ型）等主要类型。

早期常无特异性症状，可出现不同程度的上腹不适。随病情发展逐渐出现钝痛、隐痛，恶心，食欲缺乏，嗳气和消瘦等症状，部分出现呕血、黑粪或吞咽困难。当胃癌浸润穿透浆膜侵犯胰腺或横结肠系膜时，可出现持续

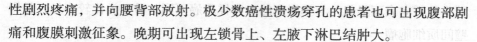

性剧烈疼痛，并向腰背部放射。极少数癌性溃疡穿孔的患者也可出现腹部剧痛和腹膜刺激征象。晚期可出现左锁骨上、左腋下淋巴结肿大。

1. 胃癌的超声多普勒表现

(1) 早期胃癌。经腹超声检查相当困难且仅限于隆起型，敏感性约15%。由于无症状，早期胃癌诊断主要依赖纤维胃镜检查，包括对高危人群定期筛查。纤维胃镜结合超声内镜的检查，对早期胃癌的进一步诊断和明确临床分期极有帮助。

(2) 进展期胃癌。

第一，胃壁局限性或弥漫性增厚、隆起，厚度一般超过1.0cm，形状不规则，通常呈不均质低回声。声像图类型有结节 / 肿块型、溃疡型、限局 / 弥漫浸润型（限局 / 弥漫增厚型）等多种表现，少数胃癌呈外生性生长。① 肿块型胃癌：基底宽，呈低回声或不均质病灶，边缘可不规则；② 溃疡型胃癌：肿物突向胃腔，基底宽，肿物表面溃疡凹陷呈“火山口征”；③ 弥漫或限局增厚型胃癌：病变可限于胃窦区或弥漫至整个胃壁（“皮革胃”），其短轴断面呈假肾征或“面包圈征”。

第二，局部蠕动消失。胃窦幽门部肿物可导致排空减慢甚至胃潴留。

第三，胃壁层次不清晰、紊乱、中断，黏膜面不光滑，表面可附着点状中强回声，局部胃壁僵硬。

第四，胃癌转移征象。胃癌除直接扩散外，常发生淋巴转移、血行转移、腹膜种植转移。① 淋巴转移。多见于胃周（小弯侧、大弯侧）、腹腔动脉旁、主动脉旁淋巴结肿大，可以单发和多发，也可呈融合性。② 腹膜种植转移。胃癌细胞，特别是黏液癌细胞浸润至浆膜层，可脱落到腹膜腔，种植于腹膜、腹壁、盆腔器官，发生转移瘤。声像图表现为胃浆膜层回声连续性中断、腹腔积液，可合并肠粘连。③ 血行转移。肝转移癌，常为多发性，边界较清晰，多呈类圆形的低回声结节或较强回声，典型病例呈靶环状。④ 女性胃癌患者可转移至卵巢，为双侧或单侧性实性肿瘤，称 Krukenberg 瘤。对于女性卵巢肿物合并腹水者，应注意寻找胃或其他部位有无原发癌。

2. 胃癌的超声多普勒鉴别诊断

(1) 胃良性肿瘤。胃良性肿瘤少见，仅占胃肿瘤的3%。可分为两类：一类来自胃黏膜上皮组织，为息肉样腺瘤，比较少见，一般不超过2cm，有蒂，

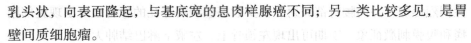

乳头状，向表面隆起，与基底宽的息肉样腺癌不同；另一类比较多见，是胃壁间质细胞瘤。

（2）胃恶性淋巴瘤。胃恶性淋巴瘤发生在黏膜下，有息肉样、结节/肿物型、弥漫增厚等多种类型，尽管有低回声、黏膜保持完好的特点，但有时与腺癌很难鉴别。此时，病理组织学检查显得极为重要，因为它涉及本病治疗方案的制定及预后的判断。

3. 胃癌超声多普勒诊断的临床价值

（1）作为一种无创的诊断方法，胃超声检查的优点不仅在于它可以显示胃壁层次的断面结构，还可清晰地显示胃癌的部位、大小、形态及其侵犯范围和深度，对判断胃周器官有无转移亦有较大价值，可以弥补胃镜和X线检查的不足，为临床选择治疗方案提供了依据。

（2）纤维胃镜有助于无症状早期胃癌以及癌前病变的筛查，同时完成组织学活检。内镜超声有助于进一步确定早期胃癌的诊断和进行胃癌分期。内镜超声检查结果与胃癌病理分型有很高的一致性，在提高胃癌的诊断水平方面具有重要价值。

（3）超声检查对于胃癌淋巴结转移的敏感性仅为60%，与淋巴结的大小、部位、仪器性能和检查者技术有关。关于残胃癌的超声检查，因其位置深在，受干扰因素多，尤其残胃与空肠吻合者难以显示，除非肿瘤体积较大。

（4）CT能够清楚地显示胃壁、胃周侵犯情况，邻近及远处淋巴结转移和远隔脏器转移，在胃癌的分期诊断中起着重要的作用。但是，CT对早期胃癌诊断价值不大，主要用于中、晚期胃癌的诊断和分期。

**（二）胃间质瘤的超声多普勒诊断**

胃肠间质细胞瘤（GIST），真正的平滑肌瘤不足10%，GIST发生在胃最为多见，称胃间质细胞瘤，表现为胃黏膜下、胃壁内或浆膜外结节。小的2cm左右，较大的肿瘤可突出于胃腔内，胃黏膜多完整，20%~30%合并溃疡。小于5cm的肿瘤多属良性，大于5cm的肿瘤多属恶性，生长快，常伴有出血性坏死和囊性变。位于浆膜外的大肿块可直接侵犯胰腺或肝。

1. 胃间质瘤的超声多普勒表现

胃壁局限性肿物，多呈类圆形，大小通常在 2 ~ 5cm，加压扫查时质地较硬。多数肿物内部呈均匀的低回声，边界清晰，但无明确包膜。声像图类型主要包括以下方面。

（1）腔内型：本型多见。肿物位于黏膜下，向腔内生长。黏膜层多数完整并被抬起，有时可见黏膜面小溃疡，基底较平整。短轴断面显示局部胃腔变窄。

（2）壁间型：肌层的肿物同时向腔内、腔外生长，使黏膜层向腔内、浆膜层向腔外隆起。

（3）外生型：比较少见。肿物主要向外生长，浆膜面膨出明显，但连续性完整，黏膜面无明显膨出，胃腔变形不明显，此型易漏诊或误诊为胃外肿物。

部分肿物直径＞5cm，当肿物形态不规整，黏膜面不光滑，存在较深的不规则形溃疡，肿物内部回声不均匀增多，出现片状无回声区（代表出血坏死）时，高度提示恶性。

2. 胃间质瘤的超声多普勒鉴别诊断

（1）腔内型胃间质瘤与胃息肉鉴别：后者起自黏膜层，基底部常带蒂，呈中等偏强回声，随胃蠕动而移动。

（2）恶性胃间质瘤与肿块型胃恶性淋巴瘤鉴别：后者起自黏膜下层，内部呈均匀性弱回声，生长迅速，预后差。

（3）恶性胃间质瘤还需与胃癌鉴别：根据胃癌组织起自黏膜层、呈浸润性生长、分布不规则等特点，不难与前者区分。若肿瘤较大，表面出现溃疡时，鉴别困难。

3. 胃间质瘤超声多普勒诊断的临床价值

胃间质瘤常在超声、上消化道造影及 CT 检查时被偶尔发现。在胃腔充盈的条件下，仔细、熟练的超声扫查可以发现小于 2cm 的肿瘤，还可能根据肿瘤轮廓、形态、内部回声特征以及瘤体的大小提示肿瘤的良性或恶性。胃镜不易发现较小的黏膜面无破坏的肿瘤和腔外型肿瘤。

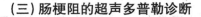

### (三) 肠梗阻的超声多普勒诊断

肠梗阻是指肠腔内容物由于病理因素不能正常运行或通过肠道时发生障碍，是常见而严重的急腹症之一。肠粘连是小肠梗阻最常见的原因，肿瘤是导致结肠梗阻最常见的原因，其典型临床表现为腹痛、呕吐、腹胀，停止排气、排便。腹痛特点多为间歇性发作性绞痛，麻痹性肠梗阻可以无腹痛。由发作性转为持续性腹痛，应考虑为绞窄性。持续性疼痛多为血管因素所致，持续性转为“缓解”应考虑肠坏死。肠梗阻可分为机械性肠梗阻（非绞窄性、绞窄性）和麻痹性肠梗阻两类，还可分为完全性肠梗阻和不完全性肠梗阻。

1. 肠梗阻的超声多普勒表现

根据肠梗阻的病因、梗阻部位、病程久暂以及有无绞窄等，其声像图可有多种表现，主要包括以下方面。

（1）梗阻近端肠管显著扩张，其内大量液体充盈。小肠梗阻时，小肠内径多＞3.0cm；结肠梗阻时，结肠内径多＞5.0cm。立位或坐位纵行扫查时可见“气液分层征”。

（2）梗阻近端肠管蠕动频繁、亢进，蠕动波幅度增大，伴有肠内液体往复流动以及“气过水”征。梗阻局部肠蠕动减弱或消失。麻痹性肠梗阻肠蠕动亦减弱或消失。

（3）肠壁改变：肠襻纵断面黏膜皱襞清晰，可伴有水肿增厚，表现为“琴键征”或“鱼刺征”。肠襻弯曲扭转可形成“咖啡豆征”。

（4）绞窄性肠梗阻的动态变化，主要包括：① 肠蠕动由增强迅速减弱，以至完全消失；② 由肠间无或少量积液征象，逐渐转为大量积液。

（5）提示肠梗阻原因的特殊声像图征象，主要包括：① 梗阻末端强回声团提示巨大结石，各类粪石引起的梗阻或蛔虫性肠梗阻；② 梗阻末端低回声团块提示肠管病变，如肿瘤、克罗恩病等；③ 沿肠管长轴呈多层低和中等回声相间的结构，即“套袖征”，短轴切面呈“同心圆征”，为肠套叠；④ 肠壁均匀性显著增厚，回声减低，内部血流信号明显减低且发病急速者，提示肠系膜血管阻塞；⑤阴囊内、腹壁内见到肠管回声是肠管疝出或嵌顿的佐证；⑥ 腹腔内见到闭襻状肠管扩张时，提示肠扭转或粘连。

2. 肠梗阻的超声多普勒鉴别诊断

超声检查一般不易诊断肠梗阻的病因，但肠套叠或肠肿瘤等梗阻时有特殊征象。例如，肠套叠时横断面声像图呈多层“同心圆征”。当肿瘤导致梗阻时，可见肠壁增厚，肠腔回声偏离中心或呈“假肾征”。蛔虫如扭结成团可以堵塞肠腔，病人以少年和儿童居多，有蛔虫病史，声像图上小肠扩张可不严重，但可显示线团状的蛔虫征象。

3. 肠梗阻超声多普勒诊断的临床价值

小肠梗阻时依据临床表现一般可以确诊，超声检查诊断小肠梗阻的意义在于：梗阻早期扩张的肠管内尚无明显气体，因缺乏气体对比，X 线检查可无阳性发现。但超声扫查不难发现小肠积液扩张和肠蠕动改变，从而能早于 X 线检查提示小肠梗阻诊断。如果发现短期内腹水明显增多或肠蠕动由强变弱，虽此时阵发性绞痛的剧烈程度有所减轻，在腹膜炎症状出现之前，容易误认为病情好转，而超声征象却可明确提示病情恶化。另外，妊娠女性疑有肠梗阻者，因 X 线检查有伤害，超声检查可作为首选。

**（四）肠套叠的超声多普勒诊断**

一段肠管套入相连接的另一段肠管内称为肠套叠。本病是常见的小儿外科急诊，为儿童肠梗阻首位，多在 2 岁之内发生，成人较少见。一般为近侧肠管套入远侧肠管，远侧套入近侧者罕见。套叠处形成 3 层肠壁：外壁称为鞘部；套入部由反折壁与最内壁组成。鞘部的开口处为颈部，套入部前端为顶部。套入的肠管常因血管受压而发生充血、水肿、肠壁增厚，甚至坏死。肠套叠的类型最多见的是回盲型，其次为回结型；回回型、结结型较少，无论哪种类型，几乎都会导致肠梗阻。

腹痛、呕吐、血便、腹部包块是肠套叠的主要临床表现。腹痛为突然发生，间歇性反复发作，发作时常呕吐。发作数小时内多数排果酱样黏液便。体检时腹部可扪及活动性包块。肠套叠发病 1d 后多数出现完全性肠梗阻的表现。

1. 肠套叠的超声多普勒表现

声像图表现为沿肠管长轴见局部呈多层低和中等回声相间的结构，即“套筒征”，短轴切面呈“同心圆征”或“靶环征”。成年人应注意套入的肠管

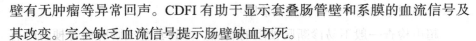

壁有无肿瘤等异常回声。CDFI 有助于显示套叠肠管壁和系膜的血流信号及其改变。完全缺乏血流信号提示肠壁缺血坏死。

2. 肠套叠的超声多普勒鉴别诊断

肠套叠主要应与肠道肿瘤鉴别。后者起病慢，病程相对较长，声像图多数表现为“假肾征”，边缘欠规整，很少有“同心圆征”。对成年人肠套叠，要特别注意同时有无肿瘤存在。此外，有时排空的胃窦部也可呈现为“同心圆征”，但是这种征象多为暂时性的，不固定，动态观察可随蠕动消失。

3. 肠套叠超声多普勒诊断的临床价值

超声对肠套叠诊断的准确率在 92% 以上，与传统采用的 X 线空气或钡剂灌肠检查比较，方法简便、迅速，结果准确、可靠。在超声监视下，对小儿单纯性套叠利用加温生理盐水灌肠复位治疗，效果良好，与 X 线下空气灌肠复位成功率相近，且无 X 线照射的缺陷，为治疗肠套叠开辟了新途径。

### （五）急性阑尾炎的超声多普勒诊断

急性阑尾炎是外科最常见的急腹症之一。诊断主要依靠临床症状（发热、转移性右下腹痛、呕吐等）、体征（右下腹 / 麦氏点压痛、肌紧张、反跳痛）及实验室检查（白细胞计数、中性粒细胞增高）。依据其病理改变分为单纯性阑尾炎、化脓性阑尾炎和坏疽性阑尾炎。

1. 急性阑尾炎的超声多普勒表现

正常阑尾超声不易显示，正常阑尾纵断面呈盲管状结构，横断面呈同心圆形，管壁层次清晰，柔软并可压缩。外径＜ 7mm[ 平均（4.5 ± 1.0）mm]。阑尾炎声像图表现为以下方面。

（1）阑尾肿胀，外径：成人＞ 7mm，儿童＞ 6mm，阑尾壁厚＞ 3mm。加压时管腔不可压缩，局部压痛明显。

（2）纵断面呈盲管状结构，盲管另一端与盲肠相连，横断面呈圆形或同心圆形，中央无回声区代表积液或积脓。

（3）阑尾腔内可伴有粪石样强回声，后方伴声影。粪石嵌顿于阑尾根部时，阑尾根部增粗伴有腔内积液（脓）征象。偶见阑尾腔内积气。

（4）单纯性阑尾炎，阑尾层次结构比较清晰完整；黏膜界面回声或其他层次中断或消失，阑尾形状不规则，不对称代表溃疡、坏死甚至穿孔；阑尾周围可以伴有低—无回声区代表积液或积脓。

（5）CDFI 多普勒能量图可以发现位于浅表的阑尾和炎性脂肪血流信号增加而有助于诊断，腔内张力过高、坏疽性阑尾炎和深部阑尾炎可无血流信号出现。

（6）间接征象：① 阑尾系膜脂肪增厚或阑尾周围覆盖厚层网膜脂肪组织，不可压缩并伴有压痛，为感染引起的炎性脂肪组织；② 患儿常伴有肠系膜淋巴结肿大；③ 相邻回肠 / 盲肠黏膜增厚。

2. 急性阑尾炎的超声多普勒鉴别诊断

在诊断中应注意将阑尾周围炎与阑尾穿孔形成的周围脓肿相区别，前者为包绕在阑尾周围的无回声带，后者系阑尾旁较大的局限性不规则无回声区。还应将发炎的阑尾与含液的肠管进行鉴别，肠管管腔内径较大，可压闭，动态观察可见蠕动及环状皱襞，并与上、下端肠管连通。阑尾穿孔时，还须与各种急腹症鉴别，主要包括以下方面。

（1）右侧异位妊娠或黄体囊肿破裂，患者为育龄女性，异位妊娠者多有停经史，无转移性右下腹痛。无回声或混合回声包块以盆腔内为主，液体较多时无回声区出现在右结肠外侧沟及其他部位。穿刺可吸出不凝血液。

（2）胆囊或上消化道穿孔，主要表现为穿孔部位有不规则的囊性或囊实性包块，压痛明显。而阑尾部位无明显包块。前者有胆囊结石病史，后者超声检查或立位 X 线透视均可见右膈下游离气体。

（3）应与卵巢肿物扭转、输尿管结石、回盲部肿瘤、回盲部结核、肠套叠、克罗恩病、限局性肠梗阻、脓肿等相鉴别。

3. 急性阑尾炎超声多普勒诊断的临床价值

（1）超声能准确提示阑尾有无穿孔，周围有无渗出、粘连，以及阑尾周围有无脓肿形成等重要信息，有利于选择合理的治疗方法。

（2）高分辨率超声对急性阑尾炎的检出率较高，可提供许多客观的影像学依据，并可确定阑尾的变异位置，对指导手术、确定切口位置有一定帮助。

（3）方法简便、无创伤、便于重复，对疑有阑尾炎的儿科患者、孕妇等常作为首选。但是，对于体型肥胖、腹部胀气显著的患者，超声检查是困难的。由于受超声仪器和技术条件的限制，部分超声检查结果难以诊断，有必要进一步做 CT 检查。

## 第二节　肝脏疾病及超声多普勒测量

### 一、肝脏疾病的超声多普勒测量技术

第一，患者准备。肝常规超声检查需要空腹。对疑有病毒性肝炎者，检查前应嘱检查肝功能，对于病毒性肝炎受检者应采取一定的消毒隔离措施，包括探头的消毒等，以防交叉感染。

第二，仪器调节。选用高分辨率的实时超声诊断仪。探头多选用凸阵或线阵型。成人检查探头频率多在3.5～5.0MHz，儿童或瘦体型成年人选用5.0～8.0MHz探头，对超肥胖的患者可选用2.5MHz探头。检查前应调节仪器各功能使其处于最佳状态。时间增益补偿、聚焦和系统增益应调节至肝脏实质前后部均显示较为均匀的状态。

第三，检查体位。主要包括：① 仰卧位，肝检查最常用的体位。患者仰卧于检查床上，双手上提置于枕后以增大肋间隙的宽度，此体位有利于超声束进入肝，有利于观察肝左叶、右前叶和部分右后叶。② 左侧卧位，患者稍向左侧卧，右手上提置于枕后，此体位有利于观察肝右后叶、肝门尤其是右后叶膈顶处。③ 右侧卧位，与左侧卧位方向相反，较少运用。对左叶肥大或左叶外生性肿瘤观察比较有帮助。④ 坐位或半坐位，对肝位置较高者或寻找肝左右叶膈顶部的小病灶时采用。

第四，扫查技术。肝扫查时，探头检查范围在右肋间、肋缘下剑突部及剑突下等部位，包括纵、横及斜切面的扫查。检查中应结合患者呼吸和体位的改变来获取肝的不同断面图像。同时需要注意持探头加压、连续线形滑行扫查、连续弧形滑行扫查和扇面形摆动扫查等多种手法的应用，以尽可能减少盲区或疏漏。

### 二、常见肝脏疾病的超声多普勒测量

#### （一）肝脏局灶性病变的超声多普勒测量

1. 肝囊肿

（1）肝囊肿的病理与临床。肝非寄生虫性囊肿是一种良性病变，多为潴

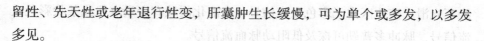

留性、先天性或老年退行性变，肝囊肿生长缓慢，可为单个或多发，以多发多见。

(2) 肝囊肿的超声多普勒表现。

第一，二维超声：较小的肝囊肿可不引起肝形态变化，较大的肝囊肿可使肝局限性膨大，靠近肝被膜的肝囊肿常有肝局限性隆起。囊肿多为圆形或椭圆形，囊壁光整菲薄，其内一般无回声，后方回声增强，常伴有侧方声影。囊肿较小时也可表现为两条短亮线而侧壁显示不清。囊肿合并感染或出血时囊腔内可见微弱点状回声，并可随患者体位改变而移动，这点可以与实性肿瘤相鉴别。

第二，多普勒超声：肝囊肿内部无血流信号，少数于囊壁可见短线状血流。

第三，肝囊肿的鉴别诊断：肝囊肿合并感染时与肝脓肿鉴别困难。

第四，肝囊肿的临床价值：肝囊肿超声声像图特征典型，超声诊断简便，诊断准确度高，优于其他影像学检查。

2. 肝脓肿

(1) 肝脓肿的病理与临床。肝脓肿是阿米巴原虫或细菌感染引起的，一般的病理变化过程为炎症、部分液化坏死、脓肿形成。细菌性肝脓肿为化脓性细菌侵入肝所致，常伴有典型临床症状，以恶寒、高热、右上腹痛、肝大和肝区压痛为主要症状和体征，可分为单发性和多发性，实验室检查可见白细胞和中性粒细胞增高。阿米巴性肝脓肿多继发于阿米巴痢疾之后，其发病机制主要归因于阿米巴释放的溶组织酶对肝细胞的直接破坏，以及原虫的大量繁殖导致肝静脉阻塞，进而引发肝组织梗死，这一病症的临床表现通常不具备典型性，且多数情况下局限于肝右叶，脓腔较大，内部充满褐色黏稠的坏死物质。

(2) 肝脓肿的超声多普勒表现。不同病程阶段肝脓肿声像图有不同表现。

第一，病程早期：脓肿尚未液化，声像图表现为局部低弱回声区，周边常有稍高回声环绕，病变不规则，边界模糊不清。病灶内部及周边有点状或条状彩色血流信号，脉冲多普勒可探及动脉血流信号，且多为低阻力指数。

第二，病程进展：脓肿部分开始液化，液化不全，声像图可见液化区无回声，后方回声轻度增强，有时也可表现为蜂窝状结构，脓肿边界清楚但边缘不光滑。液化区内无彩色血流信号，未液化区域有少量点状或条状彩色血流信号，脉冲多普勒可探及低阻动脉血流信号。

第三，脓肿形成期：典型肝脓肿轮廓清晰，脓肿液化范围较广，呈无回声区，其内有少许细小点状回声或斑块状回声，脓肿壁常较厚，内壁常不光滑，呈虫蚀状，脓肿后壁和后方回声增强。若合并产气型细菌感染，还可见强回声气体回声。脓肿壁处偶可见少量彩色血流信号。

第四，脓肿吸收期：脓肿无回声区逐渐缩小，可见边界清晰的回声减低区，也可见稍高斑块状回声，局部血流信号逐渐恢复。

第五，慢性厚壁肝脓肿：脓肿无回声区内多有不规则团状或点状高回声，由于脓肿壁肉芽组织形成，与周围组织炎性粘连，导致脓肿壁厚而不光滑，回声较强，有时可伴有钙化，表现为强回声伴后方回声衰减。典型脓肿常有伴发征象，如右侧膈肌活动受限和右侧胸腔反应性积液等。

(3) 肝脓肿的鉴别诊断。阿米巴肝脓肿与细菌性肝脓肿声像图表现相似，难以区分，但阿米巴肝脓肿起病多较缓和、隐匿，多为单个，位于肝右叶，且较大，致肝增大明显，阿米巴肝脓肿壁较细菌性肝脓肿壁薄，脓液内有细小均匀点状弱回声，脓腔内无气体样强回声，偶可在脓肿壁上见彩色血流信号。肝脓肿的声像图表现与其病理过程紧密相连，单次的超声检查往往只能揭示脓肿病程中某一特定阶段的声像图变化。鉴于脓肿病程中各阶段的病理变化特征各异，肝脓肿的声像图表现呈现出一定的复杂性。因此，在肝脓肿的诊断中密切结合病史、体征、治疗过程，进行动态观察。

(4) 肝脓肿的临床价值。“常规超声利用声波在病灶中的传播形成影像，对于脂肪组织过厚、气体积聚等患者而言，则会降低成像质量，因此检测效能受限”。[①] 超声成像对典型肝脓肿诊断较为容易，并能实时引导对脓肿进行穿刺抽吸，做涂片或细菌培养，并注射抗生素治疗。

3. 肝血管瘤

(1) 肝血管瘤的病理与临床。血管瘤是肝最常见的良性肿瘤，多在中年以后发病，且女性多于男性。病理上分为海绵状血管瘤、硬化性血管瘤、血管内皮细胞瘤及毛细血管瘤，其中以海绵状血管瘤最多见。大体病理为圆形

① 谢伟超，陈海庆，陈佳佳，等．超声造影对肝脏局灶性病变的诊断价值 [J]. 现代医用影像学，2024，33(1)：188.

或卵圆形，肿瘤呈紫红色或蓝色，由大小不等的血窦组成。镜下血窦壁为单层内皮细胞敷衬，由纤维间隔支撑与分隔，纤维隔起自瘤体中心延及整个瘤体。患者症状取决于肿瘤发生部位、大小、增长速度和邻近器官受压情况。位于肝边缘，直径较大或增长快的患者，可表现为上腹闷胀不适、肝区隐痛等症状；位于肝实质内较小的血管瘤多无症状，常在体检或手术中偶尔发现；血管瘤破裂出血，可引起急腹症及出血症状。

(2)肝血管瘤的超声多普勒表现。

第一，二维超声：一是肿瘤形态：较小血管瘤多为球形，肿瘤较大时呈椭圆形或不规则形。肿瘤较小且位于肝实质深部的血管瘤多不引起肝脏外形的变化，对肝内管道系统也无明显挤压和推移作用。肝被膜下的小血管瘤，易引起局部肝包膜向外突出。直径较大且向肝面生长的血管瘤常使肝外形失常，并引起肝内管道结构受压和移位。

二是血流瘤回声分型。主要包括：① 高回声型：多见于肝内较小血管瘤，肿瘤呈高回声，其内见纤细间隔及圆点状无回声区内，呈筛网状。② 低回声型：见于较大的肝血管瘤，肿瘤实质主要呈低回声，其内有不规则小等号状血管断面回声，瘤体后方回声可轻度增强。③ 混合回声型：多见于直径＞5cm 的较大血管瘤，肿瘤内可见低回声、强回声及小的不规则无回声区混合存在，可见粗网格状或蜂窝状结构，分布不均匀。瘤内血窦较大时，瘤体后方回声可以轻度增强。血管瘤伴有纤维化、钙化时，内部回声可更复杂。④ 无回声型：极少见，瘤体一般较小，实质内回声稀少，酷似囊肿。

三是加压形变。对较大位置又浅的血管瘤，经探头适当加压，可见瘤体前后脚变小，回声稍增强，放松探头可恢复原状。

四是肿瘤边界。低回声较大血管瘤周边常可带状高回声，呈花瓣状，较小高回声血管瘤边界清晰锐利，如浮雕状，称为“浮雕状改变”，在肝血管瘤诊断中有较高特异性。

第二，多普勒超声：血管瘤血流速度极缓慢，彩色多普勒血流信号显示率低，仅少部分血管瘤周边可见短线状血流信号，大多为低速血流。较小的血管瘤难以检测到血流信号。

第三，超声造影：① 动脉期，典型表现为周边呈结节状增强或环状增强，中心无增强。②门脉期，逐渐向中央或全部充填。③ 延迟期，完全充填。

血管瘤充盈速率取决于流体的大小，较小的血管瘤在动脉期或门脉期完全充填，大的血管瘤要在延长期充填。

(3) 肝血管瘤的鉴别诊断。

第一，高回声型肝血管瘤与肝细胞肝癌：高回声型血管瘤较多见，边缘锐利呈浮雕样，或呈线样强回声，内部回声呈筛网状；而肝细胞肝癌大多为低回声团块，高回声少见，周边常伴声晕。

第二，低回声型肝血管瘤与肝细胞肝癌：低回声型肝血管瘤周边有整齐的线状强回声环绕，其内可见不规则小等号状血管断面回声，瘤体边缘可有“周缘裂隙征”；低回声型肝细胞肝癌的外周常伴有声晕现象，其内部回声分布并不均匀。此外，肝细胞肝癌结节的周边或内部，通常表现出较为明显的血流信号，且呈现出高流速的动脉频谱特征。

第三，混合回声型肝血管瘤与肝细胞肝癌：混合回声型肝血管瘤常较大，边界清晰，外周有不完整的线状高回声环绕，瘤体大小与其对周围组织结构的挤压不相称，无明显的球体占位感。肝细胞肝癌边界多不规则，内部回声不均，可表现为多个小结节融合状，肿瘤周缘可出现不完整声晕，对肝组织产生明显挤压和浸润。

(4) 肝血管瘤的临床价值。较小的高回声型血管瘤声像图表现具有特异性，具有很高的准确率；而低回声型、混合回声型血管瘤，常规超声检查定性诊断较困难，须结合其他影像学检查方法进行综合分析。

4. 肝局灶性结节增生

(1) 肝局灶性结节增生的病理与临床。肝局灶性结节增生是良性类肿瘤病变，女性较男性多见，病因不明，目前多认为是先天性血管发育异常下的肝细胞的增生反应，口服避孕药可促进其生长。常为单发，多位于肝被膜下，少数位于肝深部。由增生的肝细胞及胆管上皮细胞组成，中心有星形或长条形纤维瘢痕，内有血管及小肝管。

(2) 肝局灶性结节增生的超声多普勒表现，主要包括以下方面。

第一，二维超声：多位于肝右叶，呈类球形，肿瘤较大时局部肝增大，肿瘤边界清晰，包膜回声不明显，肿瘤实质多低或等回声，回声不均匀，部分中心可见条状或星状瘢痕回声，中心若出现强回声伴声影，是较为特异的征象。结节后方回声常有轻微增高。周围肝组织回声正常。

第二，多普勒超声：肝局灶性结节增生可表现为多血流信号，有时可显示从中心供血动脉向周围发出的放射状血流信号，呈低阻力指数的动脉血流频谱。

(3) 肝局灶性结节增生的鉴别诊断。肝局灶性结节增生声像图多变，无典型临床症状，发病率低，诊断该病前应排除以下疾病。

第一，肝细胞肝癌：直径 2cm 左右的小肝癌多数表现为低回声型，周围伴声晕；癌肿直径＞5cm 时，常伴有门静脉癌栓。

第二，转移性肝癌：常为多发性，典型声像图表现为“牛眼征”“靶环征”，少数无此征的单发转移结节难与肝局灶性结节增生鉴别，应仔细检查其他脏器有无原发灶。

第三，肝血管瘤：典型的血管瘤，内呈网络状，边缘见线状强回声环绕呈浮雕状。

第四，肝腺瘤：肝腺瘤与肝局灶性结节增生声像图表现极为相似，难以鉴别，但肝腺瘤瘤内易发生出血、坏死和液化，使声像图发生相应的改变。

第五，肝再生结节：发生于肝硬化病例，呈圆形或形态不规则的低回声区，周围可见不规则结缔组织高回声。

(4) 肝局灶性结节增生的临床价值。超声检查对肝局灶性结节增生具有较高的检出率，但定性诊断困难，须结合超声造影或其他影像学检查方法进行鉴别诊断，有时还须行超声引导下穿刺组织学活检或细胞学检查。

**(二) 肝脏弥漫性病变的超声多普勒测量**

1. 脂肪肝

(1) 脂肪肝的病理与临床。脂肪肝是一种常见的肝异常，是因过量饮酒、肥胖、糖尿病和药物毒性作用等引起的肝细胞内脂肪堆积。正常肝含脂肪量约为 5%，当肝内脂肪含量增加或肝细胞内出现大量脂肪颗粒时，称为脂肪肝。镜下观察受侵肝细胞分布在肝小叶中央静脉周围或在汇管区周围。

(2) 脂肪肝的超声多普勒表现。

第一，肝形态改变：肝实质回声增强，使肝包膜显示不清，轮廓较模糊，肝体积均匀性增大。

第二，肝实质回声改变：肝回声前方增强，后方减弱。根据脂肪浸润范围分为：① 弥漫型脂肪肝：肝内脂肪均匀性累及全肝，表现为整个肝回声增强，称为“明亮肝”，同时出现不同程度的声衰减。② 局限性脂肪肝：肝内脂肪部分堆积，又可分为叶段型、团块型及小叶间型三种。叶段型脂肪肝的脂肪浸润局限于一个或多个叶段，声像图显示肝一个或多个叶段回声增强，边界与肝静脉一致；团块型脂肪肝表现为一个或多个回声增强区，形态欠规则，边界清晰，其余肝实质回声正常；小叶间脂肪肝为脂肪组织堆积在肝横窦周围、胆囊旁、第一肝门区，门静脉或肝静脉主支周围，声像图表现为不规则的片状低回声，可呈三角形、条形等多种不规则形态，边界清楚，内部回声均匀。

第三，肝内正常管道结构回声改变：肝内管道结构多显示欠清，各级分支不易显示，血管管腔变窄，管壁回声模糊。但不出现血管移位或受压中断现象。

(3) 脂肪肝的鉴别诊断。

第一，肝细胞癌局限性脂肪肝常与肝癌鉴别：前者有脂肪肝背景，中见低回声正常肝组织，多数呈不规则形，不同断面观察往往不是圆球形，有正常血管通过。后者有肝炎、肝硬化病史，肿物多呈低回声有球体感，周边有晕环和后方回声增强等。

第二，肝血管瘤：血管瘤多呈圆形，边界清晰，内可呈网格状改变，周边常有相对较厚的强回声壁。

(4) 脂肪肝的临床价值。典型脂肪肝声像图表现为“明亮肝”，不难提示诊断。但是，局限性脂肪肝常与肝血管瘤相混；当弥漫型脂肪肝残存低回声正常肝组织也可表现为酷似肝肿瘤，应结合其他影像检查或超声引导下穿刺活检。

2. 肝硬化

(1) 肝硬化的病理与临床。肝硬化是一种常见的慢性进行性疾病，是肝受一种或多种因素引起的损害，使肝细胞变性坏死，继而出现肝细胞结节状再生及纤维组织增生，最终导致肝小叶结构和血液循环的破坏和重建。肝硬化种类很多，临床上最常见的是门脉性肝硬化，然后是坏死后性肝硬化、胆汁性肝硬化、瘀血性肝硬化、寄生虫性肝硬化等。

(2) 肝硬化的超声多普勒表现，主要包括：① 肝失去正常形态。② 肝表面高低不平，具结节感。③ 肝实质回声增高、增密，分布不均匀。④ 肝静脉分布失常，主干扩大，分布扭曲，管壁回声增高。⑤ 门静脉内血栓。⑥ 侧支循环开放，胃左静脉扩张，脐静脉重开。⑦ 肝门区和脾门区静脉海绵样改变。⑧ 脾大。⑨ 腹水。⑩CDFI：门静脉血流增密，色彩变淡，流速减慢，常低于 15～20cm/s。肝静脉粗细不一，血流可呈双向流动。肝动脉代偿增宽，血流增加。侧支循环。

（3）肝硬化的鉴别诊断，主要包括：① 弥漫性肝癌：门静脉分支内多可见到癌栓的回声，单发较大的再生结节与肝细胞癌的声像图鉴别多较困难。② 先天性肝纤维化：有家族倾向，好发于婴幼儿和青少年。③ 脂肪肝、慢性肝炎和其他弥漫性肝实质性病变：主要依靠肝穿刺组织学活检。

（4）肝硬化的临床价值。肝硬化是一种以肝实质破坏、纤维化和结节性再生为特征的慢性肝疾病。在肝硬化早期，声像图表现缺乏特征性，难以做出诊断，肝硬化后期特别是肝形态改变、肝内的再生结节和深部回声衰减、肝被膜凹凸不平等征象，不能做出肝硬化诊断。肝硬化患者易并发肝细胞癌，应注意超声随诊。

3. 瘀血性肝病

（1）瘀血性肝病的病理与临床。瘀血性肝病又称心源性肝病，主要是慢性充血性心功能不全引起的，尤其是右心衰竭肝因长期瘀血缺氧，使肝细胞萎缩、坏死以及纤维化。患者可有腹痛、恶心、呕吐，心脏扩大，颈静脉怒张。

（2）瘀血性肝病的超声多普勒表现，主要包括：① 肝一般缩小。② 肝轮廓一般，尚光整。③ 肝回声增强，分布尚均匀。④ 下腔静脉及肝静脉内径增宽。⑤ 晚期可出现门静脉高压声像图表现。⑥ 腹水，严重者可见胸腔积液和心包积液。⑦CDFI：肝静脉内径明显增宽，可达 1.2cm 以上，肝内血流丰富，下腔静脉内径也明显增宽。

（3）瘀血性肝病的鉴别诊断。早期瘀血性肝病与其他各种原因所致早期肝病难以鉴别，晚期瘀血性肝病可根据患者下腔静脉及肝静脉增宽以及心脏改变与其他肝病鉴别。

第一，局限性脂肪肝常与肝癌鉴别：局限性脂肪肝有脂肪肝背景，病变区常呈片状，有正常血管通过；肝癌有肝炎、肝硬化病史，肿物多呈圆形，有晕环等。

第二，局限性脂肪肝与肝血管瘤鉴别：血管瘤多呈圆形，边界清晰，内可呈网格状改变，局限性脂肪肝多呈条片状。

(4) 瘀血性肝病的临床价值。声像图显示有肝静脉扩张、肝大及回声减弱是反映肝瘀血的直接证据，提示有右心衰竭。易于区别瘀血性肝硬化或其他类型肝硬化。

### (三) 肝脏门静脉疾病的超声多普勒测量

1. 门静脉血栓形成

(1) 门静脉血栓形成的病理与临床。门静脉血栓形成多见于慢性疾病如肝硬化或门静脉高压时，门静脉血流缓慢，脾大，脾功能亢进及血小板降低，对凝血机制影响，而产生血栓，也可见于一些感染外伤或肿瘤压迫、侵犯门静脉等疾病，临床上分为急性和慢性、肝内和肝外、原发和继发以及部分和完全性等。

(2) 门静脉血栓形成的超声多普勒表现，主要包括：① 门静脉扩张。② 新鲜血栓呈弱回声团块状或条状，易漏诊。③ 陈旧性血栓呈等回声或稍强回声团，门静脉管径相对变窄。④ 局部门静脉管壁规整、清晰、连续。⑤ 多合并肝硬化。⑥CDFI：门静脉血流速度缓慢或测不到血流信号，栓子内可探及血流信号。

(3) 门静脉血栓形成鉴别诊断。主要是与门静脉癌栓鉴别，血栓一般无肝癌表现，癌栓则有肝癌表现。

2. 门静脉海绵样变性

(1) 门静脉海绵样变性的病理与临床。门静脉海绵样变性是指正常门静脉被很多细小海绵状血管所代替，由于肝内门静脉先天发育异常、缺损或继发性门静脉狭窄造成肝内门静脉支不能正常显示，位于门静脉支及胆管周围的静脉形成侧支循环并发育得较粗，多位于肝门、肝内门静脉主干支部位。

(2) 门静脉海绵样变性的超声多普勒表现，主要包括：① 门静脉主干内径增宽，内有实质性回声充满管腔或门静脉主干显示不清；②CDFI：在肝门区网格样或蜂窝状无回声区结构内见单色新暗淡血流信号；③ 在上述部位可见多数子囊状、管道状、蔓藤状或葡萄状无回声；④ 脉冲多普勒探及静脉血流信号。

（3）门静脉海绵样变性的鉴别诊断。主要与胆壁扩张鉴别，后者门静脉结构显示正常。

（4）门静脉海绵样变性的临床价值。彩色多普勒诊断门静脉海绵状变性减少了血管造影等有创检查，显示门静脉阻塞部分程度，并根据侧支情况评估机体代谢能力。

3. 门静脉高压

（1）门静脉高压的病理与临床。门静脉高压是指各种原因导致门静脉血流受到障碍，发生瘀滞引起门静脉系压力升高而引起的一系列症状。门静脉高压主要表现为：门—体侧支循环形成；食管下段、胃底近贲门处黏膜下的静脉曲张；直肠静脉丛形成痔核，还表现为脾大、脾功能亢进，呕血和腹水等。

（2）门静脉高压的超声多普勒表现，主要包括：①肝体积缩小，边缘变钝，包膜不平整。②肝回声粗糙不均匀，有结节感。③门静脉主干增粗，直径＞1.3cm，脾门静脉主干＞0.7cm。④脾大，厚度＞4.0cm，长度＞11.0cm。⑤门—体侧支循环形成：脐静脉开放、胃冠状静脉增宽，胃底食管静脉曲张，胰腺体尾周围脾—肾和胃—肾静脉支增宽增多。⑥腹水。⑦CDFI：早期门静脉内血流仍为红色，严重者肝静脉内为红色和蓝色双向血流，血流平均速度 $10.2 \pm 2.74$cm/s，血流量 $939.91 \pm 393.05$mL/min。

（3）门静脉高压的鉴别诊断。声像图显示脾大、门—体静脉分流的超声征象，多普勒测量门静脉血流速度低于正常，即可诊断门静脉高压。

（4）门静脉高压的临床价值。超声不用注射任何造影剂就可以显示门静脉系统及其主要侧支循环血管，并能进行形态学评估；正常肝门部结构被条所状强回声伴规则小管腔所取代，可提示门静脉高压。

# 第三节　泌尿系统疾病及多普勒超声检查

## 一、泌尿系统疾病的多普勒超声检查技术

### (一) 病人准备

肾超声检查一般不须做特殊的准备，若同时检查输尿管和膀胱，可让受检者在检查前60min饮水500mL，并保持膀胱适度充盈，以使肾盂、肾盏显示更加清晰。经腹壁探测前列腺须充盈膀胱，但应避免过度充盈。经直肠探测前列腺须做探头清洁、消毒，是否充盈膀胱根据检查需要而定。经会阴探测前列腺一般不需要做特殊准备。

### (二) 检查体位

肾、输尿管和膀胱超声探测的常用体位为仰卧位、侧卧位，由于肾的位置靠后，故探测时还可采取俯卧位。经腹壁探测前列腺最常采用仰卧位，也可根据检查需要采用侧卧位或截石位。

### (三) 检查仪器

1. 肾、输尿管和膀胱的超声探测

探头类型首选凸阵，成人常用的探头频率为3.0~3.5MHz，儿童常用的探头频率为5.0MHz，其优点是视野广阔，容易获得整个肾的切面图像。

2. 微探头导管超声

随着超声医学影像技术的发展，超声新技术已广泛应用于泌尿系诊断的多个领域，经腹体表超声通过使用二维、彩色频谱多普勒、彩色能量多普勒、谐波等超声技术能够清晰显示肾、膀胱这些体积较大的泌尿系脏器，并对其病变做出诊断和鉴别诊断；对于输尿管、尿道、肾盂等这些体积较小、位置较深的泌尿系脏器及特殊部位则可以通过腔内探测的方式进行超声检查。将微型导管化的探头插入尿道、输尿管或肾盂，能够近距离地探测病变，发现尿路早期的微小病变。

微探头导管超声由微探头和导管两大部分组成。微探头可分为机械旋

转式和多晶片电子相控阵扫描式两种。机械旋转式探头多为单晶片探头，通过机械马达驱动旋转产生实时二维声像图，而多晶片电子相控阵探头不但可以显示灰阶实时图像，还能显示彩色血流图像。微探头导管超声的探测方法包括导丝引导和直接插入两种。对于尿道膀胱可以采用直接插入法，将导管直接从尿道外口插入，进行探测，而肾盂、输尿管的探测可借助膀胱镜用导丝导引插入或直接插入。探头插入后对尿路进行逐层横断面扫描。

**(四)检查方法**

1. 肾的超声多普勒检查方法

(1) 仰卧位冠状切面扫查：此体位较常用，扫查右肾以肝为声窗，扫查左肾以脾为声窗，透声好，声像图清晰，同时还能清晰显示肾内血流情况；但当腹部胃肠气体干扰时，此切面观察肾上欠满意。

(2) 俯卧位经背部扫查：嘱受检者俯卧位并暴露两侧腰背部，对肾进行纵切面及横切面的扫查，这个途径受肋骨影响少，易获得整个肾的声像图，但对于背肌发达的受检者，声衰减明显，图像不够清晰。

(3) 侧卧位经侧腰部扫查：左侧卧位时检查右肾，右侧卧位时检查左肾。侧卧位检查可使肠管移向对侧，有利于肠道气体较多的病人肾的显示，扫查时也可利用肝或脾作为声窗，对肾进行冠状切面及横切面的扫查。

2. 输尿管的超声多普勒检查方法

(1) 仰卧位经腹壁探测：探头置于下腹部，先找到髂动脉，在髂动脉的前方寻找扩张的输尿管，再沿着输尿管长轴向下探测至盆腔段输尿管及膀胱壁内段输尿管，或先找到膀胱输尿管出口处，再沿输尿管走行向上探测。

(2) 俯卧位经背部探测：探头沿着肾盂、肾盂输尿管连接部探测髂嵴以上的腹段输尿管。

(3) 侧卧位经侧腰部探测：探头在侧腰部沿着肾盂、肾盂输尿管连接部探测到输尿管腹段。

3. 膀胱的超声多普勒检查方法

(1) 经腹壁扫查：病人呈仰卧位，探头置于耻骨联合上方，做多切面的扫查。

(2) 经直肠扫查：检查前排清粪便，检查时病人取膝胸位、截石位或左侧卧位。检查时在探头表面涂少量耦合剂，外裹一个消毒隔离套，外涂耦合剂，插入肛门即可检查。经直肠探测，主要观察膀胱三角区。

## 二、常见泌尿系统疾病的多普勒超声检查

### （一）肾疾病的多普勒超声检查

1. 肾积水

（1）肾积水的临床与病理。肾积水是指因尿路梗阻使肾内尿液不能正常排出，引起肾盂、肾盏尿液滞留，肾盂内压力增高，从而导致肾盂、肾盏扩张及肾萎缩的病理改变。

肾积水的病因包括上尿路先天性的梗阻，如输尿管节段性的无功能、输尿管狭窄、扭曲、粘连、束带或瓣膜结构、迷走血管压迫、先天性输尿管异位、囊肿、双输尿管等；上尿路后天性的梗阻，如输尿管结石、肿瘤、瘢痕、纤维化、扭转等；下尿路各种疾病造成的梗阻，如前列腺增生、膀胱颈部挛缩、尿道狭窄、肿瘤、结石等；外源性疾病造成的梗阻，如盆腔的肿瘤、炎症、胃肠道病变、腹膜后病变等。

肾积水临床表现为腰部或下腹部的疼痛，根据梗阻发生的快慢可以表现为剧烈的绞痛、胀痛或隐痛。泌尿系结石引起的肾积水表现为剧烈的肾绞痛，而泌尿系肿瘤引起的肾积水往往是逐渐出现的隐痛，有时没有任何症状。如果泌尿系梗阻的部位在膀胱以下，可以出现排尿困难，如前列腺肥大症常表现为排尿费力、夜尿增多等症状。此外，由于泌尿系梗阻的存在，可以反复出现泌尿系感染。少数患者在双侧肾积水很长时间，甚至出现肾功能不全，无尿时才被发现。

（2）肾积水的多普勒超声表现。肾积水程度在声像图上的表现分为轻、中、重度三种程度。

第一，轻度肾积水：肾的大小、形态没有改变，在声像图上出现肾窦分离超过1.5cm，肾盂、肾盏均有轻度扩张，但肾实质厚度和肾内彩色血流不受影响。

第二，中度肾积水：肾盂、肾盏分离，肾盂扩张较为明显，积水的各个肾盏彼此分开，因各人肾盂、肾盏原有形态不同，表现为形态各异的肾积水

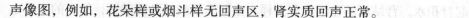

声像图，例如，花朵样或烟斗样无回声区，肾实质回声正常。

第三，重度肾积水：肾体积增大，形态失常，肾盂、肾盏明显扩大，肾窦回声被调色板样或巨大囊肿样的无回声区所取代，肾实质厚度明显变薄，肾实质内彩色血流明显减少或消失，同侧输尿管扩张并与肾盂相连，输尿管也可不扩张。

(3) 肾积水的多普勒超声鉴别诊断。

第一，生理性肾窦回声分离与病理性肾积水的鉴别：在生理情况下，膀胱过分充盈、大量饮水或利尿药和解痉药的应用，可使肾盂内存有少量尿液，声像图出现肾窦回声分离，不同于尿路梗阻引起的肾积水，在排尿后或利尿期过后，肾窦回声分离现象可消失。妊娠妇女常因激素作用出现双侧对称性轻度肾窦回声分离的生理现象。一般 1.5cm 以上的肾窦分离可确定为肾积水，而 1.0cm 以下的肾盂分离可能为生理性肾窦分离。

第二，中度或重度肾积水与多囊肾或多发性肾囊肿的鉴别：中度或重度肾积水易与多囊肾或多发性肾囊肿混淆。鉴别要点：多囊肾表现为双侧发病，肾内充满大小不等的囊肿且彼此不相通；多发性肾囊肿表现为单侧或双侧肾内多个囊肿，囊肿之间彼此不相通；肾积水的无回声区则彼此相通，同时可伴有同侧输尿管扩张。

(4) 肾积水多普勒超声检查的临床价值。肾积水只是一种临床表现，肾积水的梗阻原因和梗阻部位的判断对临床诊治更为重要。超声能够发现泌尿系的肿瘤、结石、输尿管囊肿、前列腺增生等引起肾积水的病变，但对于输尿管先天性狭窄、炎性粘连等疾病则需要结合其他影像学检查做出诊断。超声对肾积水的显示非常敏感，能够发现 0.5cm 以上的肾超声对肾积水的诊断不需要使用造影剂，没有 X 线辐射，对无功能的肾盂分离，同时还能测量肾实质的厚度，了解肾积水引起的肾实质萎缩情况。值得注意的是，肾盂分离程度的尺寸界定不是绝对的，需要结合临床，肾盂分离与肾积水不应等同。另外肾盂分离的前后径测量是很重要的。

2. 肾结石

(1) 肾结石的临床与病理。泌尿系统结石是泌尿系的常见病，结石可发生在肾、膀胱、输尿管和尿道的任何部位。但以肾与输尿管结石最为常见。肾结石的临床症状主要表现为腰痛、血尿及尿中沙石排出，结石梗阻时可引起肾积水。肾结石的化学成分多样，主要为草酸钙及磷酸钙，结石的大小也差别较大。

(2) 肾结石的超声多普勒表现。肾结石的典型声像图表现是肾内强回声，其后方伴声影。小结石及一些结构疏松的结石后方可无声影或有较淡的声影。根据结石的大小、成分及形态的不同，强回声可以呈点状、团状或带状。小结石常呈点状强回声；中等大小的结石或结构疏松的结石常呈团状强回声；大结石或质地坚硬的结石常呈带状强回声。如果结石引起梗阻会出现肾盂或肾盂积水的声像图改变。

(3) 肾结石的超声多普勒鉴别诊断。超声诊断肾结石须与一些肾内强回声病变的声像图鉴别诊断。

第一，肾窦内灶性纤维化或管壁回声增强：肾窦内点状或短线状强回声，改变探头的探测角度后可转变成长线状或等号状。

第二，肾内钙化灶：肾皮质或肾包膜下，呈不规则斑片状强回声，后方伴声影或彗星尾征。

第三，海绵肾：先天性髓质囊性疾病，肾内强回声位于肾锥体的乳头部，呈放射状排列，可见扩张的小管。

第四，肾钙质沉积症：早期表现为肾锥体周边强回声，随着钙质沉淀的增多，整个锥体都表现为强回声。

(4) 肾结石多普勒超声检查的临床价值。超声能检出 X 线和 CT 不能检出的透光结石，X 线对 0.3cm 的小结石一般不能检出，而超声可以检出。超声还能对肾结石进行术中定位，有助于手术取石的顺利进行。尽管超声能显示 X 线无法显影的结石，但超声对肾结石的探测也有局限性。由于仪器分辨率的限制，位于肾窦内的小结石容易被肾窦回声掩盖，故探测时须多切面扫查，并调节仪器的增益和聚焦深度。此外，单发性鹿角形结石或体积较大的单发性形态不规则的结石，超声可能显示为多枚结石，不如 X 线平片直观。“彩色多普勒超声快闪伪像诊断泌尿系结石的敏感度及准确率均高于二维超声，可通过观察快闪伪像为泌尿系结石的诊断提供更为丰富的信息，而提高泌尿系结石检出率”。①

---

① 张丽春，汪莹，胡鹏飞，等. 彩色多普勒超声快闪伪像与二维超声检查对泌尿系结石的诊断价值研究 [J]. 蛇志，2023，35(1)：61.

3. 肾囊性病变

(1) 肾囊性病变的临床与病理。肾囊性病变种类较多，多数是先天性的，也有后天发生的，其囊性占位的大小、形态、部位、数目各不相同。根据囊肿数目多少可分为孤立性肾囊肿、多发性肾囊肿和多囊肾；根据病变的部位可分为肾皮质囊肿和肾髓质囊肿。

临床上较常见的类型有单纯性囊肿、多囊肾、肾盂旁囊肿和肾钙乳症等，其中发病率最高的是单纯性肾囊肿，此病发展缓慢多无症状，当囊肿感染或出血时可出现腰痛或腹痛。肾盂源性囊肿是指位于肾实质内与肾盂或肾盏相通的囊肿，肾盂源性囊肿内有结石形成时称为肾钙乳症。肾盂旁囊肿又称肾盂周围囊肿，一般是指肾窦内或位于肾盂旁向肾窦内扩展的肾囊肿。多囊肾是一种先天性遗传病，有成人型与婴儿型两种。成人型多囊肾表现为双肾受累，肾体积增大，肾内皮质与髓质布满大小不等的囊肿，肾实质受囊肿压迫而萎缩，逐渐丧失功能。临床上可出现恶心、呕吐、水肿、高血压等肾衰竭症状。婴儿型多囊肾发病早，预后较差，囊肿小而数量极多。

(2) 肾囊性病变的多普勒超声表现。

第一，单纯性肾囊肿：单纯性肾囊肿超声表现为圆形或椭圆形的无回声区，边界清晰，囊壁薄而光滑，内部回声均匀，后方回声增强，可伴有侧壁声影，囊肿常向肾表面凸出，巨大的囊肿直径可超过 10cm。

第二，肾盂旁囊肿：超声表现为位于肾窦或紧贴肾窦的囊性无回声区，超声表现同肾囊肿，由于囊肿位于肾窦回声内，容易压迫肾盂、肾盏，造成肾积水。

第三，多房性肾囊肿：多房性肾囊肿超声表现为肾内圆形或椭圆形无回声区，边界清晰，表面光滑，在无回声区内有菲薄的分隔，呈条带状高回声，后方回声增强，可伴有侧壁声影，肾体积可增大。

第四，肾盂源性囊肿：肾盂源性囊肿超声表现为囊壁光滑的无回声区，后方回声增强，一般体积不大，不向肾表面凸起。肾钙乳症超声表现为囊性无回声区内伴强回声和声影，随着被检者体位改变，强回声朝重力方向移动；微小的肾钙乳症也可表现为肾实质内小的无回声囊肿，伴有彗星尾征。

第五，多囊肾：超声表现为两肾增大，随病情轻重不同，肾增大程度各异，囊肿的多少和大小也各不相同，囊肿少而大者病情轻；囊肿多而小者病情反而严重。声像图所见往往是全肾布满大小不等的囊肿，肾内结构紊乱，不能显示正常肾结构，肾实质回声与肾窦回声分界不清。囊肿随年龄的增大而逐渐增多增大，囊肿出现得越早，预后越不佳。肾体积增大，形态失常；双侧肾发病，可伴发多囊肝、多囊脾、多囊胰等病变。婴儿型多囊肾因囊肿小而数量极多，超声多不能显示出囊肿的无回声特征，而仅表现为肾体积增大，肾内回声增强，肾内结构欠清，肾实质呈蜂窝状小囊性结构或弥漫性强回声改变的声像图特征。

(3) 肾囊性病变的多普勒超声鉴别诊断。多囊肾与肾多发性囊肿的鉴别：多囊肾为双肾发病，双肾体积增大，表面不规则，全肾布满大小不等的囊肿，甚至肾实质回声与肾窦回声都分不清楚；而肾多发性囊肿多为单侧，囊肿的数目较多囊肾少，囊肿以外的肾实质回声正常。如果囊肿较大，则可对局部肾实质造成挤压。

(4) 肾囊性病变多普勒超声检查的临床价值。超声诊断肾囊肿有其独到之处，根据声像图容易与实质性肿块鉴别。典型的肾皮质囊肿一般不会与囊性肿瘤混淆。对较难诊断的囊性肾癌可行超声造影和超声引导下穿刺，囊性肾癌造影时囊壁不光滑，穿刺液多为血性，穿刺液做细胞学检查可发现肿瘤细胞。单纯性肾囊肿、多房性囊肿、肾盂旁囊肿均可在超声引导下做囊肿穿刺硬化治疗，疗效颇佳，基本一次可以治愈。

### (二) 输尿管疾病的多普勒超声检查

1. 输尿管结石

(1) 输尿管结石的临床与病理。输尿管结石多数来源于肾，由于尿盐晶体较易随尿液排入膀胱，故原发性输尿管结石极少见，但如有输尿管狭窄、憩室等诱发因素时，尿液滞留和感染会促使发生输尿管结石。输尿管结石大多为单发，临床上多见于青壮年，20~40 岁发病率最高，男性发病率明显高于女性。输尿管结石能引起尿路梗阻和肾积水，并危及患肾，在双侧输尿管梗阻、孤立肾的输尿管结石梗阻或一侧输尿管结石梗阻使对侧肾发生反射性无尿等情况时可发生急性肾功能不全，严重时可使肾功能逐渐丧失。输尿管结石的大小与梗阻、血尿和疼痛程度不一定成正比。在输尿管中、上段部位的结石嵌顿堵塞或结石在下移过程中，常引起典型的患侧肾绞痛和镜下血尿。疼痛可向大腿内侧、睾丸或阴唇放射，常伴有恶心、呕吐及血尿症状。输尿管膀胱壁间段最为狭小，结石容易停留。由于输尿管下段的肌肉和膀胱三角区相连，故常伴发尿频、尿急和尿痛的特有症状。

（2）输尿管结石的多普勒超声表现。输尿管结石的声像图表现为扩张的输尿管远端团状强回声，伴后方声影。同侧的输尿管、肾盂、肾盏可伴有积水表现。

（3）输尿管结石的多普勒超声鉴别诊断。输尿管结石与输尿管肿瘤都可引起上尿路梗阻，当输尿管结石较为疏松或输尿管肿瘤伴有钙化时，两者需要鉴别。输尿管结石多见于40岁以下的青壮年，临床特点为绞痛，多为间歇性镜下血尿与肾绞痛并存，而输尿管肿瘤临床表现多为无痛性肉眼血尿，病变处输尿管有增宽饱满的改变，此外输尿管肿瘤在膀胱内也可能会发现肿瘤种植转移病灶。

（4）输尿管结石多普勒超声检查的临床价值。腹部超声对输尿管上段及下段的结石显示率较高，但对于中段输尿管结石，由于肠道气体干扰以及输尿管位置较深，显示率较低，所以探测中段输尿管结石要尽量多切面探测，并停留观察一段时间，以排除肠道气体伪影，对于超声无法显示结石的病人，可让其进一步做其他影像学检查。体外震波碎石术后往往会出现输尿管黏膜下结石，可应用导管超声腔内探测，并为临床提供黏膜下结石的大小、数目、位置以及结石与输尿管腔面的距离的信息。

2. 输尿管肿瘤

（1）输尿管肿瘤的临床与病理。输尿管肿瘤按肿瘤性质可分为良性和恶性。良性输尿管肿瘤包括输尿管息肉、乳头状瘤等；恶性肿瘤包括输尿管移行细胞癌、鳞状上皮癌、黏液癌等。血尿及腰痛是输尿管癌常见的症状。其中，血尿为最常见初发症状，多数患者常为无痛性肉眼血尿，且间歇发生。疼痛可以是轻微的，少数患者由于凝血块梗阻输尿管而引起肾绞痛。如扩散至盆腔部或腹部器官，可引起相应部位持续的疼痛。

（2）输尿管肿瘤的多普勒超声表现。输尿管内低回声肿块，肿块处的输尿管增宽饱满，肿块以上的输尿管及肾盂多有积水的表现，位于输尿管膀胱开口处的肿瘤可表现为向膀胱内突出的低回声肿块。输尿管肿瘤早期不易被发现，微探头导管超声能够发现上尿路早期的微小肿瘤，声像图表现为输尿管管壁乳头状低回声或管壁不规则增厚，肿块向外侵犯时外壁可显示不光整，肿块可累及输尿管旁血管，声像图上还可以显示输尿管旁淋巴结肿大的低回声结构。

(3) 输尿管肿瘤多普勒超声测量的临床价值。输尿管肿瘤虽然发病率较低，但其超声表现有特征性，超声能够对输尿管肿瘤定性及定位，并对肿瘤周围组织结构的情况进行判断，对输尿管肿瘤的临床诊断有很大的帮助。然而，由于肠道气体的干扰以及输尿管位置较深，会影响超声对输尿管肿瘤的显示。微探头导管超声具有近距离精细探测的优势，能够发现上尿路早期的微小肿瘤。

3. 输尿管囊肿

(1) 输尿管囊肿的临床与病理。输尿管囊肿是一种先天性疾病，单侧或双侧发病，早期患者临床上多无明显症状，由于输尿管囊肿出口狭窄，晚期会引起输尿管及肾盂积水，出现尿路梗阻的症状。

(2) 输尿管囊肿的多普勒超声表现。输尿管囊肿超声表现为输尿管末端向膀胱内膨出的呈圆形或类圆形的无回声区，壁纤薄光滑。随输尿管蠕动及尿液的排出，囊肿会有一定节律的增大和缩小，当囊肿内合并结石时，无回声区内可见强回声伴声影。

(3) 输尿管囊肿的多普勒超声鉴别诊断。输尿管囊肿要与膀胱憩室鉴别，膀胱憩室超声表现为膀胱壁向外突出的无回声区，随着膀胱充盈及排空，无回声区的大小会相应地增大及缩小，甚至消失。而输尿管囊肿超声表现为膀胱三角区圆形或类圆形的无回声区，随输尿管蠕动及尿液的排出，囊肿会有一定节律的增大和缩小。

(4) 输尿管囊肿多普勒超声测量的临床价值。输尿管囊肿患者早期因无症状，一般不会做膀胱镜检查，不容易被发现，晚期的患者因肾功能损害，静脉肾盂造影不显影，因此，也不能明确诊断。超声对本病不论哪一期均能做出明确诊断，是首选的影像学检查方法。由于输尿管囊肿也会伴发结石或其他的泌尿系畸形，因此，观察输尿管囊肿时应注意其内部回声情况，发现输尿管囊肿的病例，同时要常规检查肾盂及输尿管，并注意是否合并重复肾、双输尿管畸形等。

### （三）膀胱疾病的多普勒超声测量

1. 膀胱肿瘤

（1）膀胱肿瘤的临床与病理。膀胱肿瘤是泌尿系统中最常见的肿瘤，发病率在男性泌尿生殖器肿瘤中仅次于前列腺癌。男性发病率明显较女性高，多见于40岁以上的成年人。病理上膀胱肿瘤分为上皮细胞性和非上皮细胞性两类。上皮细胞性肿瘤占98%，非上皮性肿瘤仅占2%。而上皮细胞性肿瘤中又以移行上皮乳头状癌最多见，其余为鳞状细胞癌和腺癌。非上皮性肿瘤较少见，包括肉瘤、血管瘤、纤维瘤、嗜铬细胞瘤和畸胎瘤等。膀胱肿瘤发病部位在膀胱侧壁及后壁最多，其次为三角区和顶部，其发生可为多中心。膀胱肿瘤可先后或同时伴有肾盂、输尿管、尿道肿瘤。

血尿为膀胱癌最常见的首发症状，85%的患者可出现反复发作的无痛性间歇性肉眼血尿。出血量可多可少，严重时带有血块。肿瘤组织脱落、肿瘤本身以及血块阻塞膀胱内口处可引起排尿困难，甚至出现尿潴留。癌肿浸润、坏死及感染和凝血块可产生尿频、尿急、尿痛的刺激症状。膀胱肿瘤侵及输尿管口时，会引起肾盂及输尿管积水，甚至感染，从而引起不同程度的腰酸、腰痛症状，如双侧输尿管口受累，可发生急性肾衰竭症状。此外，膀胱肿瘤晚期可出现恶心、食欲缺乏、发热、消瘦、贫血等恶病质表现，如转移到盆腔、腹膜后腔或直肠，可引起腰痛，下腹痛放射到会阴部或大腿，直肠刺激等症状。国际抗癌联盟提出根据肿瘤大小、淋巴结受累数目和有无转移并结合手术及病理检查来确定肿瘤的TNM分期。

（2）膀胱肿瘤的多普勒超声表现。常见的膀胱肿瘤超声表现多为向膀胱腔内凸出的膀胱壁肿块，呈乳头状或菜花状，中等回声或高回声，肿块基底部与膀胱壁相连，基底部可宽可窄。彩色血流图显示肿瘤的基底部有彩色动脉血流进入肿瘤。膀胱移行上皮乳头状瘤或分化较好的移行上皮乳头状癌呈中高回声的乳头状或菜花状肿块，肿块向膀胱腔内突起，膀胱肌层回声未受破坏。分化较差的乳头状癌、膀胱鳞状细胞癌及腺癌则基底较宽，肿块向肌层侵犯，肿块附着处膀胱壁层次不清。

根据声像图中移行上皮乳头状癌向膀胱壁侵犯的深度和肿瘤基底部宽阔的程度，可估计肿瘤的性质并做出分期。$T_1$期的肿块偏小，呈乳头状，多有蒂，边界清楚，膀胱壁局部增厚，黏膜连续性破坏，肌层回声无中断；$T_2$期的肿块较大，形态不规则，呈菜花样或乳头状，基底部较宽，与肌层界限不清；$T_3$期的肿块侵犯肌层深部，膀胱充盈时肿块多向膀胱外隆起；$T_4$期的肿块膀胱外界膜界限不清。

(3) 膀胱肿瘤的多普勒超声鉴别诊断，主要包括以下方面。

第一，膀胱肿瘤与凝血块的鉴别：膀胱内凝血块可随着体位的变化而移动，内部没有血流信号，而膀胱肿瘤不会随体位变化移动，内部可有血流信号。

第二，膀胱肿瘤与膀胱结石的鉴别：膀胱肿瘤呈中低回声，当表面坏死伴钙化时也可表现为强回声后伴声影，此时要与膀胱结石鉴别。鉴别要点：改变体位时，肿瘤钙化灶不能沿重力方向移动，而膀胱结石会沿重力方向移动；膀胱肿瘤内可有血流信号。

(4) 膀胱肿瘤多普勒超声测量的临床价值。超声诊断膀胱肿瘤是临床首选的一种无创检查方法，相比膀胱镜检查，超声不受肉眼血尿和尿道狭窄等因素的限制，能够较好地观察膀胱镜容易遗漏的地方，并对膀胱肿瘤进行分期；同时还能显示盆腔淋巴结转移的情况，是膀胱镜检查的良好补充。但超声对地毯样早期肿瘤以及3mm以下的肿瘤容易漏诊。微探头导管超声由于其高频率近距离探测的优势，能够清晰显示膀胱壁的三层结构，确定肿瘤与膀胱壁层的关系以及肿瘤与输尿管出口的精确距离，微探头超声与膀胱镜联合使用对膀胱肿瘤的术前分期有较大的帮助。

2. 膀胱憩室

(1) 膀胱憩室的临床与病理。膀胱憩室多为膀胱颈或后尿道梗阻引起，是一种膀胱壁局部向外膨出的疾病。先天性膀胱憩室较为少见，体积较小的膀胱憩室可无临床症状，体积较大的膀胱憩室则会引起排尿不畅或膀胱排空后因憩室内尿液流入膀胱引起再次排尿的现象。

(2) 膀胱憩室的多普勒超声表现。膀胱憩室超声表现为膀胱壁周围囊状无回声区，通常发生在膀胱后壁及两侧壁，囊状无回声区与膀胱之间有憩室口相通。憩室口的大小不一，通常为0.5～2.0cm，憩室有大有小，大的憩室比膀胱还大。憩室内有时可探及结石或肿瘤回声。

(3) 膀胱憩室的多普勒鉴别诊断，主要包括：①卵巢囊肿：位于卵巢或盆腔内，也可表现为膀胱周围的无回声区，但不和膀胱相通，且排尿后大小也不会发生改变。② 脐尿管囊肿：由胚胎发育时期脐尿管没有完全闭锁而形成，病变位于膀胱顶部、脐与膀胱之间，呈椭圆形无回声区，边界清楚，不与膀胱相通。

（4）膀胱憩室多普勒超声测量的临床价值。临床上膀胱镜检查只能看到憩室口，对憩室内情况难以显示，除非憩室口极大。超声检出膀胱憩室较容易，并可了解憩室内有无结石、肿瘤的存在。

3. 膀胱结石

（1）膀胱结石的临床与病理。膀胱结石多由尿路梗阻继发形成，梗阻病因如前列腺增生、尿道狭窄、膀胱憩室等疾病继发形成；也可为肾或输尿管结石排入膀胱所致。膀胱结石临床表现为尿痛、尿急、尿频、血尿、排尿困难等症状。男性膀胱结石发病率远高于女性。

（2）膀胱结石的多普勒超声表现。膀胱结石超声表现为膀胱内多发或单发的弧形强回声，后方伴声影，转动身体时，结石会随体位改变而向重力方向移动或滚动。

（3）膀胱结石的多普勒超声鉴别诊断，主要包括：① 膀胱内凝血块：膀胱内凝血块呈片状或无特定形态的强回声，后方无声影，变换体位时形态会改变，而膀胱结石除了泥沙样结石，形态不会发生改变。② 膀胱内肿瘤钙化灶。

（4）膀胱结石的多普勒测量临床价值。同肾结石一样，超声能显示 X 线平片和 CT 不能显示的透光性结石，并能检出 0.5cm 或更小的结石，是对放射诊断的一个补充。

## 第四节　妇科与产科疾病及其多普勒超声诊断

### 一、妇科疾病及其多普勒超声诊断

#### （一）妇科疾病的多普勒超声检查技术

二维及彩色多普勒超声成像技术的发展，使超声检查成为妇科疾病不可替代的首选影像检查；高分辨率的经阴道超声又在很大程度上提高了超声检查对妇科疾病的诊断能力。超声诊断的准确性与合理选择检查方法有很大关系。

1. 经腹多普勒超声检查法

经腹多普勒超声扫查范围广泛、切面及角度灵活，能够完整显示盆腔器官全貌，是最常用的妇科超声检查方法之一。适用于所有要求盆腔超声检查的妇女。经腹超声检查法的局限性包括易受腹壁厚度、膀胱充盈程度及肠道胀气等因素的影响。

(1) 检查前的准备。受检者须饮水 500～1000mL，使膀胱充盈。膀胱充盈以中度为适宜(即充盈膀胱达子宫底部或宫底上方 1～2cm 处)。

(2) 检查体位，受检者常规取平卧位。

(3) 仪器。选用凸阵探头，探头中心频率多为 3.5MHz。对于较瘦患者或儿童患者，也可应用高频的腔内探头或线阵探头直接置于腹壁进行扫查。

(4) 检查方法。

第一，暴露下腹部，涂抹适量耦合剂，探头直接置于腹壁皮肤进行扫查。

第二，进行子宫矢状切面扫查，于子宫矢状切面上测量子宫长径、前后径及内膜厚度。

第三，将探头旋转 90° 进行横切面扫查，测量子宫横径；观察子宫及两侧附件情况，并测量卵巢大小。注意卵巢位置变化较大，卵巢最大切面多在盆腔斜切面上获得。

第四，扫查过程中根据病灶或感兴趣区域灵活移动探头，改变扫查方向与角度，以获得病灶及感兴趣区域的最佳图像。

(5) 检查技巧。

第一，扫查范围要大，以避免漏诊位置较高的病变。

第二，强调膀胱充盈要适度。膀胱过度充盈时，盆腔正常器官被向后推移，不在最佳观察区域内，且可使子宫受压变形；同时患者因膀胱过度充盈而非常不适。膀胱充盈不佳时，无法推开肠管，导致盆腔脏器因肠气干扰不能清楚显示。

第三，观察肿物与周围脏器的关系时，应充分利用探头加压、移动连续扫查、嘱患者改变体位等手法进行观察，以了解肿物与周围脏器间的活动情况。

2. 经阴道多普勒超声检查法

经阴道超声检查（TVUS）是将超声探头置入阴道内进行超声检查，也是目前最常用的妇科超声检查方法之一。由于经阴道探头频率高，与盆腔器官更接近，图像分辨率佳，能更好地显示子宫、卵巢及盆腔肿块的结构特征及血流情况，且不受肠腔气体干扰和腹壁声衰减的影响，适用于能进行经阴道检查的所有患者，特别是对后位子宫、宫腔内病变（如内膜病变、黏膜下肌瘤、妊娠物残留等）、异位妊娠、辅助生育技术监测卵泡以及老年患者、肥胖患者等，TVUS 均明显优于经腹超声检查。此外，TVUS 引导下穿刺也是目前介入性超声最常用的方法。经阴道多普勒超声检查法的局限性包括经阴道探头频率高，穿透力有限，聚焦深度＜10cm，对较大盆腔肿块或位置较高的卵巢难以显示，须结合经腹超声检查观察。对无性生活、阴道畸形、阴道炎症、老年性阴道明显萎缩患者及月经期不应进行 TVUS。

（1）检查前的准备。受检者检查前须排空膀胱。检查者备好阴道探头及避孕套。对阴道出血患者，确因诊断需要必须进行 TVUS 时，检查者应准备好消毒避孕套。

（2）检查体位。受检者常规取膀胱截石位。必要时用枕头垫高臀部或嘱受检者将手置于臀部下以抬高臀部。

（3）仪器。选用经阴道腔内探头，探头中心频率多为 7.5MHz。

（4）检查方法。

第一，阴道探头顶端涂适量耦合剂，套上一次性乳胶避孕套，并检查避孕套与探头间有无气泡存在。

第二，操作者右手持探头，左手轻轻分开阴唇，将探头缓慢置入阴道内，探头顶端抵达阴道穹窿部。子宫后位时探头置于后穹窿，前位时置于前穹窿。

第三，扫查时利用旋转、倾斜、抽送等基本手法对盆腔内结构进行矢状切面、横切面及斜切面扫查。于子宫矢状切面上测量子宫长径、前后径及子宫内膜厚度；将探头旋转 90°，于横切面测量子宫横径。

第四，将探头移向子宫左侧或右侧，扫查左、右附件区，观察双侧卵巢及周围附件区情况。卵巢位置变化较大，应转动探头多切面寻找，并于卵巢最大切面上测量卵巢大小。

第五，扫查过程中根据病灶或感兴趣区域灵活移动探头，改变扫查方向与角度，进行多切面扫查，以获得病灶及感兴趣区域的最佳图像，同时要注意子宫直肠陷凹及附件区有无积液。

(5) 检查技巧。

第一，探头置入阴道后，可以参照膀胱位置进行定位，通过子宫与膀胱的位置关系判断子宫为前位、中位还是后位。

第二，检查过程中，可采用推拉、移动探头的方式推开肠管，并可利用探头推动或加压观察肿物的软硬度、与周围组织结构间的相互移动性等。

第三，病灶或脏器位置较高时，可用左手在腹壁加压，使病灶更接近阴道探头。

(6) 注意事项，主要包括：① 月经期一般应避免进行 TVUS，如确因诊断需要必须对子宫出血或月经期妇女进行经阴道超声检查时，应注意无菌操作。② 阴道探头应定期消毒。

3. 经直肠多普勒超声检查法

经直肠多普勒超声检查法是指将腔内探头置于直肠内进行超声检查的方法，主要用于男性前列腺疾病诊断，妇科方面用于经腹超声检查图像显示不清但又不能进行经阴道检查的患者，如处女膜未破、阴道畸形或老年性阴道萎缩等。

(1) 检查前的准备。检查前受检者须排空大小便。一般采用检查前晚服用泻药的方法（如服用酚酞 2 片），检查当天早上空腹，必要时还可于检查前加用 2 支开塞露。

(2) 检查体位。受检者取左侧卧位，左腿伸直、右腿屈曲。有时也可采用膀胱截石位。

(3) 仪器。采用经直肠探头，多数仪器经直肠探头与经阴道探头为同一探头。探头频率与经阴道探头一致。

(4) 检查方法。探头套好乳胶避孕套后，应在避孕套上加适量耦合剂作为润滑剂，以方便将探头置入直肠内。扫查方法和观察顺序与经阴道扫查相似。

4. 经阴道介入性多普勒超声检查法

经阴道超声引导下进行盆腔穿刺可增加定位的准确性，避免损伤。治疗性穿刺被广泛应用于多种医疗场景，包括卵巢内异症囊肿的治疗、辅助生殖过程中的穿刺取卵、未破裂型异位妊娠的局部药物治疗、卵巢单纯性囊肿的穿刺治疗以及盆腔脓肿和输卵管积水的治疗等。穿刺并发症包括误穿大血管形成血肿、肠管损伤，如慢性盆腔炎或子宫内膜异位症常与肠管粘连，穿刺不慎时可能损伤肠管；操作者应严格掌握 TVUS 引导下盆腔穿刺术的适应证与禁忌证，严格操作规程，防止并发症发生。

**（二）妇科疾病的多普勒超声诊断**

1. 子宫肌瘤的诊断

子宫肌瘤作为女性生殖系统最常见的良性肿瘤，其准确的诊断对于临床治疗方案的选择至关重要。多普勒超声技术在子宫肌瘤的诊断中发挥着举足轻重的作用，它通过观察肌瘤的大小、形态、回声特征以及血流情况，为医生提供了详尽而准确的肌瘤信息。

（1）多普勒超声可以清晰地显示肌瘤的大小和形态。通过超声图像的直观展现，医生可以准确地判断肌瘤的生长位置、大小以及是否存在多个肌瘤。此外，超声图像还可以显示肌瘤的内部结构，如是否有液化、钙化等改变，这些都有助于肌瘤的性质的初步判断。

（2）多普勒超声在观察肌瘤的回声特征方面具有独特的优势。肌瘤的回声特征因组织成分和病理类型而异，通过观察回声的均匀性、强度以及是否有包膜等特征，可以进一步判断肌瘤的良恶性。同时，超声还可以显示肌瘤与周围组织的关系，有助于评估肌瘤是否对周围组织产生压迫或浸润。

（3）多普勒超声可以观察肌瘤的血流情况。通过测量肌瘤内部及周边的血流阻力指数（RI）和搏动指数（PI），可以评估肌瘤的血流灌注情况，这些血流参数与肌瘤的生长速度、恶性程度以及治疗效果密切相关，因此对于指导临床治疗方案的选择具有重要意义。

（4）多普勒超声可以结合其他影像学技术如 MRI、CT 等进行综合诊断，提高诊断的准确性和可靠性。例如，MRI 在显示肌瘤内部结构方面更为敏感，而 CT 则对钙化、出血等改变具有较高的检出率。通过综合运用这些技术，可以进一步提高子宫肌瘤的诊断水平。

随着医学技术的不断发展，新的诊断技术和方法也在不断涌现。例如，三维超声、弹性成像等新技术在子宫肌瘤的诊断中逐渐得到应用，它们能够提供更为详细和准确的肌瘤信息，有助于进一步提高诊断的准确性和可靠性。

2. 卵巢疾病的诊断

卵巢疾病是妇科领域的一大类疾病，涵盖了卵巢囊肿、卵巢肿瘤等多种病变，这些疾病对女性的生殖健康构成严重威胁，因此，早期、准确的诊断对于疾病的及时治疗和预后至关重要。多普勒超声作为一种非侵入性的诊断技术，在卵巢疾病的诊断中发挥着重要的作用。

（1）多普勒超声能够清晰地显示卵巢的大小、形态和回声特征。通过超声图像的直观展现，医生可以观察到卵巢是否增大、形态是否规则、回声是否均匀等，从而初步判断卵巢是否存在病变。此外，超声还可以观察到卵巢内的囊性或实性结构，为进一步诊断提供线索。

（2）多普勒超声在评估卵巢血流情况方面具有独特优势。通过测量卵巢内部的 RI 和 PI，医生可以了解卵巢的血流灌注状态，这对于判断卵巢疾病的性质和严重程度具有重要意义。例如，在卵巢肿瘤的诊断中，血流的丰富程度和分布特点可以作为良恶性肿瘤鉴别的重要依据。

（3）多普勒超声还可以结合其他影像学技术进行卵巢疾病的综合诊断。例如，CT 和 MRI 在显示卵巢内部结构、边界清晰度以及周围组织的侵犯情况方面具有更高的分辨率和敏感性。通过结合这些技术，医生可以更加全面了解卵巢疾病的病理特征和进展情况，从而提高诊断的准确性和可靠性。

（4）在卵巢疾病的治疗过程中，多普勒超声发挥着重要的作用。通过定期监测卵巢的大小、形态和血流情况，医生可以评估治疗效果，及时调整治疗方案。同时，超声还可以用于监测卵巢疾病的复发情况，为患者的长期随访和管理提供有力支持。

3. 宫颈疾病的诊断

宫颈疾病是妇科常见的疾病之一，包括宫颈炎、宫颈息肉、宫颈癌等多种类型，这些疾病的发生不仅影响女性的生殖健康，还可能威胁到其生命安全。因此，对宫颈疾病的早期、准确诊断至关重要。多普勒超声作为一种

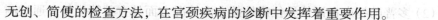

无创、简便的检查方法，在宫颈疾病的诊断中发挥着重要作用。

（1）多普勒超声能够清晰显示宫颈的回声特征。通过超声图像的直观展现，医生可以观察到宫颈的回声是否均匀、是否存在异常回声区，从而初步判断宫颈是否存在病变。此外，超声还可以观察宫颈管的结构变化，如是否有宫颈管狭窄或扩张等，为宫颈疾病的诊断提供重要线索。

（2）多普勒超声在评估宫颈血流情况方面具有独特优势。通过测量宫颈内部的RI和PI，医生可以了解宫颈的血流灌注状态，这有助于判断宫颈疾病的性质和严重程度。例如，在宫颈炎的诊断中，血流的丰富程度和分布特点可以作为炎症活动性的判断依据；在宫颈癌的诊断中，血流的异常改变则可能提示恶性肿瘤的存在。

（3）多普勒超声可以结合其他检查手段进行宫颈疾病的综合诊断。例如，宫颈细胞学检查是宫颈癌筛查的重要手段，通过收集宫颈细胞进行病理学分析，可以判断细胞是否存在异常变化。而多普勒超声则可以为细胞学检查提供定位指导，帮助医生更准确地获取病变部位的细胞样本。同时，多普勒超声还可以与阴道镜、宫颈活检等检查手段相结合，进一步提高宫颈疾病诊断的准确性和敏感性。

（4）在宫颈疾病的预防和治疗方面，多普勒超声发挥着重要作用。通过定期监测宫颈的回声特征和血流情况，医生可以及时发现宫颈疾病的早期迹象，为早期干预和治疗提供有力支持。同时，在治疗过程中，超声还可以用于评估治疗效果，指导治疗方案的调整。

4. 子宫内膜异位症的诊断

子宫内膜异位症是一种常见且复杂的妇科疾病，其特征是子宫内膜组织在子宫腔以外的部位生长和浸润，这种病变不仅会引起疼痛和不孕等临床症状，还可能对患者的生活质量产生严重影响。因此，对子宫内膜异位症进行准确、及时的诊断至关重要。

（1）多普勒超声能够清晰显示盆腔内的异位病灶。通过超声图像的直观展现，医生可以观察到异位病灶的位置、大小、形态以及回声特征，从而初步判断是否存在子宫内膜异位症。此外，超声还可以显示异位病灶与周围组织的关系，如是否有粘连、浸润等改变，有助于评估疾病的严重程度和进展情况。

（2）多普勒超声在评估异位病灶的血流情况方面具有独特优势。通过测量异位病灶的RI和PI，医生可以了解异位病灶的血流灌注状态，有助于判断异位病灶的活性以及疾病的进展情况。同时，血流参数的测量还可以为子宫内膜异位症的治疗效果评估提供依据。

（3）虽然多普勒超声在子宫内膜异位症的诊断中具有重要作用，但其结果可能受到多种因素的影响。例如，患者的月经周期、盆腔解剖结构以及超声设备的性能等都可能影响超声图像的质量和准确性。因此，在诊断过程中，医生需要综合考虑各种因素，结合患者的临床表现和其他检查结果进行综合判断。

（4）为了提高子宫内膜异位症的诊断准确性，医生通常会结合其他影像学技术进行检查。例如，MRI在显示盆腔内的软组织结构和病变范围方面具有更高的分辨率和敏感性，可以与多普勒超声相互补充。此外，血清学检查如CA125水平测定也有助于辅助诊断子宫内膜异位症。

5. 盆腔炎症的诊断

盆腔炎症是妇科常见的感染性疾病之一，其发病机制复杂，临床表现多样。准确诊断盆腔炎症对于及时采取治疗措施、防止疾病进展具有重要意义。多普勒超声作为一种无创、便捷的影像学检查方法，在盆腔炎症的诊断中发挥着重要作用。

（1）多普勒超声能够清晰显示盆腔内的积液、输卵管增粗、子宫增大等征象，这些征象是盆腔炎症常见的超声表现，通过观察这些变化，医生可以初步判断患者是否存在盆腔炎症。此外，超声还可以显示盆腔内其他组织结构的改变，如卵巢是否受累、盆腔是否有粘连等，为全面评估盆腔炎症的病情提供重要信息。

（2）多普勒超声在评估炎症病灶的血流情况方面具有独特优势。通过测量炎症病灶的RI和PI，医生可以了解炎症病灶的血流灌注状态，从而间接评估炎症的活跃程度。血流参数的改变往往与炎症的发展密切相关，因此，多普勒超声在监测盆腔炎症的治疗效果以及预测病情转归方面也具有重要价值。

（3）多普勒超声可以结合其他检查手段进行综合诊断。例如，结合临床表现、实验室检查以及妇科检查，医生可以更加准确地判断盆腔炎症的诊断。同时，对于疑似盆腔脓肿等复杂病例，多普勒超声还可以引导穿刺抽液或活检，以进一步明确诊断。

（4）多普勒超声虽然能够提供丰富的盆腔信息，但在某些情况下也可能存在局限性。例如，对于轻度盆腔炎症或早期炎症，超声表现可能并不明显，容易造成漏诊。此外，超声检查结果还受到患者个体差异、操作技术等多种因素的影响。因此，在诊断盆腔炎症时，医生需要综合考虑多种因素，结合患者的具体情况进行综合分析。

为了提高盆腔炎症的诊断准确性，医生可以采取一系列措施。首先，加强患者教育，提高患者对盆腔炎症的认识和重视程度，鼓励患者及时就医；其次，提高医生的超声诊断水平，通过定期培训和学术交流，不断更新超声诊断技术和知识；最后，结合其他影像学检查方法，如 MRI、CT 等，进行综合评估，以提高诊断的准确性。在治疗方面，通过定期监测盆腔炎症病灶的大小、形态和血流情况，医生可以评估治疗效果，及时调整治疗方案。同时，超声还可以用于监测疾病的复发情况，为患者的长期随访和管理提供有力支持。

## 二、产科疾病及其多普勒超声诊断

### （一）产科疾病的多普勒超声检查技术

1. 患者准备

检查前应告知孕妇产科超声检风险、检查所需时间、孕妇所需准备等。

（1）经腹部超声检查：早孕期（孕 11 周前），患者须充盈膀胱，要求与妇科经腹部超声检查前一致；孕 11 周及 11 周以上检查胎儿无须特殊准备，但此期检查孕妇宫颈情况时须充盈膀胱。

（2）经会阴、阴道超声检查：排空膀胱后进行。

2. 检查体位

（1）经腹部超声检查：孕妇一般取仰卧位，并充分暴露下腹部，中晚孕期为了更好地显示胎儿解剖结构，可根据胎儿体位调整孕妇体位，如左侧卧位、适应证、最适检查时间、该次检查内容、右侧卧位。为了更好地显示宫颈与宫颈内口，可垫高孕妇臀部。

(2) 经会阴、阴道超声检查：孕妇取截石位。

3. 检查仪器

实时超声显像仪，常用凸阵探头，在探测深度内尽可能使用高频率探头，常用腹部探头频率 3.0 ~ 6.0MHz，阴道探头频率 7.0 ~ 10.0MHz。

4. 检查方法

(1) 早孕期：主要通过子宫系列纵切面、横切面观察妊娠囊、卵黄囊、胚胎 / 胎儿数目、胎心搏动、胚长或头臀长、绒毛膜囊数、羊膜囊数、孕妇子宫形态及其肌层、宫腔情况；在宫底横切面上探头稍向左侧、右侧偏斜观察双侧附件情况。

颈部透明层：最适检查时间在 $11^{+0}$ ~ $13^{+6}$ 周。此外，此期超声检查还可以观察胎儿大体解剖结构，但信息有限，仍不能替代中孕期超声检查。

(2) 中晚孕期：超声检查内容首先包括某些解剖结构的测量，如双顶径、头围、腹围、股骨长等，预测孕周大小；其次是估计胎儿体重，判断胎位、胎儿数目，估测羊水量，观察胎盘、脐带、孕妇子宫、宫颈等；最后这一时期最重要的检查内容是对胎儿解剖结构的全面检查。

中孕期最适检查时间是 18 ~ 24 孕周，胎儿解剖结构检查与畸形筛查的最佳时机已经到来，此阶段能够实现对胎儿各个关键系统解剖结构的全面细致检查。最详细的检查为胎儿系统超声检查，要求检查的胎儿解剖结构包括颅脑结构、颜面部、颈部、肺、心脏、腹腔脏器 (肝、胆囊、胃肠道、肾、膀胱)、腹壁、脊柱、四肢 (包括手和足) 等，对这些结构的观察与检查，可以通过胎儿多个标准切面实现，常用的超声切面有 32 ~ 36 个切面。

### (二) 产科疾病的多普勒超声诊断

1. 胎儿生长受限的诊断

胎儿生长受限（FGR）是指胎儿在宫内的生长发育速度明显落后于正常同龄胎儿，这一问题通常与母体因素、胎盘因素以及胎儿自身因素等多种原因相关。多普勒超声在 FGR 的诊断中发挥着重要作用。一方面，可通过多普勒超声测量胎儿的生物学参数，如双顶径、腹围、股骨长等，可以初步评估胎儿的生长情况，这些参数的变化可以直观地反映胎儿在宫内的生长发育状况，是 FGR 诊断的重要依据；另一方面，多普勒超声还能观察胎儿的血流变化，如脐动脉血流速度、阻力指数等，这些血流参数的变化可以反映胎儿在宫内的血流灌注情况，进一步判断胎儿是否存在生长受限的风险。例如，脐动脉血流阻力增加可能提示胎儿缺氧或营养不良，从而有助于早期发现 FGR 并采取相应的治疗措施。由于多普勒超声具有实时、无创等优点，因此成为 FGR 诊断的首选方法。通过定期监测胎儿的生物学参数和血流变化，可以及时发现 FGR 并采取相应的干预措施，从而改善胎儿的预后。

2. 妊娠期高血压疾病的诊断

妊娠期高血压疾病是孕期常见的并发症之一，严重时可导致母体脏器功能衰竭和胎儿生长受限等不良后果。多普勒超声在妊娠期高血压疾病的诊断中具有重要价值。一方面，多普勒超声可以检测母体子宫动脉、脐动脉等血管的血流变化。通过观察这些血管的血流速度、阻力指数等参数，可以判断母体血管病变的程度以及胎儿在宫内的血流灌注情况。例如，子宫动脉血流阻力增加可能提示母体血管痉挛或硬化，脐动脉血流阻力增加则可能提示胎儿缺氧或营养不良，这些血流参数的变化有助于早期诊断妊娠期高血压疾病，并预测可能的并发症。另一方面，多普勒超声还可以观察胎儿的生长发育情况。在妊娠期高血压疾病中，胎儿往往会出现生长受限的现象。通过测量胎儿的生物学参数，如双顶径、腹围等，可以评估胎儿的生长情况，从而进一步判断妊娠期高血压疾病对胎儿的影响。因此，多普勒超声在妊娠期高血压疾病的诊断中具有重要作用，它不仅可以观察母体和胎儿的血流变化，还可以评估胎儿的生长情况，为临床决策提供全面的信息。

3. 胎儿心脏畸形的诊断

胎儿心脏畸形是产科领域的一大难题，早期诊断对于改善预后具有重要意义。多普勒超声作为一种无创、实时的影像诊断技术，在胎儿心脏畸形的诊断中发挥着重要作用。首先，多普勒超声可以观察胎儿心脏的结构。通过获取心脏各切面的超声图像，可以直观地判断心脏的形态和结构是否正常。例如，通过观察心脏四腔心切面、流出道切面等关键切面，可以初步判断胎儿是否存在室间隔缺损、大血管转位等心脏畸形。其次，多普勒超声还可以观察胎儿心脏的血流情况。通过测量血流速度、反流情况等参数，可以评估心脏的功能状态以及是否存在异常血流通道。例如，在室间隔缺损的情况下，多普勒超声可以检测心室水平的左向右分流；在大血管转位的情况下，可以检测主动脉和肺动脉血流方向的异常。最后，多普勒超声还可以评估胎儿的心脏功能。通过测量心脏的射血分数、心脏输出量等参数，可以判断心脏的泵血功能是否正常，这些信息的获取有助于全面评估胎儿心脏畸形的严重程度和预后。因此，多普勒超声在胎儿心脏畸形的诊断中具有重要价值，它不仅可以观察心脏的结构和血流情况，还可以评估心脏的功能状态，为临床决策提供全面的信息。

4. 胎盘异常的诊断

胎盘是维持胎儿生长发育的重要器官，其结构和功能正常与否直接关系到胎儿的生长发育和母体的健康状况。胎盘异常可能导致胎儿生长受限、早产、胎盘早剥等不良后果。因此，对胎盘异常的早期诊断和治疗至关重要。

（1）通过多普勒超声可以观察胎盘的形态和厚度。正常情况下，胎盘呈圆形或椭圆形，厚度适中。当胎盘出现异常时，其形态和厚度可能会发生改变。例如，胎盘早剥时，胎盘后方的回声增强并可能出现液性暗区；而胎盘植入时，胎盘厚度可能明显增加。

（2）多普勒超声还可以观察胎盘的血流分布和血流参数。正常情况下，胎盘内血流丰富，呈树枝状分布。当胎盘功能异常时，其血流分布和血流参数可能会发生变化。例如，在胎盘功能不全的情况下，胎盘内血流可能减少，血流速度降低，阻力指数增加，这些血流参数的变化有助于判断胎盘的功能状态和预测可能的并发症。

（3）多普勒超声还可以用于评估胎盘与子宫肌层的关系，特别是在胎盘植入、胎盘早剥等情况下，这些异常关系可能导致严重的并发症，甚至威胁母体和胎儿的生命。通过观察胎盘与子宫肌层的界面回声、血流情况以及测量相关参数，多普勒超声能够提供有关胎盘植入深度和范围的重要信息，有助于临床医师制定恰当的治疗方案。

（4）多普勒超声的应用还体现在对胎盘血管病变的检测上。例如，当胎盘血管发生粥样硬化或血栓形成时，多普勒超声可以检测到血流速度的变化、频谱形态的异常以及血流阻力的增加，这些变化不仅反映了胎盘血管的病变程度，还可能与胎儿生长受限、宫内窘迫等不良后果密切相关。因此，通过多普勒超声对胎盘血管的监测，可以及时发现并干预潜在的血管病变，保障母婴健康。

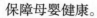

（5）多普勒超声在评估胎盘成熟度方面具有一定的价值。通过观察胎盘的钙化程度、绒毛板的结构以及基底膜的回声特点，可以初步判断胎盘的成熟度，这对于预测分娩时机、指导临床处理具有重要意义。

需要注意的是，多普勒超声虽然具有许多优点，但在实际应用中仍存在一定的局限性。例如，对于某些胎盘异常，如胎盘植入深度较浅或胎盘早剥面积较小的情况，多普勒超声可能无法准确诊断。此外，操作者的经验和技术水平也会影响诊断结果的准确性。因此，在使用多普勒超声进行胎盘异常诊断时，应结合其他临床资料和检查方法，以提高诊断的准确性和可靠性。

总而言之，多普勒超声作为一种无创、实时、高分辨率的成像技术，在产科疾病诊断中发挥着越来越重要的作用。通过不断的技术创新和临床应用实践，多普勒超声将为产科疾病的诊断和治疗带来更多的突破和进展。同时，也应关注其在实际应用中的局限性，并通过科学研究和技术进步克服这些挑战，以更好地服务于产科医疗领域。

# 第八章　超声影像在其他疾病诊断中的应用

随着医学技术的不断进步，超声影像已成为现代医学诊断领域不可或缺的重要工具。本章将深入探讨超声影像在甲状腺疾病、乳腺疾病以及纵隔、肌骨系统和软组织肿瘤等其他疾病诊断中的应用。通过多普勒超声技术，医生能够更准确地评估疾病的血流情况，为疾病的早期诊断和治疗提供有力支持。研究超声影像在这些疾病中的应用，不仅有助于提高诊断的准确率，而且为临床决策提供了更多科学依据，具有重要的理论意义和实践价值。

## 第一节　甲状腺疾病及多普勒超声诊断

### 一、甲状腺疾病的认知

"甲状腺是人体重要的内分泌腺体，所分泌的甲状腺激素可促进生长发育，调节新陈代谢，包括产热及能量代谢等，起到保持内环境稳定的作用，是人体一生中不可缺少的内分泌激素。"① 正常甲状腺腺体位于气管前，环状软骨和胸骨上切迹之间。左右两叶通过峡部相连，呈蝴蝶形。正常成年人甲状腺的每个侧叶长 25 ~ 40mm、宽 15 ~ 20mm、厚 10 ~ 15mm。采用超声检查计算甲状腺重 12 ~ 20g，但受到饮食碘摄入量、年龄及体重的影响会有所不同。甲状腺的基本组织结构和功能单位是甲状腺滤泡。滤泡呈球形，直径 15 ~ 500μm，滤泡中间为泡腔，内含粉红色果冻样的胶质体，外周为一层排列较整齐的上皮细胞，称为甲状腺滤泡细胞。另外，在滤泡上皮旁或滤泡间的间质组织中，散在分布滤泡旁细胞（C 细胞），分泌另一类激素为降钙素，主要调节机体的骨代谢。

① 吴艺捷．甲状腺疾病临床处理 [M]. 上海：上海科学技术出版社，2019.

## (一) 甲状腺生理学解读

1. 胚胎发育

胎儿甲状腺起源于肥厚的咽壁，继而形成憩室，随后向下延伸到达甲状腺的位置。在移行过程中，形成甲状舌管并连接咽壁和甲状腺床。通常在胚胎 50d 时，甲状舌管消失，甲状腺原基和第 4 咽囊腹侧面融合，形成一个两叶结构。这些原基细胞进一步分化为具有合成甲状腺激素功能的甲状腺滤泡细胞。与此同时，源于后腮腺的甲状腺滤泡旁细胞具有产生降钙素的功能。

从胚胎第 11～12 周开始，胎儿的甲状腺就开始具有浓缩碘及合成甲状腺激素的能力，但直到妊娠 20 周之前，胎儿都不能有效分泌甲状腺激素，即使是在妊娠 20 周之后，乃至出生前，胎儿自身也不能独立提供足够的甲状腺激素。因此，妊娠期从母体获得足够的甲状腺激素，是保证胎儿正常发育，尤其是神经系统发育的关键。

胎儿血清分析发现，妊娠期胎儿下丘脑—垂体—甲状腺轴发育逐步成熟。从 14 周开始垂体分泌促甲状腺激素（TSH），到 18～26 周，随着下丘脑的发育成熟，分泌的促甲状腺激素释放激素（TRH）刺激垂体分泌更多的 TSH，循环中 TSH 的水平明显升高。但与母体相比，胎儿血清 $T_4$ 和 $T_3$ 水平较低。分娩时，随着胎儿的娩出及宫内外环境的变化，血清 TSH 水平出现一个短暂而明显的高峰，并在出生后 1 周内恢复。

2. 甲状腺激素的合成、分泌、运输与代谢

甲状腺具有合成甲状腺激素的功能，合成的甲状腺激素可储存于甲状腺滤泡内，在需要时释放（分泌）到血液中，运送到靶组织细胞发挥生理学作用。

（1）合成。碘是人体合成甲状腺素必需的微量元素。碘在小肠内通过不依赖 TSH 的机制被吸收，然后经循环运送到甲状腺，在位于甲状腺滤泡细胞基底部的 Na- I同向转运体的作用下，逆浓度梯度差浓集到甲状腺滤泡内（碘捕获）。摄入滤泡上皮细胞的$I^-$在滤泡上皮细胞顶端的微绒毛与腺泡腔的交界处，在甲状腺过氧化物酶（TPO）的催化下活化（碘的有机化）。活化的碘可使甲状腺球蛋白（Tg）分子中的酪氨酸碘化，形成一碘酪氨酸（MIT）

和二碘酪氨酸（DIT），然后两个碘化酪氨酸分子产生偶联，即分别由两个DIT分子螯合生成甲状腺素（$T_4$）或一分子DIT和一分子MIT螯合生成三碘甲状腺原氨酸（T）。在甲状腺激素的合成中，甲状腺球蛋白作为一种独特的糖蛋白合成的场所，TPO则在催化碘的有机化、酪氨酸的碘化和碘化酪氨酸的偶联上起重要作用。合成的甲状腺激素可储存于腺泡腔内，这是内分泌腺将已经合成的激素储存于激素分泌细胞外的唯一现象。存储在甲状腺内的甲状腺激素可供机体使用50～120d。

（2）分泌。甲状腺激素分泌的前提是先将甲状腺球蛋白从滤泡腔中转运到滤泡细胞内。在TSH的刺激下，腺泡上皮通过胞饮作用，摄入含甲状腺激素的甲状腺球蛋白胶质小体，随即与溶酶体结合形成吞噬体。在溶酶体蛋白水解酶的作用下，将$T_4$和$T_3$从甲状腺球蛋白分子上水解下来，随后，$T_3$、$T_4$扩散到细胞外液并进入血液循环中。甲状腺每天所分泌的激素以T为主，其中$T_3$所占的比例为20%～30%（20～30μg/d），而$T_4$占70%～80%（80～100μg/d）。

（3）运输和跨膜转运。血液中的$T_3$、$T_4$可与甲状腺激素结合蛋白（TBG）、甲状腺素运载蛋白（TTR）和白蛋白结合进行运输，比例分别为60%、30%和10%。只有游离的甲状腺激素才能进入细胞内，与其受体结合发挥生物学效应。早期认为甲状腺素为亲脂类化合物，可以自由透过细胞膜，不需要特殊的转运系统。然而近年的研究发现，甲状腺素进入细胞需要一些特殊的转运系统介导，如钠离子/牛磺胆酸盐共转运多肽（NTCP）、有机阴离子转运多肽（OATP）、杂二聚体氨基酸转运蛋白（HAT）、单羧酸转运蛋白（MCT）等。

（4）代谢。甲状腺激素的代谢包括脱碘和非脱碘两种机制。

第一，甲状腺激素的脱碘代谢：在外周组织中存在脱碘酶，可催化甲状腺激素产生单脱碘代谢反应。人体内有三种类型的脱碘酶，即Ⅰ型脱碘酶（D1，兼有内环型脱碘酶和外环型脱碘酶活性）、Ⅱ型脱碘酶（D2，外环型脱碘酶）、Ⅲ型脱碘酶（D3，内环型脱碘酶）。三种类型的脱碘酶具有不同的组织分布，含有4个碘原子的$T_4$在这些脱碘酶的催化下，在不同位置脱碘，依次生成含有不同碘原子数、生物学活性各异的各种$T_3$、$T_2$、$T_1$及$T_0$，从而完成甲状腺激素的脱碘代谢。这一途径是甲状腺代谢的主要途径，其主要作用是依据机体的状况，调控血液和各组织中甲状腺激素的水平状态，尤其是保证 $T_3$ 浓度的稳定。例如，在 D1、D2 的催化下，$T_4$ 发生外环脱碘，生成 $T_3$，可极大地放大甲状腺激素的生物学效应，在 D3、D1 的催化下，$T_4$ 在内环处脱碘，所生成的反 $T_3$（$rT_3$），则使甲状腺激素失活。

第二，甲状腺激素的非脱碘代谢途径：分别有结合（如硫酸化、葡萄糖醛酸化）、丙氨酸侧链的脱氨和脱羧（分别由甲状腺激素氨基转移酶和 L- 氨基酸氧化酶催化）、醚键的断裂（过氧化物酶催化）等方式。

3. 甲状腺功能调节

甲状腺激素合成与分泌功能分别在三个不同水平进行调节，即在下丘脑水平，通过改变 TRH 的分泌来调节；在垂体水平，通过刺激或抑制 TSH 分泌来调节；在甲状腺水平，通过甲状腺的自身调节、TSH 受体刺激或者阻断作用以及其他一些因素进行调节。

（1）下丘脑—垂体—甲状腺轴的调节。下丘脑、垂体与甲状腺共同构成一个完整的轴系统，以正反馈与负反馈的方式调节甲状腺的功能。甲状腺功能主要受下丘脑、垂体的调节。

第一，下丘脑、垂体对甲状腺的调节：下丘脑可分泌 TRH，刺激垂体促甲状腺激素细胞分泌 TSH，后者刺激甲状腺滤泡细胞合成、分泌甲状腺激素，形成下丘脑—垂体—甲状腺轴系统。此外，下丘脑分泌的生长抑素亦可减少或阻滞垂体 TSH 的释放与合成。

TRH 是一种三肽激素，合成后储存于下丘脑的正中隆起，通过垂体门静脉系统沿垂体柄运送至垂体前叶，调控 TSH 的合成与释放。在 TRH 刺激下，TSH 的分泌在昼夜 24h 中均呈脉冲式分泌，正常的脉冲幅度均值为 0.6μU/mL，频度大约为每 1.8h 一个脉冲。正常人 TSH 的分泌有节律性，血清 TSH 高峰通常出现在午夜至凌晨 4 点之间。正常人注射 TRH 200～500μg 后，血清 TSH 迅速升高，30min 达高峰，2～3h 后降至正常。下丘脑、垂体、甲状腺等不同部位病变所导致的甲状腺功能减退（简称甲减），对 TRH 的反应不同，故 TRH 兴奋试验可用于鉴别诊断。

TSH 由腺垂体合成与分泌，属于糖蛋白类激素，有 α 和 β 两个亚基（亚单位），其与垂体分泌的卵泡刺激素（FSH）、黄体生成素（LH），以及胎盘分泌的人绒毛膜促性腺激素（HCG）有着相同的 α 亚基和不同的 β 亚基。TSH 是调控甲状腺细胞生长、激素合成与分泌的主要因子，它通过与甲状腺细胞膜上特异性的 TSH 受体结合，激活 G 蛋白—腺苷酸环化酶和磷脂酶 C 信号传导系统而发挥作用。垂体分泌的 TSH 的主要生物学作用包括：① 改变甲状腺细胞形态，诱导甲状腺细胞—胶质界面产生伪足，产生胞饮作用，形成胶质小滴，增加含甲状腺激素的胶质即甲状腺球蛋白的水解，增加甲状腺素的释放；② 刺激甲状腺细胞的生长，腺泡增生、腺体增大；③ 可促进甲状腺滤泡细胞中碘的代谢，包括增加碘的摄取、转运，甲状腺球蛋白的碘化；④ 增加甲状腺球蛋白和甲状腺过氧化物酶 mRNA 的含量，使 $I^-$ 耦合为 MIT、DIT 增加；⑤ 增加溶酶体活性，使甲状腺分泌 $T_4$ 和 $T_3$ 的量增加。

第二，甲状腺激素的反馈调节：甲状腺分泌的 $T_4$ 和 $T_3$ 进入血液并维持相对恒定的浓度。当血清 $T_4$ 和 $T_3$ 较高时，则反馈抑制垂体 TSH 的分泌，进而减少 TSH 对甲状腺的刺激，减少 $T_4$ 和 $T_3$ 的产生，防止 $T_4$ 和 $T_3$ 生成过多；反之，当血清 $T_4$ 和 $T_3$ 较低时，则反馈性地促进垂体 TSH 的分泌，进而刺激甲状腺激素的分泌。此外，一些药物和激素亦可影响垂体 TSH 的分泌，例如，生长抑素、多巴胺、溴隐亭和糖皮质激素对 TSH 的分泌有抑制作用，雌激素则有促进作用。

（2）甲状腺的自身调节。甲状腺的自身调节是指甲状腺在不依赖垂体 TSH 的条件下，可自我调整对碘的摄取和甲状腺激素合成的能力，以适应碘摄入量的变化。事实上，正常甲状腺对每日碘的摄入量变化具有较好的耐受，当每日碘摄入量波动在 50μg 到几毫克之间时，人的甲状腺均能够保持正常的激素分泌量。当碘供应不足时，甲状腺会增加聚碘作用，加强甲状腺素的合成，此时甲状腺最主要的自身调节是优先合成 $T_3$，以增加分泌激素对代谢调控的有效性。另外，当碘摄入过量时，许多甲状腺功能，包括 cAMP 形成，过氧化氢的产生，激素的合成、分泌，TSH 与受体结合等均受到抑制。通常随着血碘浓度增加，甲状腺激素的合成也相应增加，但当血碘浓度超过 1mmol/L 时，甲状腺聚碘能力开始下降。当超过 10mmol/L 时，聚碘作用完全消失。这种高碘对甲状腺聚碘的抑制作用称为 Wolff-Chaikoff 效应。这是甲状腺固有的一种保护性反应，防止摄入大量碘时的毒性作用，防止过多的甲状腺激素合成。这种 Wolff-Chaikoff 效应对甲状腺功能的阻滞作用迅速，但持续时间不长，通常为 10 日至 2 周，随后甲状腺可从此效应中“脱逸”出来，从而可确保在高碘环境条件下，甲状腺保持适当的激素分泌功能，不会导致甲状腺功能减退。甲状腺在高碘条件下可产生 Wolff-Chaikoff 效应与“脱逸”现象，构成了临床上在甲状腺功能亢进（简称甲亢）手术前准备和甲亢危象时短期使用碘剂治疗的作用机制。

（3）自身免疫的调节。B 淋巴细胞可合成 TSHR 抗体，该抗体具有不同的生物学活性，当其与甲状腺滤泡细胞上的 TSHR 结合后，可以阻断 TSH 的作用，进而表现出持续的、对甲状腺滤泡细胞的刺激或者抑制作用，从而提供一种免疫系统对甲状腺进行调节的形式。当然，这种调节更多的是发生在自身免疫功能存在紊乱时。

（4）自主神经系统对甲状腺功能的调节。甲状腺滤泡有着丰富的毛细血管血供，受来自颈上神经节的去甲肾上腺素能神经纤维和来自迷走神经节的乙酰胆碱酯酶阳性神经纤维调控。甲状腺细胞膜上有 α、β 受体，也有 M 胆碱能受体，提示甲状腺受交感神经和副交感神经的支配。交感神经兴奋促进甲状腺素的合成和释放，副交感神经的兴奋则起抑制作用，因而甲状腺激素又有拟交感作用。因此，在最早期的甲亢治疗手段中，便有采用手术切断颈交感神经丛的例子。然而，尽管在一些动物实验中显示具有一定的作用，但这种调节在临床上的重要性依然不甚明了。

4. 甲状腺激素的生理作用

甲状腺激素在体内具有极其广泛的生物学作用，其通过与位于靶细胞核上的甲状腺激素受体（TR）结合，发挥甲状腺激素的作用。

（1）对物质代谢的影响。

第一，产热效应：甲状腺激素可增加机体大多数组织的耗氧量和产热，尤其是心、肝、骨骼肌和肾等组织。机制上，甲状腺素：一方面降低线粒体 ATP 的合成效率，增加基础代谢率；另一方面甲状腺素刺激交感神经系统，儿茶酚胺释放增加，使棕色脂肪组织中Ⅱ型脱碘酶的表达和活性增加，进而使局部 $T_3$ 的生成增加，上调棕色脂肪组织中 UCP1 的表达，从而增加适应性产热。产热增加、基础代谢率提高，因此甲亢患者常常出现怕热、多汗等症状。

第二，对蛋白质代谢的作用：不同甲状腺激素水平对蛋白质代谢的影响是完全不同的。正常情况下，甲状腺激素激活转录过程，促进蛋白质的合成，表现为正氮平衡。甲状腺激素不足时，蛋白质合成减少，组织间黏蛋白增多，结合大量的正离子和水分子，导致黏液性水肿。甲状腺激素过多时，则加速蛋白质分解，出现负氮平衡。特别是骨骼肌蛋白的大量分解，常常导致患者出现消瘦、肌肉软弱无力。

第三，对糖代谢的作用：一方面，甲状腺激素增加肠道对葡萄糖的吸收，增加糖原的分解，抑制糖原合成；还通过加强肾上腺素、胰高血糖素、皮质醇和生长激素的升糖作用，使血糖升高。另一方面，甲状腺激素增加外周组织对葡萄糖的利用，有降低血糖的趋势。在甲亢患者中，综合作用往往表现为血糖升高。

第四，对脂肪代谢的作用：甲状腺激素促进前脂肪细胞分化为白色脂肪细胞；上调脂肪合成的关键酶（乙酰辅酶A羧化酶、脂肪酸合成酶）的表达；生成的脂质用于合成膜磷脂（不是三酰甘油），一方面，促进生物膜的合成，另一方面，促进脂肪的分解和增加脂肪酸的氧化。对于胆固醇代谢，一方面通过上调胆固醇合成的限速酶：羟甲戊二酰辅酶A（HMG-CoA）还原酶的表达和活性，促进胆固醇的合成，同样用于组成生物膜的脂质部分；另一方面，促进肝脏对胆固醇的分解，总的效应使胆固醇水平下降。故甲减时，患者多有高胆固醇血症。

第五，对其他物质代谢的影响：甲亢时尿肌酸排泄量增加，而尿肌酐排泄量减少；生理水平的甲状腺激素具有利钠排水的作用；对钙磷具有负调节作用。甲状腺激素为维持维生素的正常代谢所必需的。甲亢时，代谢旺盛，机体对多种维生素（如维生素A、维生素$B_1$、维生素$B_2$、维生素$B_6$、维生素$B_{12}$、维生素C、烟酰胺等）需要量增加，如补充不足，可导致维生素缺乏症。而甲减时，存在烟酸吸收和利用障碍，可出现烟酸缺乏症。由于胡萝卜素转化为维生素A和视黄醇受阻，血清胡萝卜素增高，皮肤可呈蜡黄色。

（2）对生长发育的影响。甲状腺激素具有促进组织分化、生长发育，特别是脑和骨骼发育的作用。脑的发育依赖于碘的供应充足和正常的$T_3$浓度。脑组织中的$T_3$主要在局部经$T_4$脱碘转换而来，在脱碘酶的作用下，脑组织内的$T_3$恒定在生理范围内，从而保证脑发育的需要。大脑及神经系统的发育有其特定的时期，一旦缺乏$T_3$，其损害多是不可逆的。在宫内，由母体供给足够的甲状腺激素是确保胎儿正常发育，尤其是神经系统发育的基础。出生后半年内，甲状腺激素对生长发育的影响十分明显，先天性甲状腺不发育的患儿，常于出生后3～4个月内出现智力发育迟缓、骨骼生长停滞等症状。事实上，神经细胞和胶质细胞的生长、神经系统功能的发生与成熟等均有赖于甲状腺激素水平的正常。骨骼的生长发育也依赖于甲状腺激素的刺激，长骨的二次骨化中心出现时间、骨化速度均受甲状腺激素的调控。胎儿期和新生儿甲减的患者，由于骨骼发育和脑发育受损，表现为身材矮小和智力缺陷，即所谓的呆小症或克汀病。

(3) 甲状腺激素的多系统作用。

第一，对神经、精神系统的影响：甲状腺激素对发育成熟的神经系统的影响主要表现为中枢神经系统的兴奋作用。因此，在甲亢或使用过量甲状腺激素时，可出现注意力不集中、容易激动、失眠、手抖、腱反射亢进等症状，个别严重者甚至可出现幻觉、狂躁或惊厥等表现。在甲减时，患者则常出现反应迟钝、记忆力减退等表现。

第二，对心血管系统的影响：心脏是甲状腺激素作用最重要的靶器官。甲状腺激素可增加心肌收缩力，促使心率加速，从而使心输出量增加；可直接作用于心脏血管平滑肌，扩张冠状动脉；可降低周围血管阻力，体循环和肺循环阻力降低。甲状腺激素具有β肾上腺素能样作用，可使肾上腺素受体表达增加，这种作用在甲状腺激素过多时表现得较突出。因此，甲亢患者常出现心动过速、第一心音亢进、脉压增大等表现。严重者可出现心律失常、心脏扩大、心力衰竭（甲亢性心脏病）等症状。

第三，对消化系统的影响：甲状腺激素可影响胃肠蠕动和消化吸收功能，其通过神经系统、胃肠激素或其他内分泌功能而发挥作用。因此，甲亢时，患者可有食欲亢进、胃肠蠕动加速、胃排空增快、大便次数增多等表现，个别患者可出现长期慢性腹泻。而甲减时，可出现食欲减退、便秘、腹胀等相反的表现。甲亢时，尽管内脏的血流增加，但由于代谢极其旺盛，因此肝脏血供依然相对不足，在长期慢性相对缺血、缺氧的条件下，可出现肝细胞功能异常、肝酶升高、黄疸、肝脏肿大等表现。

第四，血液系统：生理浓度的甲状腺激素为维持正常造血功能所必需，甲状腺激素具有增强促红细胞生成素的造血作用。生理条件下，甲状腺对血液系统无明显影响。但如果存在甲状腺激素过多或过少，则可导致血液系统的变化。甲亢时，患者常有轻度的白细胞降低，但红细胞、血小板正常。而甲减时，由于消化吸收功能下降、食欲不振、胃酸缺乏以及月经过多等而发生贫血。

第五，内分泌、生殖系统：甲状腺激素可加速多种激素的代谢。甲亢患者在早期肾上腺皮质功能较活跃，随后可呈相对减退的趋势。甲亢时，女性患者出现月经稀少、月经周期延长。男性患者出现乳腺发育。甲减女性常伴有月经过多、经期紊乱及不育症。部分甲减患者可有血泌乳素增高，甚至发生溢乳。治疗后泌乳素可恢复正常。严重甲减患者可有血、尿皮质醇降低，ACTH 分泌正常或降低，ACTH 兴奋反应延迟，但通常无肾上腺皮质功能减退的临床表现。甲亢与甲减均可以出现排卵功能障碍，其可以在治疗后随着病情的控制而逐渐恢复。

第六，运动系统：甲状腺激素可刺激骨骼转换，主要是促进骨的吸收与形成。因此，长期甲亢未控制的患者可有骨量减少、骨质疏松，严重者还可出现轻度的高血钙、高尿钙、尿羟脯氨酸升高。甲状腺激素可促进肌肉蛋白质的合成与分解，其作用取决于甲状腺激素的水平。甲亢时，肌肉蛋白质的转换加速，分解大于合成，肌肉组织丢失增多，肌肉软弱无力，可伴有急性或慢性肌病，尿肌酸增高，以周期性麻痹、重症肌无力等为突出表现。

### (二) 甲状腺疾病的诊断

甲状腺疾病的诊断方法很多，其中病史询问、物理检查是诊断每一种甲状腺疾病所必需的，而甲状腺的功能检查和其他相关的特殊检查项目繁多，应根据需要灵活运用，并结合临床表现做出综合判断。

1. 与甲状腺疾病相关的症状和体征

(1) 收集与甲状腺疾病相关的病史。在问诊过程中，下列病史对甲状腺疾病的诊断尤其重要，应尽量全面、真实地采集，综合分析与判断。

第一，一般项目：要特别注意居住地、居住环境，如是否来自缺碘或高碘地区，工作环境及工种等。

第二，现病史：详细了解起病的诱因和起病缓急；是否有代谢亢进或代谢减低的相应症状；有无眼部症状、神经精神症状；详细了解食量、活动量及其与体重变化的关系；有无食欲变化或腹泻、便秘等消化道症状。询问颈前区（甲状腺）有无疼痛、肿大及其特点与变化规律，是否并有发热等。通过询问病史，要对患者的代谢情况有初步判断，是亢进、正常还是减低。

第三，既往史：要重点询问是否有其他一些自身免疫性疾病病史、碘摄入史（包括含碘药物及造影剂使用等）、精神创伤史、头颈部放射治疗史、手术史及过敏史等。

第四，个人史：主要收集与一般健康及甲状腺疾病有关的个人史，包括出生地、居住地、居留时间、生活起居、卫生习惯、个人嗜好等。

第五，月经史：月经史对女性甲状腺疾病患者十分重要，主要记述月经初潮年龄、月经周期、行经天数及经量等。

第六，婚育史：有无性欲亢进、减退。女性还要包括妊娠与生育次数，有无早产、自然流产等。

第七，家族史：主要收集一级亲属及其他相关成员中是否有与拟诊疾病类似或相同疾病的情况等。

（2）体格检查。

第一，一般检查：注意身高、体重、第二性征发育情况；营养状况和意识状态；有无肥胖、水肿、消瘦；皮肤色泽、色素沉着、毛发分布、皮肤温度与出汗情况等。

第二，头部面部：有无特殊面容，有无眉毛脱落、眼睑水肿、结膜充血水肿，眼球有无突出及其程度和对称性。眼球运动是否正常，视力、视野等。

第三，颈部：有无甲状腺肿大、甲状腺结节、颈部淋巴结肿大等。

第四，胸部：有无乳腺发育异常，心率、心音、心律、心功能异常等。

第五，腹部：注意检查腹壁脂肪厚度、肝脾、腹内肿物等。

第六，外生殖器：根据需要做必要检查。

第七，脊柱及四肢：有无脊柱畸形、压缩性骨折及四肢畸形、功能障碍等。

第八，神经系统：肌力、肌张力，有无手抖、神经反射异常等。

（3）眼部症状与体征。甲状腺疾病（主要是Graves病）的眼征很多，大约有20种，患者可同时出现一种或多种眼症。以突眼、结膜充血水肿、流泪、眼睑挛缩、眼球活动受限、复视等最常见，这些表现对诊断的提示具有特异性。

(4) 甲状腺肿。

第一，甲状腺肿的形态与分度：正常人的甲状腺不可扪及，如能扪及甲状腺，通常认为有甲状腺肿大。肿大的甲状腺可为弥漫性肿大、结节样肿大，或者两者并存。结节可为单一结节或多发性结节，形态上可为囊性、实性或囊实性。

国内通常将肿大的甲状腺分为三度。Ⅰ度：看不见甲状腺肿大，但可扪及(相当于本人拇指末节大小)。Ⅱ度：能见到且能扪及肿大的甲状腺，但肿大的甲状腺局限于胸锁乳突肌以内。Ⅲ度：肿大的甲状腺超出胸锁乳突肌外侧缘或使颈前区出现变形、不对称。

WHO 将肿大的甲状腺亦分为三度。0 度为正常，Ⅰ～Ⅲ度为甲状腺肿大。其中 0 度又细分为两种。0 度 A：看不到甲状腺，但可被触及，为正常甲状腺，其质地正常；0 度 B：触诊时，甲状腺轻微肿大，颈部后仰时不能看到。肿大的甲状腺分为三度：Ⅰ度：可触及甲状腺，颈部后仰时也能看到。Ⅱ度：颈部保持于正常位置时仍能见到甲状腺。Ⅲ度：肿大的甲状腺在远距离处也能见到。

第二，甲状腺体积测定：甲状腺体积测量是估计甲状腺功能、观察疗效、计算 $^{131}I$ 治疗用量的基础，故精确计算和测量甲状腺体积十分重要。精确测量有赖于超声检查(三维体积测量)或核素扫描检查。

2. 实验室的诊断

临床上甲状腺功能检查的实验室方法有多种，这些检查各有其特点，在应用时要注意结合临床，选择恰当的检查方法。

(1) 血清甲状腺激素及含碘化合物测定。甲状腺激素在甲状腺内合成并释放入循环，在外周组织中经脱碘代谢生成一系列的含碘代谢产物，检测血清甲状腺激素水平，可反映机体的甲状腺功能状态，是临床上甲状腺功能检查的主要方法。

第一，血清总三碘甲状腺原氨酸（$TT_3$）和总甲状腺素（$TT_4$）测定。血清中的 $T_4$ 全部由甲状腺所分泌，而血清 $TT_3$ 仅 10%～20% 直接来自甲状腺，其余约 80% 则在外周组织中由 $T_4$ 经脱碘代谢转化而来。正常成人血清 $TT_3$ 为 1.2～2.9nmol/L（80～190ng/dL），$TT_4$ 水平为 64～154nmol/L（5～12μg/dL）。

血清 $TT_3$、$TT_4$ 测定是反映甲状腺功能状态的较好指标，其在甲亢时增高，甲减时降低。一般而言，两者呈平行变化，但是在甲亢时，血清 $TT_3$ 水平的增高常常较 $TT_4$ 更突出，在甲减时，血清 $TT_3$ 水平降低则不如 $TT_4$ 明显。由于 $T_3$、$T_4$ 在血液循环中与甲状腺结合球蛋白（thyroxine binding globulin，TBG）结合，凡是能引起血清 TBG 水平变化的因素均可影响 $TT_3$、$TT_4$ 的测定结果，在判断结果时应予以注意。

第二，血清游离 $T_3$（$FT_3$）和游离 $T_4$（$FT_4$）测定。循环中游离的甲状腺激素仅占其总量中的极少部分，但其是甲状腺激素的活性部分，参与下丘脑—垂体—甲状腺轴的反馈调节，由于不受血清 TBG 浓度变化的影响，更能准确反映甲状腺的功能状态。因此，血清 $FT_3$、$FT_4$ 测定较 $TT_3$、$TT_4$ 测定有更好的敏感性和特异性。正常成人血清 $FT_3$ 为 2.1 ~ 5.4pmol/L（0.14 ~ 0.35 μg/dL），$FT_4$ 为 9 ~ 25pmol/L（0.7 ~ 1.9 μg/dL）。

临床上引起血清 $FT_3$、$FT_4$ 水平增高的常见原因包括：① 甲亢，由于不受 TBG 的影响，故对孕妇怀疑合并甲亢时，尤其适用；② 甲状腺激素抵抗综合征；③ 低 $T_3$ 综合征，由于 $T_4$ 在外周组织中脱碘障碍可出现 FT 增高；④ 药物，如胺碘酮、肝素等可使血清 $FT_4$ 增高。

引起血清 $FT_3$、$FT_4$ 水平降低的常见原因包括：① 各种类型的甲减，但在甲减的早期或病情较轻者可仅有 $FT_4$ 的降低；② 低 $T_3$ 综合征时可仅出现 $FT_3$ 降低；③ 药物影响，如苯妥英钠、利福平等可加速 $T_4$ 在肝脏代谢，使 $FT_4$ 降低。

第三，血清 3，3’，5’ - 三碘甲腺原氨酸测定。血清 $rT_3$，主要是由 $T_4$ 在外周组织中经 5- 脱碘酶的作用脱碘生成。在循环中 $rT_3$ 亦与 TBG 结合，故凡是引起 TBG 水平变化的因素均可影响血清 $rT_3$ 浓度。正常成人血清总 $rT_3$ 水平为 0.2 ~ 0.8nmol/L（13 ~ 53ng/dL）。

一般而言，血清 $rT_3$ 水平与 $TT_3$ 和 $TT_4$ 的变化相一致，即甲亢时增加，甲减时降低，但也有不一致的，即所谓的“分离”现象。这种现象的发生是机体主动降低代谢的后果，是 $T_4$ 在外周组织进行脱碘代谢时，生成了更多的 $rT_3$ 所致的后果。$rT_3$ 几乎没有生物活性，在某些情况下，如在禁食及新生儿期，在严重的营养不良或全身性疾病时，机体代谢降低，外周组织中 $T_3$ 生成减少，$rT_3$ 生成增加，从而使血清 $T_3$ 降低，$rT_3$ 增高（低 $T_3$ 综合征）。

此外，丙硫氧嘧啶、糖皮质激素、普萘洛尔、胺碘酮等药物以及含碘造影剂等可抑制 $T_4$ 转换为 $T_3$，从而使血清 $rT_3$ 增高。测定血清 $rT_3$ 水平有助于低 $T_3$ 综合征与甲减的鉴别，前者血清 $T_3$、$T_4$ 降低，$rT_3$ 增高，TSH 大多正常，而后者 $T_3$、$T_4$、$rT_3$ 均降低，TSH 升高。

第四，血清甲状腺球蛋白测定。甲状腺球蛋白由甲状腺滤泡上皮所分泌，并储存在滤泡腔中。影响血清 Tg 水平的三个主要因素为：① 甲状腺大小；② 甲状腺存在炎症或损伤（可引起 Tg 释放入血）；③TSH 受体受到 TSH、HCG 或 TRAb 等刺激的强度。当血清 TSH 水平正常（0.4 ~ 4.0mU/L）时，正常人血清 Tg 水平为 3 ~ 40 μ g/L。若 TSH 小于 0.1mU/L，血清 Tg 水平则为 1.5 ~ 20 μ g/L。临床上甲状腺良性疾病，如甲状腺肿，大多数甲亢患者血清 Tg 水平增高，而在服用外源性的甲状腺激素所导致的甲亢时，血清 Tg 水平不升高，故可用于鉴别诊断。出现先天性甲状腺功能减退症时，血清 Tg 水平不高。在甲状腺炎，包括亚急性甲状腺炎、胺碘酮诱致的甲状腺炎时，血清 Tg 水平升高。部分分化型甲状腺癌（differentiated thyroid cancer，DTC）患者在手术前表现出血清 Tg 升高，但由于许多甲状腺良性疾病均可伴有血清 Tg 水平的升高，故作为 DTC 的鉴别诊断缺乏特异性。对于接受甲状腺全切、次全切手术治疗的患者，血清 Tg 水平变化则是一个很好的随访监测的标志。如果 TSH 处于完全被抑制状态，血清 Tg 升高往往提示 DTC 的残留、复发或转移。

（2）评价甲状腺激素在机体组织中的作用。甲状腺激素参与完成对机体组织物质代谢的调节，因此，甲状腺功能检查应该包括甲状腺激素在外周组织中的效应，即所谓的组织甲状腺功能的评价。

第一，基础代谢率（basic metabolic rate，BMR）测定：这是临床上最早用于判断甲状腺功能状态的指标。在清晨静息状态下，其正常范围为 -15% ~ 15%，甲亢时增加，甲减时降低。但由于 BMR 测定影响因素众多，结果误差较大，目前已被淘汰。

第二，跟腱反射松弛时间测定：骨骼肌收缩和松弛的速度可以间接反映甲状腺的功能状态。临床上应用得较多的是测定跟腱反射松弛时间，正常成年人为 230 ~ 390ms，甲亢时缩短，甲减时延长。在不同的实验室中，测定值存在差异。由于该测定缺乏特异性，影响因素较多，故不宜作为确诊的手段。

第三，无创伤性心功能检查：甲状腺激素引起心血管系统的变化，这些变化可用一些无创伤性的检查方法进行评价。用超声心动图或以心电图为基础的多道生理记录仪，可完成心脏收缩时间间期测定，并定量获得PEP、LVET、PEP/LVET等参数。甲亢时，PEP缩短，PEP/LVET变小；甲减时，PEP延长，PEP/LVET增加。有效治疗后，这些参数均可逐步恢复正常，是判断甲状腺激素对外周组织作用的较好的检查方法。

第四，生化改变：甲状腺激素水平变化可以引起细胞内多种酶的活性及血液生化指标的改变，但这种改变特异性较差，仅作为了解甲状腺功能状态的辅助指标。

一是血清肌酸磷酸激酶测定：肌酸磷酸激酶（creatine phosphokinase，CPK）存在于体内多种组织中，骨骼肌为主要部位，其次为心肌、脑组织和甲状腺，其他组织中含量较少。在甲状腺疾病，尤其是合并肌病中，可伴有CPK水平增高（主要来自骨骼肌），但要鉴别酶的变化是由心肌梗死引起还是因黏液性水肿所致，必须测定其同工酶。严重的甲减患者，常有血清CPK水平增高，可数倍高于正常值范围。以MM型为主，这种变化随着甲减症状得到控制而逐渐恢复正常。

二是血清胆固醇测定：甲状腺激素对胆固醇的合成、排泄、降解均有影响，既促进合成，又促进降解和排泄。甲亢患者血清胆固醇水平下降，甲减时升高。

三是血糖：由于甲状腺激素对糖代谢有明显的影响，故甲亢或甲减患者由于甲状腺功能的变化，常可伴发糖代谢紊乱。通常情况下，空腹血糖的变化尚不明显，但在口服葡萄糖耐量试验中（oral glucose tolerance test，OGTT）可出现异常，甲亢时OGTT曲线较陡峻，可出现糖耐量减低（impaired glucose tolerance，IGT）或糖尿病样的曲线，而甲减时OGTT曲线低平。

（3）下丘脑—垂体—甲状腺轴评价。

第一，血清TSH测定。血清TSH测定是临床常用的甲状腺疾病的诊断方法，在其发展的过程中经历了不同的阶段。第一代TSH测定主要采用RIA技术，灵敏度较差，可鉴别甲减与正常人，但无法诊断甲亢。第二代TSH测定以免疫放射法（IRMA）为代表，由于采用特异性针对TSH分子

中 β 亚基的单克隆抗体，敏感性和特异性明显提高，灵敏度达到 0.1mU/L，故称为高敏 TSH（sensitive TSH，sTSH），用此法检测的正常值范围多为 0.3～4.5mU/L。由于能检测较低水平的 TSH，故能将甲亢与正常人相鉴别。第三代 TSH 测定以免疫化学发光法（ICMA）为代表，测定的灵敏度可达 0.01mU/L，第四代 TSH 测定以时间分辨免疫荧光法（TRIFA）为代表，检测极限进一步提高，可达 0.001mU/L。第三、四代 TSH 测定方法在灵敏度上有大幅提高，故称为超敏 TSH（ultrasensitive TSH，uTSH）。其在检测较低水平或不可检测（undetectable）TSH 时，有较大的优势，应用这种方法在人群或住院患者中进行甲状腺疾病筛查时，能更有效地筛查甲亢，尤其是亚临床的甲亢患者。

在临床上 TSH 检测主要应用于甲状腺疾病的筛选与诊断，如在大规模人群中用于甲状腺疾病筛选，先天性甲减的筛查，具有经济、快速、简便的优点。$LT_4$ 替代或抑制疗法的监测，中枢性甲减、低 $T_3$ 综合征、不适当 TSH 分泌综合征（垂体 TSH 瘤和甲状腺激素抵抗综合征）的诊断。

第二，甲状腺激素释放激素兴奋试验。

一是原理：下丘脑分泌的 TRH 可促进垂体 TSH 的合成与释放，给予人工合成的外源性 TRH 后，观察血清 TSH 的变化，可反映垂体 TSH 分泌细胞的储备功能和对 TRH 的敏感性。

二是方法：在不同的实验室中，观察方法略有差别。① 先取血测定基础 TSH 水平，然后迅速静脉注射 TRH 200 μ g，于注射后 30min、60min 分别取血待检；② 静脉注射 TRH 400 μ g/1.73m² 体表面积，注射前和注射后 30min 取血测定 TSH，亦可在 0min、15min、30min、45 min、60min、90min、120min、180min 多次采血测定 TSH。

三是正常值：注射 TRH 后 20～30min，血清 TSH 达高峰，通常较基础值增加 5～30mU/L，平均增加 15mU/L，或较基础值增加 2～5 倍。女性 TSH 反应稍高于男性。正在接受糖皮质激素、奥曲肽等治疗者，反应降低。用左旋多巴、多巴胺、溴隐亭者，反应可被抑制，故试验前应停用这些药物 2 周以上。

四是临床意义。

甲亢的鉴别诊断：① 轻度（不典型）甲亢的诊断。甲亢患者由于高水平的甲状腺激素对垂体TSH细胞形成强烈持久的抑制，静脉注射TRH后，TSH水平不增加，若增加则可排除甲亢。临床上怀疑甲亢，但症状不典型，在其他实验检查方法尚不能肯定诊断时尤为实用，对老年人、心脏病患者，本试验较安全。但近年由于uTSH检查方法的建立，认为其正在失去其价值。② 甲亢病因的鉴别。垂体TSH瘤诱致的甲亢，基础TSH水平较高，对TRH多无反应，而垂体性甲状腺激素抵抗综合征虽然基础TSH水平同样较高，但对TRH有反应。③ 疗效评估。甲亢治疗后，临床症状控制，若垂体对TRH有反应，提示停药后复发的概率较小。

甲减的病因诊断：原发性甲减，血清TSH升高，对TRH的刺激反应增强。继发性（垂体性）甲减，由于垂体功能受损，故对TRH无反应。三发性（下丘脑性）甲减，由于失去TRH的中枢调控作用，患者基础TSH水平较低，但注射外源性TRH后，多呈延迟反应（高峰后移）。

第三，甲状腺刺激试验（TSH刺激试验）。垂体分泌的TSH对甲状腺细胞有兴奋作用，使其功能活跃，聚碘能力增强，甲状腺激素释放增加。利用这一原理，给予外源性的TSH后，观察甲状腺摄$^{131}$I率或甲状腺激素水平的变化，以鉴别甲状腺功能低下是原发于甲状腺本身，或者是继发于垂体的病变。每日肌内注射5U或10U牛TSH，1～3d，于注射前和注射结束后进行甲状腺摄$^{131}$I率或$TT_3$、$TT_4$检查，观察其水平变化。如病变位于垂体，注射TSH后甲状腺摄$^{131}$I率或$TT_3$、$TT_4$水平增加。由于注射牛TSH可引起不适、过敏反应，或诱导机体产生针对TSH的抗体等弊端，故近年趋向于采用重组人TSH来完成试验。

第四，甲状腺抑制试验。

一是原理：正常甲状腺的活动依赖于下丘脑—垂体—甲状腺轴功能的完整性，给予外源性的甲状腺激素可以使血清甲状腺激素水平升高，从而抑制垂体TSH分泌，甲状腺摄碘功能下降。本试验主要用于鉴别甲状腺肿伴摄$^{131}$I率增加是由甲亢抑或单纯性甲状腺肿所致，亦可用于甲亢治疗后，判断疗效、预测停药后是否复发的参考。但对老年人、冠状动脉粥样硬化性心脏病、甲亢性心脏病患者应禁用。

二是方法：先测定患者甲状腺$^{131}$I率，于第一次摄$^{131}$I率测定后，口服三碘甲状腺原氨酸（$T_3$）20μg（亦可用左旋甲状腺素片，$LT_4$），每日3次，连续7日，第8日时做第二次摄$^{131}$I率测定，根据两次24h的摄$^{131}$I率测定值，计算甲状腺摄$^{131}$I抑制率。

三是正常值：正常人给予外源性的甲状腺激素后，甲状腺摄碘功能明显下降。第二次24h摄$^{131}$I率绝对值小于20%，抑制率大于或等于50%，称其为“被抑制或抑制试验阳性”。

四是临床意义。

单纯性甲状腺肿：单纯性甲状腺肿和甲亢患者均可以有甲状腺摄$^{131}$I率增加，但两者的抑制率不同。单纯性甲状腺肿患者给予外源性甲状腺激素后，甲状腺摄$^{131}$I率明显下降，即被抑制或抑制试验阳性，甲亢患者则不被抑制或抑制试验阴性。

甲状腺相关眼病（Graves眼病）：临床上少数甲状腺相关眼病患者可以表现为单侧突眼，或以突眼为突出症状而血清甲状腺激素水平正常（甲状腺功能正常的Graves眼病）。此类患者由于存在垂体—甲状腺轴调节的异常，故有75%～88%的患者甲状腺摄$^{131}$I率不被抑制或抑制试验阴性，由眼眶内肿瘤等疾病引起的突眼则被抑制或抑制试验阳性。

评价甲亢治疗后的疗效：甲亢治疗后，如患者抑制试验阳性，停药后复发的概率较小，反之则容易复发。

近年来，由于TSAb和uTSH等方法的广泛应用，其安全、简便，结果更可靠，故目前甲状腺抑制试验已较少运用。

(4) 甲状腺功能的体内试验。

第一，甲状腺摄$^{131}$I率测定。甲状腺摄$^{131}$I率是最为常用的甲状腺体内试验，所用$^{131}$I剂量为2μCi，口服可用胶囊或液体，特殊情况下可静脉注射碘化钠（$^{131}$I），分别在给予示踪剂后的不同时间测定甲状腺对$^{131}$I的摄取率。

一是正常值：甲状腺摄$^{131}$I率受环境及碘摄入量影响较大，在不同地区及人群中差别较大，故在不同地区应建立相应的正常值范围。正常人甲状腺摄$^{131}$I率高峰在口服$^{131}$I后24h出现，儿童及青少年摄$^{131}$I率较成年人高。年龄越小，增高越明显。

二是引起甲状腺摄$^{131}$I率增加的病因。

甲亢：各种类型的甲亢患者，包括Graves病、Plummer病、毒性腺瘤、垂体TSH瘤致甲亢、垂体性甲状腺激素抵抗综合征等，甲状腺摄$^{131}$I率增加，这些患者在服用$^{131}$I后各个时间阶段的摄$^{131}$I率数值增高，有的患者仍表现为24h达最高值，有的患者峰值可提前出现，24h反而略有降低，提示$^{131}$I被甲状腺摄取，参与合成甲状腺激素并分泌入血的速度加快，此现象称为“高峰前移”。少数患者摄$^{131}$I率增加不明显，但若3h与24h摄$^{131}$I率比值大于80%或6h与24h比值大于85%，亦可诊断甲亢。

碘缺乏：在碘缺乏病区居住的居民，由于长期碘摄入不足，可出现“碘饥饿”状态，呈现摄$^{131}$I率增高，部分患者甚至有高峰前移。但抑制试验阳性可使之与甲亢相鉴别。孕妇有过量碘丢失，亦可有摄$^{131}$I率增高。

非毒性甲状腺肿：由于遗传性甲状腺激素合成缺陷所致非毒性甲状腺肿，可有摄$^{131}$I率增高。

全身性甲状腺激素抵抗综合征。

桥本甲状腺炎病程早期。

大量甲状腺激素丢失：可见于肾病、慢性腹泻、长期大量食用豆类食物等。

肾脏对碘清除降低：见于慢性肾衰竭、严重的心力衰竭等。

三是引起甲状腺摄$^{131}$I率降低的病因。

甲减：原发性或继发性甲减患者甲状腺摄$^{131}$I率均明显降低。

甲状腺聚碘功能障碍：主要见于遗传性的缺陷所致的甲状腺疾病。另外，在出现亚急性甲状腺炎时，由于甲状腺滤泡结构被破坏，亦可引起聚碘功能障碍，摄$^{131}$I率降低，出现与血清激素水平升高不一致的“分离”现象。

摄入过量甲状腺激素对甲状腺产生抑制。

碘过多：饮食、药物及含碘化合物中若含有大量碘均可导致摄$^{131}$I率降低，若每日碘摄入量＞5mg，可几乎完全抑制甲状腺的摄$^{131}$I率。

四是注意事项。

首先，由于甲状腺摄$^{131}$I率明显受到碘的影响，故凡是接受含碘药物，如复方碘液、碘化钾、胺碘酮、昆布、海藻、川贝、夏枯草等药物，食用海带、紫菜等海产品者，行甲状腺摄$^{131}$I率检查前应停用这些药物、食物4～6周。接受碘油造影剂者应停用1年以上，其他X线造影剂亦应停用4周以上。接受抗甲状腺药物、皮质激素、抗结核药物者，应停用2～4周。

其次，由于此项检查采用放射性核素在体内做示踪剂，故不宜用于妊娠期和哺乳期的妇女。

第二，甲状腺摄 $^{99m}$Tc 率测定。与无机碘离子相似，$^{99m}$Tc 可被甲状腺摄取，但不参与甲状腺碘代谢。甲状腺对 $^{99m}$Tc 摄取的变化可以反映甲状腺的功能状态。静脉注射 $^{99m}$Tc 后 20min 或 30min，行甲状腺部位的 γ 照相，测定甲状腺摄 $^{99m}$Tc 率。正常人 20min 摄 $^{99m}$Tc 率为 2.49% ± 0.95%，甲亢患者结果明显增加。此检查方法对甲亢的诊断阳性率较高，而且具有不受含碘食物、药物的影响，检测迅速等优点，但存在甲状腺功能亢进的检测结果与单纯性甲状腺肿有重叠，对甲减诊断不够灵敏等不足。

第三，过氯酸钾排泌试验。

一是原理：循环中的碘可通过甲状腺滤泡上皮细胞上的钠—碘转运体（NIS）的主动转运机制，进入甲状腺细胞，其一旦被甲状腺细胞“捕获”后，即被有机化，参与甲状腺激素合成，并结合于甲状腺球蛋白上。过氯酸盐（$ClO_4^-$）具有与卤族元素相似的化学性质，亦可被甲状腺细胞摄取。它可抑制 NIS 参与的碘转运过程，并促使滤泡内未与蛋白结合的碘释放入循环。在某些甲状腺激素合成障碍性疾病中，由于碘在甲状腺内有机化障碍，摄取的碘不能与酪氨酸结合，使大量的游离碘离子存在甲状腺内。给予一定量的过氯酸盐，不仅可阻滞甲状腺从血液循环中摄取碘，还可促进碘离子从甲状腺滤泡释放，将已进入甲状腺内而未被有机化的碘离子置换（排泌）出来。在测定甲状腺摄 $^{131}$I 率过程中，观察给予过氯酸盐后摄 $^{131}$I 率的变化，有助于判断是否存在碘有机化障碍。

二是方法。

口服法：口服 2 μ Ci 示踪剂量的 $^{131}$I 后，于 30min、1h、2h 分别测定甲状腺 $^{131}$I 率。然后立即口服过氯酸钾（$KC1O_4$）400mg 或按 250mg/m² 体表面积计算的过氯酸钾，儿童可用 10mg/kg 体重计算，于服药后 30min、1h、2h 再分别测定甲状腺摄 $^{131}$I 率。

静脉法：给予 2 μ Ci 示踪剂量的 $^{131}$I 静脉注射后 10min，测定甲状腺摄 $^{131}$I 率，然后静脉注射过氯酸钾 200mg，10min 后，再测定甲状腺摄 $^{131}$I 率。

三是结果分析与临床意义。

正常人：正常人接受过氯酸钾后，甲状腺摄 $^{131}$I 率受到抑制，与接受过

氯酸钾前的摄 $^{131}$I 率相比，不再提高或稍有下降（小于10%）。

临床应用：在存在碘有机化障碍的患者中，由于被甲状腺摄取的碘仍以离子状态存在，给予过氯酸钾后，甲状腺内的碘离子（$I^-$）被置换（排泌）出来，故甲状腺摄 $^{131}$I 率明显下降，与接受过氯酸钾前的摄 $^{131}$I 率相比，下降达 20% 以上。临床上过氯酸钾排泌试验主要用于诊断下列疾病：① 某些先天性甲状腺肿，明确是否存在碘有机化障碍；② 明确甲状腺功能减退症的病因；③Pendred 综合征；④ 慢性淋巴细胞性甲状腺炎，其程度与病情有关，阳性率可达 60%～85%。

（5）尿碘测定。适量饮食碘摄入对维持甲状腺激素的正常分泌和甲状腺正常功能极其重要，机体摄入的碘主要经过肾脏从尿液排泄，测定尿碘水平可评估机体碘营养水平。

尿碘测定可采用干灰化法（dry ashing）和湿灰化法（wet ashing）等，后者目前已有商品化的试剂盒供应，再配合半自动化的检测仪，可使检测更为迅速、简便。尿样的收集可采用随机一次尿样或全天 24h 尿样，在使用后一种方法时要注意添加适当的防腐剂。

对于个体而言，尿碘测定可提供碘摄入不足或过多的依据。但要注意其仅仅反映近期碘摄入状况，在妊娠期由于肾小球滤过率增加，肾脏对碘的清除增加，尿碘增多，可使结果产生偏差。对于某个特殊人群而言，观察群体尿碘水平变化可从流行病学上提供一个碘营养状况的重要指标。

### （三）甲状腺疾病的治疗

临床上各种甲状腺疾病的治疗方法不尽相同，可以归纳为以下几方面。

1. 病因治疗

任何疾病都应针对病因进行治疗，甲状腺疾病的治疗原则也不例外。如病因能根除，则进行病因治疗最为理想。碘缺乏是导致相关甲状腺疾病的根本病因，补充碘剂即可达到去除病因的目的。如在缺碘地区，通过食用碘化食盐等方法，可有效地预防治疗地方性甲状腺肿、克汀病。也可针对致病环节进行干预，如自身免疫性甲状腺病可进行免疫干预治疗，从而使病情得到缓解。化脓性甲状腺炎是由感染所致，积极抗感染治疗便可控制疾病。此外，采用手术切除的方法，去除甲状腺的一些结节或肿瘤，或手术切除导致功能亢进的组织或肿瘤等亦属于一种病因治疗。

2. 针对腺体功能治疗

一些甲状腺疾病病因及发病机制目前尚不完全清楚，因此还不能进行病因治疗。而甲状腺是具有内分泌功能的腺体，其所致的疾病常常存在功能的紊乱，进行功能调整，对症处理，亦是重要的治疗手段。

(1) 替代治疗：多种病因可导致甲状腺功能减退，如甲状腺的发育异常，甲状腺激素合成酶的缺陷等，目前都不能够从病因上进行根治。对于有甲状腺功能减退者，采用甲状腺激素（LT）替代治疗，补充生理需要的激素，以保证儿童的生长发育，维持成人机体的正常代谢。

(2) 抑制治疗：对于甲状腺功能亢进者，药物治疗如口服硫脲类或咪唑类药物抑制激素合成，或者口服放射性核素进行放射治疗以抑制亢进的腺体功能，达到治疗目的。甲状腺癌患者术后，应用较大剂量的$LT_4$完全抑制垂体 TSH 分泌，可防止复发。对于一些结节性甲状腺肿 / 甲状腺良性结节，尤其是居住在碘不足地区的患者，给予相对小剂量的$LT_4$部分抑制血清 TSH 水平，可达到使甲状腺肿或结节缩小的目的。

部分甲状腺疾病是可以预防的，如地方性甲状腺肿、碘性甲亢等。一些急性严重的并发症亦可预防，如甲状腺危象、黏液水肿性昏迷等，均可经过积极治疗基础疾病防止其发生。

饮食治疗对于甲状腺患者，不仅是热能与营养的供给，而且是特殊的治疗手段。如甲亢患者，由于机体的负氮平衡，须增加蛋白质摄入量；某些甲亢患者，如碘性甲亢、Graves 病，应禁食高碘食物，以预防疾病的加重或复发。

## 二、甲状腺疾病的多普勒超声诊断

### (一) 甲状腺的解剖与血流动力学

甲状腺是人体内最大的内分泌腺。由左、右两侧叶和中间的峡部组成，两侧叶不一定对称，每一侧叶呈锥状，锥尖朝上，位于颈前喉下部和气管上端两侧，自甲状软骨中点至第六气管环，能随喉上下移动。甲状腺每叶长 3 ~ 6cm，宽 2 ~ 3cm，厚 1 ~ 2cm，峡部宽窄、厚薄不一，其长、宽均为 1.25 ~ 2cm。位于第 2 ~ 4 气管软骨环前方。

甲状腺血供较为丰富，有一对左、右甲状腺上动脉（发自颈外动脉，行至甲状腺上极，分支后进入腺体实质，主要分布于甲状腺前面）；一对左右甲状腺下动脉（由锁骨下动脉发出，从后面进入甲状腺下后缘，分布于甲状腺后面及甲状旁腺）和三对静脉（甲状腺上静脉与同名动脉伴行，甲状腺中静脉自甲状腺侧叶外侧缘穿出，两者均汇入颈内静脉；甲状腺下静脉自甲状腺下极穿出，汇入头臂静脉）。甲状腺有丰富的淋巴管。

### （二）甲状腺疾病多普勒超声诊断的方法

通常采用各种型号彩色多普勒显像仪，常用高频探头或宽频探头，一般为7～13MHz。受检者仰卧位，暴露颈前部，肩部垫枕，使颈尽量伸展。

第一，直接探查法。将高频探头置于前颈部，甲状软骨下方，相当于5～7颈椎水平，直接接触颈部皮肤由上向下，由外向内滑行做纵、横切及斜切等多切面扫查。

第二，间接探查法。前颈部放一水囊，探头置于水囊上做纵、横多切面扫查。做彩色多普勒血流显像检查时，嘱受检者尽量浅呼吸，不做吞咽动作，在彩色超声引导下，启动脉冲多普勒获取清晰的血流速度频谱，检测病变周边及内部血流各项参数，包括最大血流速度（Vmax）、最小血流速度（Vmin）、平均血流速度、血流量、阻力指数及搏动指数。声束与血流夹角应小于60°。

### （三）甲状腺疾病多普勒超声的表现

第一，彩色多普勒。正常甲状腺边界清楚，横切面呈蝶形或马蹄形，周缘规则，包膜完整，内部呈密集、细小光点，分布均匀。甲状腺两侧叶后外方可见颈总动脉和颈内静脉。峡部后方有气管，故其后方为多次反射的弧形强回声。气管的深面偏左为食管，呈半月形。纵切时，甲状腺呈圆锥形。正常甲状腺实质内多有散在点状血流信号。甲状腺上、下动脉均可显示，内径为1～2.3mm。

第二，频谱多普勒。甲状腺动脉收缩期峰值较高，呈单向血流，血流速度因人而异，舒张期缓慢下降，为低速血流。

## (四)常见甲状腺疾病的多普勒超声

1. 单纯性甲状腺肿(simple goiter)

单纯性甲状腺肿多见于山区、高原地带(如云贵高原、陕西、宁夏),故又称地方性甲状腺肿。主要病因为食物中碘缺乏,青春期甲状腺素需要量增加及甲状腺素合成或分泌障碍等因素,促使甲状腺激素分泌增多,使甲状腺滤泡上皮细胞增生、肥大,导致甲状腺持续性肿大。

(1)病理解剖。甲状腺滤泡上皮细胞增生、肥大,扩大的滤泡内充满胶质,形成巨大腺泡。随病情的发展,甲状腺内不同部位滤泡上皮增生与复旧变化不一致,形成不规则结节。甲状腺肿大后期部分腺泡发生坏死、出血、囊性变、纤维化和钙化等退行性改变。

(2)多普勒超声表现。甲状腺为双侧弥漫性对称性肿大,其周缘光整,内部回声较低。彩色多普勒表现与正常甲状腺血流分布类似,腺体内呈星点状或分支状血流信号,甲状腺上动脉无扩张,血流参数与正常甲状腺无明显差异或加快。甲状腺明显肿大时,可压迫气管和颈部血管。

(3)临床应用价值。二维超声可准确测量甲状腺各部分大小、形态、结构、内部回声等,对缺碘地区进行早期普查并及时进行补碘治疗具有重要的作用。彩色多普勒表现无明显特异性。

2. 结节性甲状腺肿(noduler goiter)

结节性甲状腺肿是由缺碘引起的。

(1)病理解剖。由于长期缺碘,导致甲状腺肿大,增生,如果反复发生,可形成多个增生结节,结节间可有纤维组织增生,4%~7%可发生恶变。

(2)多普勒超声表现。甲状腺肿大,两叶明显不对称,表面不光滑,其内可见多个中低回声结节,无包膜。晚期结节几乎布满整个甲状腺内,结节间可见散在的点状或条状稍强回声,为纤维组织增生。彩色多普勒血流显像显示结节周围粗大、迂曲的绕行血流,腺体内部见丰富血流信号,部分结节周围包绕血管少。血流频谱可表现为高速湍流、高速低阻、高速高阻,也可有静脉血流。

(3)临床应用价值。结合临床病史及相关检查,典型结节性甲状腺肿可以做出诊断,但其单发结节应与甲状腺腺瘤及甲状腺腺癌相鉴别。

3. 甲状腺功能亢进

甲状腺功能亢进（hyperthyroidism）简称甲亢，是一种常见的内分泌系统疾病，多见于20～40岁妇女，约占70%。引起甲亢的病因较多，主要是自身免疫、遗传和精神创伤等因素所致。常见类型为原发性甲亢及继发于结节性单纯性甲状腺肿和甲状腺瘤所致的甲亢。临床表现为因甲状腺激素分泌过多，造成代谢亢进，自主神经系统紊乱等。临床表现为：基础代谢增高，急躁、易激动，常感心悸、多汗、食欲亢进等。原发性甲亢多有眼球突出等症状。

（1）病理解剖。甲亢的病理特征为腺体内血管扩张、增多，淋巴细胞浸润。眼球后肌肉水肿、肥大，引起突眼。

（2）多普勒超声表现。两侧甲状腺呈对称性肿大，峡部前后径增大明显，常可达到1.0cm（正常为0.4cm），轮廓清楚，周缘光整，内部回声光点增粗，呈密集点状分布。

彩色多普勒血流显像显示甲状腺腺体内及周边血供丰富，血流加速，呈粗大点状或片状搏动性血流，似“火海征”。甲状腺上动脉内径增宽，收缩期血流速度升高，多普勒频谱表现为高速低阻型波形，血流量较正常甲状腺明显增加（$P < 0.01$）。

（3）临床应用价值。二维超检检测甲状腺功能亢进声像图特点与甲状腺肿相同，但彩色多普勒血流显像对甲亢患者的甲状腺内部血流变化及甲状腺动脉血流频谱的定性、定量分析有助于甲亢的诊断与鉴别，而且通过其血流动力学的变化可对甲亢程度进行评估。

4. 急性甲状腺炎

急性甲状腺炎较少见，多为脓毒血症的表现之一，常由口腔或颈部感染引起，细菌多为葡萄球菌、链球菌和肺炎双球菌，甲状腺局部有明显的红、肿、热、痛征象，有时还可形成脓肿。

多普勒超声表现：甲状腺肿大，形态不规则，内部呈低回声，分布不均匀，后期形成脓肿时，表现为液性暗区，其内可见细小较强光点。彩色多普勒超声显示腺体内血流增加，为较多星点状血流信号，典型病例呈高速低阻血流。

5. 亚急性甲状腺炎

亚急性甲状腺炎又称肉芽肿性甲状腺炎，常继发于上呼吸道感染或流行性腮腺炎。可能为病毒感染后，致滤泡破坏，并释放出胶体引起甲状腺组织内的异物反应，在组织切面上可见炎性细胞浸润及巨细胞。临床表现为甲状腺肿胀，质硬，压痛明显，疼痛常波及患侧耳和颞枕部。患者体温升高，血沉增快，部分可有轻度甲亢表现。

多普勒超声表现：① 甲状腺呈弥漫性对称性肿大，包膜增厚，早期甲状腺内部呈均匀稍低回声，后期回声不均匀，无明显边界，有钙化者可见强光点伴声影。若单侧局限性肿大，可形成小结节，此时应与腺瘤相鉴别。患侧甲状腺与其接近的颈前肌之间间隙消失，轻度弥漫性粘连和腺体内可见囊肿样的低回声区，即假性囊肿征，而且这种低回声区与疼痛部位一致。提示甲状腺功能低下和严重的滤泡退化变性。② 彩色多普勒显示甲状腺低回声区周边血流丰富，低回声区内少有血流信号显示，频谱多普勒在低回声区边缘可探及动脉血流信号。甲状腺上动脉血流速度可增加。

6. 甲状腺功能减退症

甲状腺功能减退症简称甲减，是由多种原因引起的甲状腺激素合成、分泌或生物效应不足所致的一组内分泌疾病。幼儿型甲减发病率低，常表现为呆小病，成年型甲减表现为低代谢症状。

多普勒超声表现因病因不同甲状腺腺体可肿大或缩小，包膜不光滑，形态规则，边界欠清，内部回声减低，分布不均匀，碘缺乏者可见小结节。彩色多普勒显示内血流信号增多，与患者TGAb和TPOAb水平密切相关，随抗体水平增加，血流密度增加，部分患者可见“火海征”。频谱多普勒超声提示以静脉血流为主，甲状腺上动脉搏动频率相对较低，收缩期波峰较钝，舒张期血流下降缓慢，阻力指数较低。

7. 慢性淋巴细胞性甲状腺炎

慢性淋巴细胞性甲状腺炎，又称桥本甲状腺炎（Hashimoto disease）。原因不明，系一种自身免疫性疾病，多见于中年妇女。本病起病缓慢，多无特殊症状。

（1）病理解剖。早期甲状腺大小正常或稍大，晚期弥漫性肿大，表面平滑，不一定对称，质地硬如橡皮样。患者血中可查到抗甲状腺球蛋白的自身

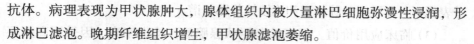

抗体。病理表现为甲状腺肿大，腺体组织内被大量淋巴细胞弥漫性浸润，形成淋巴滤泡。晚期纤维组织增生，甲状腺滤泡萎缩。

（2）多普勒超声表现。甲状腺呈弥漫性轻、中度增大，峡部增厚明显。在早期，腺体呈弥漫性回声降低，回声欠均匀。晚期，由于纤维组织增生，甲状腺内呈现散在的中强回声，部分呈分隔状及网格状为本病特点。局限性病变的患者，甲状腺内可出现局灶性低回声，应与腺瘤鉴别。彩色多普勒显示甲状腺内血流丰富，局灶性病变者，病变内部血流较其周边部分血流明显丰富。频谱多普勒显示甲状腺上、下动脉及甲状腺内动脉血流速度可轻度升高，但无特异性。

（3）临床应用价值。桥本甲状腺炎的诊断应结合临床，由于是自身免疫性疾病，其抗甲状腺球蛋白抗体及抗甲状腺微粒体抗体明显高于正常水平，在诊断中具有重要的意义。对于局灶性者，超声表现由于不具有特异性，应高度重视与甲状腺腺瘤、甲状腺癌等的鉴别。

8. 甲状腺腺瘤

甲状腺腺瘤最为常见，占甲状腺肿瘤的70%～80%。多见于中青年女性。

（1）病理解剖。甲状腺腺瘤可分为滤泡状腺瘤、乳头状囊腺瘤和混合型腺瘤三种。典型的滤泡型腺瘤常为单发的实质性、圆形肿块，包膜完整并与周围组织分界清楚，易发生坏死、出血、囊性变或纤维化、钙化等。较大的乳头状腺瘤则恶变倾向大（发生率为10%）。混合型腺瘤细胞分类较丰富，有异型性，但包膜完整，占2%～5%。

（2）多普勒超声表现。

第一，滤泡状腺瘤形态规则，边界清楚，多为圆形或椭圆形的较低回声或稍强回声，内部光点分布均匀，若瘤体发生坏死、液化等变化时，肿块内可见液性暗区，后回声增强，大部分腺瘤周围可出现明显的“晕环征”。

第二，乳头状腺瘤，较少见，由乳头和囊肿形成，故又称乳头状囊腺瘤，其包膜完整，直径从数毫米至数厘米不等。

彩色多普勒显示滤泡状腺瘤周边声晕处可见较多血流信号，旁边可见受压血管绕行，瘤体内可探及丰富血流信号。乳头状瘤体周边及乳头内均有丰富低速彩色血流信号。液性暗区内无血流信号。两种腺瘤瘤体周边血流频谱表现不一，可为动脉频谱和连续性静脉频谱。

(3) 临床应用价值。超声诊断甲状腺腺瘤，检出率高，因采用高频探头，故在正确判断肿瘤物理性质，肿块大小、数目及部位等方面均优于其他影像方法，彩色多普勒显像技术敏感性高，更能清晰显示瘤体周边环状多彩血流。

9. 甲状腺癌

甲状腺癌发病率较低，约占恶性肿瘤的1%，其病因不明，可能与颈部放射性损伤和遗传有关，一般多见于40～50岁，且女性较男性多见。

(1) 病理解剖。其病理学可分为乳头状腺癌、滤泡状腺癌、髓样癌及未分化癌四类，其中约有30%甲状腺癌患者发生腺体内局部播散和淋巴结转移或经血液转移到骨和肺组织。临床表现甲状腺肿块质硬，表面凹凸不平，伴有压迫症状，有的局部浸润而压迫喉返神经可致声音嘶哑等。

(2) 多普勒超声表现。

第一，彩色多普勒。甲状腺不同程度肿大，呈非对称性。形态不规则，肿块无完整包膜，病变向周围浸润时边界模糊不清。内部回声强弱不等，分布不均，常呈粗大的光斑、光团，若有坏死液化时肿块内出现不规则液性暗区。癌瘤内可出现点状、细小微粒状的强回声钙化点，具有特异性，但敏感性较差。颈部淋巴结肿大呈圆形或椭圆形低回声。

彩色多普勒血流显像显示甲状腺动脉增粗，直径大于2mm，因癌肿代谢旺盛，新生血管增多，瘤体内及周边均显示丰富的血流，典型的可呈彩球样，血流速度增加。具有动静脉瘘者只能高度怀疑是恶性病变，其敏感性只有66%，特异性可达100%，多数学者认为单纯依靠彩色多普勒血流变化无法判定结节的良恶性，因为有大约14%的无血流信号的结节却是恶性病变。

第二，频谱多普勒。癌肿内血管最大流速可高达0.94m/s。所以若实质性结节内检出大于0.7m/s流速，即为异常高速血流，而且应高度考虑为癌肿。

(3) 临床应用价值。高频超声能检出较小的甲状腺病变，其敏感度达97%以上，对甲状腺肿瘤诊断，结果可靠，对部分结节性质鉴别有一定特异性。彩色多普勒对观察和研究甲状腺血管的分布及血流速度等变化，不仅有助于良恶性肿瘤的鉴别，而且提供了各种甲状腺疾患鉴别的血流动力学信息。

多普勒能量图显示血流较彩色多普勒血流显像更加敏感，而且不受角度影响，可完整地显示血管走行，为肿瘤进一步定性及定量研究提供了新的方法。

综上所述，各类甲状腺疾病除声像图表现各具特点外，在彩色多普勒血流方面也显示了不同的血流动力学变化，从而为诊断和鉴别各种甲状腺疾病提供了可靠依据。

## 第二节　乳腺疾病及其多普勒超声诊断

### 一、乳腺疾病的认知

#### （一）乳腺的生理学解读

1. 乳腺的发育过程

“乳腺由多种类型的细胞组成，其形态发生主要在出生之后进行”①，乳腺来源于外胚层，人在胚胎期沿“乳线”由 6～8 对乳腺始基形成，这些乳腺始基当中，只有位于锁骨中线第 5 肋间的那对，才能保留并得到生长发展。女性在青春前期乳腺的生长发育较为缓慢，到青春期随导管系统进一步分支形成腺泡芽，导管内间质显著增生，乳腺发育明显加快，构成乳腺的腺芽。青春期乳腺腺体迅速发育，先是乳腺间质及导管周围结缔组织增生，受雌激素及孕激素的影响，乳腺导管系统逐渐发育，导管延长，轻度扩张。在妊娠期，小叶内导管生长迅速，形成的腺泡芽结构发育成腺泡，间质和腺叶的结构比率反向变化，至妊娠末期乳腺组织几乎全部由腺叶单位构成，少量间质组织分布其中。泌乳期腺泡萎缩，导管结构收缩，整个乳腺的体积明显缩小。至绝经期，腺泡进一步退化，叶内和叶外的结缔组织均发生萎缩，绝经后期女性乳腺的腺泡结构完全消失，乳腺的导管结构及结缔组织在体积上都明显缩小。

① 张领衔，蔡车国．乳腺发育与乳腺干细胞的分子调控 [J]. 厦门大学学报（自然科学版），2022，61(3)：415.

2. 乳腺的生理分析

乳腺的发生、发育和分泌功能直接受内分泌腺所分泌激素的影响，卵巢激素和垂体激素对其的影响最大，其他因素，如肾上腺皮质、甲状腺、睾丸所分泌的激素也会对其产生一定的影响，同时大脑皮质的间接调节亦起着相当重要的作用。内分泌生理对研究乳腺各种疾病的发生、发展以及预防和治疗具有十分重要的意义。

卵巢分泌的激素有两种，即雌激素与黄体酮二者都能促进乳腺组织的发育，雌激素主要作用于乳腺管，黄体酮主要作用于腺泡。乳腺的变化也随雌激素的变化而变化，女性青春期后卵泡成熟，大量分泌激素，乳腺发育迅速，其特点是乳腺导管系统增大，脂肪沉着于乳腺是乳腺增大的主要原因。卵巢分泌黄体酮以前，腺小叶发育极其有限；性成熟后，尤其是妊娠期间在黄体酮与雌激素的联合反复作用下腺小叶得到充分发育。

垂体前叶（腺垂体）是人体内最重要的内分泌腺，它分泌多种激素，其中促卵泡激素、黄体生成激素和催乳素对乳腺发育有很大影响。促卵泡激素和黄体生成激素，促进卵巢的卵泡和黄体的发育，提升雌激素和黄体酮分泌，促进乳腺的发育。催乳素最重要的作用是促进乳腺发育生长，引起并维持泌乳。妊娠期催乳素、人绒毛膜生长素、雌激素与孕激素使乳腺组织进一步发育，泌乳能力已经具备，但由于过高浓度的雌激素与孕激素与催乳素竞争乳腺细胞的受体，使催乳素失去效力。分娩后，血中雌激素与孕激素浓度降低，这时催乳素才发挥始动和维持泌乳的作用。垂体在调节卵巢功能的同时，其分泌受下丘脑的调节。

3. 乳腺的整体解剖

（1）乳腺体表位置和外形。乳腺是由乳腺腺体、脂肪组织和纤维结缔组织所构成的体表器官。一般而言，成年女性乳腺的体表界限上界为第2肋，下界为第6肋，内界靠近胸骨缘，外界靠近腋中线。成年女性的乳腺多呈圆锥形或半球形，其大小随人体的胖瘦、乳腺内含脂肪的多少而在大小和形态上有很大的差异，生育哺乳后的乳腺多数有所下垂。乳头乳晕复合体位于第4～5肋之间。一般将乳腺分为内上、内下、外下、外上四个象限，90%以上的乳腺的外上象限腺体相较其他象限而言，多且构成一个伸向腋窝方向的尾叶，故肿瘤发生在外上象限的机会也较其他象限更多。

（2）乳腺导管—腺小叶系统。乳腺由乳管、腺小叶和脂肪组织构成。每个乳腺由15～20个导管—腺小叶系统构成，每个系统可以称作一个腺叶。腺小叶分泌乳汁进入终末导管，然后乳汁依次汇入区段导管、收集导管，这15～20个腺叶通过收集导管汇聚于乳头。收集导管管径为2～3mm，它们在乳头的基底部呈壶腹样膨大至5～6mm，称为输乳窦，输乳窦在乳头尖端处再行变细，最后以点状开口于乳头。

（3）乳腺的筋膜解剖。乳腺位于皮下浅筋膜的浅层和深层之间。浅筋膜的浅层组织是在皮下脂肪中，锁骨下区的浅筋膜极薄，与胸大肌筋膜紧密相连。浅筋膜不仅形成乳腺的包囊，而且还伸向乳腺组织内形成小叶间隔，对乳腺组织和脂肪组织起支持作用，并保持一定的弹性和硬度。间隔的一端连胸肌筋膜，另一端连于皮肤，间隔在乳腺上部发育较好，这些纤维间隔称为乳腺悬韧带或称库柏韧带。在乳腺的后面，即浅筋膜深层与胸大肌筋膜之间，组织疏松呈空隙状，称为乳腺后间隙。整个乳腺除大部分是掩复在胸大肌前面的深筋膜上以外，其外侧部分是掩复在前锯肌上，内侧部分掩复在腹外斜肌和腹直肌上，深筋膜及乳腺后间隙是乳腺解剖的重要标志之一。

（4）乳腺的血液供应。乳腺的血液供应主要来源于内乳动脉以及胸外侧动脉，二者均起源于腋动脉，分别主要供应乳腺内侧及外侧部分。内乳动脉的1～4分支从乳腺中上的背面进入乳腺，胸外侧动脉从乳腺外上的背面进入乳腺，其分支互相吻合。内乳动脉及其分支肋间动脉，均会发出穿支达到乳腺表面。

另外，需要指出的是肩胛下动脉，它是腋动脉的最大分支，在肩胛下肌的外侧缘发出，先发出旋肩胛动脉营养肩胛下肌，而主干沿肩胛下肌下行，即称为胸背动脉、营养背阔肌和前锯肌。胸背血管是重要的解剖标志，其路径上分布腋窝淋巴结，并且是乳房再造时背阔肌皮瓣的供血动脉。

（5）乳腺的淋巴引流。乳腺的淋巴管主要汇入腋窝淋巴结，这是乳腺外科的重点。腋窝淋巴结群是上肢最大的一群淋巴结，位于腋窝腔内，沿血管和神经排列，按其位置和收纳淋巴的范围及临床上的需要，将其分为六群。

第一，外侧群：称为外侧淋巴结或腋静脉淋巴结，位于腋窝外侧壁，在肩胛下静脉的远侧端沿腋静脉排列，接受上肢淋巴回流。

第二，后群：称为肩胛下群，位于腋窝后壁，沿肩胛下动、静脉分布，自胸侧壁直到腋静脉，接受腹后壁和胸后壁浅层的集合淋巴管。

第三，中央群：称为中央淋巴结，位于腋窝中央，埋于腋动、静脉后下方的脂肪组织内，为腋窝淋巴结中最大的淋巴结群，接受腋窝淋巴结前群、外侧群和后群的输出淋巴管。

第四，前群：称为胸肌淋巴结或乳腺外侧淋巴结，沿胸外侧动、静脉排列，多位于第2~4肋浅面，接受脐以上的腹前、侧壁和胸前、侧壁浅层以及乳腺中央部和外侧部的集合淋巴管。

第五，胸肌间淋巴结：称Rotter淋巴结，在胸大小肌之间，沿胸肩峰动脉的胸肌支排列，该组接受胸大小肌及乳腺后部的回流。

第六，腋窝淋巴结：称为锁骨下淋巴结或尖淋巴结，位于腋窝尖部，在胸小肌与锁骨下肌之间，沿腋静脉的前面和下面分布，接受腋窝淋巴结前群、外侧群、后群、中央群及胸肌间淋巴结的输出淋巴管。

另外一部分，则流入胸骨旁淋巴结(乳内淋巴结)，少数可注入锁骨上淋巴结，部分可引流到膈下、腹壁和对侧腋窝等。

(6)腋窝的解剖。腋窝的内界为胸壁，外缘为背阔肌，上缘为腋静脉，后缘为肩胛下肌，下方为背阔肌与前锯肌的结合部。根据与胸小肌的解剖关系将腋窝分为三个水平，这对乳腺癌腋窝清扫范围的确定有着重要的意义。腋窝自外侧缘至胸小肌的外侧缘为第一水平；后侧与胸小肌的外侧与内侧之间区域为第二水平；胸小肌内侧缘至腋窝内侧为第三水平。

腋窝内有很多重要的组织结构，如胸肌间淋巴结。胸外侧神经沿胸大肌后表面走行，如术中损伤会导致胸大肌萎缩。第2肋间臂皮神经分布在腋静脉下方1cm处，向中外侧方向走行。胸长神经支配前锯肌，在胸壁后下方呈曲线走行，其分支在第4或第5肋水平进入前锯肌。在腋窝清扫过程中，应及时确认前锯肌外侧的神经分布，同时确认胸长神经的走行方向也是非常重要的，胸长神经受损，会导致“翼状肩”。胸背神经支配背阔肌，它先走行于胸外静脉的后方，沿外下走行于肩胛下肌表面，并伴行肩胛下血管(胸背血管)，由内侧进入背阔肌。沿背阔肌的侧面或前方切除可以避免损伤胸背神经。

## （二）乳腺疾病的临床表现与诊断

1. 乳腺增生的临床表现与诊断

乳腺增生作为一种常见的乳腺疾病，其临床表现主要受内分泌因素的影响。患者常表现为乳房胀痛、乳房组织增厚以及乳房结节等症状。胀痛的特点是周期性出现，多在月经前后加剧，而在月经后逐渐减轻。乳房组织的增厚和结节则常常是由于腺体结构的增生增多所致，这些结构性的变化往往会引起乳房的触感异常，如硬块或结节的出现。

诊断乳腺增生时，临床医生应当综合患者的临床表现与辅助检查结果。其中，乳腺超声、乳腺X线摄影以及乳腺磁共振等影像学检查，能够提供乳腺内部结构的直观呈现，辅助医生发现异常的乳腺结构变化。此外，乳腺增生的治疗应当因人而异，应根据患者的年龄、病情严重程度以及患者的个体差异，采取相应的治疗措施。常见的治疗手段包括调整生活方式、药物治疗以及必要时考虑手术治疗。在制订治疗方案时，首先须排除乳腺恶性肿瘤的可能性，以免延误病情。

2. 乳腺炎的临床表现与诊断

乳腺炎是一种由乳腺组织感染引起的炎症性疾病，常见于哺乳期妇女。其典型的临床表现包括乳房疼痛、红肿以及发热等症状。乳房疼痛多为局部性的灼热或胀痛感，且常伴随乳房的红肿。此外，患者可能会出现发热等全身性症状，反映了炎症的波及范围。

诊断乳腺炎时，临床医生应当综合患者的临床表现、体征以及实验室检查结果。常见的实验室检查包括血象、乳腺分泌物培养等，这些检查可以帮助医生明确病因，确定是否为细菌感染所致。治疗方面，应当积极处理感染，首先采用抗生素治疗以控制炎症的进展，并辅以局部热敷、按摩等物理疗法，有助于缓解疼痛和红肿。然而，对于严重感染或反复发作的乳腺炎，可能需要考虑手术治疗以彻底清除病灶，防止病症复发。

3. 乳腺肿瘤的临床表现与诊断

乳腺肿瘤是一种乳腺组织中发生的肿瘤性病变，其临床表现各异。早期可能无明显症状，但常见的表现包括乳房肿块、乳房异常分泌物等。肿瘤的触及可在乳房自检中被患者发现，通常表现为质地坚实、边界不清晰的肿块。而异常分泌物往往是乳头溢液，可能为血性、浑浊或透明等。对于乳腺肿瘤的评估与诊断，临床医生应当采用多种辅助检查手段，包括乳腺超声、乳腺X线摄影、乳腺磁共振等影像学检查，以及乳腺穿刺活检、乳腺组织切片检查等病理学检查。

### （三）乳腺疾病的治疗方法

乳腺疾病是女性常见的一种疾病，其治疗方法多样，包括药物治疗、手术治疗、放射治疗、化疗以及中医治疗等。下面将对这些治疗方法进行详细探讨。

1. 乳腺疾病的药物治疗

（1）乳腺增生的药物治疗。乳腺增生是女性常见的一种乳腺疾病，其主要表现为乳房胀痛、肿块等。药物治疗是乳腺增生患者的首选治疗方法。常用的药物如下。

第一，性激素调节剂：如炔雌醇、戊酸雌二醇等，通过调节女性激素水平，缓解乳腺增生的症状。

第二，抗抑郁药：如盐酸氟西汀、盐酸帕罗西汀等，通过调节神经递质水平，缓解乳房胀痛。

第三，中草药：如逍遥散、乳癖消等，具有疏肝解郁、活血化瘀的作用，对于乳腺增生的治疗也有一定的效果。

（2）乳腺炎的抗感染治疗。乳腺炎是乳腺组织的感染性疾病，主要表现为乳房红、肿、热、痛等症状。抗感染治疗是乳腺炎的关键。常用的抗感染药物如下。

第一，β-内酰胺类抗生素：如青霉素、头孢等，对于乳腺炎的致病菌有较好的拮抗作用。

第二，大环内酯类抗生素：如红霉素、克拉霉素等，对于一些耐β-内酰胺类抗生素的致病菌有较好的拮抗作用。

第三，喹诺酮类抗生素：如左氧氟沙星、莫西沙星等，对于乳腺炎的致病菌也有较好的拮抗作用。

2. 乳腺肿瘤的外科手术治疗

（1）治疗原则。按照临床病期及肿瘤部位各期乳腺癌治疗方法的选择大致如下。

第一，早期乳腺癌，临床Ⅰ、Ⅱ期的能手术治疗的乳腺癌，以手术治疗为主，手术方式可采用改良根治术、根治术或保留乳房的手术方式。病灶位于内侧或中央者必要时须同时处理内乳淋巴结，术后根据患者的年龄、病灶部位、有无淋巴结转移以及激素受体等决定是否需要辅助治疗。

第二，局部晚期乳腺癌，治疗临床ⅢA及部分ⅢB期的病例，此类病例以往单纯手术治疗效果欠佳，目前采用术前新辅助化疗，使肿瘤降期以后再决定手术的方式，如术前化疗后肿瘤退缩不明显，必要时可给予放射治疗，术后应继续给予必要的辅助治疗。

第三，晚期，临床ⅢB及Ⅳ期病例应以化疗及内分泌治疗为主，而手术及放疗可作为综合治疗的一部分。

由于乳腺癌患者的具体情况不同（如性别、年龄、体质、肿瘤分期、病理类型及社会工作性质等方面的差异），且现行手术种类的繁多，这就要求我们对不同类型的患者要区别对待，才能达到更为满意的治疗效果。在条件允许的情况下，应尽量切除已明确诊断或高度可疑的原发灶，包括多原发灶及浸润灶。一般而言，无严重浸润生长的原发灶多以全乳切除为原则。早期的微小癌可视情况仅行区段楔形切除。如原发灶已有严重的皮肤侵犯（皮肤橘皮样改变、溃疡、结节）或深层固定，则最好再放疗和化疗几周，局部情况好转后再行手术。淋巴结转移：由于淋巴结是机体内免疫防御系统的重要组成部分，同时又是最易受癌细胞侵袭的部位，所以它是目前乳腺癌手术中争论最多的问题。

对转移淋巴结的处理有两种相反意见：一种认为，治疗癌肿应尽可能地清除癌组织，包括转移淋巴结，这样才有可能依靠自身的免疫力杀灭剩余的少量癌细胞。另一种意见认为，区域淋巴结有阻止癌细胞播散及癌细胞生长的作用，不问其是否已有转移，全部予以清除是有害无益的。事实上，有许多大面积放疗或扩大根治术的患者，也未能延长存活期，反而易发生远处转移。一般认为：对已有转移的第一站转移淋巴结，应尽可能清除，以提高疗效。对年轻病例的转移淋巴结，多主张清扫，老年者可采用放疗。对第二站淋巴结，如锁骨上淋巴结，手术清除多无益，一般以放疗为主或加用化疗。对尚无转移的淋巴结，做清除或放疗是否有益尚无定论。对哨兵淋巴结以切除为宜，切除淋巴结过少，则影响分期，对治疗不利；切除淋巴结过多，则又会使上肢造成淋巴水肿，影响上肢的功能。早期乳腺癌的淋巴转移率很低，一般可根据肿瘤的大小来选择。区段性乳腺切除术或乳腺部分切除加腋窝淋巴结清除，这是指切除范围小于1/4乳腺的手术。

从20世纪70年代开始，旨在保留乳腺的范围较小的手术又重新引起外科医师的兴趣，这是对半个多世纪以来乳腺癌外科治疗的经验进行科学总结的结果，反映出对乳腺癌的生物学特性有了更深一层的认识。乳腺癌的扩散是按一定的时间和距离的次序进行的，局部淋巴结像一个滤器，可以滤除淋巴液中的肿瘤细胞，只有在离肿瘤原发灶较近的淋巴结被肿瘤充满时，肿瘤细胞才会进而转移到下一个淋巴结。血行转移是到晚期时才出现的现象，也就是说只有到晚期肿瘤才能发生全身扩散，而在这之前乳腺癌是能被整个切除和治愈。手术范围的大小直接影响患者的预后。这种理论和观点在很长的一段时期内对乳腺癌的手术治疗产生着重要的影响，但实际上从未能得到严密的临床观察和实验室研究的证实。现在的研究资料多倾向于肿瘤的转移是无次序的、跳跃式的，不一定是由近及远的，即使在疾病的早期甚至是亚临床阶段，癌细胞也可以经血液循环发生全身扩散。因此，手术范围的大小对患者的预后就难以产生决定性的作用。总的来说，近年来西方国家对乳腺癌施行手术的范围越来越小。必须指出，乳腺癌是一种生长很缓慢的恶性肿瘤，手术后15年、20年才复发并造成患者死亡的案例并非少见。

(2)手术方式。

第一，乳腺癌全乳切除术。乳腺癌的发生则常见于终末乳腺导管小叶系统。乳腺的血液循环十分丰富，供血动脉主要来自腋动脉、肋间动脉和胸廓内动脉分支形成的皮肤下真皮下血管网、腺体前血管网和腺体后血管网。乳房的静脉分为浅静脉和深静脉，浅静脉即乳房皮下静脉，位于前筋膜浅层的深面大部分回流到胸廓内静脉。深静脉一般伴随同名动脉和分支，分别汇入胸廓内静脉、胸外侧静脉和肋间静脉。其中最大的为胸廓内静脉。汇入同侧无名静脉后，经右心房、右心室进入肺毛细血管网，是乳腺癌转移最主要途径。支配乳房的交感神经中枢位于第2～6胸段脊髓的灰质侧角内，支配乳房的躯体神经主要是颈丛3～4支和第2～6肋间神经的皮肤支。

乳房的淋巴管乳房上皮组织下的淋巴管与全身表面上皮组织下的淋巴

管相互贯通，这些淋巴管内壁没有瓣膜与皮下淋巴管、乳晕下淋巴管丛相交通。通过连接皮下、上皮下组织的垂直的淋巴管，乳晕下淋巴管丛收集乳头、乳晕的淋巴。淋巴由浅入深，从乳晕下淋巴管丛，经过输乳管旁淋巴管，至小叶旁与皮下深组淋巴管丛。输乳管旁淋巴管紧贴乳腺导管的肌上皮细胞。然后，皮下深组淋巴管丛与乳腺内淋巴管中的淋巴汇聚至腋淋巴结和内乳淋巴结。乳房皮肤和乳腺实质的淋巴汇入相同的腋窝淋巴结，这些淋巴结代表了乳房淋巴引流的主要方向。淋巴造影研究发现，乳腺深部实质或乳房后间隙淋巴倾向于引流至内乳淋巴结；而乳晕下将经过乳晕外侧或上方的淋巴管，最终汇集至腋窝的前哨淋巴结。

乳腺癌区域播散的主要途径是腋淋巴结转移。腋淋巴结分为：锁骨下(尖群）淋巴结，指位于胸小肌内侧的淋巴结；腋静脉淋巴结，指胸小肌至腋窝外侧界、沿腋静脉分布的淋巴结；胸肌间（Rotter）淋巴结，指胸大小肌之间、沿胸外侧神经分布的淋巴结；肩胛组淋巴结，指沿着肩胛下血管分布的淋巴结；中央组淋巴结，位于胸大肌外缘和胸小肌的下方。外科医生在术中对相应部位予以标记，有助于术后病理分组。

乳腺癌这一特殊的生物学特性与乳腺癌单纯手术广泛切除后的局部复发有着直接的联系。乳腺癌另一种生长生物学行为称为多中心性，表示距主癌灶周围较远的微小癌灶。通常这些病灶存在于乳腺的其他象限。临床上多灶性远较多中心性常见。乳腺癌上述两种生物学特性提示，在保留乳房手术时，手术切除范围因人而异；即使手术切缘阴性，也不能排除在周围乳腺中有残留癌灶的存在。乳腺癌的手术方式很多，手术范围可在保留乳房的同时应用放射治疗直到扩大根治手术，但是没有一种固定的手术方式适合各种不同情况的乳腺癌。对手术方式的选择应结合患者病情及医疗条件来全面考虑，如手术医师的习惯，放射治疗和放疗的条件，患者的年龄、病期、肿瘤的部位等具体情况以及患者对外形的要求。

一是乳腺癌根治术。乳腺癌根治术切除整个患侧乳房、胸大肌、胸小肌及全部腋淋巴结，适用于临床Ⅱ/Ⅲ期乳腺癌、肿瘤与胸大肌或其筋膜有粘连、临床腋淋巴结有明显肿大或胸肌间淋巴结受累。实施改良根治术过程中，若发现肿瘤与胸肌粘连或腋淋巴结肿大并证实为转移者，可改变术式为根治术；对于接受了新辅助化疗的局部晚期乳腺癌患者常规建议实施根治术。

切口方式主要根据肿瘤位置及已完成的活检手术切口决定，目前常用的切口包括Halsted-Meyer切口、Stewart切口及Greenouph切口等。切口设计的原则是以肿瘤为中心，皮肤切除的范围应尽量在肿瘤外3~5cm，包括乳头、乳晕。Stewart横切口的创面美观度较好，切口长度较竖切口短，有利于重建手术的开展，患者穿低领衣服时不会显露手术瘢痕，是最早期主要应用的手术方式，一般可在全身麻醉或高位硬膜外麻醉下进行。切口上缘相当于喙突部位，下缘达肋弓，但目前采用横切口。

皮肤切除范围应在肿瘤外4~5cm。细致剥离皮片，尽量剥除皮肤下脂肪组织，剥离范围内侧到胸骨缘、外侧达腋中线。先后切断胸大肌、胸小肌的附着点，保留胸大肌的锁骨部分，可用以保护腋血管及神经，仔细解剖腋窝及锁骨下区，清除所有脂肪及淋巴组织，尽可能保留胸长、胸背神经，使术后上肢高举及向后动作不受阻碍。最后将乳房连同其周围的脂肪组织、胸大肌、胸小肌、腋下和锁骨下淋巴结及脂肪组织一并切除，皮肤不能缝合或缝合时张力较大，予以植皮。在切口下方另做小切口，置负压吸引48~72h，以减少积液，使皮片紧贴于创面。

二是乳腺癌改良根治术。改良根治术的术式有两种：①保留胸大肌、切除胸小肌的改良根治术（Patey术式），该术式腋淋巴结清扫范围可达腋上群；②保留胸大肌、胸小肌的改良根治术（Auchincloss术式），可清扫至腋中群淋巴结，难以清扫腋上群淋巴结，术中若发现明显的腋下群淋巴结肿大可改行根治术或Patey手术，改良根治术适用于临床浸润性乳腺癌。对临床Ⅰ期及部分ⅡA期病例，可以考虑做保乳手术，或改良根治术。本手术的特点是保留胸肌，术后可保存较好的功能及外形，术时尽量剥离腋窝及胸肌淋巴结。大都采用横切口，皮瓣分离时保留薄层脂肪，也便于需要时行乳房重建手术。

三是乳腺癌扩大根治术。扩大根治术须同时切除胸大、小肌并清扫腋窝和内乳淋巴结。病灶位于乳房内侧或中央时，内乳转移率较高。在腋淋巴结病理证实转移的Ⅲ期乳腺癌患者中，内乳淋巴结转移率达25%，应用扩大根治术可提高该组患者的生存率。乳腺癌扩大根治术目前虽非常规术式，但我们仍选择性地用于部分Ⅱ期、Ⅲ期病例。此手术有助于了解内乳淋巴结有

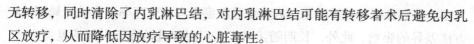

无转移，同时清除了内乳淋巴结，对内乳淋巴结可能有转移者术后避免内乳区放疗，从而降低因放疗导致的心脏毒性。

乳腺癌扩大根治术分为胸膜内法（Urban 法）和胸膜外法（Margottini 法）。胸膜内法手术，是将胸膜连同内乳血管及淋巴结一并切除。胸膜缺损须用阔筋膜修补，术后并发症多，现已较少采用。胸膜外法手术，手术时保留胸膜。切除第 2 ~ 4 软骨，将内乳血管及其周围淋巴脂肪组织连同乳房、肌肉及腋淋巴脂肪组织整块切除。对病灶位于内侧及中央者该手术方式还是值得应用的。但目前乳腺癌扩大根治手术方式在临床应用由于发现的病期较早，同时为术后放射治疗所替代，该术式已很少应用，但在适当的病例中仍有其一定的价值。

四是单纯乳房切除。仅切除乳腺组织、乳头、部分皮肤和胸大肌筋膜。术后用放射线照射锁骨上、腋部及内乳区淋巴结，此方法适用于非浸润性癌、微小癌、湿疹样癌限于乳头者，亦可用于年老体弱不适合根治手术或因肿瘤较大或有溃破、出血时配合放射治疗。

自 1894 年，乳腺癌根治术被创立以来，该术式一向被认为是典型的常规手术。淋巴结是乳腺癌的第一站转移途径，从而开展了各种清除区域淋巴结的扩大根治手术。当前缩小手术范围的主要原因为以往在根治性手术时须将腋淋巴结做常规的清除，术后常有上肢水肿、功能障碍等后遗症。

因而，近年来在全乳切除的基础上提出腋窝“前哨淋巴结活检”。根据活检结果再决定是否需要清除淋巴结。手术的目的是：① 控制局部及区域淋巴结，以减少局部复发；② 了解原发灶的病例类型、分化程度、激素受体测定结果、淋巴结转移及其转移部位和程度等及肿瘤的生物学特性检测，以帮助选用手术后综合治疗的方案。

第二，乳腺癌的保乳手术。保乳手术是乳腺癌多学科综合治疗模式的体现和结晶，包含了肿瘤外科的手术治疗、放疗科的放射治疗、肿瘤内科的全身治疗及病理科和放射诊断科的病灶评估等。因此，平常所谈到的保乳手术的实施，需要完整的多学科团队予以完成，而该治疗模式已经成为当前早期乳腺癌的一种标准治疗模式。

保乳手术是通过保乳手术和放射治疗，使癌症患者达到与根治性手术相同生存率的治疗方式，已经发展很久。保乳手术不仅可以降低患侧乳房复发率，还有良好的美容效果。大多数乳腺癌患者的生存率不会受到局部治疗方法差异的影响。此外，长期随访对于人们对保乳治疗后局部的复发方式、病程，以及局部复发相关的因素和影响乳房外观的因素等知识的深入了解有所助益。

保乳手术联合全乳放疗的疗效等同于全乳切除手术，对合适的患者给予保乳治疗是安全有效的。随着人群癌症防范意识的不断增强、钼靶筛查的普及及影像技术的提高，越来越多的乳腺癌得以被早期诊断，因此保乳治疗的实施率越来越高。在欧美发达国家60%～70%的早期乳腺癌患者接受了保留乳房的手术，不仅获得了相似的生存预后，而且进一步提高了生存质量。同样辅助治疗策略的进展包括放疗技术的革新及基于分子分型的个体化精准治疗模式的开展，也进一步推动了保乳治疗的安全性。

保乳治疗实施前，必须充分完善乳腺相关影像检查，包括乳腺和区域淋巴结的超声及双侧乳房的钼靶摄片，乳腺MRI扫描的必要性还没有获得肯定。虽然MRI扫描对乳腺疾病的检出率有较高的敏感性，但其特异性相对较低，可能会发现较多疑似的良性病灶，从而使患者丧失保乳的机会。因此目前暂不强调对每一位患者在接受保乳治疗前必须实施乳腺MRI的检查。

保乳治疗的适应证和禁忌证包括：①适应证主要针对具有保乳意愿且无保乳禁忌证的患者；②妊娠期间放疗者；③病变广泛或确认为多中心病灶广泛或弥漫分布的可疑恶性微钙化灶且难以达到切缘阴性或理想外形；④肿瘤经局部广泛切除后切缘阳性，再次切除后仍不能保证病理切缘阴性者；⑤患者拒绝行保留乳房手术；⑥炎性乳腺癌。

与全乳切除相似，保乳手术后需要根据患者详细病理结果（包括分子分型、肿块大小、切缘、淋巴结状态等）来制定后续辅助治疗方案。对于需要化疗的患者，通常建议在保乳治疗后，先完成既定的辅助化疗方案，随后再开始辅助放疗，对于已经接受完整疗程新辅助化疗的患者在保乳手术后即可首先给予辅助放疗。对于Her-2阳性患者，其抗Her-2治疗可以与放疗同时进行；对于激素受体阳性患者的内分泌治疗则可以和放疗同时给予或放疗结束后进行。保乳治疗最为特殊的是和辅助放疗的紧密相连。换言之，缺乏放疗设备则难以实施一个成功的保乳手术。放射治疗在乳房保留手术治疗实施中是不可或缺的，有多项大型前瞻性研究证实无论是腋淋巴结阴性或阳性

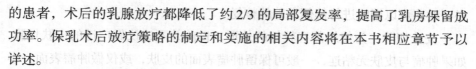

的患者，术后的乳腺放疗都降低了约2/3的局部复发率，提高了乳房保留成功率。保乳术后放疗策略的制定和实施的相关内容将在本书相应章节予以详述。

概言之，根据现有的临床资料及指南，常规推荐全胸壁放疗联合靶区加量。当然在精准医学时代，个体化治疗模式被不断推崇，目前也有越来越多的研究探索。对一些低危的患者，如受体阳性淋巴结阴性的绝经后患者或老年患者，采用缩短疗程的大分割放疗计划，甚至是避免放疗的可行性。后续的全身性辅助治疗，与保乳手术、放疗相结合，也是减少局部复发及远处转移的重要因素。

保乳手术的主要目的是通过完全切除肿瘤来减少肿瘤局部复发的机会，并保持受影响的乳房处于良好状态。最常用的保乳手术方法是在美国广泛使用的广泛肿瘤切除术；另一种方法被称为象限切除术，需要切除乳腺组织段、表面覆盖的皮肤和肿瘤部位的胸下筋膜。在进行保乳手术时并不需要切除肿瘤及其周围正常乳腺组织，只要病理确认证实切缘阴性即可。象限切除手术由于切除大量的乳腺组织导致保乳治疗后乳房外形不佳，而且女性乳房不太丰满象限切除术更易影响乳房的美观。因此在临床实际操作中，可以灵活选择上述两种手术方式，最为重要的是保证切缘的阴性。

手术切口的设计：通常情况下乳房切口可以采用放射性切口或弧形切口。一般肿瘤位于乳房上方时，通常采用弧形切口切除肿块腋窝淋巴结活检或清扫可在腋窝另做切口，较为隐蔽，也可以使外形较好和美观。当然有时肿块位于乳房腋窝尾部或者外上时也可以采用放射状切口，并向腋窝延伸以便腋窝淋巴结可以整块切除。而位于乳房下方的病灶则可采用放射状切口。

随着肿瘤整复技术的不断研究和发展，当前的乳腺癌保乳手术切口除了可以选择放射状或弧形切口外，还可以选择菱形切口、蝙蝠翼切口、双环切口、类似于缩乳成形术的切口以及各种个体化的手术切口等。肿瘤整复技术不仅可以切除较多肿瘤周围的乳腺组织，通过转移邻近的脂肪及乳腺组织予以填充，还可以适当地调整乳头的位置。这样既可以保证患者的外观形象，还可以提高切缘阴性率，从而降低因切缘阳性而再次手术的风险，通常，在切除乳腺组织超过单侧乳腺20%时可以采取肿瘤整复技术的方法予以切口的设计和保乳治疗的实施，术后的患者乳房将相对比较饱满和挺拔，必要时还可以同时进行健侧乳腺的整复。

皮肤切除：为使局部有较好的外形，目前并不建议做广泛的皮肤切除，如果肿瘤与皮肤无粘连，一般可保留肿瘤表面的皮肤，或仅做肿瘤表面一小片皮肤的切除，皮肤下可保留部分脂肪，但为了美观有时可以切除和所需切除腺体量对应的皮肤，保证缝合后，外形比较饱满，没有明显的残腔。分离乳腺组织在皮肤及皮下组织分期再向深向乳腺组织分析，注意保证一定的切缘和正常组织手术时尽量暴露充分，可从一个方向先切开乳腺组织，进入乳腺后间隙，然后用一节指伸入乳腺后间隙，这样将整个标本掌握在手中能比较简单地把握切缘。

术中标记切缘：病理科对切缘的判断通常采用两种方法，垂直切缘放射状取材和切缘离断取材，在后续章节中将进行详细介绍。因此不同临床中心需要和病理科进行良好的沟通，选取适合的病理评估手段。在手术操作中，切除乳腺标本后必须及时进行切缘标记并及时送病理检测，明确边缘、表面、基地是否有癌累及，通常外科医师可以用缝线明确不同切缘送检病理。当术中冰冻病理或术后石蜡病理提示切缘阳性时，通常建议再次手术广泛切除，如切缘多次仍为阳性，则必要时放弃保乳手术而改为全乳切除手术。

创面处理：创面应仔细止血，在切缘处放置钛夹标记，指引后续放疗。如果切除乳腺组织较少，建议可缝合残腔，保证乳腺外观的饱满，也起到一定的止血效果，减少术后积液感染风险。如果切除乳腺组织较多，在不进行乳腺整复的情况下，并不要求对缝，因为对缝可引起术后乳腺外形骤起而影响美观，同时也可能因为过多考虑对缝而使切缘不够。切除乳腺组织较多时，也可以采用邻近的皮瓣转移填充。

创面仔细止血后，不强求必须放置引流条，少许渗液也可以填充局部缺损，使外观饱满。不常规使用抗生素。非常重要的术后的加压包扎和一定的制动。很多外科医师在进行全乳切除后会予以高压引流和加压包扎保证皮瓣的贴合并加快伤口的愈合，但对于保乳手术后的患者相对比较宽松。然而由于创面内残腔的存在，术后不予以短期包扎和制动，伴随患者躯体运动中乳腺组织的晃动会增加保乳手术后残腔内的出血风险。

开展保乳手术，一个重要的问题在于要同时保证切缘阴性以及外形的美观。这是一个相对矛盾的命题。为了保证足够的切缘，将肿瘤和肿瘤周边的正常乳腺组织切除得越多，就越容易得到一个阴性切缘，这样可以降低二次手术的概率，并抑制术后局部复发的风险。但是如此就会给术后患者的乳腺外形美观度带来极大挑战。所以，为了确保患者乳腺外形美观的同时，还能治疗患者病痛，就要尽量在保证切缘阴性的情况下，尽可能减少正常乳腺组织的切除率。临床外科医师在手术之前，一定要为患者做仔细的临床体检，在了解影像学检查结果后，选择一套适合患者的手术路径和方案，并结合病理科医师，判断是否完整地切除患者病灶。在手术过程中，对切除标本的上、下、内、外和基底切口边缘进行定向标记是必要的，这样既可以辅助病理的检查，还可以避免在一侧切口边缘阳性时，切除原手术残余腔周围的大量正常组织。除了肉眼观察标本以外，必须获得手术切缘的组织学诊断。因此，有必要了解保乳手术切缘阴性的具体定义，以及常用的病理评估切缘的方法。

切缘阴性的定义：自保乳手术开展至今，临床中对于安全阴性切缘的定义不断发展和完善。肿瘤的切缘宽带，指肿瘤边界距离切除组织表面的距离。多大的肿瘤切缘宽度才被认定为安全的阴性切缘呢？为了获得阴性切缘，通常建议切除肿瘤周围至少1cm的正常乳腺组织。虽然切缘阳性意味着更高的局部复发率，然而在切缘阴性的患者中，切缘宽度的大小和局部复发率之间并无显著关联。因此，后续的临床研究不断尝试着将安全切缘的宽度从1cm降到1mm甚至更小的可行性和安全性。

近期越来越多的数据推荐采用墨汁染色评估切缘，并规定切缘无肿瘤即可确认为切缘阴性，只要保证切缘阴性即可，扩大切缘（大于1mm，大于3mm，大于5mm等）均不会进一步降低同侧乳腺复发率。在切缘阳性的患者中再次补充手术，患者存在更高的复发风险，无论哪种残留均提示增高的局部复发风险，残留浸润性癌HR为297，残留导管原位癌HR为258，但是否存在残留与总生存无关。墨汁染色切缘无肿瘤即可确认为切缘阴性，也提示医生在日常工作中切忌没有必要盲目地扩大切缘，既没有获得更好的疗效，同时又影响术后美观，也提示切缘阳性再次手术保证切缘阴性是必要的，即便二次手术患者增加了局部复发率，但不影响总生存。切缘的评估方法介绍了两种最为常见的评估保乳切缘的病理方法：肿物边缘法和残腔边缘法，两者各有优缺点。

一是肿物边缘法将广泛切取的肿瘤标本不同切面采用不同颜色的墨汁进行染色，随后进行石蜡固定，并在最终的石蜡病理中通过判断肿瘤和墨汁染色切缘的位置确定保乳手术具体的切缘。国际上广泛采用该方法予以病理切缘的评估，更为准确，但相对耗时耗力。前文中提出的墨汁染色无肿瘤作为切缘阴性的定义也来自这种病理评估的方法。

二是残腔边缘法，即广泛切取标本后，在残腔周的不同方位再补充切除一定的腺体进行病理切缘的评估。该方法切除组织较少，工作量也降低，在我国应用得更多一些。因此，各个拟开展实施保乳手术的临床中心外科和病理科医师需要通过很好的交流、合作，选取合适的病理评估方法，以确保保乳手术的成功实施。

结合我国的实际情况，目前在国内主要采用的保乳切缘病理诊断方法为残腔边缘法，通过不同切面方向上再次切去少量乳腺组织进行冰冻病理送检，可以在手术操作中得知切缘情况，从而假设切缘阳性即刻可进行再次手术予以评估。相对而言，如果采用切缘染色的方法，则更推荐免除冰冻病理的过程而直接得出最为可靠的石蜡病理结果予以切缘的判断，事实上，由于在我国保乳手术的指征相对比较严格，切缘阳性率也通常低于5%，再次手术的比例相对于国外文献报道的要低很多。不管采用何种病理评估方法，均建议在取材前将标本切缘涂上染料，以便在固定后的石蜡标本中，镜下观察时能对切缘做出准确定位，并正确测量肿瘤和切缘的距离。当然，部分没有条件的单位，也可以参考一种新的提高保乳手术阴性切缘的方法，称之为“残腔切除”，即在切除肿瘤病灶后，对整个手术残腔再进行一次扩切。采用该技术可以显著降低切缘阳性率以及二次补充切除手术率，当然该方法将不得不切除更多的正常腺体，只有充分结合肿瘤整复技术，才可以最大限度地保证术后美观。

第三，乳腺癌的重建手术。乳房重建手术的目的是帮助癌症患者重塑乳房外形，使患者两侧乳房形状基本对称，在穿衣后能够跟正常人一样，让患者更加自信，从而回归到正常的社会和生活角色中。根据手术时机的不同，可以分为即刻重建和延期重建。即刻乳房重建是在切除乳腺肿瘤时就直接进行乳房的整形。即刻乳房重建的优点包括：① 减少住院时间和费用，不用二度手术，切除和重建一次完成；② 避免患者失去乳房后的痛苦心理滋生；

③ 再造乳房犹如医美，外形更好；④ 有效抑制了后续辅助治疗时间的延迟，以及局部复发的风险。乳房重建手术一般用于保留了皮肤的乳房切除患者，因为医生在做乳房重建术的时候，就有足够的乳房皮肤以供手术使用。自身的皮肤无论是在外观上，还是在手感上都最为自然。延期乳房重建是在乳腺肿瘤切除，以及完成所有辅助治疗项目后，再次进行的重建手术。然而瘢痕形成会导致皮肤僵硬收缩，这将破坏乳房的外形。

事实上，所有患者都是即时乳房重建的潜在适应者。最常见的需要进行延期乳房重建的原因是患者需要进行术后放疗，这是即时重建的相对禁忌证；或者那些在第一次手术时，因各种原因失去即刻重建机会的患者。目前常用的重建技术，包括自体组织重建（带蒂肌皮瓣、游离肌皮瓣乳房重建）、假体重建（扩张器置换假体）以及乳头重建技术等。

一是乳房的重建手术不应当以任何形式干扰乳腺癌的标准手术治疗，以及其他综合治疗。应将体重超重、炎性乳腺癌、长期吸烟等视为乳房重建手术的相对禁忌。

二是建议对于早期、生物学行为良好的患者（包括分化良好的肿瘤组织学、无血管浸润、淋巴结阴性、肿瘤与乳头的距离超过 2cm、手术期间乳晕下的病理评估中无肿瘤参与等），可以进行乳头保留和乳晕复合体联合立即乳房重建；在保乳手术中，可采用体积置换等肿瘤整形技术，改善大面积乳房组织切除导致的局部凹陷、乳头移位、轮廓畸形等乳房外观不理想的情况。

三是对于需要放疗的患者，建议先放置组织扩张器进行组织扩张和即刻种植体重建，放疗前或放疗后更换永久性假体，可以减少放疗前更换假体时的切口相关并发症。如果在放射治疗结束后用永久性假体更换组织扩张器，建议在放射治疗后等待约 6 个月，直到放射治疗引起的皮肤反应消退。

3. 乳腺肿瘤的放射治疗与化疗

（1）乳腺肿瘤的放射治疗。在乳腺肿瘤的治疗中，放射治疗作为一种重要的手段，可以有效降低局部复发风险，提高患者生存率。

第一，放射治疗的方法。① 外照射。外照射是乳腺肿瘤放射治疗的一种常见方法，主要是使用直线加速器、电子线等设备，对乳腺及腋窝进行照射。这种方法的优点是可以对整个乳腺及腋窝区域进行均匀照射，有效降低局部复发风险。例如，对于一位进行了乳腺癌手术的患者，医生可能会建议在其术后进行外照射治疗，以消灭可能残留的癌细胞，降低复发风险。在治疗过程中，患者需要定期前往医院接受照射，通常治疗周期为5~6周，每周照射5次。② 内照射。内照射是另一种乳腺肿瘤放射治疗方法，主要是使用放射性粒子，如碘-125、铯-131等，植入乳腺肿瘤切除术后的空腔内，降低局部复发风险。例如，一位乳腺癌患者在手术切除肿瘤后，医生可能会选择在她的术后空腔内植入碘-125放射性粒子。这些放射性粒子能够释放放射线，对周围残留的癌细胞进行杀伤，从而降低复发风险。内照射的优点是放射线只在局部发挥作用，对周围正常组织的损伤较小。

第二，放射治疗的适应证。放射治疗在乳腺肿瘤的治疗中有着广泛的应用，适应证包括：① 手术切除后的患者，以降低局部复发风险；② 无法手术切除的患者，作为姑息治疗方法，缓解症状；③ 局部晚期患者，缩小肿瘤，为手术切除创造条件。

第三，放射治疗的禁忌证。放射治疗的禁忌证包括：① 对放射线过敏的患者；② 严重心、肺、肝、肾功能不全的患者；③怀孕或哺乳期的女性患者。

（2）乳腺肿瘤的化疗。化疗，即化学治疗，是通过使用化学药物来治疗疾病的一种方法。在乳腺肿瘤治疗中，化疗主要用于晚期或复发性乳腺肿瘤患者，以减缓肿瘤生长、延长生存期和提高生活质量。化疗药物的种类繁多，作用机制各不相同，但总体上都具有抗肿瘤作用。

第一，化疗药物分类及作用。

一是蒽环类抗生素。蒽环类抗生素是一类具有抗肿瘤作用的化学药物，主要包括多柔比星和表柔比星等。这类药物通过干扰肿瘤细胞的DNA复制和RNA转录过程，从而抑制肿瘤细胞的生长和繁殖。蒽环类抗生素的抗肿瘤作用较强，对于晚期或复发性乳腺肿瘤患者具有较好的疗效。例如，多柔比星是一种广泛应用于乳腺肿瘤化疗的蒽环类抗生素。它在体内的代谢过程中，能够与DNA结合，形成复合物，阻碍DNA的复制和转录，从而导致肿瘤细胞死亡。多柔比星还能够通过诱导肿瘤细胞凋亡，进一步消灭肿瘤细胞。

二是紫杉类药物。紫杉类药物是一类具有抗肿瘤活性的天然产物，主要包括紫杉醇和多西他赛等。这类药物的主要作用机制是促进肿瘤细胞凋亡，从而达到抗肿瘤的效果。紫杉类药物对于晚期或复发性乳腺肿瘤患者具有显著的疗效。以紫杉醇为例，它是一种从太平洋红豆杉树皮中提取的天然抗肿瘤药物。紫杉醇能够诱导肿瘤细胞在有丝分裂过程中停留在前期，从而使肿瘤细胞无法进行正常的细胞分裂，进而导致肿瘤细胞死亡。紫杉醇还能增强肿瘤细胞对化疗药物的敏感性，提高化疗效果。

三是抗雌激素药物。这类药物是一类针对雌激素受体阳性的乳腺肿瘤患者的化疗药物，主要包括他莫昔芬和阿那曲唑等。这类药物通过抑制雌激素的合成或阻断雌激素与受体结合，从而达到抗肿瘤的目的。抗雌激素药物在治疗激素受体阳性的乳腺肿瘤患者中具有重要作用。例如，他莫昔芬是一种常用的抗雌激素药物，它可以竞争性地与雌激素受体结合，阻止雌激素发挥作用。他莫昔芬还能够通过抑制芳香化酶的活性，减少雌激素的合成，从而降低肿瘤细胞的生长速度。阿那曲唑也是一种抗雌激素药物，它通过抑制芳香化酶的活性，减少雌激素的合成，从而达到抗肿瘤的效果。

第二，化疗药物的联合应用。在实际临床治疗中，为了提高化疗效果，常常将不同种类的化疗药物联合应用。例如，将蒽环类抗生素与紫杉类药物联合使用，可以发挥两种药物的协同作用，提高抗肿瘤的效果。同时，还可以根据患者的具体病情，添加抗雌激素药物，以达到更好的治疗效果。

化疗药物虽然具有抗肿瘤作用，但同时也可能带来一系列副作用。常见的副作用包括恶心、呕吐、脱发、肝肾功能损害等。为了减轻副作用，医生会根据患者的情况调整化疗方案，同时采取一些措施来缓解副作用。例如，针对恶心、呕吐等消化系统副作用，可以给予患者止吐药物，如奥美拉唑等。针对脱发等副作用，患者可以选择佩戴假发，以提高生活质量。对于肝肾功能损害等严重副作用，须及时停药，并进行相应的治疗。

## 二、乳腺疾病的多普勒超声诊断

乳房（mamma 或 breast）位于胸前壁第 3 ~ 6 肋软骨之间，附着于胸大肌和胸筋膜表面，外界起自腋前线，内界达胸骨旁，上外侧部（尾部）可延伸于腋窝。乳头位于乳房中央部位。

乳房由皮肤、纤维组织、脂肪组织和乳腺腺体构成，脂肪组织主要分布于皮下。每侧乳房腺体有 15 ~ 20 个腺叶，每一腺叶分成许多腺小叶，腺小叶由若干腺泡及小乳管组成。在乳腺叶之间有纤维组织、脂肪组织分隔嵌入，乳腺叶以乳头为中心呈放射状排列，一个腺叶有一个排泄管称输乳管，输乳管在近乳头处扩大，其口径约 5 ~ 6mm，称输乳管窦，输乳管末端变细开口于乳头，乳腺叶之间的纤维组织分隔与皮下组织中浅筋膜浅层纤维相连，形成 Cooper 氏韧带，对乳房有固定作用。

乳房血液供给：乳房没有专门的动脉供血，依靠周围动脉分支供血，主要有：① 内乳动脉：胸廓内动脉的乳房支，供给乳房内侧部的血液；② 外乳动脉：腋动脉发出的胸外侧动脉的乳房外侧支，供给乳房外侧的血液；③ 肋间动脉：第 3 ~ 5 肋间动脉的前穿支与内乳动脉、外乳动脉的分支吻合，供给乳房下部的血液。

乳腺的静脉回流：乳腺的皮下静脉位于浅筋膜的浅层，注入内乳静脉和颈前静脉，当癌肿侵及浅筋膜或皮肤时，亦可经浅组皮下静脉发生远处转移。乳腺的深静脉与同名的动脉伴行，分别汇入无名静脉、腋静脉、奇静脉及半奇静脉。癌细胞或癌栓经上述途径进入上腔静脉发生肺及其他部位的远处转移。椎静脉丛与每一对肋间静脉均相通。乳腺癌细胞可以未经上腔静脉系统前经肋间静脉进入椎静脉系统发生脊骨转移。

乳房内的淋巴管极其丰富，起始于小叶周围，沿乳腺管走行，向浅层的乳头下形成淋巴管网，最后汇入较大淋巴管注入腋下淋巴结、锁骨上淋巴结和胸骨旁淋巴结。乳腺癌转移首先向同侧腋淋巴结、胸骨旁淋巴结转移。

### (一) 乳腺疾病多普勒超声的检查

检查前的准备：检查前应避免乳腺导管造影和穿刺。如怀疑有乳腺增生症最好在月经干净后 3 ~ 7 天进行检查。

局限性病灶的定位：① 象限定位法。以乳头为中心，经过乳头的水平线和垂直线将乳房分为五个区。外上、外下、内上、内下、乳头乳晕为中央区，象限定位法适用于较大肿块定位。② 时钟定位法。以乳头为中心，以 12 时制钟点和病变距乳头的距离描述病变位置。适用于小病灶定位或临床触诊阴性的小肿块的定位。③ 内中外分区法。以乳头为中心直径，30mm 范围为内带，30 ~ 60mm 为中带，大于 60mm 为外带。

### (二) 正常乳腺的多普勒超声特点

正常乳房超声图像由浅至深的层次结构为：皮肤约 2mm 厚，呈弧形光滑的强回声光带；皮下脂肪为均匀低回声，厚度因人而异，部分女性皮下脂肪呈条状或团块状深入腺体内脂肪层，内有斜行线状强回声为 Cooper 韧带；腺体为中等强光点或光斑，导管呈圆形或管状的为无回声区；胸大肌为均质低回声；肋骨呈带状强回声伴声影。

正常乳房大小，脂肪层和腺体厚度个体差异较大，青年妇女乳房腺体发达、丰满，超声显示层次清晰，回声密集。老年妇女乳腺腺体萎缩，脂肪组织增多。妇女在月经期的前后，乳房亦有一定的变化。妊娠、哺乳期乳房小叶大量增多，乳管明显扩张。停止哺乳后，乳腺回缩，乳房变小。

### (三) 常见乳腺疾病的多普勒超声

1. 急性化脓性乳腺炎

急性化脓性乳腺炎（acute purulent mastitis）常发生于产后哺乳期，以初产妇多见。细菌侵入及乳汁淤积是哺乳期乳腺炎的重要致病因素。患者有高热、寒战，乳房红肿及疼痛。早期乳腺肿胀形成硬结，后液化成脓肿，患侧腋窝淋巴结肿大，白细胞增多。

多普勒超声表现：彩色多普勒超声显示炎性包块有丰富的血供，包块内部及周边均有多个长条状血管，并有分叉穿入肿块中心或呈血管树样，血流频谱显示峰值流速较高，阻力指数不高。患侧腋窝淋巴结肿大，图像具有良性肿大特征，淋巴结呈椭圆形，包膜完整，轮廓规则，淋巴门存在。

2. 浆细胞性乳腺炎

浆细胞性乳腺炎又称乳腺导管扩张症（mammary duct ectasia）。约占同期就诊乳腺疾病的 3.06%，病因尚不清楚，相关的因素有乳头畸形、导管开口不畅、外伤、炎症、内分泌失调等，最终导致乳腺导管潴留性扩张。主要临床表现为乳头溢液和乳腺肿块。

多普勒超声表现：乳头乳晕处有多个条状（管状）无回声区，其内有点、斑片状弱回声，在乳晕附近可见实性肿块，位置表浅。彩色多普勒显示血供不丰富，频谱表现为低速低阻血流。

临床应用价值：单纯根据临床表现，很难做出正确的鉴别诊断。超声表现可提供有价值的鉴别诊断依据。

鉴别诊断：①与导管内乳头状瘤鉴别。乳腺导管扩张症累及的导管3~4支或更多，病变范围广泛，导管内乳头状瘤一般仅累及1支乳管，病变局限。②与乳腺癌鉴别。乳腺导管扩张症以囊性为主，包块内液性暗区呈条状，形态为扩张的乳管，乳腺癌液化时无回声区，形态没有规律性，肿块是以实性为主，彩色多普勒显示血供较丰富。③与乳腺增生鉴别。乳腺导管扩张症以乳头乳晕处的大乳管扩张为主。乳腺增生的乳管扩张以中小乳管为主，病变弥散多位于乳腺的外周。

3. 乳腺结核

乳腺结核又称结核性乳腺炎，约占乳腺疾病的1%~3%，多见于年轻或中年妇女。是由结核杆菌引起的发生于乳腺组织内的慢性炎性疾病。包括原发性与继发性两种。

多普勒超声表现：彩色多普勒显示血供为中等到丰富。同侧腋窝淋巴结可肿大，甚至融合。髓质强回声消失。

临床应用价值：二维超声图像、CDFI以及淋巴结肿大的图像改变缺乏特异性，要提高对本类疾病的诊断率，结合临床非常重要。

4. 乳腺增生病

乳腺增生病又称乳腺结构不良（fbroeysticdisease of breast），表现形式多种多样，名称繁多不统一，如纤维囊性疾病、囊性增生、乳腺病、乳腺腺病、乳腺肿痛病等。该病与内分泌失调和精神因素有关，很常见，多发于30~50岁的妇女，平时有乳房胀痛，月经前为甚，月经来潮时减轻。病程较长，可达数年，发展呈间歇性，本病可累及双侧乳房，单侧乳房的一部分或全部，多表现界限不清的结节状颗粒、粗条索状物或片状的腺体组织增厚，结节与周围组织分界不清，与皮肤和胸筋膜无粘连，可被推动，腋窝淋巴结无肿大。

多普勒超声表现：乳腺增生的病理改变多样化，导致超声图像多样性。乳腺小叶增生：腺体回声紊乱，强弱不均，呈条状或斑片状。不对称性腺体组织增厚，呈扁平状，无明确边界，无包膜，多以外上象限为重。乳腺囊性增生：乳腺内见散在大小不等的液性暗区。囊肿的边界清楚，包膜完整光滑，后壁回声增强。乳腺腺病：呈低回声实性肿块，可以见不到包膜，位置较固定，如边界规则者应注意与纤维腺瘤鉴别，纤维腺瘤也为低回声实性肿块，但有完整的包膜及侧壁声影，肿瘤活动度较大，探头加压时肿瘤与周围组织有逆向运动。边界不清及不规则增生肿块，须与乳腺癌鉴别，乳腺癌触及较硬，球形感强，边界有蟹足、角状突起，腺病无明显球形感、易变形。乳腺增生的另一特点是触诊可及的小结节，在声像图相应的部位见不到结节。乳腺增生的腋窝淋巴结不肿大。

彩色多普勒超声检查：仅局限性腺体增厚，回声改变者，无特殊表现。有囊性包块的增生症，囊肿周边可有点状或短条状血流信号，囊肿中心几乎无血流信号。有实性肿块的乳腺增生，彩色多普勒血流信号多位于肿块区的周边，显示率低于乳腺癌及纤维腺瘤，血流速度及阻力指数均不高。

5. 男性乳腺发育症

男性乳腺发育症（gynecomastia）是最常见的男性乳腺病变，主要由于内源性或外源性雌激素增加，雄激素减少所致。分为生理性与病理性两大类。临床表现：乳头、乳晕处肿痛，可触及盘状硬结，多为单侧，也可为双侧。

多普勒超声表现：乳头乳晕处有局限性的低回声、等回声或强回声，多呈扇形或三角形，无包膜，边界较清楚，内部回声不均匀，可见条状或管状回声，CDFI 显示血供不丰富。

健康男性乳腺超声测值为：上下径 0.86cm ± 0.17cm，左右径 0.88cm ± 0.15cm，前后径 0.53cm ± 0.11cm，彩色多普勒显示血供不丰富。

临床应用价值：男性乳腺肥大症应注意与男性乳腺癌鉴别，乳腺癌肿块有向周围浸润的特征，轮廓不规则，呈蟹足、花瓣等。质地硬，内部回声不均匀，可见钙化灶，还可向胸肌浸润，腋窝淋巴结转移，彩色多普勒显示血供丰富。

6. 乳腺纤维腺瘤

乳腺纤维腺瘤（fibroadenoma of mammary）是最常见的乳腺良性肿瘤，多为单发，表面光滑，活动度大，呈圆形，与皮肤周围组织无粘连。腋窝淋巴结不肿大。肿瘤直径超过 7cm 者称巨大纤维腺瘤。妊娠期肿瘤可迅速长大。

多普勒超声表现：肿瘤的边界清楚，包膜完整光滑，轮廓规则，部分有侧壁声影，内部为均质的较低回声或等回声，肿瘤较大时呈分叶状，瘤体囊性变内部可出现液性暗区，少数肿瘤钙化，可见粗大强回声光斑，后方有声影。一侧乳腺2个以上纤维腺瘤为多发纤维腺瘤。

彩色多普勒显示：小的肿瘤无血流信号或偶见点状血流信号，多普勒为低速血流频谱。巨大纤维瘤血管密度大，血流速度快，与恶性肿瘤表现相似。但血管阻力较低。

7. 导管内乳头状瘤

导管内乳头状瘤（intraductal papilloma）是起源于大导管上皮的良性肿瘤。多数患者仅有乳头溢液，无其他不适，溢液可以是血性、淡黄色或无色液体。触诊常为阴性，部分触及小结节或条索状肿块。

多普勒超声表现：乳头乳晕区乳管扩张，扩张乳管内有实性回声。一般仅累及1支乳管，病变局限。CDFI显示实性低回声，内有血供，频谱多普勒可以测得动脉血流频谱。

临床应用价值：导管内乳头状瘤应注意与导管内乳头状癌鉴别，导管内乳头状癌具有浸润性生长的特点，肿瘤游离缘不规则，管壁受浸润破坏而中断，有时可见肿瘤向管壁外浸润生长。肿瘤内回声不均匀，伴钙化，CDFI显示血供丰富，高速高阻。

8. 乳汁潴留囊肿

乳汁潴留囊肿（galactocele）多见于哺乳期或哺乳后的妇女，由于炎症、乳头内陷、导管损伤，乳汁排出障碍，乳汁潴留，局部导管扩张形成囊肿。一般为单侧。

多普勒超声表现：乳汁稀薄时，肿块边界清楚，形态规则，内呈无回声，CDFI无血流信号；乳汁浑浊时，囊肿液性暗区内有细弱光点，震动或改变体位可见光点流动。彩色多普勒超声可显示因相对运动而形成的血流伪像，较大的肿块有时可见脂肪分层征象。晚期水分完全吸收，表现为强回声肿块，钙盐沉积形成钙化灶，肿块内见粗大强光斑，后伴声影。

临床应用价值：肿块发生的时间（哺乳期或哺乳后）是诊断与鉴别诊断的重要依据，必要时可在超声引导下进行穿刺抽液，既能明确诊断，又能获得治疗。积乳囊肿实变后应注意与乳腺癌、乳腺纤维腺瘤鉴别。前者实变后内部回声多为强回声，与乳腺癌、纤维腺瘤多为低回声有明显区别。

9. 乳腺脂肪坏死

乳腺脂肪坏死最常见的原因是外伤，其次是手术和炎症，是一种少见的良性疾病。占乳腺疾病的1%～2%。约1/2乳腺皮肤与坏死灶粘连而凹陷，少数患者乳头凹陷，酷似乳腺癌。

多普勒超声表现：乳腺脂肪坏死包块声像图表现多样化，不同病理时期有不同表现，但外伤性脂肪坏死有其特殊表现。

（1）病变部位表浅，乳腺脂肪坏死病灶多位于皮下脂肪层，较少在腺体层，病灶很少与深部组织粘连，更不会出现皮肤水肿，橘皮样改变，无转移性。

（2）长期随访乳腺肿块不是增大反而逐渐缩小，与增生、肿瘤不同。

（3）CDFI 血供不丰富，与恶性肿瘤不同。

10. 乳腺叶状囊肉瘤

乳腺叶状囊肉瘤比较少见，占所有乳腺肿瘤尚不足1%，是一种特殊类型的肿瘤，虽叫肉瘤，但恶性程度低，预后良好，发病年龄较广，国内平均年龄为40.8岁。手术切除不彻底容易复发，再发率达17%～28%。肿瘤在短期内突然长大，增至原体积的数倍，平均直径在15cm左右。边界清楚，活动度好，表面多个结节状，皮下静脉明显扩张。病理解剖呈结节状，将肿瘤分割成巨大的叶状，肿瘤内有囊腔，含清亮或血性或胶冻状物。

多普勒超声表现：肿瘤巨大，呈分叶状，有明确边界及侧壁声影，内部为低回声、等回声，有多个液性暗区，肿块以实性为主，部分囊性。彩色多普勒显示肿瘤的血流丰富。周边、中心均有长条状、分支状血管。

临床应用价值：乳腺内巨大肿瘤中以肉瘤为多，其中1/2以上为叶状囊肉瘤。与巨纤维腺瘤鉴别：纤维腺瘤直径超过7cm为巨纤维腺瘤，巨纤维腺瘤的发病年龄较小，平均33岁，20岁以下发病占30%。肿瘤生长缓慢，属良性，不发生浸润和转移，切除后一般不复发，肿瘤的分叶状不明显。囊性变较少，而叶状囊肉瘤体积更大，分叶明显，有强回声光带伸入肿瘤内分割肿瘤，结节直径大。肿瘤内有多个囊性病灶，为混合性包块。肿瘤有轻微浸润生长，易复发，发病年龄偏大，肿瘤短期内生长迅速。与乳腺癌的鉴别：乳腺癌的肿块边界不清，无包膜，肿块的轮廓极不规则，向周围浸润生长，呈蟹足、星状、针尖样，改变细微，结节状突起或乳头状突起，直径小，与叶状囊肉瘤大的分叶状结节有明显的不同，乳腺癌肿块较大时多为晚期，常侵入皮肤、深筋膜和胸肌，沿淋巴结、血运转移，同侧腋窝淋巴结肿大。叶状囊肉瘤向周围间质和胸肌浸润少，与皮肤不粘连，很少转移腋窝淋巴结。

11. 乳腺恶性淋巴瘤

乳腺恶性淋巴瘤绝大多数为非霍奇金淋巴瘤，包括原发性和继发性乳腺淋巴瘤。临床表现主要为乳腺无痛性肿块，生长迅速，多为单侧，肿瘤可单发或多结节性。

多普勒超声表现：乳腺内单个或多个类圆形结节，形态多规则，边界清楚，可有融合，肿块内回声极低，类似囊肿，后壁回声增强或无改变。结节内部无钙化。常伴同侧腋淋巴结肿大，CDFI 显示血供丰富。

12. 乳腺癌共有特征

乳腺癌是女性最常见的恶性肿瘤之一，大多发生于40～60岁。乳腺肿块是乳腺癌患者的首发症状，多无疼痛，外上象限是乳腺癌的好发部位，肿块大小不一，单发，偶见两个以上肿块。表面不平，边界不清，呈不规则球形，质硬，活动度差，皮肤凹陷，橘皮样改变，乳头回缩，可伴腋窝淋巴结肿大及远处器官的转移。

多普勒超声表现：肿瘤边界不规则，呈蟹足状、毛刺状、角状突起，无包膜，边界不清楚，周边增厚声晕。内部多为低回声，光点分布不均匀，可有簇状钙化点。肿瘤坏死、液化，可见不规则液性暗区；肿瘤后方回声可衰减。有皮肤及周围组织浸润。乳腺癌腋窝淋巴结转移的淋巴结形态趋向于圆形和不规则，区域范围内见多个淋巴结节相连成片状、团块状、分叶状，界限不清，甚至融合。淋巴结内为均质的低回声，中心强回声不清，偏移或消失。正常和良性反应增生性淋巴结均保持淋巴结的正常结构，周边回声低，中心回声强。

乳腺癌病变的周围、内部有较丰富的血流信号，形态呈条状、弧形、半圆或间断半圆形，肿物周围血管丰富，血管形态扭曲，血流紊乱，肿物内的血管走行弯曲，呈游蛇状，部分可见分支，从肿块外周穿入肿块内，甚至形成较完整的血管树，穿入性血管即为肿瘤的滋养血管。肿块的动脉频谱多为高速高阻血流，乳腺癌腋窝淋巴结转移的淋巴结血供丰富。

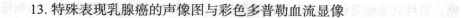

13. 特殊表现乳腺癌的声像图与彩色多普勒血流显像

特殊表现的乳腺癌（特殊病理类型或特殊临床形式的乳腺癌）种类较多，但发病率低，由于特殊的临床、病理表现，二维超声图像各具特点。

（1）炎性乳癌。炎性乳癌（inflammatory breast cancer, IBC）又称急性乳腺癌、癌性乳腺炎，是一种特殊临床形式的乳腺癌，少见，占所见乳腺癌1%～4%，病变恶性程度高，预后差，半数以上发生在绝经后妇女，20% 发生在妊娠和哺乳期，临床表现类似急性乳腺炎。乳腺皮肤红、肿、热、痛，仅 50% 患者伴有肿块，乳房迅速增大，皮肤增厚变硬。

多普勒超声表现：声图像表现多样化，与一般乳腺癌不同，广泛乳腺皮肤及皮下组织增厚，回声增强，皮下脂肪层淋巴管扩张，扩张的淋巴管环绕皮下脂肪而成“卵石样”回声。腺体结构紊乱，可无局限性肿块，或表现为大小不等的单个或数个肿块，肿块轮廓可以欠规则或不规则，内部回声可呈实性或囊实混合性包块，腋窝淋巴结肿大，淋巴结可表现有融合，变形，重叠，淋巴门消失与偏移，彩色多普勒显示血供异常丰富。

临床应用价值：在妊娠哺乳期容易误诊为急性乳腺炎。急性乳腺炎皮肤红肿局限，腋窝淋巴结肿大多为良性表现，抗感染治疗有效。而炎性乳癌皮肤改变广泛，皮肤紫红肿胀超过整个乳腺的1/3。皮下脂肪层淋巴管扩张，被有些学者认为是炎性乳癌的特征性表现，是其他乳腺病变包括急性乳腺炎和其他类型乳腺癌所不具备的。腋窝淋巴结肿大为典型恶性图像改变。伴远处器官转移有助于鉴别诊断。

（2）黏液腺癌。黏液腺癌（mucinous carcinoma）又称黏液癌或胶样癌，占所有乳腺癌的 2%，以绝经后妇女多见，发病年龄较大，与一般乳腺癌比较，病程长，肿瘤生长缓慢，且体积大，肿瘤多为膨胀性生长，浸润性不强，易误认为良性，腋窝淋巴转移率比一般乳腺癌低，预后较好。

多普勒超声表现：单纯型黏液腺癌的包块边界清楚，轮廓规则或分叶状，内部回声杂乱不均，部分回声极低似为无回声，后壁回声增强。混合型图像具有更多浸润性生长的特征：包块边界不清，轮廓不规则。彩色多普勒显示单纯型肿块内部血流信号稀少，混合型血供较单纯型丰富。

（3）男性乳腺癌。男性乳腺癌（carcinoma of the male breast）极少见，约占全部乳腺癌的 1%，病理类型与女性乳腺癌相似，绝大部分是浸润性导管癌，男性乳腺癌常位于乳头及乳晕深部，由于男性乳房皮下脂肪少，和胸壁紧贴，易累及皮肤、胸肌。乳头及乳晕下有丰富的淋巴结网，腋窝淋巴结转移较女性乳癌早。

多普勒超声表现：男性乳腺癌就诊时多偏晚，病变已非常明显，二维超声显示为典型的恶性肿瘤特征，常为单侧，呈低回声团块，轮廓不规则，有蟹足或针芒样改变，可见钙化点及后回声衰减，无导管样回声，彩色多普勒显示血供较丰富，阻力较高。病变侵犯胸肌及皮下组织时，胸肌和皮下组织有不规则低回声浸润，乳腺后间隙消失。

临床应用价值：约 1% 男性乳腺发育症的患者，可能演变成乳腺癌，男性乳腺癌应注意与男性乳腺发育症鉴别。男性乳腺发育症多为双侧，有压痛，二维超声图像表现：以乳头为中心的扇形低回声区，内可见细小管腔，腺体组织增厚，质地较软，与皮肤、皮下组织、胸肌有明确的解剖层次，不伴有淋巴结肿大，偶见淋巴结肿大呈良性改变，腺体组织血供不丰富。

(4) 妊娠、哺乳期乳腺癌。妊娠、哺乳期乳腺癌（mammary carcinoma in pregnancy and lactation）发生于妊娠及哺乳期乳腺，比较少见，约占全部乳腺癌病例的 5%，发病年龄较年轻，平均 35 岁，因妊娠哺乳期女性体内激素大量增加，乳房发育肥大，血运丰富，肿瘤生长迅速，腋窝淋巴结转移率高，二维与彩色多普勒血流显像显示乳腺有妊娠哺乳期特征，腺体增厚，乳管增宽，血供丰富。乳腺癌的声像图及彩色多普勒表现与病理类型有关，妊娠哺乳期与非妊娠哺乳期无明确区别。

(5) 湿疹样乳腺癌。湿疹样乳腺癌（eczematous carcinoma of breast）又称乳腺佩吉特氏病（Paget' s disease），约占乳腺癌的 2%。临床表现为乳头乳晕区皮肤慢性红、肿、痒、痛、糜烂、脱屑，1/5 ~ 1/3 患者摸不到肿块，累及乳头下方乳管及深层组织可出现乳腺包块。

多普勒超声表现：乳腺肿块多位于乳头乳晕区，血供丰富。

(6) 双侧乳腺癌。双侧乳腺癌（bilateral mammary carcinoma）包括原发性和继发性两种：原发性是指双侧乳腺各自发生的是原发癌，发病率约 1%；继发性是指一侧乳腺癌是对侧乳腺癌的转移癌，发病率为 5% ~ 8%，继发性乳腺癌的发生率随原发乳腺癌后患者生存时间的延长而增加，每年约 0.5%。通常习惯上称的双乳癌是指双侧原发性乳癌。

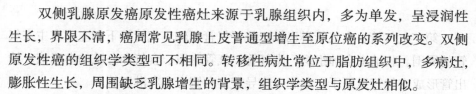

双侧乳腺原发癌原发性癌灶来源于乳腺组织内，多为单发，呈浸润性生长，界限不清，癌周常见乳腺上皮普通型增生至原位癌的系列改变。双侧原发性癌的组织学类型可不相同。转移性病灶常位于脂肪组织中，多病灶，膨胀性生长，周围缺乏乳腺增生的背景，组织学类型与原发灶相似。

（7）隐性乳腺癌。隐性乳腺癌是指乳腺未触及肿块，而以腋窝淋巴结转移为首发症状的乳腺癌，占全部乳腺癌的0.3%～1%。几乎均为女性，自发现转移灶至检出乳腺癌原发灶间隔时间短者数天，长者可达两年以上。

## 第三节　超声在纵隔、肌骨系统及软组织肿瘤诊断的应用

### 一、超声在纵隔肿瘤诊断中的应用

超声在纵隔肿瘤诊断中扮演着重要的角色，它作为一种无创、无痛、便捷的诊断工具，能够直观地显示纵隔肿瘤的形态、大小、位置以及与周围器官的关系。通过多切面扫查，超声可以帮助医生了解肿瘤的具体形态，为诊断提供重要依据。

#### （一）纵隔的应用解剖

纵隔是位于左、右纵隔胸膜之间所有脏器与结构的总称，为分隔左、右胸膜腔的间隙。纵隔内主要包括心包、心脏及出入心脏的大血管、气管、食管、胸导管、神经、胸腺以及周围的结缔组织。纵隔分类方法不一，通常采用纵隔四分法，即以胸骨角平面为界把纵隔分为上、下纵隔。下纵隔又以心包的前后缘为界分为三部：心包与胸骨之间为前纵隔，心包及大血管所占据的区域为中纵隔，心包的后缘与脊柱之间为后纵隔。纵隔淋巴结主要分为以下三组。

第一，纵隔前淋巴结：位于头臂静脉和主动脉发出的三大分支的前方。汇集胸腔前部、胸腺、部分心包、心脏和纵隔胸膜的淋巴液，其输出管终于支气管纵隔的淋巴干。

第二，纵隔后淋巴结：位于心包之后，食管胸部和主动脉胸部之间。汇集食管胸部的一部分，心包的后部和主动脉胸部的淋巴液，其输出管汇入胸

导管。

第三，气管、支气管淋巴结：位于气管两侧、气管叉下和左、右主支气管的周围。收纳来自肺组织、支气管、气管胸段、食管和心脏的淋巴液。输出管形成支气管纵隔干，左侧入胸导管，右侧汇入右淋巴管。

### （二）纵隔肿瘤的超声检查方法

1. 经胸超声的检查方法

用 2.0 ~ 5.0MHz 超声探头扫查。“患者取仰卧位、俯卧位、侧卧位，采用肋间、胸骨旁、锁骨上窝、胸骨上窝、脊柱旁等透声窗，用二维超声常规显示纵隔肿瘤的不同切面，仔细观察肿块的部位、大小、形态、图像特点，与周围器官组织的关系，然后使用彩色多普勒检查，观察肿瘤内部及周围血管分布、血管的数量和走行等。”① 彩色多普勒引导下进行脉冲多普勒取样，声束与血流之间的夹角 $< 60°$，通过脉冲多普勒观察肿瘤内部及周边的血流性质，分辨出低阻型、高阻型、湍流型或静脉型频谱。测量最大收缩期血流速度，最小舒张末期血流速度，计算搏动指数和阻力指数。

根据肿块内彩色血流信号的大小和数量将肿块内血流信号的丰富程度依次分为四个等级。

0 级：肿块内未探及血流信号。

Ⅰ级：为少量血流，可见 1 ~ 2 个点状或线状血管。

Ⅱ级：为中等量血流，可见 3 ~ 4 个点状血管或一个较长血管，其长径可接近或超过肿块的半径。

Ⅲ级：为多量血流，可见多个点状血管或两条以上较长的血管。

根据多普勒频谱的形态，也可分为四种类型：① 低阻型频谱：肿瘤内血管表现为收缩期峰值流速较低，继而逐渐下降，贯穿整个心动周期。此类波型来源于低外周阻力的供血动脉。② 高阻型频谱：峰值流速较高而长，而后迅速下降成尖峰，舒张期无或仅有低速血流信号，指示有较高的血流阻力。此类波型来源于较高阻力动脉。③ 湍流型频谱：较高的流速合并有显著增宽的频谱，表示在同一取样点有一较大的流速范围，如同在血管狭窄时所见。④ 静脉型频谱：为受心动周期、呼吸胸膜腔内压影响发生流速变化

① 曹美丽．超声医学临床实践 [M]. 天津：天津科学技术出版社，2019：394.

的连续性血流。

2. 经食管超声的检查方法

使用经食管超声探头，探头频率为3.5～7.0MHz。多平面探头可以做180°旋转，通常选用TEE胸部五个水平断面和三个矢状断面来观察纵隔。包括主动脉弓水平断面（$T_4$～$T_5$水平）、肺动脉长轴水平断面（$T_6$～$T_7$水平）、主动脉瓣水平断面（$T_8$水平）、四腔心断面（$T_{10}$水平）、贲门水平断面（$T_{11}$～$T_{12}$水平）；胸骨旁左缘的纵隔矢状切面左侧观：分别观察食管的颈段、胸部下段和腹部贲门段。检查前阅读患者的病历、X线、CT和MRI等资料，与患者签订知情同意书。患者禁食、禁水4h，休息10～15min，咽局部喷洒2%盐酸丁卡因溶液2～3mL，口中点滴润滑止痛胶5～6滴，嘱其缓慢咽下。患者取左侧卧位，然后将食管超声探头随患者的吞咽动作送入食管，操作程序与胃纤维内镜相似。由角度柄上的标志和超声解剖断面来判断探头的方位，由线缆上的刻度来确定探头到门齿的距离。待探头插入距门齿40～50cm后，缓慢上提，转动探头，每1～2cm进行180°扫查，一般上下提插探头2～3次，检查时间平均15min。如胃内有液体潴留时，适当调整曲度柄，使探头与食管壁尽量贴紧，发现肿瘤所处的位置后，记录其距门齿的距离后观察肿瘤的轮廓、大小、内部回声、包膜、边界、与周围器官的关系等，多普勒超声检测血流参数。

在经食管超声检查过程中，患者可有恶心感，少数患者出现心悸，心电图显示多为窦性心动过速，偶见室上性心动过速或期前收缩。嘱患者深吸气后，症状能有所缓解，大部分患者均能很好地配合完成经食管超声检查。经食管超声检查的禁忌证有：急性上呼吸道感染，近期有咯血、呕血、颈椎结核、喉结核、严重的脊柱畸形、急性心肌梗死、室壁瘤、食管支气管瘘、食管撕裂、穿孔等。

### （三）纵隔肿瘤的多普勒超声表现

1. 前纵隔常见肿瘤的表现

（1）胸内甲状腺肿瘤。位于前纵隔近胸腔入口处，是颈部甲状腺延伸至胸骨后的部分所发生的肿瘤，其超声图像表现与颈部甲状腺肿瘤一致。常见的疾病有甲状腺肿、甲状腺囊肿、甲状腺腺瘤和甲状腺恶性肿瘤。

甲状腺肿二维超声表现为胸内甲状腺体积呈均匀性或稍不均匀性增大，肿大的甲状腺是颈部甲状腺组织的延续；彩色多普勒血流特征为胸内甲状腺实质内血流信号也很丰富，可出现“火海征”或“海岛征”，这与腺体组织增生、血管增多的病理改变一致。甲状腺囊肿表现为边界清楚，有明确的包膜围绕的无回声区，有远侧增强现象。甲状腺腺瘤的二维图像表现为类圆形，有时可为分叶状，向纵隔一侧突出，内部呈低回声，边界尚清楚，无明显的远侧增强现象，彩色多普勒显示肿瘤内部血流信号为0～Ⅰ级。甲状腺恶性肿瘤，其形态不规则，没有包膜，界限不清晰，内部回声强弱不一，分布不均匀，彩色多普勒显示肿瘤内部血流信号变化较大，有时较周围甲状腺组织血流信号减低。

(2) 胸腺囊肿。较多发生于年轻人，病变位于前纵隔上部胸腺区。声像图表现为圆形或椭圆形回声，包膜完整，轮廓清晰，边缘光滑整齐，囊肿内部为无回声区，常为多房性，可见侧壁声影，远侧回声明显增强。彩色多普勒显示胸腺囊肿内部无血流信号，多房性囊肿周边可见彩色血流信号。

(3) 胸腺瘤。为纵隔肿瘤中最常见的肿瘤之一，多见于男性，任何年龄均可发生。良性胸腺瘤声像图表现为圆形或椭圆形，轮廓整齐，边界清楚，可见明显而完整的包膜，内部为中低等回声，分布较均匀，部分病例可见钙化灶及大小不等的液性暗区。良性胸腺瘤内部血供不丰富，仅见斑点状信号。恶性胸腺瘤图像多呈不规则形，呈膨胀浸润性生长，轮廓不整齐，边界尚能分辨，没有完整的包膜，内部回声强弱不等，分布不均匀，可见分叶。体积较大的肿瘤与心脏大血管紧密相邻并包绕主动脉，压迫上腔静脉且与其有广泛的粘连，导致上腔静脉血流加速。由于受心脏及大血管运动的影响，经胸超声检测往往难以检出其内血流。经食管超声彩色多普勒显示恶性胸腺瘤内部有较丰富的血流信号，可达Ⅲ级；肿瘤的边缘见较粗大的滋养动脉进入肿瘤内部。

(4) 畸胎瘤。可分为两类——囊性畸胎瘤和实质性畸胎瘤。绝大多数位于前纵隔，但也可发生于后纵隔。

第一，囊性畸胎瘤：包含外胚层及中胚层来源的组织，囊壁薄而均匀，为纤维性组织，常伴有钙化。囊内容物为黄褐色液体，混有胆固醇结晶、皮脂、毛发、平滑肌、软骨及骨等。

二维超声显示肿瘤常向纵隔一侧凸出，呈圆形、椭圆形，边缘清楚，包膜完整。肿瘤内部回声根据其内部所含成分不同而异。例如，无回声或低回声多为较稀薄的液体，通常为单房性，也可有双房或多房性。远侧回声增强，部分可有侧壁声影。等回声或较强回声多为脂质类或软组织成分；团块状较强回声伴有后方衰减或声影的是脂质类物质中含有毛发或骨组织的结果。彩色多普勒显示囊性畸胎瘤的内部及肿瘤的边缘没有明显血流信号。

第二，实质性畸胎瘤：来自三种胚层的各种组织，内部含有皮脂液、汗腺、毛囊、毛发、横纹肌、平滑肌、骨、软骨、牙齿、淋巴样组织等。实质性畸胎瘤恶性变的倾向性较大，但较少见。声像图表现为肿瘤内部不规则团块状强回声，部分伴有声影。其间可见大小不等的低回声区域，肿瘤边缘不规整，没有完整的包膜。彩色多普勒显示肿瘤的边缘可见Ⅱ～Ⅲ级的血流信号。

第三，混合性畸胎瘤：肿瘤内部有实质性回声，同时又有液性暗区。肿瘤体积较大时，可对毗邻器官造成压迫，肿瘤边缘清楚、整齐，包膜完整，肿瘤内部及边缘可见点状血流信号。

(5) 囊性淋巴管瘤。亦称淋巴囊肿、囊性水瘤。多为良性，多见于儿童，发病率较低。囊肿内容为乳白色淋巴液或淡黄色液体。声像图表现为囊肿，多位于前纵隔，少数位于中下纵隔。多为单房性，呈圆形或椭圆形，轮廓清楚，边缘光整；内部为无回声区，有侧壁声影，远侧回声增强。多房性呈分叶状，内部为有间隔的多房性无回声区。海绵状回声较少见，其边界欠清晰，外形不规整，内部回声较混乱，有线条状较强回声和形态大小不等的无回声小区，似蜂窝样、海绵状改变。

(6) 精原细胞瘤。多见于年轻男性。其内部为较均匀的实质性回声，但有时可出现形态不一的小片无回声区，肿瘤边界不清楚，没有完整的包膜。在诊断纵隔原发性精原细胞瘤时，应注意排除原发于睾丸精原细胞瘤的纵隔转移。因此，当怀疑本病时，除详细询问病史外，还应检查睾丸及沿腰椎两侧探查腹部有无肿大的淋巴结。彩色多普勒显示在肿瘤的边缘可见Ⅱ级血流信号。

2. 中纵隔常见肿瘤的表现

(1) 恶性淋巴瘤。常是恶性淋巴瘤全身性病变的纵隔表现。非霍奇金淋巴瘤主要发生在前纵隔和中纵隔，后纵隔很少发生。霍奇金淋巴瘤累及胸腺，或局限于胸腺不累及纵隔。临床表现多有发热、浅部淋巴结肿大，伴有肝脾肿大，如果纵隔内肿块较大可出现气管受压及上腔静脉压迫综合征。声像图表现为初期淋巴结较小时超声不易显示。随着病情的发展，肿块逐渐增大，纵隔逐渐增宽通常在胸骨的两侧可探查到病变的部分改变。当淋巴结肿大明显或融合成团块状时，可探查到典型清晰的图像特征。肿块呈圆形、椭圆形、分叶状或不规则形，边缘整齐，边界清楚，内部为均匀的弱回声或无回声区，回声光点稀少、细小。彩色多普勒肿块内部及边缘可探及血流信号，有时可以测得动脉血流频谱。

（2）淋巴结转移性癌。身体其他部位的恶性肿瘤，如肺癌、乳腺癌、食管癌等都可以发生纵隔淋巴结转移。纵隔内淋巴结转移灶较小时，则超声不易显示。较大的淋巴结转移癌在声像图上表现为形态不规则、轮廓不清、边缘不整、内部回声不均匀、强弱不等。大部分患者能够明确找到原发性病灶。

彩色多普勒显示淋巴结转移癌的边缘有较丰富的血流信号，其内部也可见Ⅱ级血流信号。

3. 后纵隔常见肿瘤的表现

（1）神经鞘瘤。本病较多见。起源于外周神经的施万细胞。肿瘤大小形态不一，病理切面呈灰白色漩涡状，其间有不规则黄色坏死区，可有出血及囊性变。声像图表现为病变常在一侧，呈圆形、椭圆形、哑铃形或分叶状。轮廓清晰，边界清楚，内部呈较均匀的低中等回声，有时可见大小不等的单个或多个液性暗区，有明确的包膜，而且包膜较厚，回声增强，无远侧回声增强效应。彩色多普勒显示肿瘤内部没有明显的血流信号，肿瘤边缘可见Ⅱ级血流信号。

（2）神经纤维瘤。起源于外周神经的外膜，束膜和神经束小隔等结缔组织。切面灰白略透明，其中有漩涡状纤维条索。声像图表现为肿瘤呈圆形、椭圆形或分叶状，轮廓整齐，边界清楚，有完整的包膜。内部为低中等回声，分布较均匀，后壁及远侧回声无明显效应。当有液化坏死或出血时，肿瘤内部可出现不规则的无回声区。彩色多普勒显示肿瘤内部无血流信号，边缘可见Ⅱ级血流信号。

（3）神经母细胞瘤。学龄前儿童多见。恶性程度高，且易复发。肿瘤通常较大，实质性且较软，常伴有明显的出血、坏死及钙盐沉着。声像图表现为肿块较大，形态不规则，边缘不整，边界不清，内部呈中等回声，分布不均匀，有大小不等的低回声区或无回声区。也可见回声增强的钙化回声，伴声影。彩色多普勒表现为肿瘤内部丰富的血流信号，边缘也可见较粗的肿瘤滋养动脉进入肿瘤内。

由于纵隔所处的特殊解剖位置的影响，以往多认为受骨骼及气体的影响，超声对纵隔肿瘤的检查意义不大，所以纵隔肿瘤的超声检测起步较晚。随着电子技术及超声工艺发展，借助较小的透声窗可显示胸廓内纵隔的病变，同时因食管超声的开展，纵隔肿瘤的超声检测已经受到广泛重视。目前经过胸骨旁肋间隙、锁骨上窝及剑突下途径等二维超声显示肿瘤的形态、大小、位置及与周围大血管的关系，彩色多普勒超声可显示肿瘤周边及内部的血流信号，并可进行血流多寡的分级；频谱多普勒超声可记录到血流动力学的相关参数，同时显示肿瘤周围心脏、大血管的血流变化，肿瘤内部血流信号受心脏运动影响较大，显示低速血流时易出现混叠。X 线和 CT 检查优于超声显像。

近年来，超声引导下经皮穿刺自动活检术已被广泛应用于临床。近年来在超声引导下纵隔肿瘤经皮穿刺活检方面的报道逐渐增多，前纵隔靠近胸壁者可通过经皮穿刺自动活检术取得组织标本，TTE 检查无法显示肿瘤时可采用超声支气管镜（EBUS）完成。超声内镜引导下的经支气管针吸活检（EBUS-TBNA）是纵隔肿瘤诊断的最新技术之一，EBUS 擅长穿刺前和上纵隔淋巴结，而 EUS（食管超声）擅长穿刺后和下纵隔淋巴结，联合使用 EBUS 和 EUS 能够穿刺绝大部分纵隔淋巴结，从而进行纵隔全分期。通过纵隔穿刺活检能获得明确的组织病理学诊断，为临床选择最佳治疗方案提供了可靠的诊断依据，避免了不必要的开胸探查。

## 二、超声在肌骨肿瘤诊断中的应用

X 线、CT 及 MRI 和 ERCT 在肌骨系统检查中发挥着重要作用，随着超声诊断仪器和诊断技术的不断发展，超声显像在肌骨系统及软组织的应用日益引起人们的重视。由于超声能够很好地显示骨骼病理改变后的图像，特别是周围软组织的声像图以及能够适时地显示血流情况，可以提供其他检查方法无法得到的重要信息。另外，由于其具有无创、简便、快速、廉价及短期内可重复检查等优点以及可指导进行穿刺活检，提高安全性，同时在化疗及手术前后的疗效判定方面发挥着重要作用。特别是在我国现阶段还不能普及CT和MRI的情况下，利用超声诊断设备给放射诊断以辅助及弥补，更具有重要的实际意义。

### (一) 肌骨系统超声诊断的基础

骨骼肌及其附件组织由于位置表浅，受生物学特性的影响不大，有良好的透声性，因此可清晰地显示出软组织的图像。骨由于密度高，钙含量和超声因素，超声在骨骼中的传播速度高于软组织2.0～2.5倍，而衰减系数又为软组织的10～20倍，声束到达骨膜与骨面上后大部分被反射、散射和衰减，因而超声诊断受到一定的限制。但骨骼组织在某些特殊条件下：①胎儿由于其骨质尚未完全成熟和骨化，超声束易于透射可得到良好的图像。②在病理情况下，如果骨皮质变薄、断裂或穿破骨质向外生长时，骨膜被掀起抬高以及骨膜下发生血肿时，由于声阻抗减低，超声穿透性提高，从而能够较完整地显示病变声像图。③关节周围有软组织包绕关节内有一定的空隙，当发生病变时，关节腔内积液，滑膜增厚以及关节腔内游离小体等出现，在选择适当的检测途径后，均能被超声很好地显示，且具有很高的准确性。

### (二) 肌骨肿瘤的超声检查方法

超声检查较其他影像检查方法的最大优点是方便和适时显像，因此，根据患者不同部位，采用适当体位，以便于保持检查部位稳定而患者又能够接受。对于四肢长骨及软组织病变采用直接检查法，将探头直接置于患处，即可获得较理想的图像，一般选用7.0～10.0MHz线阵探头。对于盆腔内病变，可采用充盈膀胱后经腹部检查法，观察病变与盆腔脏器的关系，一般选用3.5～5.0MHz凸阵探头。应用彩色多普勒可观察病变内血流情况，同时可检测其血流动力学指标。

### (三) 肌骨肿瘤的多普勒超声表现

骨肿瘤包括原发性骨肿瘤、转移性骨肿瘤及肿瘤样变三种类型。影像检查的作用是明确病变部位，发现恶性骨肿瘤的转移灶以及提出诊断建议。原发性骨肿瘤多单发，而转移性骨肿瘤全身多处骨骼可受累，结合病史及相关检查可做出诊断。

1. 原发性骨肿瘤超声表现

依据病理性质分类分为良性和恶性骨肿瘤。

（1）良性骨肿瘤的超声表现。骨软骨瘤是临床最常见良性肿瘤之一。青少年为高发人群，多见于四肢长骨，以单发为主。肿瘤组织由纤维性软骨膜、软骨帽及软骨帽下的骨性肿块构成。主要超声表现为肿瘤呈边界明显的骨性隆起，从长骨的干骺区表面突出向外生长。肿瘤表面的软骨帽盖回声或强或低，边界清楚。有时肿瘤软骨帽盖与软组织之间有“滑液囊”形成，在软骨帽周围出现无回声区，彩色多普勒显示无特异性表现。

（2）恶性骨肿瘤的超声表现。

第一，骨质破坏是其最常见的改变。表现为病变骨表面粗糙不光滑，连续性中断并有不同程度的骨质缺损。病理性骨折表现为骨皮质中断处两端移位。

第二，骨膜的变化是恶性骨肿瘤患者的常见表现。骨膜反应表现在沿骨长轴纵切面上正常骨皮质与肿瘤骨交界处见回声增强的骨膜抬高、增厚，形成三角形结构，此即为 X 线平片描述的 Codman 三角。沿骨长轴横切检查时见放射状排列的较强回声与受损骨皮质表面垂直，此即为 X 线平片描述的放射状骨膜反应。但不能明确肿瘤组织类型，因为在骨肉瘤、骨软骨肉瘤、恶性纤维组织细胞瘤等中均可出现骨膜反应，而以骨肉瘤和骨软骨肉瘤中最为常见。

第三，受累骨周围的软组织肿物也为恶性骨肿瘤的较常见表现。由于骨肿瘤破坏骨皮质，肿瘤组织穿破骨质向周围软组织侵袭，形成附着或包绕病变骨的软组织肿物，有时内可见到数量不等、大小形态各异的强回声光团，后伴有声影，此为肿瘤新生骨即瘤骨。肿瘤巨大时由于血供较差而产生缺血坏死，可出现形态各异的液性暗区。

第四，恶性骨肿瘤的彩色多普勒表现：肿瘤内部有丰富的新生血管出现，且表现多样，如滋养动脉、血池以及动静脉瘘的出现，致使肿瘤内血管血流动力学发生改变。彩色多普勒显像一般表现为周边部环绕线状血流信号，肿瘤内部呈现点状或短棒状血流信号，彩色显示为搏动样血流及持续性血流并存。肿瘤较大或血流丰富时常可见到自肿瘤周边部的线状环绕血流向肿瘤内部发出分支状血流，逐级呈树枝样改变，应用彩色能量图（CDE）检查会显示出较彩色多普勒更完整血管树样结构。

频谱多普勒：脉冲多普勒血流频谱表现为正常外周动脉三相血流频谱消失，代之以收缩期高速血流之后出现一持续性舒张期同相血流频谱。肿瘤中心部的血管阻力减低，有利于肿瘤血流灌注，而舒张期持续同相血流的出现保证了肿瘤组织的血流供给。通过彩色多普勒及血流指标的变化，可判断肿瘤化疗效果，同时在超声引导下可避开重要的大血管，找到理想的穿刺部位，因而避免了穿刺活检的盲目性，简便、灵活，易于操作。

2. 转移性骨肿瘤超声表现

转移性骨肿瘤的发病率高于原发性恶性骨肿瘤。多发生于胸骨、脊椎骨、髂骨和肋骨等处转移。声像图表现为局限性骨质破坏，边界不清，内部呈不均匀低回声或不规则强回声，晚期肿瘤穿破骨皮质后，在软组织出现肿块，彩色多普勒可见异常的血管，内部血流丰富。超声检查的目的在于发现病灶并确定其部位和大小，对病灶进行动态观察，超声引导下穿刺活检，明确肿瘤的性质，以帮助寻找原发灶。

## 三、超声在软组织肿瘤诊断中的应用

超声已被证明是诊断软组织肿瘤的有效方法，随着诊断仪的发展，超声在软组织肿瘤临床诊断中越来越重要。软组织肿瘤可发生于任何年龄，大部分为良性肿瘤，多在无意中发现或由于影响局部美观而就诊。仅少数为恶性肿瘤，呈侵袭性生长，发生转移和播散。软组织恶性肿瘤只占恶性肿瘤的2%，但其发病年龄较早，占儿童肿瘤的第4位，与造血系统肿瘤、神经母细胞瘤、肾母细胞瘤（Wilms瘤）等成为危害儿童健康的重要疾病。来自间叶及神经外胚层的各种组织，如纤维、血管、神经、脂肪、肌肉、滑膜等发生的肿瘤，通过超声检查可显示肿瘤的形态，判定其位置、大小及其与周围组织的解剖关系。应用彩色多普勒可显示肿瘤内血流形态及检测其血流动力学指标，对软组织肿瘤性质进行初步判断。利用超声引导肿瘤穿刺活检，进行病理检查，有利于帮助临床确定手术方式，具有较强的目的性和指导性作用。

软组织肿瘤组织来源多样，其声像图表现各异，较为复杂，较常见的软组织肿瘤声像图特点表现如下。

第一，脂肪瘤：是常见的软组织良性肿瘤，发生在四肢皮下脂肪层者较为多见，形态不规则，无明确包膜，回声多表现为较强回声，分布尚均匀。不均匀时可出现点线状强回声，具有推挤活动度佳的特点，部分深部脂肪瘤可沿肌肉间生长。彩色多普勒显示内部无或有少量点状血流信号。恶性病变时生长迅速，回声减低，内部血流信号增加，且以低阻血流为主。

第二，神经鞘瘤：肿瘤切面形态呈圆形，边界清晰，有包膜，多以较低回声为主，分布均匀，发生部位与神经走行有关，沿神经干生长，可偏心性肿大，高频探头检查有时可见肿瘤两侧延续于神经干，彩色多普勒显示内部血流信号较丰富，走行杂乱。

第三，纤维瘤：多发生于四肢，切面形态多为类圆形，边界清楚，可有包膜，位置较固定，回声以较低回声为主，分布尚均匀；部分病例可出现点线状及斑片状较强回声，分布不均匀；恶性病变时，肿瘤生长迅速向周围组织侵袭，可见假包膜，内部回声不均匀，可出现强回声光团及坏死液化灶。彩色多普勒显示内部血流丰富，呈网格或血管树样血流，可自周边部向肿瘤内部发出穿通及分支状血流，PWD 显示以低阻血流为主。

第四，血管瘤：软组织血管瘤依据病理改变分为毛细血管瘤及海绵状血管瘤，毛细血管瘤由于位置表浅及皮肤颜色改变临床即可诊断。海绵状血管瘤图像表现为软组织内无明显边界较低回声区，内可见粗细不等、迂曲扩张的管状结构彼此相通，可穿行于肌肉间，甚至侵及骨质使紧邻骨皮质表面粗糙不光滑，部分患者管状结构内可发现后伴声影的强回声光团（静脉石），此结石特点在血管瘤的诊断中具有重要参考价值。以往软组织海绵状血管瘤彩色多普勒检查表现为扩张管腔内无明确血流信号，是由于血流速度较低，检查仪难以探及。新型多功能电脑超声仪由于其对极低速度血流检测的良好表现使海绵状血管瘤腔内血流得以彩色显示。彩色多普勒表现为扩张迂曲管腔内可见红、蓝相间的丰富持续样血流信号，随呼吸及机体的轻微活动血流色彩及信号强度而发生周期性变化。脉冲多普勒检测以静脉血流频谱为主，与海绵状血管瘤病理改变为静脉窦样扩张特点相一致。如果探头加压或挤压周围组织，管腔内血流信号明显增强，甚至发生彩色溢出，放松挤压后由于组织间压力的变化而出现反向血流信号及频谱，此血流特点与其他软组织肿瘤的血流显示具有明显的区别。

第五，滑膜囊肿。为关节周围肌腱运行附着处潜在的滑膜腔内出现局部积液，积液明显时可限制关节活动。正常滑膜腔为一个潜在腔隙，超声显示为小于2mm的低回声带，发生病变时声像图表现为关节附近的肌腱处见局部液性暗区，关节运动时可见肌腱活动。大关节如膝关节周围的多切面检查可见液体与膝关节腔相连。彩色多普勒显示无血流信号，降低噪声，增加彩色灵敏度时偶见滑膜处点状血流信号。

二维超声及彩色多普勒在软组织肿瘤的诊断中有其特点，但由于其组织来源多样，或者肿瘤所处的生长期不同，经常会出现多病一图，或一病多图的表现，因此软组织肿瘤的病理诊断目前超声所不能及。另外，在进行检查时也不能过分依赖图像，因为软组织肿瘤大部分以膨胀性生长为主，易形成假包膜，二维图像可出现包膜完整、边界清楚的现象。因此，二维超声结合彩色多普勒观察肿瘤内血运情况以及血流动力学指标检测可对软组织肿瘤的性质进行判定。

# 第九章　介入性超声及其技术应用研究

介入性超声作为一种融合了影像学与临床治疗的先进医疗技术，在现代医学领域发挥着举足轻重的作用。本章深入探讨介入性超声及术前准备；介入性超声的穿刺活检测；介入性超声引导下的引流术与造瘘术；介入性超声在甲状腺癌术后中的应用；介入性超声在肝脏、胆囊、胆管中的应用，力求呈现这一技术的全貌，并展望其未来的发展趋势，为临床实践和学术研究提供有益参考和启示。

## 第一节　介入性超声及术前准备

介入性超声（interventional ultrasound，INVUS），是在超声显像基础上进行介入性穿刺诊断和治疗的一门新技术，于1983年在哥本哈根世界介入性超声学术会议上被正式确定，已成为现代超声医学的一个重要分支。“介入性超声，是指在高分辨力超声影像的实时引导和监视下完成各种穿刺诊断和治疗，包括病理学穿刺活检、抽吸硬化治疗、置管清洗引流、靶向精准给药、肿瘤消融等，具有实时监测、精准引导、微创等优点。”①

### 一、介入性超声的相关设备

介入性超声相关设备主要包括超声仪器、引导装置、穿刺活检装置、引流置管装置及消融设备等。

#### (一) 超声仪器

在介入性超声诊疗过程中，所使用的超声诊断设备必须具备高清晰度

① 陈宝定，鹿皎．临床超声医学 [M]. 镇江：江苏大学出版社，2018.

和高分辨率，条件允许时应采用三维和四维超声诊断技术以提高图像质量和诊断精度。该设备主要构成部分包括主机、操作面板、探头（probe）、显示器以及工作站等。

第一，常规探头。介入性超声诊疗常用的探头类型包括线阵型（linear array）、凸阵型（convex array），以及电子相控阵型（electronic phased array）等。这些探头通常可配备于介入穿刺架上，以支持介入性穿刺操作。熟练的医疗操作者有时也可以仅依靠常规探头进行徒手穿刺。

第二，穿刺式探头。穿刺式探头是为了满足特定介入操作需求而特别设计的，其外观和形状经过优化以方便穿刺、提供清晰的成像并易于握持。因其特定的应用范围和较高的初期投资成本，这类探头虽然在日常检查中不常使用，但它们可以被常规探头所替代。

第三，术中探头。术中探头是为配合术中超声检查和介入操作而专门开发的。与常规和介入探头相比，术中探头设计更为精细，适合在狭小的体腔空间中手持使用或通过腔镜操作。它们通常具有保护涂层，可以采用化学消毒剂浸泡等高级消毒方法，以满足更为严格的无菌要求。

第四，腔内探头。腔内探头旨在提高对深部组织的超声成像质量，例如，专为阴道和直肠超声检查设计的探头。

第五，内窥镜超声探头。内窥镜超声技术结合了内镜和超声检查，将微型高频超声探头安装在内镜顶端。该技术在插入体腔后，能够在内镜直接观察消化道黏膜病变的同时，实时进行超声扫描，获取胃肠道及其周围组织的详细结构和周围邻近器官的超声图像，显著提高了内镜和超声诊断的准确性和水平。

### （二）引导装置

介入性超声操作可在探头穿刺架引导下或徒手（free hand）操作。穿刺架是附加在探头上的引导工具，在介入性超声中广泛使用。通过穿刺架的引导，穿刺针沿着设定的路径行进，可提高穿刺针的显示率，增加介入操作的准确性。相比于专用的介入探头，穿刺架的成本低廉。穿刺架拆卸后可使用试剂浸泡、高温熏蒸等方法彻底灭菌消毒，避免了上述过程对探头的损伤。不同探头具有不同形态的穿刺架，一般不可通用。穿刺架无法绝对避免穿刺误差；相反，若需要纠正误差，由于穿刺架限定了进针路径，有时不如徒手穿刺方便。

### （三）穿刺活检装置

在现代医学诊断中，超声引导下穿刺活检是一项重要的技术，主要包括细针（fine needle）细胞学穿刺活检和粗针（core needle）组织学穿刺活检两种类型。穿刺活检在临床上的应用日益广泛，已经成为诊断肿瘤、感染、炎症以及其他良恶性疾病的重要手段。

穿刺活检所使用的介入穿刺器具按照直径大小，可以分为14—23G（gauge）的各种型号。这些型号与国际标准相对应，国内型号分别为20—6号（表9–1）。这一分类系统确保了在临床操作中，医生能够根据需要选择合适规格的穿刺针。

表9–1　穿刺针国际和国内型号规格对照

| 国际型号（G） | 国内型号（号） | 外径（mm） | 内径（mm） |
| --- | --- | --- | --- |
| 23 | 6 | 0.65 | 0.45 |
| 22 | 7 | 0.7 | 0.5 |
| 21 | 8 | 0.8 | 0.6 |
| 20 | 9 | 0.9 | 0.7 |
| 19 | 10 | 1.0 | 0.8 |
| 18 | 12 | 1.2 | 1.0 |
| 16 | 16 | 1.6 | 1.4 |
| 14 | 20 | 2.0 | 1.8 |

在细针穿刺活检中，通常选用20—23G的带针芯细针。细针的穿刺操作通常需要引导针的辅助，以确保穿刺路径的准确性。引导针的选择应与细针的直径相匹配，其主要作用是引导细针沿预定的路径穿刺，同时减少对周围组织的损伤，降低穿刺路径的污染风险。

粗针组织学活检则常采用弹射式穿刺活检枪（亦称为自动活检装置），该设备分为自动和半自动两种类型。为了获得较大且完整的组织样本，临床上通常选用18G和16G的粗针。

自动穿刺活检枪内部装有两组弹簧，分别用于激发带槽的针芯和推动具有锐利切割边缘的套管针。操作者扣动扳机后，活检枪首先迅速发射针芯，随后自动将套管针推进，封闭切割槽内的组织，从而完成取材过程。

半自动穿刺活检枪的工作原理是将穿刺针刺入肿块表面后，再将切割针针芯刺入肿块10mm或20mm深处，然后发射，使套管针抵达切割针尖端，自动收集病理组织。在抽针过程中，将切割针取物槽内的肿块组织取出。使用弹射式穿刺枪取得的标本通常具有连续性好、完整性高、质量上乘的特点。

活检枪根据所配备的活检针类型不同，可以分为内槽切割式和负压抽吸式；根据耐用性的不同，又可以分为一次性和耐用型。耐用型活检枪在消毒后可以重复使用，极大地提高了其在临床上的经济性和实用性。

超声引导下穿刺活检技术的发展，不仅提高了病理诊断的准确性和效率，而且减轻了患者的痛苦，缩短了住院时间，降低了医疗成本。这项技术的进步，充分展现了现代医学科技在诊断和治疗领域的巨大潜力。

### (四)引流管设备

引流管是介入手术中常用的医疗器材，其原理在于建立目标区域与体表的通路，通过引流、抽吸、冲洗、注药等操作，排除积液、积血、积脓等有害物质，达到防止感染扩散，解除或减轻压迫症状，促进创面愈合，获取样本检查的目的。临床上，置管操作常用于胸腹腔积液、盆腹腔间隙局限性积液、器官脓肿、肾盂积液或胆道梗阻等疾病的介入治疗。

常用的引流管品牌较多，材料和外观大同小异，多为高分子材料，具有柔软、光滑、生物相容性好的特点。常用款式有猪尾巴引流管，尖端有侧孔，或可弯曲，以达到更好的引流及固定效果。

### (五)消融设备

超声引导的微创消融治疗是一种重要的介入性超声技术，被广泛应用于人体各系统良性及恶性实体肿瘤的治疗。依据消融治疗所依赖的物理原理，主要分为热消融术和冷冻消融术两大类。热消融术包括射频消融术(RFA)、微波消融术(MWA)、激光消融术(LA)以及高强度聚焦超声(HIFU)等方法；冷冻消融术则以液氮和氩氦系统为代表。

1. 热消融治疗设备

（1）射频消融设备。

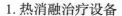

第一，射频电发生器。射频消融设备的核心部分是射频电发生器，分为功率控制型和温度控制型两种。功率控制型主要通过监控系统的阻抗来终止消融过程，当阻抗超过 500Ω 时，系统自动停止运行。而温度控制型发生器允许预先设定温度和时间参数，一旦设备达到预设的温度和时间阈值，则自动终止消融过程。射频消融设备通常工作在 200 ~ 500kHz 的频率范围内，输出功率在 100 ~ 400W。

第二，RFA 电极针。RFA 电极针的设计多样，旨在优化能量的沉积深度和分布。市场上常见的有单电极针、双电极针以及多针尖电极针等。这些电极针的设计旨在提高能量在肿瘤组织中的沉积效率，从而实现有效的肿瘤消融。

（2）微波消融设备。微波消融设备由微波源、微波消融器（针）及测温系统组成。

第一，微波源。目前，用于肿瘤消融的微波源主要有 2450MHz 和 915MHz 两种频率。2450MHz 是常用频率，915MHz 因其较强的穿透力而拥有更大的消融范围。微波源的发射功率为 0 ~ 100W 连续可调，可实现脉冲或连续发射，要求输出功率稳定且驻波比尽可能小。

第二，微波消融器（针）。微波消融器（针）有多种形式，包括裂隙发射式、平行环型、垂直交叉型等。在国内临床应用中，硬质裂隙水冷式消融针最为常见，该类消融针穿刺简便、中心碳化区小、耐高温、抗黏及不易损坏，直径在 2.8 ~ 1.6mm（10 ~ 16G），常用规格为 14 ~ 16G。

（3）激光消融设备。激光消融设备包括激光发生仪及相应光纤、转接口等，其显著特点在于激光光纤的纤细，直径仅有 0.3mm。

第一，激光仪。激光发生仪通常采用 Nd: YAG 型激光器，波长为 1.06μm，输出功率在 4 ~ 6W。激光通过 300 ~ 600μm 的光纤传输，治疗前后功率由功率计进行监测。

第二，穿刺针及测温针。穿刺针采用 18 ~ 21G 的 PTC 针进行光纤导入。测温针则采用特质数字半导体测温针，规格为 18G 或 20G，能够在一个宽广的温度范围内（−5℃ ~ 150℃）进行精确测温。

2. 冷冻消融治疗设备

冷冻消融治疗是通过极端的温度变化来灭活肿瘤组织的方法。目前临床应用中，液氮系统和氩氦系统是两种主要的冷冻治疗系统。“氩氦刀”是氩氦系统冷冻消融治疗设备的典型代表。

### (六) 其他设备

第一，引导针。用于建立目标与体表的通路，可完成抽液、细胞学活检、注药（造影剂）、放置导丝或引流管等操作，按结构可分为单壁针与套管针。单壁针为单一套管，尖端为一斜面，常用的注射器针筒即属此类。此类引导针易于获得，经济实用，但穿刺深部或质硬组织较为困难，且管腔易被堵塞。套管由中央的针芯及外部的套管构成，针尖到达指定位置后，拔出针芯即可完成相应操作。在针芯的引导下，该种引导针更为锋利，管腔不易堵塞。

第二，导丝。导丝是置管操作的重要辅助工具，对导管起引导及支持作用，帮助导管进入目标。导丝型号众多，介入超声中常用的是直形导丝，长 20 ~ 40cm，全段导丝表面光滑，易弯曲但不易折断，前端柔软可避免损伤组织。

第三，保护套。介入性超声均应使用保护套隔离探头，以遵循无菌操作的原则，同时保护探头避免沾染消毒试剂或患者体液。保护套为可透声材质，内侧面应予以必要的耦合。

第四，导航设备。为了提高介入超声的准确性，诞生了融合影像导航技术。该技术基于磁场，实现了超声与 MRI/CT 图像的同步显示，结合了超声的实时成像优势与 CT/MRI 的空间分辨力优势。其核心设备包括磁场发生器及磁场感应器。

## 二、介入性超声的术前准备

介入性超声各项操作均应严格把握手术适应证和禁忌证，认真做好术前准备及应急预案。

### (一) 患者的术前准备

第一，一般术前准备。① 术前行血常规、凝血功能检查，肝、肾功能检查，肝炎、艾滋病和梅毒的血清学检查。② 询问患者相关病史，是否有高血压、糖尿病，是否有麻醉药物过敏史。③ 询问患者是否服用抗凝药物(阿司匹林、华法林、肝素等)，必要时须停用至少一周。

第二，特殊术前准备。① 一般穿刺操作无须禁食。对于全麻操作的患者，须禁食 8 ~ 12h；穿刺经过直肠及肠道的患者，须禁食和清理肠道。② 妇产科类介入手术应避开患者的月经期。③ 经直肠或经阴道的介入手术过程中，必要时可使用单一剂量的抗生素作为预防措施。④ 对于过于紧张的患者，需要耐心解释和心理安慰，解除患者及其家属的紧张情绪，必要时，可给予术前镇静药物。⑤ 向患者及其家属说明手术过程和可能发生的意外情况，并签署知情同意书。除以上常规准备工作外，应根据不同介入手术需求，做相关特定准备工作。

### (二) 不良反应和并发症预防

第一，出血和血肿的形成。出血是介入性超声常见的并发症，其发生率与所涉及脏器、病变性质、针具的型号、操作人员的熟练程度有关，为预防出血，术前要检查患者血小板及凝血功能，严格掌握穿刺的适应证及禁忌证，穿刺路径避开血管，必要时叮嘱患者屏气，在保证标本满意的前提下尽量减少穿刺次数及使用细针穿刺。

第二，感染。探头及穿刺针严格进行无菌消毒，穿刺过程中遵循无菌原则，通常可以避免感染的发生。

第三，疼痛。疼痛是穿刺后最常见的不良反应，以局部轻微疼痛为主，如果穿刺区疼痛严重，应警惕出血和腹膜炎的可能。

第四，其他。邻近器官的损伤、休克等，出现严重并发症 (表 9-2) 时要及时与相关专科联系，进行进一步诊治。

**表 9-2　介入性超声并发症分级**

| 并发症程度 | 临床表现 |
|---|---|
| A | 无须治疗，无后遗症 |
| B | 普通治疗，无后遗症 |
| C | 需要住院治疗，住院时间＜ 48h |
| D | 住院治疗，住院时间＞ 48h，提升护理级别 |

续表

| 并发症程度 | 临床表现 |
| --- | --- |
| E | 永久后遗症 |
| F | 死亡 |

### (三) 抢救与生命支持设备

介入性超声虽然是微创治疗但也具有风险，并发症的发生无法完全避免。因此，开展介入性超声的过程中，应准备必要的抢救及生命支持设备和抢救药品。

抢救及生命支持设备包括心电监护仪、负压吸引器、心电图机、供氧系统或氧气瓶、呼吸机、注射泵、输液泵、除颤仪等。

抢救药品包括多巴胺、肾上腺素、毛花苷C（西地兰）、利多卡因、硝酸甘油等。对于高危或复杂的介入操作，可在手术室等安全保障更为充分的场所进行。

## 第二节　介入性超声的穿刺活检测

随着现代影像与穿刺活检技术的发展，我们能够在极其微创的条件下准确获取活体细胞学或组织学的标本，实时超声影像是引导各种介入性操作的理想方法，特别是随着实时三维成像技术和超声微血管造影技术的不断完善，超声导向和监视达到前所未有的精确程度。与其他影像相比较，超声显像具有实时显示、灵敏性高、引导准确、无放射性损伤、操作简便、费用低廉等优点，因而实用性强。

### 一、细胞学检查

自20世纪70年代以来，超声引导细针穿刺细胞学检查（US-guided fine needle aspiration，US-guided FNA）被广泛应用于临床。该技术确诊率高，并发症少，已成为对良恶性肿块鉴别诊断的重要方法。

**(一) 适应证与禁忌证**

第一，适应证。临床各种影像检查疑有占位性病变经超声显像证实者，原则上皆可施行。本检查也适用于对囊肿或脓肿的进一步确诊。

第二，禁忌证。① 超声影像不能清晰地显示穿刺部位者；② 无安全穿刺路径者；③ 穿刺部位周围伴有大量积液者；④ 严重的出血倾向者；⑤ 可疑动脉瘤、嗜铬细胞瘤和位于肝脏表面的肝海绵状血管瘤不宜穿刺，胰腺炎发作期应避免穿刺。

**(二) 操作的方法**

第一，患者准备。患者取舒适且便于操作的体位，用普通探头观察、寻找及确定需要穿刺的靶目标，选择最好的穿刺途径和部位，确定后用记号笔标记穿刺点。

第二，消毒。常规消毒穿刺区域，将穿刺所需探头用无菌探头套包扎、备用；再次用消毒过的探头显示靶目标，确定穿刺点及穿刺路径、深度等。

第三，麻醉。一般选用2%盐酸利多卡因局部浸润麻醉穿刺点，直至脏器表面。

第四，破皮、入针。对于皮肤坚韧的患者，可能会导致细软的穿刺针弯曲，而影响穿刺途径的准确性，遇到此类情况，可先用破皮针或手术刀将皮肤刺破，再将穿刺针插入。

第五，进针。当靶目标病灶显示清晰时，固定穿刺探头和穿刺针，嘱患者适当地屏气，在实时超声引导和监视下迅速进针，直至进入预定的穿刺目标内。若穿刺过程中针尖显示不清，可适当调整探头的角度。有时穿刺针进入患者病灶时有一种组织软硬度变化的手感。确认穿刺针进入靶目标后嘱患者恢复平静呼吸。

第六，穿刺、拔针。拔出针芯，接上10mL注射器，在保持负压的情况下使针尖切割缘在病灶内急速做小幅度上下提插运动，切割组织3～4次，增加组织细胞进入针腔内的标本量，获取适量标本后，迅速拔针。

第七，穿刺出的标本迅速置于载玻片上，均匀涂片，用95%酒精固定，一般对靶目标实施1～2次穿刺，以确保足够的标本量，以便细胞病理学的进一步分析。

### （三）注意事项和并发症

第一，注意事项。①穿刺时嘱患者屏气不动，尤须注意避免咳嗽和急剧的呼吸动作。②当针尖显示不清时，可稍调整探头角度。此外，可根据测量的深度进针，针进入肿物后，有阻力和韧性感即可抽吸。③对肝脏肿块穿刺宜先通过一段正常肝组织；对胰腺和肾脏肿块穿刺时要求直接进入肿块，对其周围组织的损伤越少越好。④发现肿块中心坏死严重时，应避开坏死区在周边取样。⑤未更换穿刺针而对靶目标重复穿刺前须对穿刺针进行消毒。⑥整个手术过程中严格遵守外科无菌术的规定。

第二，并发症。超声引导下的细针穿刺已被大量临床实践证明是一种并发症极少的安全的活检方法。

### （四）临床意义

超声引导细针穿刺细胞学检查对于恶性肿瘤的确诊已被公认，因而它对于良、恶性肿瘤的鉴别诊断是一种简便、安全、有效的方法。尤其在临床诊断的早期应用，可以极大地缩短确诊时间。其不足之处是对恶性肿瘤，除少数几种外，难以做出确切的组织学分类；对良性病变难以提示明确的组织病理学诊断。

## 二、组织学活检

组织学活检，也称为活检，是一种常用的医学检查方法，用于获取人体组织样本以进行病理学分析。它主要是通过从患者体内提取小片组织进行显微镜下观察和细胞学分析，以帮助诊断疾病或评估治疗效果。

### （一）适应证与禁忌证

第一，适应证。原则上凡超声能够清晰显示的病变且临床需要组织病理学诊断者皆为适应证。以下情况尤为适用：①疑早期肿瘤或细胞学检查未能确诊；②影像学高度怀疑恶性肿瘤，采用非手术治疗前明确病理诊断以决定治疗方案；③手术未取活检或活检失败；④怀疑转移性肿瘤须确诊；⑤良性及其他病变须获得组织病理诊断。

第二，禁忌证。同细针穿刺细胞学检查。

### （二）操作方法

第一，穿刺前根据活检目标选择适宜的活检枪信号。

第二，用尖头手术刀在皮肤上刺 1～2mm 的小切口。

第三，针尖进入皮下后，视病灶嘱患者做短暂的屏气。在超声实时监视下将活检枪迅速推至病灶内或病灶边缘，确认针尖进入靶目标后再切割组织。

第四，拔出活检枪后，小心取出组织条，根据病理检查目的处理标本。根据需要重复穿刺 2～3 针，直至取得满意的标本。

第五，切取的标本根据病理组织学活检内容的不同要求做固定处理，如免疫组织化学、基因诊断等。

### （三）注意事项和并发症

第一，注意事项。① 超声引导组织穿刺活检的应用主要针对实性病变或肿瘤。液性成分为主的病灶仍以细针抽吸的效果为佳，不必用组织切割针。② 对较大肿块的不同回声区或多发性肿块，取样要有足够的代表性，尤其要注重对小血管较丰富的实性低回声区取样，应避开严重坏死区。③ 针对不同器官注意选择不同的穿刺路径：肝脏要经过一段正常肝组织，胰腺应避免经过正常胰腺组织和扩张的胰管，胆囊占位或肝门部胆管的占位性病变要经过正常肝实质，脾脏占位要选择最短穿刺路径。④ 术程严格遵守外科无菌术的规定。

第二，并发症。① 大量的统计资料显示，出血是介入性超声最常见并发症，占所有并发症的首位。出血的主要原因是穿刺路径通过了较大的血管。彩色多普勒可以清晰地显示组织内及周边的血流信号情况，为穿刺安全路径的选择提供了重要且有效的手段，且能实时监控穿刺过程。② 疼痛多为局部轻度刺激或钝痛，也可表现为其他部位牵扯痛，一般时间较短，无须特殊处理。③ 肿瘤针道种植穿刺活检存在针道种植的可能性，但发生率低。术前必须进行充分准备，制订精确、合理方案，由经验丰富的医师执行。

④ 其他并发症包括感染、气胸、咯血、胸膜炎、胰腺炎、腹膜炎、一过性迷走神经反射、低血压等。

### (四) 临床意义

由于组织学活检取材标本较大、较完整，具有以下意义：① 对恶性肿瘤，更易于明确组织类型及分化程度。② 对某些良性病理改变，如脂肪变、纤维化、水肿、炎性改变及多数良性肿瘤能做出具体的组织病理诊断。③ 组织学活检标本经石蜡包埋处理后除做光镜检查外，还可用作组织化学或免疫组织化学等特殊检查，使诊断更为精确。④ 创伤小，多数情况可替代手术探查活检。

应该指出的是，组织学活检确实能够解决一些细胞学检查所不能解决的问题。然而，对有些病例穿刺活检诊断效果并不优于细胞学检查，因此两者互补才能进一步提高诊断水平。

## 三、基因分析与免疫组织化检查

### (一) 基因分析

对基因结构、功能等特点进行分析。

第一，DNA 的定性、定量分析可从不同角度对基因和基因组进行研究。DNA 测序技术：① 双脱氧链终止法（Sanger 法）；② 化学裂解法；③PCR 测序技术；④ 全自动 DNA 测序仪。

第二，RNA 的定性、定量分析可从不同角度揭示基因的表达活性。常用方法：①Northern blot; ② 原位杂交；③ 实时 PCR; ④RNA 酶保护试验；⑤cDNA 芯片技术；⑥RT-PCR。

### (二) 免疫组织化学检查

免疫组织化学检查是组织化学的分支，是用标记的特异性抗体（或抗原）对组织内抗原（或抗体）的分布进行组织和细胞原位检测的技术。其方法分类为：① 免疫荧光细胞化学技术；② 免疫酶细胞化学技术；③ 免疫胶体金技术。

# 第三节　介入性超声引导下的引流术与造瘘术

## 一、介入性超声引导下的引流术

### （一）介入性超声引导下的脓肿置管引流术

随着介入治疗在临床上的广泛应用及实践，超声引导下经皮置管脓肿引流术因其安全、有效、操作简便而被临床医生和患者所接受。

1. 适应证与禁忌证

（1）适应证。① 超声检查能够显示的脓肿；② 抗生素治疗效果较差者；③ 以上情况，均有安全路径者。

（2）禁忌证。① 有严重的出血倾向者；② 无安全穿刺路径的脓肿；③ 不能排除外动脉瘤或血管瘤合并感染者；④ 对较大脓肿早期、毒血症症状严重、脓肿尚未液化者等，暂缓穿刺治疗；⑤ 恶性肿瘤合并感染者；⑥盆腹腔脓肿合并其他需要急诊手术者。

2. 引流管的选择

目前，引流管的选择主要根据操作者经验的积累、对引流管的熟悉程度及操作过程中的舒适度决定。一般而言，对于黏稠液体的引流选用大号口径的引流管，避免阻塞造成的引流不畅；对于稀薄液体的引流选用小号口径的引流管即可；对于需要置管的病灶，一般选用猪尾巴导管，猪尾巴导管的引流端设有侧孔，连接端设有保险扣，可固定引流管，以防脱出。

3. 具体操作方法

先采用普通的探头确定脓肿的位置、大小、数量及其与周围脏器、血管的关系。根据脓肿的部位，通常选择离皮肤最近又安全的穿刺点和穿刺路径，并用记号笔定位。

确定好穿刺点和穿刺路径后，做常规消毒、铺巾、局部麻醉，在超声引导下穿刺脓肿。抽出脓液后，取样送常规检查和细菌培养，并做药物敏感试验。根据脓腔的位置、大小及抽出脓液的性质，有两种处理方法可供选择。

（1）抽吸冲洗法。若脓腔较小，可一次性抽吸干净，再用0.5% 甲硝唑溶液或庆大霉素溶液（生理盐水100mL 含庆大霉素40000U）反复冲洗，并抽净。保留适量的抗生素，随后拔针。也有报道先用生理盐水冲洗干净脓腔后，注入 95% 乙醇再冲洗 2 ~ 3 次，抽尽乙醇后注入抗生素，这样有利于脓腔壁的坏死组织脱落，新鲜肉芽组织生成，促进脓腔愈合。

(2) 置管引流法。当脓肿较大或经反复抽吸未能治愈时，可进行超声引导穿刺置管引流。根据脓腔大小、脓液黏稠度、引流时间长短，选择套管针穿刺法或 Seldinger 法置管。用手术刀片在皮肤表面切一小口，以免皮肤阻力大，将猪尾巴导管在超声实时监控下，沿穿刺路径进入脓腔中心，拔出针芯，用 20mL 针筒抽吸出脓液，确定针尖在脓腔中。随后，在超声实时监控下退出金属针后将引流管的头端卷成猪尾巴状，确保其在脓腔内，并固定，使其不易滑出。留置软塑质管，用专用的皮肤固定器，将引流管外露部分固定于皮肤表面，末端通过三通管连接于负压引流袋。

4. 注意事项与并发症

(1) 注意事项。① 穿刺前选择最佳穿刺点和穿刺途径是穿刺成功和减少并发症的关键因素。② 位于肝表面的脓肿穿刺，穿刺路径应经过一段正常肝组织，避免直接进针造成外漏，引起腹腔感染。③ 对于置管后引流的患者，每天用生理盐水或抗生素反复冲洗脓腔 2 ~ 3 次，保持引流管通畅，降低脓液黏稠度，使坏死物、碎屑随冲洗液流出。2 ~ 3 天后用超声随访、观察。随着脓腔的缩小和脓液的减少，可适当减少冲洗的次数，待超声复查脓肿无回声区消失，引流管不再有脓液流出，体温及实验室检查也恢复正常，可考虑拔管。④ 对于多发性脓肿，必要时可对每个腔进行穿刺，充分引流。⑤ 引流管留置的时间一般不超过 15 天，少数患者视病情而定。⑥ 术程严格遵守外科无菌术各项规定。

(2) 并发症。感染是最常见的并发症，术后可行普通抗生素预防治疗。此外，还有出血、气胸、脓胸、肠穿孔、肠瘘等并发症。

5. 临床意义

既往治疗脓肿多采用外科手术引流，但效果并不显著，随着超声引导介入技术的飞速发展，脓肿的诊断和治疗取得了重大的进展，有效地降低了死亡率。

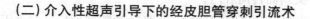

## (二) 介入性超声引导下的经皮胆管穿刺引流术

近年来，由于高分辨率实时超声仪的应用和导管技术的发展，经皮胆管穿刺引流术（percutaneous transhepatic biliary drainage，PTBD）可不必依赖于胆管X线造影的先决条件，而由高分辨率的超声引导直接完成，从而使该技术变得更加简便、安全、实用。

1. 适应证与禁忌证

(1) 适应证。梗阻性黄疸，肝内胆管扩张内径≥4mm，术前胆道解压或不宜马上手术者，行姑息性胆道引流者。

(2) 禁忌证。PTBD常作为一种抢救措施或晚期肿瘤的姑息性治疗方法，故绝对禁忌证较少。仅以下情况作为相对禁忌证：严重出血倾向、肝内多发转移癌、大量腹腔积液、完全不能配合手术者。

2. 术前的准备

(1) 针具。①穿刺针17G或18G，长20cm，针尖呈斜面，带针芯。②导丝前端呈“J”形弯曲，直径为0.9cm，长80cm。③扩张管6～8F，长10cm。④引流管7～8F，前端呈猪尾状，有侧孔。

(2) 术前准备。除常规准备外，因PTBD的患者多有梗阻性黄疸，凝血酶原时间延长，术前予维生素K可使凝血酶原时间改善。为预防感染，应给予抗生素。

3. 操作的方法

选择穿刺胆管的首要条件：扩张显著并有一定的长度，或与肝门有一定的距离，便于可靠置管。该支胆管应能清晰地显示，穿刺路径中无肋骨障碍，也不会损伤胸腔内结构。至于选择左支还是右支系统，应根据胆管扩张情况、病情需要和操作者的经验而定。

(1) 患者取仰卧位，常规消毒、铺巾，再次复核欲穿刺的胆管支及皮肤进针点。

(2) 局麻后用刀片尖端在皮肤进针点戳一深达肌层的小口，将PTBD穿刺针放入孔内，调整探头，使穿刺引导线通过欲穿刺的胆管穿刺点。让患者在平静呼吸状态下屏气，迅速将针刺入肝内，当针尖到达胆管壁时，可见其下凹，稍用力推针即有突破感。此时，显示屏上可见针尖在胆管内，拔出针芯往往流出胆汁，将针尖斜面转向肝门。

(3) 在助手协助下先将导丝经穿刺针插入，抵达梗阻部位后，右手固定导丝、左手拔出穿刺针，再将扩张管沿导丝推进扩张通道，最后将引流管自导丝插入胆道内。

(4) 置管后，若引流管的位置不满意或引流不畅，应注入超声造影剂，观察胆道的显影情况，判断引流管位置是否合适，必要时插入导丝调整。

4. 注意事项与并发症

(1) 注意事项。术后卧床休息 24h，每 2h 观察一次。注意引流胆汁中的血液量。检查有无腹膜刺激征。术后继续使用广谱抗生素和维生素 K2 ~ 3 天。记录胆汁引流量，引流量突然减少或引流量低于 100mL/24h，说明有堵塞，应造影了解导管通畅情况。

(2) 并发症。胆汁漏、胆汁性腹膜炎、败血症、胆管出血、腹腔出血、膈下脓肿等。

5. 临床意义

在重度黄疸情况下手术，手术死亡率高达 20% 左右，而 PTBD 使胆管减压，对于改善肝功能、促进伤口愈合、减少术后并发症均有较好的作用。引起阻塞性黄疸的恶性肿瘤包括胆管癌、胰头癌、壶腹癌及肝门部转移癌。临床资料显示其中约 80% 的患者已不可能手术切除。因此，经皮经肝胆管插入引流术可以成为这些患者的姑息性治疗措施，起到改善症状、延长生命的作用。必须强调 PTBD 本身只是胆管的一种引流减压措施，进一步治疗方案及预后的估计则取决于胆管梗阻的性质和基础病变的进展情况。

## 二、介入性超声引导下的造瘘术

### (一) 介入性超声引导下的胆囊造瘘术

介入性超声引导下胆囊造瘘术（US-guided percutaneous transhepatic gallbladder drainage，US-guided PTGD）是在实时超声引导下经皮在胆囊内置管的技术。该项技术可以应用于结石性或非结石性胆囊炎、胆管炎、胆管梗阻等疾病。超声引导下的胆囊造瘘术可以选择最佳的穿刺点和穿刺路径，在超声全程实时监控下进行操作，安全、可靠而有效。

1. 适应证与禁忌证

(1) 适应证。① 急性胆囊炎患者因年老体弱，或同时有较严重的心、肺、肾等脏器疾病不能耐受手术者。② 胆总管下段梗阻伴胆囊增大而手术难以切除病灶或解除梗阻，经胆道引流失败者。③ 急性胆囊炎和胆囊穿孔高度风险的患者等。

(2) 禁忌证。① 有凝血功能障碍的患者。② 病情严重或身体虚弱不能耐受经皮经肝穿刺手术者。③ 有大量腹腔积液者。④ 陶瓷胆囊或胆囊壁增厚，使得胆囊无法穿刺者。⑤ 胆囊充满结石或无结石而胆囊腔过小者。⑥ 由于胃肠气体、肋骨干扰或患者过于肥胖导致胆囊显示不清者。⑦ 无安全穿刺路径者。

2. 操作的方法

患者体位的选择应以清晰显示胆囊长轴为原则，一般选用仰卧位。在超声实时监视下，根据患者胆囊的位置，选择穿刺进针点。穿刺路径的选择有以下两种。

(1) 理想的进针路径，即经右肋间经右肝前叶到达胆囊床而进入胆囊内。需要特别注意的是，要正确识别胆囊床，胆囊床一般在胆囊颈侧，大约占正常胆囊的 1/3。由于穿刺路径需要经过肝组织，在此期间应利用彩色多普勒扫查使穿刺路径尽量避开较大的肝内血管。此路径的最大优点在于引流管较稳定，减少了胆汁的泄漏。

(2) 直接定于胆囊底部、体部距腹壁最近点。

穿刺点和穿刺路径确定后，局部常规消毒、铺巾，再用无菌穿刺探头再次确定，以确保穿刺点准确无误。局麻后用刀片尖端在皮肤进针点戳一个深达肌层的小口，将穿刺针在超声实时监视下进针至肝脏前缘。此时，嘱患者短暂屏气，将猪尾巴引流管迅速进入肝脏和胆囊床，继而进入胆囊内，拔出针芯，抽出适当的胆汁以确保针尖在胆囊内，再退出金属针，此时可见引流管的头端卷成猪尾巴状，确保其在胆囊内，并固定，使其不易滑出。留置软塑质管，用专用的皮肤固定器将引流管固定于皮肤表面。将引流管尾端连接三通管后，与负压引流袋相连。胆囊造瘘成功后，每天用生理盐水冲洗以防引流管阻塞。抽出的液体可进行相关的实验室检查和培养等。

3. 注意事项与并发症

超声引导下经皮胆囊造瘘术的并发症较少，最常见的并发症为胆漏，常需外科行紧急手术处理。此外有胆道出血、胆汁性腹膜炎、继发感染、引流管脱出等。

4. 临床意义

超声引导下胆囊造瘘术作为一种集诊断和治疗为一体的技术，已为临床医生所广泛接受，并以其独特的优越性在胆道系统疾病的诊断和治疗中发挥着重要作用。

## (二) 介入性超声引导下的经皮肾盂造瘘术

近年来，随着泌尿系介入性诊断和治疗器械的改进和完善，腔内泌尿外科发展迅速并且其本身已成为一项重要技术，使许多尿路疾病可以免除传统的开放手术。其中大部分患者需要建立经皮肤通向肾脏及其集合系统的操作通道，即经皮肾盂造瘘术（percutaneous nephrostomy，PCN）。

1. 适应证与禁忌证

(1) 适应证。① 急性上尿路梗阻引起的尿闭，为挽救肾功能。② 不宜手术的上尿路梗阻患者和恶性肿瘤患者的姑息性经皮尿流改道治疗。③ 肾盂积脓或肾脓肿时，用此法减压、引流、冲洗、控制感染，避免手术或为进一步的手术治疗创造条件。④ 积水肾引流后的功能评价，作为病肾取舍的依据。⑤ 输尿管手术后因水肿或炎症引起的尿路梗阻，为促进炎症消除、避免再次手术。⑥ 输尿管损伤后出现尿外渗，采用本方法临时转移尿流方向，促进愈合。⑦ 移植肾术后出现肾盂积水、积血或积脓等并发症，采用此方法促使肾功能恢复。⑧ 经皮肾镜检查或取石的术前准备。⑨ 药物溶石或肿瘤化疗。

(2) 禁忌证。① 有出血倾向者。② 无安全路径者。③ 非梗阻原因引起的严重肾功能衰竭者。④ 未控制的严重高血压患者。⑤ 穿刺局部皮肤感染或严重皮肤病患者。

2. 术前的准备

(1) 针具。① 穿刺针一般选用外径为 18 ~ 20G 的穿刺针，通过针芯置入导引钢丝即可。② 导丝直径 0.0889cm，长 40 ~ 60cm，前端柔软呈“J”形。

③导管单纯引流可选用口径较细的引流管，常用6~10F的猪尾形或球囊导管。④扩张管特氟龙材质，6~8F，长10~15cm。⑤套管针可选17G或18G穿刺针，紧套于针外壁的导管为聚乙烯或四氟乙烯薄壁导管，长度与穿刺针相同，管尖呈锥形，前端可卷曲成猪尾，有侧孔。

（2）术前准备的具体内容。①患者常规准备，如患者有凝血功能异常，需先纠正。②尿路影像学检查（包括超声、X线尿路造影、CT、MRI等），以明确病肾和上尿路的一般状态（位置、外形、大小、肾盂和输尿管、有无积水、梗阻程度等），估计可能发生的严重并发症，准备相应的急需药物，必要时备血。③对体质虚弱、高龄等具有感染高危因素的患者，应预防使用抗生素。④对于小儿或过分紧张的患者，术前半小时给予镇静药物，必要时在患者全麻状况下进行。

3. 操作的方法

（1）患者体位。取俯卧位或侧卧位，俯卧位者腹部垫高，侧卧位者对侧腰部垫高，穿刺前先用普通探头扫查，选择最佳穿刺点和穿刺路径。

（2）引流。常规消毒、铺巾，局麻，采取套管针法或Seldinger方法完成穿刺置管引流。套管针法适用于中度到重度积水的置管引流，Seldinger方法适用于各种程度积水的置管引流。

第一，套管针法先用尖头手术刀或粗针刺破穿刺点皮肤，再选用带有塑料外鞘的导管针穿刺扩张的肾盂，进入肾盂后，一边向前轻轻推进外鞘，一边拔出针体，外鞘作为导管留置肾盂内，或经外鞘插入引流管。

第二，Seldinger方法最常用，超声引导下将穿刺针刺入扩张的肾盂→拔出针芯见尿液→插入导丝→拔出针鞘→用扩张导管扩张针道→顺导丝插入引流管。

（3）固定。将引流管缝合固定在皮肤上，通过三通管接无菌引流袋。

4. 注意事项与并发症

（1）注意事项。①造瘘部位尽可能选在后侧方Brodel无血管区，穿刺针通过中下部肾盂或肾盂与漏斗部交界处，以防损伤叶间或弓形动脉。②穿刺路径必须注意避开肝、脾和结肠。③加用彩色多普勒成像，避免血管损伤。④穿刺须避开胸膜腔，尽可能不经过腹膜腔。⑤进针时应尽量一次到位，如出血较多应及时冲洗，防止血块堵塞引流管，并使用利尿剂，术后注意监测血压。⑥ 对梗阻肾进行引流时，由于突然减压，可能出现大量利尿，术后须及时纠正水和电解质紊乱。⑦ 对于肾盂积脓患者，应尤其注意穿刺动作要轻柔，穿刺通道建立后要及时减压，避免引起肾盂内压急剧增加的操作，防止肾盂内脓液逆流入血液，导致脓毒血症。⑧ 双侧肾积水时穿刺肾的选择：一般不做双侧肾同时穿刺造瘘；双侧肾积水程度均较严重时，宜先穿刺积水程度相对较轻的肾或梗阻发生较晚的肾，以挽救可能尚未完全丧失功能的肾；双侧肾积水程度较轻时，宜先穿刺积水相对较重的肾，以减轻积水对肾功能的损害。⑨ 术程严格遵守外科无菌术的各项规定。⑩ 术后卧床24h以上，严密观察血压、脉搏变化。⑪ 对须长期置管引流患者，必须注意保持引流管通畅无菌，定期更换引流管。

(2) 并发症。

第一，出血最常见，可发生在操作过程中，也可发生在拔管时或在其后延迟出血。如尿液混血多，而尿量又不多，可能是引流管侧孔在肾实质内，必须调整引流管位置。为了防止血块阻塞引流管，应用生理盐水冲洗；如果引流量不多但红细胞比容下降，应做超声检查判断是否有内出血。严重出血常因大血管损伤，有些患者可通过插入更粗的引流管以堵塞通道达到止血的目的，如无法止血则要进行血管栓塞或外科手术治疗。

第二，感染和脓毒血症多发生在脓肾患者，可能与操作技术不良引起肾盂过度扩张、肾盂内压力急增有关，一旦发生感染，应延迟拔管。此外，如果发生肾周脓肿，须引流治疗。

第三，肾周血肿。小血肿可不做处理，较大的血肿应抽吸干净或切开清除。

第四，尿外渗、肾盂穿孔多数由于操作不当造成。

第五，血管并发症如动静脉瘘、假性动脉瘤，主要原因是较粗的穿刺针引起的血管损伤，或者糖尿病、高血压等其他肾硬化类型病变损害了血管壁的收缩性。血管并发症是造成后期出血的主要原因，须外科手术或血管栓塞治疗。

第六，引流管滑脱和堵塞。引流管置入深度要适当，过深会影响引流，过浅则容易滑脱，治疗后发生引流不畅者应及时用注射器抽吸或经引流管注入少量生理盐水进行冲洗，防止血块或组织碎屑堵塞引流管。

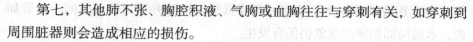

第七，其他肺不张、胸腔积液、气胸或血胸往往与穿刺有关，如穿刺到周围脏器则会造成相应的损伤。

5. 临床意义

超声引导下经皮肾盂造瘘术（US-guided PCN）克服了传统靠 IVP 造影和体表标志定位穿刺的盲目性，能便捷而准确地完成经皮肾盂穿刺、尿液引流，使患者有时间等待进一步的治疗，已取代了创伤较大的外科肾切开术。

## 第四节　介入性超声在甲状腺癌术后中的应用

甲状腺癌是最常见的恶性内分泌肿瘤。根据世界卫生组织的分类标准，甲状腺癌可分为甲状腺乳头状癌、滤泡状癌、未分化癌和髓样癌四种类型，其中 PTC 占比约 85%。手术切除仍然是大部分甲状腺癌患者首选的治疗方式。介入性超声是指在超声影像清晰显示靶目标的基础上，实时引导各种针具，以完成诊疗任务。INVUS 是超声医学发展的一个重要分支。“对于甲状腺癌而言，超声检查以及 INVUS 不仅为其术前诊断和评估提供了大量的信息，而且在术后发挥着重要的作用。”①

### 一、介入性超声在甲状腺癌术后短期并发症中的应用

#### (一) 术后局部积液

术后局部积液是甲状腺癌手术后常见的并发症之一。为了避免气管压迫等危及生命的情况，过去的手术习惯在术中置入引流装置于甲状腺床区(即手术移除的甲状腺原部位)。传统观念认为，此举能有效清除无效腔、充分引流积血和淋巴液。然而，随着外科技术的发展，新型的手术器械和止血材料得到应用，使得术者能够通过精细操作和充分止血来显著减少术后出血和液体渗出，因此，术后常规引流装置可能并非必需。

未在甲状腺切除及中央区淋巴结清扫患者中放置引流管，并未增加血

① 李世岩，李强，周凌，等．介入性超声在甲状腺癌术后中的应用 [J]. 中华医学超声杂志(电子版)，2021，18(11)：1013.

肿或皮下积液的发生率，反而可能降低感染风险并缩短住院时间。尽管如此，术后局部积液的现象仍偶有发生。

目前，超声引导下经皮颈部穿刺置管引流技术已日臻成熟，此方法操作简便、可实时监控、创伤小且并发症发生率低。对于术后出现颈部积液的甲状腺癌患者，及时采用超声引导下穿刺置管引流，可以有效缓解颈部压迫和呼吸困难等症状，其临床效果可与术中放置引流装置相媲美，从而为甲状腺癌患者术后恢复提供保障。超声检查能明确积液的范围和深度，选择安全的穿刺路径，在局部麻醉下顺利完成积液的充分引流。

### （二）术后疼痛

术后疼痛是甲状腺癌患者在术后24h内最常见的症状之一，这种疼痛常常会对患者早期离床活动及功能复原造成干扰，可能会导致住院周期延长以及日间手术后的再次入院。阿片类药物作为甲状腺手术的标准镇痛治疗，尽管有效，但同时也可能诱发一系列不良反应，如恶心与呕吐，这些不良反应同样会从负面影响患者的早期恢复进程。最新的研究显示，颈丛神经阻滞作为一种有效的镇痛手段，在甲状腺手术后的应用中展现出显著的疗效。具体而言，接受颈丛神经阻滞的患者在术后展现出更高的15项恢复质量评分以及更低的疼痛视觉模拟评分，且术后对阿片类药物的需求显著降低。

历史上，由于“盲法”定位的不确定性，颈神经丛阻滞的效果一直存在争议，并且可能伴随喉返神经或膈神经麻痹等不良反应，如声音嘶哑和呼吸困难。然而，随着超声技术的进步，高频探头能够清晰地分辨肌肉、筋膜和神经等组织结构，为超声引导下的颈神经丛阻滞提供了精确的技术支持。这种技术能够准确地定位目标神经及阻滞平面，对于颈神经丛阻滞的成功实施起到了关键性作用，显著提升了阻滞的效果及安全性。

## 二、介入性超声在甲状腺癌术后复发的检出与诊断中的应用

甲状腺乳头状癌（PTC）是甲状腺癌的主要病理类型，其预后相对较好，10年生存率可达到80%～95%。尽管如此，仍有20%～30%的PTC患者在手术后可能会遭遇局部复发或转移。有鉴于此，对PTC患者进行术后随访至关重要，以便及时监测并处理可能出现的复发或转移情况。

在临床实践中，术后随访的常规方法主要包括影像学检查、超声引导下的细针穿刺（fine needle aspiration，FNA）细胞学检查，以及穿刺洗脱液中甲状腺球蛋白（thyroglobulin in fine-needle aspirate fluid，FNA-Tg）的测定。在这些方法中，高频超声检查因其高分辨率而成为影像学检查的首选手段，能够有效识别局部病灶的变化。细胞学检查则是通过 FNA 获取细胞样本，以进一步评估病变性质。FNA-Tg 测定则对微小淋巴结或囊性变淋巴结的诊断具有较高的准确性。这三种方法互为补充，构成了一个全面的术后随访体系，确保了对 PTC 患者术后病情的全面监控。因此，这一体系在 PTC 患者术后管理中占据着不可或缺的地位。

### （一）FNA 细胞学检查

超声引导下的细针穿刺活检被认为是判定颈部结节性质的方法论金标准，展现出微创性、操作简便性及高度准确性等显著优势。

第一，对于侧颈淋巴结的 FNA 应用：目前医学指南推荐，对于直径大于 8cm 且不超过 10cm 的侧颈可疑淋巴结，在甲状腺癌术后进行 FNA 检查。该方法在诊断淋巴结转移方面的敏感性范围在 55% ~ 85%，特异性则在 90% ~ 100%，总体准确性介于 73% ~ 94%。然而，在淋巴结出现囊性变或体积较小的情况下，FNA 的确诊能力会受到挑战。此外，FNA 的结果亦依赖于操作者的经验，以及细胞病理学家的技术水平，这可能导致细胞样本采集不足和假阳性结果，其发生率分别为 5% ~ 20% 和 6% ~ 8%。

第二，针对甲状腺床区结节的 FNA：当甲状腺床区结节的直径超过 10cm，或在随访过程中呈现明显增长，或存在疑似恶性的超声表现时，可采用 FNA 进行确诊和分类。甲状腺癌术后床区结节的 FNA 结果可以分为五类：① 无法诊断：未发现细胞；② 炎症或反应性：由炎症细胞、异物巨噬细胞及脂肪坏死组成；③ 混合性滤泡细胞：含有少量无异型的滤泡细胞；④ 可疑恶性：存在非典型的恶性细胞，或恶性细胞数量不足；⑤ 恶性：含有典型恶性细胞。将前三类判定为良性，后两类视为恶性。

### （二）FNA–Tg 检测

甲状腺细针穿刺活检检测血清甲状腺球蛋白水平，此技术因其操作便捷、准确性高，并在一定程度上减少了病理诊断的主观性而受到认可。在FNA结果呈阴性、无法确定或存在异议，以及淋巴结体积较小和超声检查与细胞学检查结果不一致等特定条件下，FNA-Tg检测作为一项辅助诊断工具展现了其独特的优势。FNA-Tg在诊断乳头状甲状腺癌淋巴结转移方面的敏感性为91%，特异性为94%。然而，目前关于PTC术后使用FNA-Tg诊断淋巴结转移的最佳临界值尚未达成共识。近期元分析结果显示，对于接受甲状腺全切除或Ⅰ放射治疗后的患者，FNA-Tg诊断淋巴结转移的适宜临界值为0.97（0.94～0.98）ng/mL；对于术后保留有甲状腺组织的患者，则建议使用89.50(79.06～99.05）ng/mL作为临界值。

## 三、介入性超声在甲状腺癌术后转移性淋巴结定位中的应用

### (一) 超声引导下纳米碳注射

纳米碳注射是一种介入性超声技术，通过超声引导将纳米碳粒子注射到淋巴结中。纳米碳粒子具有很强的吸附能力，能够吸附到淋巴结表面的抗原，从而引起免疫反应。注射后，纳米碳粒子可以使淋巴结在超声下显影，从而清晰地显示淋巴结的位置和大小。

在甲状腺癌术后转移性淋巴结定位中，超声引导下纳米碳注射可以帮助医生准确地找到转移性淋巴结，为后续的治疗提供准确的定位。此外，纳米碳注射还具有一定的治疗作用，可以刺激免疫系统对转移性淋巴结进行攻击，从而抑制肿瘤的生长和扩散。

### (二) 超声引导下鱼钩针定位

鱼钩针定位是另一种介入性超声技术，通过超声引导将细长的鱼钩针插入淋巴结中，然后将鱼钩针的尖端固定在淋巴结上。通过鱼钩针的固定，可以准确地确定淋巴结的位置，为后续的治疗提供准确的靶点。

在甲状腺癌术后转移性淋巴结定位中，超声引导下鱼钩针定位可以帮助医生精确地找到转移性淋巴结，避免了对正常组织的损伤。此外，鱼钩针定位还可以在术中实时监测淋巴结的位置，确保手术的准确性。

### (三) 术中超声定位

术中超声定位是一种在手术过程中使用超声技术进行定位的方法。通过将超声探头放置在手术部位，可以实时观察到淋巴结的位置和大小，从而为手术提供准确的导航。

在甲状腺癌术后转移性淋巴结定位中，术中超声定位可以帮助医生精确地找到转移性淋巴结，避免了因盲目寻找而导致的正常组织损伤。此外，术中超声定位还可以在手术过程中实时监测淋巴结的位置，确保手术的准确性。

综上所述，介入性超声技术在甲状腺癌术后转移性淋巴结定位中的应用具有重要意义。超声引导下纳米碳注射、鱼钩针定位和术中超声定位等技术可以帮助医生精确地找到转移性淋巴结，为后续的治疗提供准确的定位和靶点，从而提高手术的准确性和治疗效果。

## 四、介入性超声在甲状腺癌术后颈部转移性淋巴结消融治疗中的应用

对于甲状腺癌术后再次发现的转移性淋巴结，手术切除仍是最主要的治疗手段，然而再次手术对颈部淋巴结进行彻底清扫，会进一步加重淋巴回流系统的损伤，严重者导致神经损伤，从而引发功能障碍。同时，前次手术的术区易形成组织间隙粘连，解剖层次不清，使得部分体积较小的淋巴结很难被发现。另外，再次手术的难度增大，并发症发生率也较高，部分患者存在无法耐受二次或多次手术的情况，以至于从主观意愿上拒绝再次手术治疗。因此，替代性治疗方式的出现势在必行。目前，国内外诸多指南或专家共识均提出利用 INVUS 技术处理甲状腺癌术后复发或转移性淋巴结，主要方式包括热消融和化学消融，其中前者又包括了微波消融、射频消融和激光消融等。这些技术在高频超声引导下精准完成，既能保证病灶的充分灭活，又能最大限度地保护周围组织，整个操作过程具有简便、安全、微创、并发症少、重复性好等优势。

### (一) 热消融

热消融是利用热量破坏肿瘤细胞的一种治疗方法。在超声引导下，通

过向淋巴结注入热源，使其温度升高至杀死肿瘤细胞的程度。热消融包括微波、射频和激光等方法。

1. 微波

微波消融是通过向淋巴结注入微波天线，利用微波辐射产生的热量破坏肿瘤细胞。微波消融具有以下优点：① 热量传递均匀，对周围组织的损伤较小；② 操作简单，时间短；③ 术后并发症较少。然而，微波消融对淋巴结的大小有一定要求，适用于直径较大的淋巴结。此外，微波消融过程中可能产生气泡，须注意避免气栓塞。

2. 射频

射频消融是利用射频电流产生的热量破坏肿瘤细胞。射频消融具有以下特点：① 对周围组织的损伤较小；② 适用于不同大小的淋巴结；③ 术后并发症较少。射频消融的操作时间相对较长，且在消融过程中可能产生烟雾，须妥善处理。

3. 激光

激光消融是利用激光产生的热量破坏肿瘤细胞。激光消融具有以下优点：① 对周围组织的损伤较小；② 操作时间短；③ 术后并发症较少。但是，激光消融设备较为昂贵，且在消融过程中可能产生烟雾，须注意避免气栓塞。

### （二）化学消融

化学消融是利用化学药物杀死肿瘤细胞的一种治疗方法。在超声引导下，将化学药物直接注入淋巴结，使其发生化学性坏死。化学消融包括以下方法。

1. 酒精消融

酒精消融是利用酒精（如无水酒精）杀死肿瘤细胞。酒精消融具有以下优点：① 操作简单；② 成本较低；③ 术后并发症较少。酒精消融对淋巴结的大小有一定要求，且在消融过程中可能产生疼痛，须注意给予适当镇痛。

2. 醋酸消融

醋酸消融是利用醋酸杀死肿瘤细胞。醋酸消融具有以下优点：① 对周围组织的损伤较小；② 操作简单；③ 成本较低。醋酸消融的消融效果可能受到淋巴结大小和形状的影响。

3. 柠檬酸消融

柠檬酸消融是利用柠檬酸杀死肿瘤细胞。柠檬酸消融具有以下优点：① 对周围组织的损伤较小；② 操作简单；③ 成本较低。然而，柠檬酸消融的消融效果可能受到淋巴结大小和形状的影响。

介入性超声引导下的消融治疗在甲状腺癌术后颈部转移性淋巴结治疗中具有重要意义。根据患者具体情况，选择合适的消融方法，可以有效降低复发风险，提高患者生存质量。在实际操作过程中，医生须充分了解各种消融方法的优缺点，严格掌握适应证和禁忌证，确保治疗的安全性和有效性。同时，未来还须进一步研究和完善消融治疗技术，以满足更多患者的需求。

综上所述，INVUS 以其精准、微创、实时、高效等优势，在甲状腺癌术后多个方面发挥了不可替代的作用。从术后短期到远期随访的各个时间点，都有着非常重要的应用价值。为提高甲状腺癌患者术后生活质量，提高复发或转移灶的检出能力，以及辅助再次手术和提供后续替代性治疗做出了一定的贡献。未来，随着成像技术、介入器材等领域的不断发展与创新，INVUS 将有望借助新型的影像引导技术完成新型的诊疗操作，例如，将虚拟融合导航技术引导下的 FNA 用于甲状腺癌术后可疑淋巴结的检出、诊断与治疗。此外，不论是超声分子影像还是人工智能，都有可能为 INVUS 提供新的视觉领域，从而进一步提高 INVUS 诊疗的精确性、有效性及安全性。

## 第五节　介入性超声在肝脏、胆囊、胆管中的应用

### 一、介入性超声在肝脏中的应用

肝脏作为人体的重要器官，其功能的健康状态直接关系生命的质量。随着医疗技术的不断发展，介入性超声技术在肝脏疾病的诊断和治疗中发挥着越来越重要的作用。

#### (一) 介入性超声在肝脏中的应用范围

第一，肝脏良性肿瘤的介入治疗：如肝血管瘤、肝腺瘤等，通过介入性超声进行瘤体消融治疗，疗效显著。

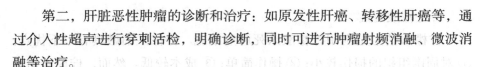

第二，肝脏恶性肿瘤的诊断和治疗：如原发性肝癌、转移性肝癌等，通过介入性超声进行穿刺活检，明确诊断，同时可进行肿瘤射频消融、微波消融等治疗。

第三，肝硬化门脉高压症的介入治疗：如通过介入性超声进行胃底静脉曲张的硬化治疗，降低出血风险。

第四，肝脏感染性病变的诊断：如肝脓肿、肝囊肿等，通过介入性超声进行穿刺抽吸、注入抗生素等治疗。

第五，肝脏寄生虫病的诊断：如肝包虫病等，通过介入性超声进行穿刺抽吸、注入药物治疗。

### （二）介入性超声在肝脏中的应用价值

第一，提高诊断准确性：介入性超声可实现对肝脏病灶的精准定位，提高病理学诊断的准确性，为临床治疗提供有力依据。

第二，安全有效：介入性超声具有微创、安全、有效的特点，适用于各种年龄段的患者，尤其是高龄、体质虚弱的患者。

第三，临床价值高：介入性超声在肝脏疾病的诊断和治疗中具有广泛的应用前景，有助于提高我国肝脏疾病的整体治疗水平。

### （三）介入性超声在肝脏中的应用步骤

介入性超声在肝脏中的应用主要包括一系列步骤，以下是一般性的流程。

第一，患者体位与初步检查：首先，患者须取仰卧位或左侧卧位，然后使用普通探头进行初步检查，以了解肝脏的病变情况。

第二，选择穿刺点和路径：在初步检查后，医生需要选择安全的穿刺点和穿刺路径。这个过程需要特别小心，确保穿刺通道尽量避开大血管、胆囊、肋膈角和肺等重要脏器。

第三，穿刺准备：选择好穿刺点和穿刺路径后，换用穿刺引导探头。接着，对皮肤进行常规消毒，铺无菌洞巾，使用2%利多卡因进行局部麻醉。

第四，穿刺操作：在超声引导下，医生会使用18G穿刺针推进肝包膜。此时，要求患者屏气，然后沿穿刺引导线快速进针至占位性病变边缘处或欲

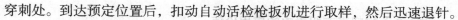

穿刺处。到达预定位置后，扣动自动活检枪扳机进行取样，然后迅速退针。

第五，穿刺后处理：退针后，医生会用75%酒精纱布仔细擦拭穿刺针，按上述步骤进行第二针穿刺。如果占位性病变取材不满意，可能需要进行第三针穿刺。拔针后，用无菌纱布按压针孔5min以上，再用超声再次检查，确保肝包膜下无出血。若无异常情况，用纱布覆盖并用大块胶布固定，然后将患者送回病房。

第六，样本送检：穿刺取得的样本需要及时送检，以便进行后续的诊断和治疗。

以上仅为介入性超声在肝脏应用的一般性步骤，具体的操作可能会因患者的具体情况和医生的经验而有所不同。在进行此类操作时，必须确保严格遵循医疗规范，以确保患者的安全和治疗的准确性。

## 二、介入性超声在胆囊中的应用

介入性超声，作为现代医学的一项重要技术，在胆囊疾病的诊断和治疗中发挥着不可或缺的作用，它利用高频声波，通过特定的介入手段，实现对胆囊内部结构的可视化，进而为医生提供准确的诊断信息和治疗方案。

### （一）介入性超声在胆囊中的应用范围

介入性超声在胆囊中的应用范围广泛，涵盖了胆囊疾病的多个方面。首先，在胆囊疾病的诊断方面，介入性超声可以清晰地显示胆囊的形态、大小、壁厚以及胆囊内是否存在结石、息肉等病变。其次，在胆囊疾病的定性诊断中，介入性超声能够通过对胆囊壁血流、回声等信息的分析，辅助医生判断病变的性质，如胆囊炎、胆囊癌等。此外，介入性超声还可用于胆囊疾病的术前评估，为手术方案的制定提供重要依据。

除了诊断应用，介入性超声在胆囊疾病的治疗中也发挥着重要作用。例如，对于胆囊结石患者，介入性超声可以引导医生进行经皮胆囊穿刺碎石术，通过超声波的振动作用将结石击碎并排出体外。此外，对于胆囊息肉等良性病变，介入性超声也可用于引导穿刺活检，以明确病变性质并制定相应的治疗方案。

### (二) 介入性超声在胆囊中的应用价值

介入性超声在胆囊中的应用价值体现在多个方面。首先，它提高了胆囊疾病的诊断准确率。传统的影像学检查方法如B超、CT等，虽然能够显示胆囊的形态和结构，但在某些情况下难以准确判断病变的性质。而介入性超声通过实时、动态观察和分析，能够更准确地判断胆囊疾病的类型和程度。其次，介入性超声降低了胆囊疾病的治疗风险。在胆囊疾病的手术治疗中，医生需要充分了解胆囊及其周围组织的解剖结构，以避免损伤重要血管和器官。介入性超声能够实时显示手术区域的解剖结构，为医生提供精准的手术导航，从而降低手术风险。

此外，介入性超声还具有创伤小、恢复快等优点。相比于传统的开放手术，介入性超声引导下的胆囊疾病治疗通常采用微创方式，减少了患者的痛苦和术后恢复时间。

### (三) 介入性超声在胆囊中的应用步骤

介入性超声在胆囊中的应用方法多种多样，具体取决于疾病的类型和患者的具体情况。一般来说，介入性超声的应用方法包括以下步骤。

首先，医生会对患者进行全面的检查和评估，确定是否适合进行介入性超声检查，包括了解患者的病史、症状、体征以及相关的实验室检查结果。

其次，在超声设备的引导下，医生会使用特制的穿刺针或导管等器械，通过皮肤或其他自然腔道进入胆囊区域。这一过程中，医生需要密切关注超声图像的变化，确保穿刺或置管的准确性和安全性。

再次，医生会根据具体的检查或治疗需求，进行相应的操作。例如，在胆囊穿刺碎石术中，医生会使用超声波碎石器将结石击碎；在穿刺活检中，医生会获取病变组织样本进行病理学检查。

最后，在完成检查或治疗后，医生会对患者进行密切的观察和护理，确保患者的安全和舒适。同时，医生还会根据检查结果或治疗效果，制订后续的治疗方案或随访计划。

总之，介入性超声在胆囊中的应用具有广泛的应用范围、重要的应用价值和多样的应用方法。随着医学技术的不断进步和完善，相信介入性超声

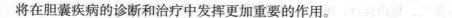

将在胆囊疾病的诊断和治疗中发挥更加重要的作用。

## 三、介入性超声在胆管中的应用

### (一) 介入性超声在胆管中的应用范围

介入性超声技术在胆管中的应用范围广泛，主要包括胆管结石、胆管肿瘤、胆管狭窄、胆管囊肿等疾病的诊断和治疗。具体应用范围如下。

第一，胆管结石：介入性超声可以清晰地显示胆管内的结石，准确地判断结石的大小、数量和位置，为临床制定合理的治疗方案提供重要依据。

第二，胆管肿瘤：介入性超声可以帮助医生发现胆管内的肿瘤，判断肿瘤的性质、大小和范围，为胆管肿瘤的诊断和治疗提供有力支持。

第三，胆管狭窄：介入性超声可以检查胆管的狭窄部位和程度，为胆管狭窄的诊断和治疗提供重要信息。

第四，胆管囊肿：介入性超声可以明确胆管囊肿的大小、形态和位置，为胆管囊肿的诊断和治疗提供有力依据。

### (二) 介入性超声在胆管中的应用价值

介入性超声在胆管中的应用具有很高的价值，主要体现在以下方面。

第一，准确诊断：介入性超声具有高清晰、高分辨率的优点，可以准确地显示胆管内的病变，为临床诊断提供可靠依据。

第二，安全无创：介入性超声是一种非侵入性检查方法，无须使用放射性物质，对患者的身体没有损害，且检查过程舒适、简便。

第三，实时动态：介入性超声可以实时动态地观察胆管内的病变，为临床医生提供直观的影像资料，有助于提高治疗效果。

第四，指导治疗：介入性超声可以为胆管疾病的治疗提供精确的引导，如引导胆管镜、胆管支架等设备的操作，提高治疗成功率。

### (三) 介入性超声在胆管中的应用步骤

介入性超声在胆管中的应用方法主要包括以下步骤。

第一，准备阶段：患者取仰卧位，进行常规的皮肤消毒和局麻处理。

第二，超声检查：医生使用超声设备对胆管进行扫描，观察胆管内的病变，如结石、肿瘤、狭窄等。

第三，介入操作：在超声引导下，医生进行介入操作，如胆管镜检查、胆管支架植入、胆管取石等。

第四，术后观察：介入操作完成后，医生观察患者的病情变化，如有无出血、感染等并发症。

第五，follow-up：定期对患者进行随访，了解介入治疗的效果，及时发现并处理复发或新的病变。

总之，介入性超声在胆管中的应用范围十分广泛，具有很高的诊断和治疗价值。通过合理的应用方法，可以为胆管疾病患者提供准确、安全、有效的诊疗服务。

# 第十章　超声影像在儿科疾病诊断中的应用

儿科疾病的诊断和治疗一直是医学界关注的焦点之一，随着医学技术的不断发展，超声影像技术在儿科领域的应用日益广泛。本章主要探讨儿科疾病的诊断与临床检查、新生儿与儿科系统疾病以及超声造影在儿科膀胱输尿管反流中的应用。通过对超声影像在儿科疾病诊断中的应用进行系统深入的研究，可以更好地理解其在儿科医学中的作用和意义，为儿科医生提供更准确、更快速的诊断和治疗方案，从而提高儿童的健康水平和生活质量。

## 第一节　儿科疾病的诊断与临床检查

### 一、儿科疾病的诊断

儿科疾病是千变万化的，其症状表现也是错综复杂的，因此，对其症状的诊断与鉴别，是儿科疾病诊断中的重要环节之一。下面主要探讨儿科疾病诊断中的发热症状、头痛症状、胸痛症状、腹泻症状。

#### （一）儿科疾病的诊断——发热症状

在正常情况下，人体的产热与散热过程是在体温调节中枢的精确调控下维持动态平衡。然而，在致热源的作用下，或是体温调节中枢发生功能障碍时，机体的产热将增加而散热减少，导致体温升高超出正常范围。具体而言，当腋下、口腔或直肠温度分别超过37℃、37.3℃或37.6℃时，即可诊断为发热状态。正常人的体温受昼夜、年龄、性别和环境的影响，并根据测量部位而有所不同。下午体温较早晨稍高，剧烈运动、劳动或进餐后，体温也会略微升高，但波动范围一般不会超过1℃。

1. 发热症状的发病机制

儿童机体热能主要来源于肝脏、肌肉，尤其是骨骼肌的产热作用。各种不同原因的发热大都由致热源的作用导致产热大于散热而引起。

(1) 致热源性发热：致热源包括外源性和内源性两大类：一是外源性致热源：① 各种微生物病原体及其产物，如细菌、病毒、真菌及支原体。② 炎性渗出物及无菌性坏死组织。③ 抗原抗体复合物。④ 某些类固醇物质。⑤ 多糖体成分、多核苷酸以及淋巴细胞激活因子等致热源，由于其分子量较大，无法直接通过血—脑脊液屏障作用于体温调节中枢，从而引起发热。但外源性致热源均能激活白细胞，使之形成并释放内源性致热源。二是内源性致热源：又称白细胞致热源，如白介素（IL-1）、肿瘤坏死因子（TNF）和干扰素（IFN），其分子量较小，可通过血—脑脊液屏障直接作用于体温调节中枢，使体温调节点上升。体温调节中枢对体温重新调节发出冲动，一方面通过交感神经作用，使皮肤血管收缩，血流量减少，排汗停止，散热减少；另一方面通过运动神经，使骨骼肌紧张性增高或寒战，产热增多，最终，由于产热大于散热，机体处于发热状态。

(2) 非致热源性发热：是由引起产热过多及散热减少的疾病、体温调节中枢直接受损所致，如甲状腺功能亢进症、癫痫持续状态、心力衰竭、颅脑外伤、出血、中暑。

2. 发热症状的病因与分类

儿童发热症状的病因临床上可分为感染性与非感染性两大类。

(1) 感染性发热。约占发热病因的 50% ~ 60%，为各种病原体如细菌、病毒、支原体、立克次体、螺旋体、真菌、寄生虫引起的感染。

(2) 非感染性发热。一是无菌性坏死组织吸收：① 物理、化学或机械性损伤，如在遭受大面积烧伤、创伤、大手术后，往往会伴随着组织损伤和内出血。此外，组织坏死和细胞破坏也是常见的现象，例如，心肌、肺、脾等器官的梗死，或者肢体坏死，以及恶性肿瘤、白血病、淋巴瘤、溶血反应等情况。二是抗原—抗体反应：病态反应时形成抗原抗体复合物可致发热，如风湿热、药物热、血清病。三是内分泌与代谢疾病：如甲状腺功能亢进症时产热增多，大量失水和失血时散热减少。四是体温调节中枢功能失常：见于中枢神经系统受到严重损害的疾病，如中暑、脑出血、脑外伤。五是皮肤散热减少的疾病：如广泛性皮炎、鱼鳞病；慢性心功能不全时，皮肤散热亦减少。六是自主神经功能紊乱：由于自主神经功能紊乱，影响正常的体温调节，属功能性发热，多为低热。

3. 发热症状的诊断思路

儿童发热症状的病因虽极为复杂，但如能详细询问病史，进行详尽的体格检查和必要的辅助检查，则绝大多数的发热病因均可以查明。

（1）病史。详细采集病史与全面的体格检查是诊断的重要步骤，对发热患者应特别注意。

第一，观察体温与热型。在对疑似发热的患者进行观察前，首要步骤是准确诊断患者是否确实存在发热症状。这是因为，部分主诉发热的患者经过仔细观察后，实际上并未出现发热，其体温变化可能是生理性的波动，或者是由于伪装热所导致。许多发热性疾病具有特殊的热型，有时可起提示诊断的作用，常见的热型有以下六个方面。

一是稽留热：是指体温恒定地维持在39℃～40℃以上的高水平达数天或数周，一天内波动范围仅在1℃以内。常见于伤寒、斑疹伤寒、肺炎球菌性肺炎等。

二是弛张热：体温常在39℃以上，波动幅度较大，一天内波动范围超过2℃，但都在正常水平以上。常见于风湿热、败症、重症肺结核、肝脓肿等。

三是间歇热：体温骤升达高峰后持续数小时，又迅速降至正常水平，无热期可持续1～2天，如此高热期与无热期反复交替出现。常见于疟疾、急性肾盂肾炎、淋巴瘤等。

四是不规则热：发热无一定的规律，热度高低不等，呈不规则波动。常见于结核病、流行性感冒、支气管肺炎、癌性发热等。

五是波状热：体温逐渐上升至39℃或以上，数天后又逐渐下降至正常水平，持续数天后又逐渐上升，如此反复多次，可连续达数月之久。常见于布氏杆菌病。

六是消耗热：热度波动幅度更大，一天内最高体温常高于39℃，最低体温常低于37℃，体温波动在3℃～5℃，自高热降至正常或以下。常见于败症、毒症等。

需要注意的是，在发病过程中，也可能会有两种或两种以上热型交互存在，如肺炎并发脓胸及肺脓肿等，热型可由典型稽留热变为弛张热。另外，由于抗菌药物的普遍应用，及时控制了感染，或由于解热药与肾上腺皮质激的应用，也可使发热变为不典型。此外，热型与个体反应也有关联，因此，对于发热患者，应根据具体情况进行具体分析，以确保医生对疾病做出正确的诊断。

第二，观察热程。热程长短对发热待查诊断具较大参考价值。① 热程短，有乏力、寒战等中毒症状者，在抗生应用、病灶切除、脓肿引流后发热即终止，全身情况也随之改善，则有利于感染性疾病的诊断。② 热程中等，但呈渐进性消耗、衰竭者，则以肿瘤多见。③ 热程长，无毒血症状，而发作与缓解交替现，则有利于结缔组织病的诊断。

第三，伴随症状。

一是咳嗽、咳痰：应考虑肺炎、支气管扩张症、肺脓肿、脓胸等呼吸系统疾病。

二是咯血：应考虑肺结核、支气管扩张症和肺癌及肺栓塞和肺血管炎等。

三是低热、盗汗和乏力：多见于肺结核。

四是胸痛：可能为胸膜疾病和肺部病变，如肺炎、肺癌及空洞性肺结核。

五是头痛、意识障碍：应考虑中枢系统感染，如流行性脑膜炎、结核性脑膜炎等。

六是寒战：如肺炎球菌性肺炎、败血症、急性胆囊炎、急性肾盂肾炎、疟疾等。寒战是诊断此类疾病最常见的症状之一。

(2) 体格检查。在进行体格检查时，应采取细致与全面并重的原则，对新近出现的短暂症状和体征给予高度关注。这些瞬息即逝的临床表现可能对疾病诊断具有关键意义。鉴于此，应根据这些症状和体征的特点，有针对性地进行相应的检查，包括但不限于呼吸系统、神经系统、心血管系统、淋巴结、血液、黄疸及肝脾肿大等方面的评估。这些检查结果对于确立诊断具有重要的参考作用，医生应根据这些体征的不同特点，进行相应的诊断。对于疑似结缔组织病的发热患者，特别需要注意观察其皮肤、关节、肌肉等部位的表现，这些部位的症状和体征可能对诊断结缔组织病具有重要参考价值。

第一，面容：应注意发现一些疾病的特征性面容，例如，无欲貌（伤寒）、酒醉貌（肾综合征血热）、蝶形红斑（系统性红斑狼疮）、口周苍白（猩红热）等。又如，口唇疱疹可见于肺炎球菌性肺炎、间日疟、流行性脑膜炎等。

第二，皮疹：许多能引起发热的疾病都具有其特征性皮疹，皮疹的出现时间、分布部位和先后顺序对诊断和鉴别诊断有重要的参考价值。例如，系统性红斑狼疮的面部皮疹合并口腔溃疡、伤寒的玫瑰疹、麻疹口腔黏膜斑、肾综合征出血热的搔抓状出血点等。

第三，淋巴结：普遍性淋巴结肿大通常见于一些全身性感染疾病，例如，传染性单核细胞增多症、结核病、弓形虫病、白血病、恶性淋巴瘤、结缔组织病等。而局限性淋巴结肿大则常见于局限性感染，以及恶性淋巴瘤、恶性肿瘤的转移等情况。因此，当患者发现局部淋巴结肿大时，应考虑检查其引流区附近是否存在病变。

第四，肝脾肿大：常见于传染性单核细胞增多症、病毒性肝炎、肝及胆道感染、布氏杆菌病、丝虫病、白血病、淋巴瘤、转移癌等。

第五，出血：发热伴皮肤黏膜出血可见于重症感染及某些急性传染病，如出血热肾病综合征、病毒性肝炎、斑疹伤寒、败血症等。也可见于某些血液病，如急性白血病、重症再生障碍性贫血、恶性组织细胞病等。

第六，昏迷：先发热后昏迷者常见于流行性乙型脑炎、斑疹伤寒、流行性脑脊髓膜炎、中毒性菌痢、中暑等；先昏迷后发热者见于脑出血、巴比妥类药物中毒等。

(3) 辅助检查。发热的初步诊断程序涉及一系列实验室检查，包括血常规、尿常规、大便常规、肝功能测试、红细胞沉降率测定以及细菌培养等，旨在发掘发热病因的线索并进行初步分类。基于这些检查结果，将酌情选取补充检查项目，以确立最终的诊断。

第一，实验室检查。

一是血常规：能够反映机体对致病因素，尤其是感染的反应状态。

二是痰涂片及培养：痰是最方便和无创伤性病原学诊断标本。

三是血培养及浆膜腔液培养：不明原因的发热患者，若无其他局部症状，均应常规行血培养，有助于败血症的诊断。

四是感染相关病原学及血清抗体检查：抗原和血清学检查主要用于不典型病原体的诊断，如支原体、衣原体、军团菌及病毒等。

五是红细胞沉降率：红细胞沉降率血沉，加快的原因主要是血浆纤维蛋白原、球蛋白增高及白蛋白减少。见于炎症、结缔组织病、恶性肿瘤、严重的肝病、贫血等。

六是血C-反应蛋白（CRP）：C-反应蛋白阳性见于各种组织化脓性炎症、组织坏死、恶性肿瘤、结缔组织病及风湿热活动期。

七是风湿免疫学检查：当怀疑自身免疫性疾病时，需要进行一系列的免疫学检测，包括免疫球蛋白、血清补体、类风湿因子、抗核抗体谱、抗中性粒细胞胞质抗体（NCA）以及抗基膜抗体等。

八是甲状腺功能及甲状腺自身抗体检查：怀疑甲状腺功能亢进症或甲状腺炎时，应行此检查。

九是肿瘤标志物：当疑诊恶性肿瘤发热的患者可进行相关肿瘤标志物的检测。

第二，影像学检查。

一是胸部X线检查或部CT检查：胸部X线是呼吸系统疾病诊断的主要方法。胸部正侧位片对于肺炎、肺结核、肺脓肿及肺部恶性肿瘤的诊断有帮助。腔积液、自发性气、肺不张、肺结核、肺气肿都具有典型的X线表现。胸部CT检查对肺癌、纵隔肿瘤、肺间质纤维化、支气管扩张症、肺梗死诊断价值较高。

二是超声心动图：适用于患有心瓣膜病、先天性心血管畸形或人造瓣膜置换术的患者。

三是双下肢血管多普勒检查：可发现双下肢深静脉是否有血栓形成。

四是磁共振：对于诊断系统性血管炎所致的发热有帮助：大动脉炎的病变多见于主动脉弓及其分支，其次为降主动脉、腹主动脉和肾动脉。磁共振能显示出受累动脉壁的病变及动脉壁的水肿情况，能够协助判断疾病是否活动。

第三，有创检查。对于不明原因发热（FUO）患者，通常约有1/4的病例可以通过非侵入性检查手段得到确诊。然而，对于更多的患者（约占50%），通常需要通过一次或多次在超声、X线、CT等影像学引导下的脏器活组织检查，如肺部、肾脏、肝脏等，才能最终明确诊断。

4. 发热症状的鉴别诊断

儿童发热症状的鉴别诊断主要依据其热型和伴随症状。

(1) 热型。

第一，弛张热：常见于败血症、风湿热、重症肺炎及化脓性炎症。

第二，波状热：常见于布鲁氏菌病。

第三，回归热：可见于霍奇金病。

第四，不规则热：发热的体温曲线无一定规律，可见于结核病、风湿热、支气管肺炎、渗出性胸膜炎等。

(2) 伴随症状。

第一，发热伴头痛：多考虑细菌或者病毒感染，如流行性感冒、颅内感染，须警惕病情发展。

第二，发热伴腹痛（呕吐）：可先发生腹痛然后发热，也可同时伴有发热，常见于胃肠型感冒。也有会先出现发热再出现腹痛，这种常见于细菌肺炎、上呼吸道感染。

第三，发热伴抽搐：常常抽搐发生于高热之后，多见于幼儿，称为“幼儿高热惊厥”，也可见于颅内感染，神经系统受损，导致抽搐惊厥。

第四，发热伴寒战：常见于大叶性肺炎、败血症、急性胆囊炎、急性肾盂。

### (二) 儿科疾病的诊断——头痛症状

头痛是由于颅内外疼痛敏感组织受到病理性的刺激而引发的一种主观感觉，它是临床实践中常见的一种症状，也是临床医生频繁接待患者的主诉之一，且跨越不同年龄层。头痛的病因多样，可能涉及头部组织结构的炎症、牵拉、脑膜的刺激、血管的扩张与牵引、肿瘤的直接压迫、免疫反应、代谢失衡、内分泌失调以及自主神经功能紊乱和精神性因素等。

1. 头痛症状的发病机制

头痛是由颅内外组织结构中的痛觉神经末梢，即痛觉感受器，受到物理性（如炎症、损伤或肿物的压迫）或化学性（如去甲肾上腺素、5- 羟色胺、缓激肽等）致病因子的刺激而引发的异常神经冲动，这些冲动经由痛觉传导通路传递至中枢神经系统，并最终到达大脑皮质而产生痛感。头痛涉及的敏感结构包括对疼痛刺激敏感的颅内结构和对疼痛刺激敏感的颅外结构。

(1) 对疼痛刺激敏感的颅内结构。

第一，血管：脑膜中动脉最敏感，其他有大脑基底动脉环和这个动脉环相连接的脑动脉的近侧端，静脉窦及引流静脉窦的脑皮质静脉。

第二，硬脑膜：特别是颅底部分的硬脑膜最为敏感，如前颅凹嗅球处的硬脑膜，中颅凹沿脑膜中动脉及其分支两旁1.5 ~ 2cm范围内的硬脑膜和蝶鞍隔膜，以及后颅凹沿横窦、乙状窦两旁的硬脑膜。颅顶部的硬脑膜则位于沿脑膜动脉两旁5mm范围内以及静脉窦两旁边的边缘部分。

第三，脑神经：主要是三叉神经、舌咽神经和迷走神经。

第四，脊神经：主要是C1 ~ C3脊神经分支。

(2) 对疼痛刺激敏感的颅外结构。

第一，头皮及面部的表皮。

第二，动脉：颅外结构对疼痛最敏感的动脉有额动脉、眶上动脉、颞动脉、耳动脉、枕动脉。

第三，头皮、面部及颈部的肌肉：主要包括有颞肌、半棘肌、头最长肌、颈最长肌及枕下肌群、头夹肌、颈夹肌、斜方肌、肩胛提肌、菱形肌等。

第四，末梢神经：颅外末梢神经包括滑车上神经、眶上神经、耳颞神经、枕大神经、枕小神经、耳大神经等。

第五，颅底部骨膜。

第六，外耳与中耳。

第七，牙齿（牙髓）。

第八，眶内组织。

2. 头痛症状的病因与分类

(1) 头痛的病因。

第一，感染：颅脑感染或身体其他系统急性感染引发的发热性疾病。常引发头痛的颅脑感染，如脑炎、脑膜炎、脑脓肿等，而引发头痛的急性感染有流行性感冒、肺炎等。

第二，血管病变：蛛网膜下腔出血、脑出血、脑血栓形成、脑栓塞、高血压脑病、脑供血不足等。

第三，占位性病变：颅脑肿瘤、颅内转移癌、炎性脱髓鞘假瘤等引起颅内压增高引发的头痛。

第四，颅脑外伤：如脑震荡、颅脑外伤、颅骨骨折等。

第五，头面、颈部神经病变：如三叉神经痛、舌咽神经痛，头面五官科疾患（如眼、耳、鼻和牙疾病）所致的头痛，颈椎病及其他颈部疾病引发头颈部疼痛。

第六，全身系统性疾病：高血压病、贫血、肺性脑病、中暑等引发的头痛。

第七，毒物及药物中毒：如一氧化碳、有机磷、药物（如颠茄、水杨酸类）等中毒。

第八，其他：如偏头痛、丛集性头痛、头痛型癫痫。

(2) 头痛的分类。

第一，原发性头痛：包括偏头痛、紧张型头痛、丛集性头痛等。

第二，继发性头痛：包括头颈部外伤、颅颈部血管性因素、颅内非血管性疾病、感染、药物戒断、精神性因素等多种原因所致的头痛。

第三，脑神经痛、中枢性和原发性面痛、面部结构病变所致头痛及其他类型的头痛。

3. 头痛症状的诊断思路

(1) 病史。

第一，起病情况。① 发病急骤、严重头痛：多见于蛛网膜下腔出血、脑膜炎、三叉神经痛、急性闭角性青光眼、中暑、颅脑外伤、脑出血等。急性起病的头痛，尤其是初次发生的，多为器质性疾病所致。② 慢性、间歇性头痛：多见于血管运动性头痛、肌肉收缩性头痛、偏头痛、丛集性头痛、高血压所致的头痛。③ 慢性进展性头痛：多见于颅内肿瘤、结核性脑膜炎。④ 慢性长期头痛：多见于神经衰弱、鼻窦炎、屈光不正、脑外伤后遗症。

第二，性质。① 搏动性：多见于血管性头痛、偏头痛、高热时。② 钝痛：多见于肿瘤、高热。③ 锐痛：多见于耳源性、齿源性头痛。④ 胀痛：多见于颅内高压、血管性头痛。⑤ 压迫痛：多见于肌肉收缩性头痛。⑥ 电击样痛：多见于三叉神经痛、舌咽神经痛。⑦ 疼痛性质不定，变化较多：多见于神经衰弱。

第三，发生部位。① 全头痛：脑肿瘤、紧张性头痛、低颅压性头痛、颅高压性头痛、感染性头痛等。② 头顶部：功能性或精神疾病性头痛。③ 枕部：多见于蛛网膜下腔出血、脑膜炎、高血压性头痛、颈性头痛、颅后窝肿瘤、肌紧张性头痛、枕大神经痛。④ 一侧颞部：多见于血管性偏头痛、耳源性头痛、鼻窦病变、丛集性头痛。⑤ 眼部或眼眶周围部痛（一侧或双侧）：颅内高压性头痛、青光眼、丛集性头痛、一氧化碳中毒性头痛、三叉神经痛。

第四，出现时间与持续时间。① 早晨头痛重，多见于鼻窦炎、颅内高压。②下午头痛重，见于偏头痛。③ 晚上头痛重，见于肌肉收缩性头痛。④ 在阅读时加重，见于屈光不正。⑤ 长期持续性头痛，尤其是进行性加重的，多为器质性疾病。持续时间短，则功能性头痛的可能性大。⑥ 精神紧张、劳累后发生，多见于神经衰弱、肌肉收缩性头痛、高血压。

第五，加重、减轻头痛的因素。① 用力、咳嗽、排便时头痛加重，见于颅内高压、偏头痛。② 吞咽、讲话时痛，见于舌咽神经痛。

第六，伴随症状。① 伴喷射性呕吐：多见于颅内高压。若同时有颈强直，称为脑膜刺激征；若同时伴有视盘水肿，称为颅内压增高症。② 伴高热：多见于各种严重感染、中暑。③ 伴眩晕：多见于内耳、小脑病变，椎—基底动脉供血不足。④ 伴惊厥：多见于高热、癫痫。⑤ 伴脑神经麻痹：多见于颅内占位病变。⑥ 伴视力障碍：多见于屈光不正、急性闭角性青光眼、虹膜睫状体炎。⑦ 伴神志障碍：多见于高热、颅内出血、脑炎、脑膜炎等。⑧ 伴皮肤改变：面部充血，多见于乙醇中毒、高热、脑卒中；唇呈樱红色，多见于一氧化碳中毒。

(2) 体格检查。除了实施全面体格检查外，应对以下方面给予特别注意：① 监测体温的水平；② 评估精神状态、神志清晰度及营养状况；③ 进行头部检查，涵盖皮肤、肌肉及颅骨的情况；④ 进行五官科检查，包括眼、耳、鼻、口腔及咽喉的状况；⑤ 进行神经系统检查。

(3) 辅助检查。根据病情选做以下检查。

第一，实验室检查：包括血、尿、粪便常规，肝、肾功能检查，血清电解质、尿素氮、血糖、二氧化碳结合力。必要时做血气分析检查、脑脊液检查。

第二，头颅X线检查：包括头颅平片、鼻窦片、颈椎片、脑血管造影、气脑造影。

第三，头颅CT、磁共振检查。

第四，脑放射性核素检查、脑电图检查。

4. 头痛症状的鉴别诊断

(1) 偏头痛：又称血管性头痛。反复发作、常为搏动性的头痛，多呈单侧疼痛，常伴恶心、呕吐，光、声刺激或日常活动均可加重头痛。

(2) 丛集性头痛：又称组胺性头痛。临床较少见。表现为一系列密集的、短暂的、严重的单侧钻痛。头痛部位多局限并固定于一侧眼眶部、球后和额颞部。起病突然、无先兆，发病时间固定，持续15min至3h，发作从隔天1次到每天8次不等。剧烈疼痛，常疼痛难忍，并出现面部潮红、结膜充血、流泪、流涕、鼻塞。

(3) 紧张性头痛：又称肌收缩型头痛。头痛性质常呈钝痛，无搏动性，头痛位于顶、颞、额及枕部，有时上述几个部位均有疼痛，头痛程度属轻度或中度，不因体力活动而加重，常诉头顶重压发紧或头部带样箍紧感，另在枕颈部发紧僵硬，转颈时尤为明显。

(4) 高血压性头痛：自觉头晕、头部隐痛，甚至有时昏厥或出现指尖乏力、麻木。

(5) 放射性或牵涉性头痛：常见于眼、耳、鼻、鼻窦、牙齿等部位的病变，可扩散或反射到头部而产生头痛。长于头上的带状疱疹亦可引起强烈头痛。

(6) 其他原因所致的头痛：常见有心因性头痛，主要由于精神或情绪因素引起的头痛，如常见的神经官能症性头痛或抑郁症性头痛等；还有其他一些原因所致的头痛，如游泳后头痛、咳嗽性头痛、冷刺激性头痛等。

### (三) 儿科疾病的诊断——胸痛症状

胸痛在儿童中并非罕见，尽管其潜在的严重性常常低于成人。儿科胸痛的发病机制复杂多样，涉及多种系统和病理过程。

1. 胸痛症状的发病机制

儿科胸痛的发病机制复杂，涵盖了多种生理和病理过程。通常，这些机制可以根据疼痛的来源和性质进行分类，包括心源性、肺源性、肌肉骨骼源性、胃肠源性和心理因素等。每种机制的发病过程都有其独特的特点和表现。

（1）心源性胸痛在儿科患者中相对少见，但其发病机制通常涉及心肌缺血、心包炎、先天性心脏病或心律失常等情况。心肌缺血引起的胸痛常伴有运动后加重的特点，可能与心脏供血不足或冠状动脉异常有关。心包炎则可能由病毒感染、系统性疾病或创伤引起，其疼痛特点是随着呼吸和体位变化而改变。

（2）肺源性胸痛通常由呼吸系统疾病引起，如肺炎、气胸、哮喘或肺栓塞等。肺炎引起的胸痛可能由于肺实质炎症或胸膜受累，而气胸则是由于空气进入胸腔导致肺组织压缩所致。哮喘患者的胸痛多与支气管痉挛和肺通气不足有关，常伴有呼吸困难和喘鸣声。

（3）肌肉骨骼源性胸痛是儿科最常见的胸痛类型，其发病机制涉及肌肉、骨骼或关节的损伤或炎症。胸壁肌肉拉伤、肋骨骨折或软骨炎（如 Tietze 综合征）常见于外伤后或剧烈运动后。这类胸痛通常在特定动作或触碰患处时加重。

（4）胃肠源性胸痛的发病机制主要包括胃食管反流病（GERD）、食管痉挛或消化性溃疡等。胃食管反流引起的胸痛通常在进食后或躺下时加重，可能伴有烧心感。食管痉挛导致的胸痛则类似心绞痛，但其发作与进食关系更为密切。

（5）心理因素在儿科胸痛中也占有重要地位，尤其在排除器质性病因后。焦虑、抑郁或应激状态可导致功能性胸痛，其机制可能涉及自主神经功能紊乱或心理应激反应。

2. 胸痛症状的病因与分类

儿科胸痛的病因多样，临床上通常根据其来源进行分类，主要病因可分为心源性、肺源性、肌肉骨骼源性、胃肠源性和心理因素。

（1）心源性病因包括先天性心脏病、心肌炎、心包炎和心律失常等。先天性心脏病如法洛四联症、室间隔缺损等可能在剧烈活动后引发胸痛，伴有

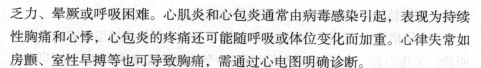

乏力、晕厥或呼吸困难。心肌炎和心包炎通常由病毒感染引起，表现为持续性胸痛和心悸，心包炎的疼痛还可能随呼吸或体位变化而加重。心律失常如房颤、室性早搏等也可导致胸痛，需通过心电图明确诊断。

（2）肺源性病因主要包括肺炎、气胸、哮喘和肺栓塞。肺炎导致的胸痛常伴有发热、咳嗽和呼吸困难，听诊可发现湿罗音。气胸的典型表现为突发性剧烈胸痛和气促，需通过胸片或 CT 确诊。哮喘患者的胸痛与呼吸困难和喘息声有关，常在过敏原暴露或运动后发作。肺栓塞较少见，但不可忽视，其典型症状为突发性胸痛、呼吸困难和低氧血症。

（3）肌肉骨骼源性病因是儿科胸痛中最常见的类型，包括胸壁肌肉拉伤、肋骨骨折和软骨炎。胸壁肌肉拉伤多见于外伤或剧烈运动后，疼痛在触碰患处或深呼吸时加重。肋骨骨折则表现为局部明显压痛和肿胀，X 线片有助于明确诊断。软骨炎如 Tietze 综合征以肋软骨处的自发性疼痛和肿胀为特点，常因上呼吸道感染或剧烈咳嗽诱发。

（4）胃肠源性病因包括胃食管反流病、食管痉挛和消化性溃疡等。胃食管反流病引起的胸痛常伴有烧心感、反酸和吞咽困难，食管痉挛则表现为突发性剧烈胸痛，类似心绞痛，但与进食关系密切。消化性溃疡导致的胸痛多在餐后加重，常伴有上腹部疼痛和黑便。

（5）心理因素在儿科胸痛中不可忽视。功能性胸痛多见于焦虑、抑郁或应激状态下的儿童，其特点是疼痛持续时间长，常在排除器质性病因后确诊。心理咨询和行为治疗对这类患者有较好效果。

3. 胸痛症状的诊断思路

儿科胸痛的诊断需要系统的思维过程，包括病史采集、体格检查、辅助检查和鉴别诊断。通过详细的病史和体格检查，结合适当的辅助检查，临床医生可以有效地确定胸痛的病因。

（1）病史采集是诊断儿科胸痛的第一步，需详细询问胸痛的起始时间、性质、部位、持续时间、缓解和加重因素、伴随症状及既往病史。心源性胸痛常伴有运动后加重、心悸、乏力或晕厥等症状；肺源性胸痛则多与呼吸、咳嗽有关，常伴有发热、咳痰或呼吸困难；肌肉骨骼源性胸痛在特定动作或触碰时加重，伴有局部压痛或肿胀；胃肠源性胸痛多在进食后或躺下时加重，伴有烧心感、反酸或吞咽困难；心理因素引起的胸痛则与情绪状态密切

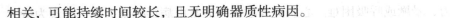

相关，可能持续时间较长，且无明确器质性病因。

(2) 体格检查是诊断儿科胸痛的关键环节。心源性胸痛患者需进行心脏听诊，关注心音、杂音及心律是否异常；肺源性胸痛患者需进行胸部听诊，注意呼吸音、罗音及叩诊音变化；肌肉骨骼源性胸痛患者需检查胸壁压痛点及活动受限情况；胃肠源性胸痛患者需进行腹部检查，评估腹部压痛及肝脏、脾脏情况；心理因素引起的胸痛患者需进行精神状态评估，了解其情绪和心理健康状况。

(3) 辅助检查是进一步明确胸痛病因的重要手段。

第一，心电图（ECG）是评估心源性胸痛的重要工具。心电图可通过记录心脏电活动的方式，识别心肌缺血、心律失常及其他心脏病变。心肌缺血在心电图上常表现为 ST 段抬高或压低、T 波倒置等特征性改变；心律失常则通过异常的心律和心率变化得以体现。此外，一些先天性心脏病如长 QT 综合征也可通过心电图发现其特征性改变。因此，心电图不仅在急性胸痛的初步评估中具有重要作用，而且在长期管理和监测心脏疾病方面同样不可或缺。

第二，胸部影像学检查在诊断胸痛病因中占有重要地位。胸部 X 线片是最常用的初步影像学检查方法，可帮助识别肺炎、气胸、胸腔积液等常见肺部病变。胸部 CT 扫描则提供了更详细的解剖结构信息，特别适用于诊断复杂或疑难病例，如肺栓塞、肿瘤等。CT 肺动脉造影（CTPA）是诊断肺栓塞的金标准，能够清晰显示肺动脉内血栓的存在。此外，CT 还可以评估心包炎症及心包积液，通过对心包和心脏周围结构的细致观察，提供重要的诊断信息。

第三，超声心动图（ECHO）作为无创性检查手段，在评估心脏功能及结构异常方面具有独特优势。ECHO 可以实时显示心脏各部分的运动情况，评估心脏的收缩和舒张功能，特别是在诊断心包积液、先天性心脏病及心功能不全时具有重要价值。例如，对于怀疑心包积液的患儿，ECHO 能够准确测量心包腔内的液体量，评估液体对心脏功能的影响，并指导治疗方案的制定。对于先天性心脏病患儿，ECHO 可以清晰显示心脏结构的异常，帮助确定手术指征和手术时机。

第四，胃镜检查是评估消化系统病因的关键手段，特别是在怀疑胃食管反流病（GERD）、食管炎及消化性溃疡时。通过胃镜，医生可以直接观察食管、胃及十二指肠的黏膜情况，发现炎症、溃疡、出血等病变。此外，胃镜还可以进行组织活检，帮助诊断食管炎的病因，如嗜酸性食管炎、细菌性或病毒性食管炎等。对于消化性溃疡患者，胃镜检查可以明确溃疡的部位、大小及深度，为治疗提供重要依据。

第五，实验室检查也是辅助诊断的重要组成部分。血常规是最基础的血液检查，能够反映感染和炎症状态，如白细胞增多提示细菌感染，淋巴细胞增多则多见于病毒感染。C 反应蛋白（CRP）是一种非特异性炎症标志物，其升高常提示体内存在急性炎症或感染。心肌酶谱包括肌钙蛋白、肌酸激酶（CK）及其同工酶（CK-MB），这些指标在心肌损伤时显著升高，尤其在心肌炎、心肌梗死等心脏疾病的诊断中具有重要意义。对于胸痛患儿，结合病史和临床表现，心肌酶谱的检测结果可以帮助区分心源性胸痛和其他病因所致的胸痛。

4. 胸痛症状的鉴别诊断

儿科胸痛的鉴别诊断是临床医生面临的一项复杂挑战，需结合病史、体格检查和辅助检查结果，逐一排除可能的病因。常见的儿科胸痛病因及其鉴别要点如下：

（1）心源性胸痛需与非心源性病因区分，尤其是肺源性和肌肉骨骼源性病因。心肌缺血引起的胸痛常在运动或情绪激动后加重，伴有心悸、晕厥等症状，心电图可见缺血性改变。心包炎引起的胸痛则随呼吸、咳嗽或体位变化而加重，超声心动图可见心包积液或增厚。先天性心脏病如法洛四联症可在体格检查中发现心脏杂音，超声心动图可明确解剖异常。

（2）肺源性胸痛需与心源性及其他病因区分。肺炎导致的胸痛伴有发热、咳嗽、呼吸困难等症状，胸部 X 线片可见肺实质浸润。气胸的典型表现为突发性剧烈胸痛和气促，胸片或 CT 可明确诊断。哮喘引起的胸痛常伴有呼吸困难和喘息声，肺功能检查可见气流受限。肺栓塞较少见，但应考虑在突发性胸痛和低氧血症患者中，D- 二聚体和 CT 肺动脉造影可帮助诊断。

（3）肌肉骨骼源性胸痛需与内脏病因区分。胸壁肌肉拉伤或肋骨骨折导致的胸痛在特定动作或触碰时加重，局部压痛明显，X 线片可排除骨折。软骨炎如 Tietze 综合征表现为肋软骨处的自发性疼痛和肿胀，无明显系统症状。

（4）胃肠源性胸痛需与心源性及肺源性病因区分。胃食管反流病引起的胸痛多在进食后或躺下时加重，伴有烧心感和反酸，胃镜检查可见食管炎或溃疡。食管痉挛导致的胸痛类似心绞痛，但与进食关系更密切，食管测压可帮助诊断。消化性溃疡导致的胸痛多在餐后加重，常伴有上腹部疼痛和黑便。

（5）心理因素引起的胸痛需排除器质性病因。功能性胸痛多见于焦虑、抑郁或应激状态下的儿童，其特点是疼痛持续时间长，体格检查和辅助检查无明显异常。心理咨询和行为治疗对这类患者有较好效果。

### （四）儿科疾病的诊断——腹泻症状

腹泻是儿科临床中常见的症状，具有高发病率和多种潜在病因，其病程可能急性或慢性，严重程度从轻度自限性到危及生命不等。

1. 腹泻症状的发病机制

儿科腹泻的发病机制多种多样，通常可根据病理生理过程分为分泌性腹泻、渗透性腹泻、炎症性腹泻和运动障碍性腹泻。每种类型的腹泻机制均有其独特的特点和病理过程。

（1）分泌性腹泻主要由肠道分泌过多液体和电解质引起，常见于感染性病因，如霍乱弧菌和某些病毒。霍乱弧菌通过产生毒素（如霍乱毒素）作用于肠上皮细胞，激活腺苷酸环化酶，使cAMP水平升高，导致大量电解质和水分泌入肠腔，从而引起严重的水样腹泻。

（2）渗透性腹泻是由于肠腔内存在未被吸收的溶质，造成水分被动渗透入肠腔。常见原因包括乳糖不耐受和某些药物（如泻药）的使用。乳糖不耐受是由于肠道缺乏乳糖酶，未被消化的乳糖在肠腔中形成高渗环境，引起水分渗入，导致腹泻。

（3）炎症性腹泻的发病机制涉及肠道炎症和破坏，常见于感染性和非感染性炎症性肠病。感染性病因如志贺菌和沙门菌感染引起肠道黏膜炎症，导致黏膜屏障受损，液体和电解质渗漏入肠腔。非感染性炎症性肠病如克罗恩病和溃疡性结肠炎，通过自身免疫反应引起肠黏膜的慢性炎症和溃疡。

（4）运动障碍性腹泻是由于肠道蠕动异常导致，常见于肠易激综合征和

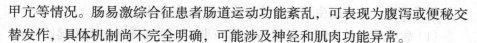

甲亢等情况。肠易激综合征患者肠道运动功能紊乱，可表现为腹泻或便秘交替发作，具体机制尚不完全明确，可能涉及神经和肌肉功能异常。

2. 腹泻症状的病因与分类

儿科腹泻的病因广泛，临床上通常根据其来源和病理特征进行分类。主要病因可分为感染性、饮食性、药物性和功能性等。

（1）感染性病因是儿科腹泻中最常见的类型，主要包括病毒、细菌和寄生虫感染。病毒性腹泻常见于轮状病毒、诺如病毒和腺病毒感染。轮状病毒是全球范围内导致婴幼儿严重腹泻的主要病因之一，主要通过粪口途径传播，引起肠上皮细胞损伤和功能障碍。诺如病毒则以爆发性腹泻为特点，常在学校和托儿所等集体场所传播。细菌性腹泻常见于志贺菌、沙门菌和致泻性大肠杆菌感染。志贺菌通过侵入肠上皮细胞并产生毒素引起炎症和溃疡，导致血水便。寄生虫性腹泻如贾第鞭毛虫感染，常通过污染的水源传播，导致慢性腹泻和营养不良。

（2）饮食性腹泻主要由于饮食习惯或食物成分引起。乳糖不耐受和食物过敏是常见的饮食性腹泻原因。乳糖不耐受由于乳糖酶缺乏，未被消化的乳糖在肠腔内形成高渗环境，引起水分渗入肠腔，导致腹泻。食物过敏如对牛奶蛋白或大豆蛋白的过敏，导致肠道过敏反应和炎症，表现为腹泻、呕吐和皮疹等症状。

（3）药物性腹泻常见于抗生素、泻药和化疗药物使用。抗生素相关性腹泻是由于广谱抗生素使用破坏肠道菌群平衡，导致有害菌如艰难梭菌的过度繁殖，产生毒素引起肠道炎症。泻药如乳果糖和硫酸镁通过渗透作用或刺激肠道蠕动引起腹泻。化疗药物如5-氟尿嘧啶通过直接损伤肠上皮细胞，导致腹泻和腹痛。

（4）功能性腹泻如肠易激综合征和非特异性腹泻，通常无明显器质性病因，可能与肠道功能紊乱和心理因素有关。肠易激综合征患者表现为腹泻和便秘交替发作，常伴有腹痛和腹胀。非特异性腹泻多见于6个月至2岁的婴幼儿，可能与肠道发育不成熟和饮食成分有关。

3. 腹泻症状的诊断思路

儿科腹泻的诊断需要系统的思维过程，包括病史采集、体格检查、实验室检查和影像学检查等。通过详细的病史和体格检查，结合适当的实验室

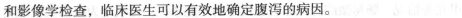

和影像学检查，临床医生可以有效地确定腹泻的病因。

（1）病史采集是诊断儿科腹泻的第一步，需详细询问腹泻的起始时间、性质、频率、持续时间、伴随症状及既往病史。感染性腹泻通常有急性发作、发热、呕吐和腹痛等伴随症状。饮食性腹泻如乳糖不耐受和食物过敏多与特定食物摄入相关，常伴有呕吐和皮疹。药物性腹泻需询问近期药物使用史，尤其是抗生素和泻药的使用情况。功能性腹泻如肠易激综合征常有慢性腹泻、腹痛和腹胀等症状，可能与情绪状态有关。

（2）体格检查是诊断儿科腹泻的关键环节。需评估患儿的营养状态、脱水程度及腹部体征。感染性腹泻患者常有发热、脱水和腹部压痛等表现。饮食性腹泻患者可能有腹胀和皮疹。药物性腹泻患者需注意腹部压痛和肠鸣音增加。功能性腹泻患者的体格检查通常无明显异常，但需排除其他器质性病因。

（3）实验室检查是进一步明确腹泻病因的重要手段。为了准确识别和诊断腹泻的具体原因，实验室检查是必不可少的步骤。通过系统的实验室检查，医生可以明确腹泻的病因，从而制定出有效的治疗方案，最大限度地提高诊治效果，常见的实验室检查方法如下：

第一，大便常规检查是评估腹泻病因的基础手段。通过对大便样本的显微镜检查，可以检测到白细胞、红细胞和寄生虫卵等指标。白细胞的存在提示肠道炎症或感染，尤其是细菌性肠炎，如由志贺菌或沙门菌引起的感染。红细胞的存在则可能提示肠道出血，常见于严重的感染性肠炎或肠道溃疡。寄生虫卵的发现有助于诊断寄生虫感染，如贾第鞭毛虫或蛔虫感染，这些寄生虫常导致慢性腹泻和营养不良。

第二，大便培养和病毒抗原检测是进一步确定病原体类型的重要手段。通过大便培养，可以分离出导致感染的特定细菌，如志贺菌、沙门菌和致泻性大肠杆菌等。大便培养的结果不仅有助于确诊感染性病因，还能提供抗菌药物敏感性数据，指导临床用药。病毒抗原检测则常用于诊断轮状病毒、诺如病毒等病毒性腹泻。轮状病毒抗原检测尤其重要，因为轮状病毒是婴幼儿急性腹泻的主要病因之一，早期诊断有助于及时采取对症治疗，防止脱水等严重并发症的发生。

第三，血常规和 C 反应蛋白（CRP）等炎症指标在评估感染和炎症程度中起着重要作用。血常规检查可以提供关于白细胞计数及其分类的详细信息。白细胞计数的升高通常提示细菌感染，而淋巴细胞比例增高则多见于病毒感染。CRP 是一个非特异性炎症标志物，其升高通常提示体内存在急性炎症反应。通过结合血常规和 CRP 的结果，医生可以初步评估感染的类型和严重程度，为进一步的诊断和治疗提供依据。

第四，乳糖不耐受试验和食物过敏试验是诊断饮食性腹泻的重要工具。乳糖不耐受试验通过检测体内乳糖酶的活性，判断患者是否存在乳糖不耐受。乳糖不耐受是由于乳糖酶缺乏导致乳糖在肠道内未被充分消化，产生高渗环境，引发腹泻。食物过敏试验则通过皮肤点刺试验或血清特异性 IgE 检测，识别引起过敏反应的食物成分，如牛奶蛋白、大豆或花生。食物过敏常导致肠道过敏反应和慢性炎症，表现为腹泻、呕吐和皮疹等症状。

第五，艰难梭菌毒素检测在诊断抗生素相关性腹泻中具有重要作用。艰难梭菌是一种机会致病菌，在使用广谱抗生素后，肠道正常菌群被抑制，艰难梭菌得以过度繁殖，产生毒素引起肠道炎症。艰难梭菌毒素检测通过检测大便样本中的 A、B 型毒素，能够快速准确地诊断艰难梭菌感染。这对于因抗生素使用导致的腹泻患者，尤其是住院患儿，具有重要的临床意义，能帮助医生及时调整治疗方案，避免严重并发症如假膜性结肠炎的发生。

（4）影像学检查和内镜检查是不可或缺的诊断手段。影像学检查和内镜检查能够帮助临床医生准确识别和诊断潜在的器质性病因，从而为制定适当的治疗策略提供有力依据。

第一，腹部 X 线片是最常用的初步影像学检查方法之一。在急性腹泻的患儿中，腹部 X 线片可以帮助排除一些急性和严重的器质性病因，如肠梗阻和肠套叠。肠梗阻在 X 线片上通常表现为肠管扩张、液平面增加以及肠内容物积聚等特征。这种情况常见于机械性梗阻，如肠扭转、肠粘连或肿瘤引起的梗阻。对于肠套叠，X 线片可能显示特征性的“靶征”或“套叠征”，这些征象提示肠管部分嵌套于另一段肠管内，是一种需要紧急处理的情况。

第二，腹部超声检查在儿科腹泻诊断中具有重要作用。超声检查是一种无创性、便捷且没有辐射的检查方法，适用于各种年龄段的患儿。通过腹部超声，医生可以实时观察肠道和腹腔内的结构变化，评估是否存在肠梗阻、肠套叠以及其他腹腔病变。肠套叠在超声上常表现为“同心圆”或“沙漏状”改变，这是套叠部位肠管的典型超声表现。此外，超声检查还可以帮助识别腹腔内的炎症、肿块、淋巴结肿大等情况，为诊断提供更多信息。

第三，内镜检查，如结肠镜和上消化道内镜，是评估慢性腹泻患者肠道黏膜病变的重要手段。结肠镜检查通过直视结肠和回肠末端的黏膜，可以发现炎症性肠病（如克罗恩病和溃疡性结肠炎）、结肠息肉、肿瘤以及其他慢性肠道病变。炎症性肠病在结肠镜下常表现为黏膜糜烂、溃疡、假膜形成以及肠壁增厚等特征，通过活检可以进一步确诊病理类型和炎症程度。上消化道内镜则主要用于评估食管、胃和十二指肠的病变，适用于怀疑存在上消化道病因的慢性腹泻患者。胃食管反流病、食管炎、胃溃疡以及十二指肠病变等，都可以通过上消化道内镜直接观察到并进行组织活检。

第四，对于一些难以通过常规影像学和内镜检查确诊的复杂病例，进一步的影像学技术如 CT 扫描和 MRI 也具有重要价值。CT 扫描提供了腹部更详细的解剖结构信息，能够识别肠道和腹腔内的细微病变，如小肠的炎症、肿瘤、血管异常等。CT 腹部增强扫描尤其适用于评估血管病变和肿瘤的血供情况，帮助进一步明确病变性质和范围。MRI 则以其卓越的软组织分辨率，在评估小肠疾病和盆腔病变方面具有优势。特别是 MR 小肠造影，通过清晰显示小肠及其周围结构，广泛应用于克罗恩病的评估和随访。

4. 腹泻症状的鉴别诊断

儿科腹泻的鉴别诊断是临床医生面临的一项复杂挑战，需结合病史、体格检查和实验室检查结果，逐一排除可能的病因。常见的儿科腹泻病因及其鉴别要点如下：

（1）感染性腹泻需与非感染性病因区分。病毒性腹泻如轮状病毒和诺如病毒感染通常有急性发作、呕吐和水样便等症状，轮状病毒抗原检测和诺如病毒 PCR 检测可帮助诊断。细菌性腹泻如志贺菌和沙门菌感染常伴有发热、腹痛和血便，大便培养和细菌毒素检测可明确病原体类型。寄生虫性腹泻如贾第鞭毛虫感染多见于慢性腹泻和营养不良患者，大便寄生虫卵检测和免疫学检测可帮助诊断。

（2）饮食性腹泻需与感染性和药物性病因区分。乳糖不耐受和食物过敏的腹泻通常在摄入特定食物后加重，乳糖不耐受试验和食物过敏试验可明确诊断。药物性腹泻如抗生素相关性腹泻需注意近期药物使用史，艰难梭菌毒素检测可帮助诊断。

（3）功能性腹泻需与器质性病因区分。肠易激综合征和非特异性腹泻患者常无明显器质性病因，但需排除感染性、饮食性和药物性病因。肠易激综合征患者的诊断依赖于症状特点和排除其他病因后的临床评估，心理咨询和行为治疗对这类患者有较好效果。非特异性腹泻多见于婴幼儿，常自限性，需注意观察病程和症状变化。

## 二、儿科疾病的临床检查

### (一) 胎儿心脏超声的临床检查

1. 胎儿心脏超声检查的适应证

胎儿心脏超声检查适应证包括母体因素、胎儿因素和家族因素三个方面。

(1) 母体因素。

第一，高龄孕妇，孕妇年龄大于35岁时，胎儿心血管发育异常的发生率增高。

第二，孕妇患有先心病，其胎儿患先心病的风险增加5%～20%。

第三，孕妇曾有妊娠异常史，如胎死宫内、流产、羊水过多或羊水过少等。

第四，孕妇在孕早期有服用过致畸可疑药物（如类视黄醇、氧化锂、大伦丁等）或孕期内有接触可疑致畸物质（如放射线、放射性核素、有害化学物质、有害气体等）。酗酒可致胎儿酒精综合征，易发生先天性心脏病。

第五，孕妇患有各种类型代谢性疾病（如糖尿病和苯丙酮尿症）、结缔组织病、感染性疾病（如孕早期感染风疹、流感、腮腺炎、弓形虫病等，其胎儿心血管异常发生率为10%左右）、妊娠高血压。孕妇抗Ro或抗La抗体呈阳性。

(2) 胎儿因素。

第一，胎儿染色体异常：染色体异常胎儿的心血管发育异常的发生率较高，平均为30%～40%。

第二，试管婴儿。

第三，胎儿产科超声筛查提示可疑心脏畸形。

第四，胎儿心律失常。

第五，胎儿心脏以外器官畸形，如结构异常（包括脑积水、小脑畸形、前脑无裂畸形、胼胝体未发育、食管闭锁、十二指肠闭锁、空肠闭锁、脐膨出、肾积水或发育不全、膈疝等）、遗传综合征及相关异常、非免疫性水肿（可由胎儿心血管异常所致心功能不全引起）、羊水过多或过少、颈项透明层增厚。

第六，羊水过多、过少，多胎妊娠、双胎妊娠（双胎输血综合征及无心双胎畸形），单脐动脉，宫内胎盘异常，胎儿宫内发育迟缓等。

(3) 家族因素。

第一，先天性心脏病家族史是先天性心脏病的高危因素，患有先心病的孕妇，其胎儿患先心病的风险增加 5% ~ 20%，患有先心病的父亲，其胎儿患先心病的风险增加 3.33%（1/30）。有先心病胎儿或患儿妊娠史者再次妊娠时胎儿患先心病的危险为 1% ~ 5%，如果第 2 胎也患有先心病，第 3 次妊娠胎儿患先心病的危险增至 10% ~ 20%。

第二，某些常染色体显性遗传性疾病常合并有先天性心脏病，如 Noonan 综合征，又称先天性侏儒痴呆综合征，为常染色体显性遗传，50% 可合并心血管畸形，常见肺动脉狭窄、房间隔缺损、室间隔缺损等。

2. 胎儿心脏超声临床检查的时机

早期诊断胎儿畸形是必然的趋势，已遍布全球范围内的颈项透明层筛查，对早期诊断胎儿心外畸形的诊断发挥着重要作用，同时，超声清晰度和四维超声技术的迅速发展，促使在孕早期评价胎儿心脏解剖可行并且成功，推动了超声早期评估胎儿心脏的飞速发展。

(1) 孕早期胎儿心脏检查。胎儿心脏畸形的筛查主要采用胎儿超声心动图，筛查时窗已从传统的 18 ~ 22 周提前到孕早期，当前，先进的高频阴道探头不仅能在孕 12 ~ 15 周评价胎儿心脏，同时，也能在心脏发育完成时观察到器官发育期的变化。其中，另一个重要因素是胎儿颈项透明层增加与正常染色体核型的胎儿先天性心脏病发生率在 20% ~ 30%。

专家及操学者在孕早期胎儿超声心动图培训时面临的第一个问题就是选择经阴道超声还是经腹超声。经腹超声唯一不理想的状况是母体肥胖，这也是真正的问题，在这种情况下，经阴道超声检查可能也不容易，因为感兴区域可能非常深，从而需要高频凸阵探头来保障感兴区域在扫描视野之内。系列研究显示，孕 12 ~ 13 周时经阴道超声可能更有效，在 14 周以后经腹超声则更方便。最后一个重要的因素是探头的质量，如果没有高质量的高频经阴道探头，经阴道扫查则难以进行。然而，不论选择哪种检查方式，大多数专家认为在孕 13 周后进行超声心动图检查其分辨率、结果及组织机构细节，比在孕 12 周要清晰，这也是共识。

将中孕期常规技术应用于孕早期，与获得的整个容积数据相比，其中心脏的容积数据是非常小的。一般而言，在孕中期图像质量最好，与其相比，孕早期图像质量欠佳。在孕中期操作规范基础上进行两个改变，可以使孕早期图像质量得到优化。首先，选择 20° 的扫查角度和 12.5s 的扫查时间。然后确定心脏的一端为初始切面（OPA）。其次，当扫描到与 OPA 位置相吻合一致时，必须按下按钮停止采集。手动停止所采集的容积数据是在到达采集的中点即大约是 11° ，但只有大约 7s 扫描用于采集图像，这样可减少胎动对图像的影响。

STIC 技术在孕早期评价胎儿心脏结构不仅可行，而且具有临床诊断价值，应注意：首先，不论分辨率如何，事实上，在此孕期的心血管结构非常小，应用彩色多普勒容积会增加灰阶成像看不到的细节。其次，从 4- 腔心切面开始获取比在主动脉弓矢状面获取需要更长的时间（角度偏大），因此，对导管弓和主动脉弓的评价，从矢状面获得容积数据更合适。再次，这种技术的另一个关键点是胎动的问题，在孕早期胎儿结构更小，而且胎动更频繁。请记住：孕早期胎儿超声应在胎儿不动时操作，而不必非要打到一个完美的轴向或矢状切面，因为每一步对子宫的操作都可能唤醒胎儿，这对操学者来说是不利的。最后，对于弓部及体循环回流的评价在长轴上应用彩色多普勒（HD- 血流）或 B-Flow 模式获取容积是最好的选择，它可以在孕早期 12 周及孕晚期显示弓部及颈部血管，也可以评价体静脉回流。

（2）孕中晚期胎儿心脏检查。孕妇在中期妊娠时，必须进行一次系统的常规彩色多普勒超声检查，包括评估胎儿位置、大小、羊水量、胎盘的位置及胎儿各系统的发育情况。胎儿心血管检查包括基本的心脏切面、血流的观察及测量，以排除严重的先天性畸形。孕中期是进行胎儿心脏超声检查的最佳时机。一般从妊娠 16 周即可进行，20 ~ 24 周最适宜，妊娠晚期因羊水减少、胎儿活动受限制等因素的影响，检查有一定困难。但目前多数16～40周之间的胎儿通过将不同用途的探头置于不同部位，均能够获得较为理想的声窗，完成胎儿心脏超声检查。

**(二)新生儿惊厥的临床检查**

在高危新生儿中早期检测到癫痫样惊厥，评估被诊断为惊厥患儿的抗惊厥处理效果，是新生儿持续EEG监测的两个重要指征。

新生儿期癫痫样综合征是较为罕见的病症，而大部分的惊厥表现可归为“反应性”，即在脑部出现氧供、血供障碍或代谢紊乱等损伤时或之后出现。因此，新生儿惊厥最常见的病因包括缺氧缺血性或出血性脑损伤、低血糖和代谢性疾病、严重感染如败血症和脑膜炎、先天性畸形以及孕母毒品滥用。另外，维生素B依赖性惊厥也较为罕见，其临床表现与缺氧缺血性脑病相似，可能会被漏诊。除此之外，新生儿惊厥还有其他少见的病因，包括由钾或钠离子通道基因突变引起的良性家族性新生儿婴儿惊厥和特发性“五日惊厥”，其中特发性“五日惊厥”在10～20年前更为常见。

1. 新生儿惊厥的发病率

惊厥（主要为亚临床惊厥）在早产儿脑室周/脑室内出血时也较常见。20世纪80年代至90年代早期进行的持续EEG或aEEG监测研究显示，65%～75%的脑室内出血（IVH）早产儿发生惊厥。早产儿IVH总的发生率已经下降，目前，缺少有关早产儿惊厥发病程度的统计数据。

NICU存在发生新生儿惊厥的特定高危人群。异常的EEG背景活动是发生惊厥的高危指征，但目前缺乏可靠的临床指征以识别具有惊厥最高危险因素的新生儿。因此，为了促进早期诊断新生儿惊厥，我们建议对以下情况进行持续EEG监测：①围产期窒息或缺氧缺血性脑病患儿；②临床可疑惊厥的新生儿；③需要机械通气和（或）血管活性药物治疗的危重新生儿（呼吸窘迫综合征，败血症）；④脑膜炎、未明原因的脑病或脑发育畸形患儿；⑤严重心脏畸形或先天性膈疝患儿；⑥严重低血糖或代谢性疾病患儿；⑦需要体外膜肺（ECMO）支持治疗的患儿；⑧机械通气时接受肌肉松弛药治疗的患儿。

2. 新生儿惊厥的鉴别诊断

（1）临床鉴别。新生儿惊厥的临床表现可能较为微妙甚至缺失，从而使得其诊断具有一定的挑战性。临床上，惊厥发作呈现多样化类型，涵盖了轻微发作、阵挛型、强直型，以及局灶性、多灶性和全身性发作等不同亚型。新生儿惊厥通常分为两种类型：脑电临床一致型，即既有脑电图改变又有临床症状；单独脑电发作型，即仅有脑电图改变但临床症状“隐匿”或无症状。虽然大部分惊厥为临床无症状型，但新生儿常表现为脑电临床一致型和单独脑电发作型的混合型。

此外，脑电和临床“分离”现象较为常见，即给予抗癫痫药物后临床惊厥停止，但电惊厥活动（亚临床惊厥）仍持续发作。

总而言之，单独依靠临床观察诊断新生儿惊厥是不可靠的。所有临床上怀疑惊厥的患儿都应尽早进行常规 EEG 检查和 EEG 监测，以便正确诊断电惊厥活动。应用抗癫痫药物后出现的脑电和临床“分离”现象是对诊断为惊厥的患儿进行持续 EEG 监测的一个重要原因。

（2）脑电图鉴别。新生儿惊厥的 EEG 特征表现为反复发作、刻板的波形（棘波、尖波、棘慢波综合波、不伴有尖波成分的节律性 θ 或 δ 活动），并有确定的起始、高峰和终止时间（渐强—渐弱样活动）。至今没有惊厥发作最短时间的特定标准，尽管很多研究采用 10s。重复波形的短暂发放通常称为癫痫样活动，在患病新生儿中并不少见。可能更短时间的重复电活动（5～10s）也应当作惊厥进行处理，因为这种类型的电活动与不良神经预后有关。癫痫持续状态常被定义为至少持续 30min 的连续反复发作的电活动，或惊厥发作持续时间超过 EEG 描记时间的 50%。

惊厥时 EEG 波形的频率和振幅上升或下降，因此，惊厥在 aEEG 图形上容易被识别。惊厥会引起 aEEG 振幅、上边界和下边界的短暂升高，有时仅引起下边界的短暂升高。罕见情况下，惊厥也可能引起 EEG 活动低平，导致 aEEG 波形短暂降低。同样类型的 aEEG 改变也可见于高峰节律紊乱和婴儿痉挛症，此时，惊厥表现为高电压 EEG 背景上低振幅去同步发作。持续性棘波活动，如周期性一侧或双侧癫痫样放电（PLED 或 BIPLED），因不伴有整个皮质电活动的短暂改变，在 aEEG 上未必能检测到。然而，aEEG 波形中如出现持续的、非常高的电压波形时，有时还是要怀疑这些电活动的存在。当然，这些电活动可见于原始 EEG 中。

重症监护下的患儿长时间常规 EEG 监测时出现几次短暂的惊厥活动并

不罕见，有时也可以出现反复惊厥活动，一些患儿甚至出现癫痫持续状态（常为亚临床发作）。EEG 监测时惊厥频率不同，这为我们推荐的 aEEG 惊厥分类及特征描述提供了理论基础。然而，aEEG 并不提供单个 EEG 波形的信息或惊厥发作过程中脑电波形图的分布情况。

（3）惊厥发作的自动检测。新的数字化 EEG 监护仪可以同时展示 EEG 和 EEG 趋势图，为癫痫样惊厥活动的精确解读和诊断提供了可能。然而，与所有创新技术一样，在依据 aEEG 结果做出临床治疗决策之前，深入理解其优势与局限是至关重要的。

新生儿 EEG 和 aEEG 惊厥自动检测流程已经确立，部分已公开发布。惊厥自动检测流程要求具有高精确度，即灵敏度和特异度高、假阳性报警少的特点，然而新生儿惊厥 aEEG 波形和临床表现的变异大，这对惊厥自动检测系统构成了挑战。大部分新的 EEG 监护仪已经应用惊厥检测流程对新生儿惊厥进行“报警”或“事件检测”。尽管这些系统中有些表现出很高的灵敏度和较低的假阳性检测率，但一定要明确准确率不可能达到 100%。因此，惊厥自动检测系统只是给新生儿科医务工作者提供了一个“帮手”，他们仍需评估 aEEG 和 EEG 原始图形，除非神经科或神经电生理科提供每天 24h、每周 7d 的全天候服务。

除 aEEG 外，其他趋势图也可用来帮助识别新生儿惊厥发作，虽然尚未正式评估，但是我们已经发现这些趋势图包括密度谱阵列（DSA）对检测惊厥有帮助。

### （三）早产儿出血性与缺血性脑损伤的临床检查

由于产前皮质激素应用的增加及其他新生儿重症监护技术的进步，极早早产儿生发基质 / 脑室内出血（GMH-IVH 1 ~ 3 级）和脑实质出血性梗死的发病率逐渐下降。GMH-IVH 通常采用 Papile 的分级方法，本章仍使用该分级方法，3 级“脑实质出血”现在通常指脑室周围出血性梗死或静脉梗死。

脑室周围局灶性缺血性损伤的发病率也在下降，这种病变可导致脑室周围囊肿或囊状脑室周围白质软化（cPVL）的形成。由于局灶性 cPVL 不常见，现在更常用脑室周围白质损伤（PWMI）这一术语。更多采用 MRI 技术对纠正胎龄足月时的早产儿进行的研究发现，脑白质损伤谱复杂，包括脑白质点状损害（PWMLs）、弥散性白质高信号（DEHSI）以及脑结构和功能发育异常。脑白质损伤有多种病因，其中缺氧缺血性损伤、兴奋性神经毒作用、围产期感染和炎症是重要因素。

1. 急性期与慢性期异常与早产儿脑损伤

（1）急性期异常与早产儿脑损伤。对足月儿或早产儿评估 EEG 与其脑损伤的关系时，使用急性期或慢性期 EEG 异常这一概念是非常有用的。与早产儿出血性或缺血性脑损伤相关的急性期 EEG 异常已有较详细的描述，包括不连续性增加、振幅抑制、惊厥放电和睡眠—觉醒周期缺失。早期 EEG 检查有助于鉴别急性和陈旧性损伤。EEG 背景活动异常程度与脑损伤和 IVH 严重程度有关。长程 aEEG 监测发现，EEG 背景活动异常持续时间与脑损伤严重程度和预后有关。与 cPVL 和白质损伤的进展有关的急性期 EEG 和 aEEG 变化还没有很好的描述，可能因为这些损伤常在实际损伤后数周才能诊断，与 EEG 变化的时间关系很难确定。尽管如此，Connell 等研究了连续记录的 EEG 与超声上脑实质回声增强（如 GMH-IVH 和 PVL）的关系，并发现 EEG 急性期振幅抑制和惊厥放电的变化。

（2）慢性期异常与早产儿脑损伤。与白质损伤和不良神经发育结局相关的 EEG 慢性期变化包括存在 PRSWs、成熟延迟和损伤后数周内出现的脑皮质电背景活动紊乱。EEG 功率谱分析显示睡眠—觉醒周期也可受影响。与足月儿相比，早产儿纠正胎龄足月时，EEG 有明显差异，此改变与认知功能不全相关。评估慢性期异常需要用全导常规 EEG。EEG 另一种趋势测量方法为 90% 谱边缘频率（SEF），即该 EEG 频率以下的功率谱在总的脑电功率谱中占 90%（以前常定义为 80% 或 90%）。有研究发现，在平均胎龄为 27 周的早产儿（范围 23 ~ 31 周），90%SEF 与脑白质损伤有很好的相关性。尽管作为一种长程 EEG 监测的趋势图，没有经过正式评估，但 SEF 对 NICU 中的干扰过于敏感，似乎无法用于日常临床监测。

2. 早产儿的脑损伤与 aEEG/EEG 连续性

应用 EEG 早期监测极小早产儿，发生后头几天皮质脑电活动增加。尚未明确这是否是由于出生时电活动暂时性抑制，还是由于出生本身触发的电活动增加。然而，脑损伤患儿抑制时间常延长。另外，不连续性 EEG 背景活动（交替图形）(通常见于极早早产儿的 aEEG 波形，其下边界振幅有一些变异性）通常由暴发—抑制（BS）取代。暴发—抑制的特点是无应答性波形，主要为波形平坦（无电活动或电压极低）的暴发间期（IBI）活动，没有周期性。

当评估早产儿急性脑损伤的严重程度时，不能用与足月窒息儿脑损伤有关的 aEEG 背景活动方式及振幅，因为正常极早早产儿的 EEG 是不连续性的。可以应用 IBI 来替代，后者为极小早产儿及抑制状态足月儿 EEG 连续性的直接测量指标。如前面所述，IBI 随着成熟度的增加而降低，但遵循“大拇指规则”，IBI 不应超过 30～40s，相当于每小时至少 100 次暴发活动（当然，暴发次数也取决于暴发的持续时间）。

3. 早产儿脑损伤与惊厥的临床检查

早产儿脑损伤与惊厥可能由多种因素引起：首先，由于早产儿大脑发育尚未完全成熟，他们更易受到缺氧的影响，进而引发脑细胞水肿和损伤，从而诱发抽搐；其次，颅内出血是早产儿常见的并发症之一，缺氧条件下更易发生，颅内出血会引起脑组织水肿，增加颅内压力，并可能导致抽搐的发生。此外，惊厥是儿科常见的神经系统疾病，其主要症状是抽搐。惊厥的原因有很多，包括脑损伤、颅内出血、低钙血症等。对于早产儿而言，惊厥也可能是由于脑发育不成熟和缺氧导致的。当早产儿出现抽搐症状时，应立即将他们送往医院接受治疗。治疗方法包括脱水降颅压、降低颅内压、抗惊厥药物等。在医生的指导下，可能需要进行手术治疗，如癫痫病灶切除性手术。为了预防早产儿脑损伤和惊厥的发生，医生可能会建议采取一些措施，如纠正缺氧、维持正常血压和血糖、避免感染等。同时，家长也应注意观察患儿的症状，及时发现并处理问题。

## 第二节　新生儿与儿科系统疾病分析

### 一、新生儿疾病

#### (一) 新生儿黄疸

黄疸“为一种重要的临床症状，是由于体内胆红素的增高引起皮肤、黏膜或其他器官黄染的现象”①。黄疸是由于体内胆红素积累而导致皮肤和眼白部分变黄的现象。胆红素是血红蛋白代谢的产物，主要来源于红细胞的衰老和破坏。

1. 新生儿胆红素代谢的特征

胆红素是由血红蛋白降解产生的一种橙黄色色素，其生成过程包括胆绿素的降解。在新生儿中，大约80%的胆红素来自每天红细胞分解所产生的血红蛋白。在这个过程中，循环中产生的胆红素会与血清中的清蛋白结合形成结合胆红素。这种结合是可逆的，只有结合胆红素，才能被有效转运到肝脏。与此相反，未结合的胆红素，也被称为游离胆红素，具有穿越血脑屏障的能力，因此，可能对中枢神经系统产生毒性影响。

（1）胆红素生成增加。新生儿每天产生的胆红素约8.8mg/kg。增多的主要原因有:①红细胞破坏增多;②新生儿红细胞寿命短，新生儿为70～90天，早产儿为70天;③肝脏和其他组织中的血红素及骨髓中的红细胞前体较多。

（2）肝细胞摄取胆红素能力低下。新生儿出生时，肝细胞的Y蛋白含量少，出生后5～10天，可达到正常水平。

（3）肝细胞结合胆红素能力不足。新生儿出生时，肝酶系统发育不成熟，尿苷二磷酸葡萄糖醛酰转移酶（UDPGT）和葡萄糖醛酸葡萄糖醛酰转移酶含量不足，出生后6～12周接近正常水平。

（4）肝细胞排泄胆红素的功能不成熟。早产儿尤为明显，结合胆红素水平增高，出现暂时性肝内胆汁淤积。

（5）肠肝循环增加。肠道内的结合胆红素在细菌的作用下被分解成水溶性的、容易被排泄的产物尿胆素和粪胆素，其中大部分随粪便排出，小部分经结肠吸收通过门静脉至肝脏，重新转变为结合胆红素，再经胆道排出，形成胆红素的肠肝循环。新生儿出生时缺乏细菌，不能将结合胆红素还原成尿胆素原随粪便和尿液排出体外，增加了肠内未结合胆红素的产生和重吸收。

2. 新生儿高胆红素血症的分类

新生儿黄疸通常为临床症状的诊断，高胆红素血症则属于实验室检测结果的诊断。目前，传统的“生理性黄疸”与“病理性黄疸”两个医学术语的定义正受到挑战，普遍认为应根据胆红素水平升高的具体类型及黄疸的临

① 高玉．临床儿科疾病诊治 [M] 北京：科学技术文献出版社，2019：1.

床特征进行更为细致的分类。

(1) 新生儿高未结合胆红素血症。增加的胆红素主要是未结合胆红素，且程度较轻，不太可能导致神经系统损伤。然而，在一些严重影响胆红素吸收和转运功能的疾病中，或者导致肠肝循环过度增加的情况下，高水平的未结合胆红素可能引起中毒，其共同特征是血红素分解过程中产生的 CO 增多，具体原因分为以下三类。

第一，胆红素产生得过多。

一是生理性黄疸：主要由新生儿胆红素代谢特点所致。

二是母乳性黄疸。母乳性黄疸包括以下方面（表 10–1）。

**表 10–1　母乳性黄疸的分类与表现**

| 分类 | 表现 |
|---|---|
| 母乳相关性黄疸 | 母乳相关性黄疸发生在生后 1 周，主要与喂养方式有关，包括脱水、热量摄取不足、喂养次数和量及添加饮食不当等导致 |
| 母乳性黄疸 | 母乳性黄疸主要与母乳中含有孕酮的甾类代谢产物（孕二醇）、游离脂肪酸、脂肪酶或 P- 葡萄糖醛酸苷酶等化学物质有关，这些物质可能抑制肝脏中的 UDPGT，使未结合胆红素不能转化成结合胆红素，引起高未结合胆红素血症 |
| 新生儿溶血病 | 生儿溶血病是导致新生儿高未结合胆红素血症的最常见的病理性原因 |
| 红细胞酶缺乏 | 在新生儿早期发生自发性溶血而导致高胆红素血症。常见 G-6-PD 缺乏症和 PK 缺乏症 |
| 红细胞膜缺陷 | 遗传性球形红细胞增多症（HS）和遗传性椭圆形红细胞增多症（HE）和遗传性椭圆形活细胞增多症。患者有 50% 发生黄疸，容易被误诊为生理性黄疸。HE 为常染色体显性遗传，当血浆渗透压增加时容易被发现 |
| 败血症 | 由于新生的红细胞对损伤因子比较敏感，败血症易引起溶血 |
| 血管外溶血 | 由于血管外红细胞破坏（头颅血肿、消化道出血、颅内出血、严重挤压伤等），导致胆红素产生过多 |
| 红细胞增多症 | 出生时过多的红细胞增加了胆红素的产生，常见于脐带结扎延迟、糖尿病母亲的新生儿和 21- 三体综合征等 |

第二，胆红素转换和排泄功能受损。

首先，激素缺乏。先天性甲状腺功能减退（CHT）和垂体功能减退（CHP）。

其次，先天性胆红素代谢失调。① 家族性暂时性高胆红素血症：由于母亲血中孕激素在妊娠中晚期通过胎盘到达胎儿体内，抑制了新生儿的 UDPGT 作用。② 先天性葡萄糖醛酸葡萄糖醛酰转移酶缺乏症：Ⅰ型为完全缺乏，属常染色体隐性遗传，早期即可发生严重黄疸；Ⅱ为部分缺乏，属常染色体显性遗传，黄疸程度较轻。③ 先天性非溶血性黄疸：主要为肝细胞摄取功能障碍所致，属常染色体显性遗传，黄疸程度较轻。

最后，肠肝循环增加：肠梗阻、肠麻痹、肥厚性幽门狭窄、胎粪性肠梗阻和囊性纤维化等疾病，均因为不能将肠内的胆红素及时排除，增加了胆红素重吸收。

第三，围产期的相关因素。① 母亲疾病：心脏病、肾脏病、贫血、糖尿病和妊娠期高血压疾病等。② 分娩方式：羊水早破、臀位和经产道分娩等。③ 胎儿和新生儿：胎儿生长受限、早产儿、低出生体重儿、第一胎、男性等。④ 药物：母亲使用催产素、地西泮和异丙嗪等。新生儿使用水合氯醛、维生素 $K_3$、吲哚美辛和噻嗪类利尿剂等。

（2）新生儿高结合胆红素血症。新生儿高结合胆红素血症的临床表现包括黄疸、大便呈灰白色、尿色加深以及肝功能的异常，主要病因如下。

第一，肝外胆管疾病：① 胆管闭锁，其活产的发病率大约为 1∶10000；② 胆总管囊肿，是由肝外胆管分支扩张形成；③ 其他肝外胆管疾病，胆管狭窄、胆管穿孔、胆石症及肿瘤等。

第二，肝内胆管疾病：① 肝内胆管阙如。肝内胆管阙如分为有症状型和无症状型。有症状型又称为 Alagille 综合征，为常染色体显性遗传，表现为胆汁淤积，伴有肝动脉发育不良和肺动脉狭窄。② 肝内胆汁淤积。肝内胆汁淤积为常染色体隐性遗传，表现为慢性持续性肝细胞内胆汁淤积。③ 胆汁黏稠综合征。胆汁黏稠综合征多见于严重溶血，体内胆红素产生过多而导致胆汁黏稠。一般不超过 4 周，如果超过应考虑其他疾病所致。

第三，遗传性代谢缺陷：① 半乳糖血症。半乳糖血症为常染色体隐性遗传，1- 磷酸半乳糖尿苷转移酶活性不足导致 1- 磷酸半乳糖在细胞堆积而引起细胞损伤，主要表现为胆汁淤积、肝大、低血糖和白内障。② $\alpha_1$- 抗胰蛋白酶缺乏症。$\alpha_1$- 抗胰蛋白酶缺乏症为常染色体隐性遗传，$\alpha_1$- 抗胰蛋白酶缺乏时，机体不能拮抗蛋白溶酶对肝细胞的损伤作用，主要临床表现为胆汁淤积性黄疸和进行性肝功能损害。③ 囊性纤维变。黏稠的胆汁阻塞了肝内胆管而导致胆汁淤积，多伴有胎粪性肠梗阻。④ 肝脑肾综合征。肝脑肾综合征为常染色体显性遗传，系过氧化物酶功能缺陷所致，主要临床表现为胆汁淤积、肝大、肌张力低下及畸形。⑤Dubin-Johson 综合征。Dubin-Johson 综合征为常染色体隐性遗传，系胆小管分泌结合胆红素功能障碍。主要临床表现为高结合胆红素血症。⑥Rotor 综合征。Rotor 综合征为常染色体隐性遗传，系由于肝内阴离子储存功能障碍所致，主要表现为永久性轻度高结合胆红素血症。⑦ 其他，如络氨酸血症、果糖血症、糖原累积病等。

第四，感染：① 宫内感染——巨细胞病毒、柯萨奇病毒、EB 病毒和腺病毒等是主要病原体；② 败血症——宫内、产时和产后感染所致的败血症可以发生胆汁淤积。

第五，特发性新生儿肝炎，主要表现为黄疸和肝脾大。

第六，全静脉营养所致的胆汁淤积，在超级低出生体重儿中较为常见。肠内营养的缺失可能成为促进胆汁淤积的关键因素。一旦恢复肠内喂养，通常在 1~3 个月内，胆汁淤积的情况可以得到改善，且肝功能亦能逐渐恢复正常。

第七，其他，如染色体病、新生儿血色病等。

### (二) 新生儿湿肺

“一过性呼吸急促（TTN）是由于肺液清除延迟所致，因此，又称为湿肺综合征，或者 RDS Ⅱ型，是一种自限性疾病。”①

1. 新生儿湿肺的病理生理

肺液体主要储存在细小支气管周围的淋巴管和支气管血管内。因此，新生儿窘迫症（TTN）被归类为一种阻塞性肺部疾病，呼吸窘迫综合症（RDS）则是一种限制性肺部疾病。有 TTN 的新生儿肺功能异常包括总通气量高、呼吸频率快、潮气量低、无效腔多、氮清除延时和顺应性低。肺液再吸收发生于：① 肺液产生延缓；② 肺上皮细胞以氯化物分泌型变为钠吸收障碍型；③ 出生时气体进入肺泡，将肺液从肺泡内转移至间质和周围血管空间；④ 血液、淋巴液的高蛋白质含量和渗透压促进肺液流动。

TTN 多发生于剖宫产的足月或晚期早产儿身上，尤其是选择性剖宫产

① 张兰华．实用儿科疾病治疗与护理 [M]. 天津：天津科学技术出版社，2019：297.

的晚期早产儿，表现为低 Apgar 评分、肺动脉高压、左心室功能低下。剖宫产缺少了正常阴道分娩中对胸部的挤压来排除一些肺液。间质内液体的积聚干扰了支气管的开放，导致肺塌陷和气体潴留。

2. 新生儿湿肺的临床症状

新生儿湿肺的发生率与胎龄成反比，胎龄越大，选择性剖宫产新生儿的并发症越低，足月或过期男婴儿有剖宫产、突然分娩、产前暴露于去氧麻黄碱或其他分娩异常有可能引发 TTN，通常在出生后 2 ~ 6h 出现症状。可能出现呼吸窘迫的表现，包括气促、轻微的吸凹、呻吟、鼻翼翕动，还有可能可见皮肤潮红，发绀也有可能存在，一般在 2 ~ 5 天内消失。

**（三）新生儿腹泻**

1. 新生儿腹泻的主要类型

（1）感染性的腹泻。感染性的腹泻又称肠炎。由于新生儿免疫功能不成熟，肠道缺乏能中和大肠埃希菌的分泌型 IgA，防御感染的功能低下，使新生儿易患感染性腹泻。可由细菌（大肠埃希杆菌最常见，其他如鼠伤寒杆菌）、病毒（轮状病毒）、真菌（以白色念珠菌为多，多发生于使用抗生素后继发）及寄生虫引起；感染源可由孕母阴道或经被污染的乳品、水、乳头、食具等直接进入消化道，也可由其他器官的感染经血行、淋巴组织直接蔓延进入肠道。病原体通过以下机制造成腹泻：① 侵犯肠黏膜，在黏膜细胞内复制或侵犯黏膜下层；② 产生细胞毒素，影响细胞功能；③ 产生多肽类肠毒素，致使细胞水盐失衡；④ 黏附于细胞表面，致使细胞丧失功能。

第一，大肠埃希菌侵入肠道后吸附在小肠黏膜上并不侵入，而是在肠黏膜上定居繁殖，减少肠壁的吸收面积并造成小肠上皮细胞微绒毛损伤，产生水样泻。大肠埃希菌黏附于肠黏膜上，产生肠毒素，可激活肠壁上皮细胞膜的腺苷酸环化酶，抑制肠壁细胞对水、$Na^+$、Cr 的吸收，形成水样便。

第二，鼠伤寒杆菌主要侵犯回肠及结肠，进入肠道后侵入小肠上皮细胞产生毒素，产生水样便，同时，可使肠壁发生炎症反应形成微小溃疡，因此，大便带红细胞和脓细胞。可侵入血行，引起败血症及化脓性脑膜炎。

第三，轮状病毒通常主要侵犯近端小肠，病毒会利用小肠上皮细胞上的微绒毛上的乳糖酶进入这些细胞。这一过程引起了吸收和转运功能的障碍，导致水和钠在肠腔内积聚。同时，由于双糖酶的活性减少，乳糖在肠腔内积聚，木糖和脂肪的吸收也受到影响，使得肠腔内的渗透压增加，最终导致水和电解质从肠壁反流入肠腔，进一步加剧了积聚的水和离子。

(2) 非感染性的腹泻。除了因喂养不当引发的消化不良外，原发性酶缺陷、肠道感染后的暂时性消化酶缺乏、免疫反应或免疫缺陷等多种原因也可能导致以腹泻为主要症状的表现。这些症状主要可分为糖类不耐受、蛋白质吸收障碍或不耐受，以及某些先天性失氯、失钠性腹泻等类别。

第一，糖类不耐受：常见的有乳糖不耐受、葡萄糖—半乳糖不耐受、继发性双糖不耐受等。新生儿乳糖不耐受是由于乳糖酶分泌少，不能完全消化分解母乳或牛乳中的乳糖所引起的非感染性腹泻，又称为乳糖酶缺乏症。母乳和牛乳中的糖类主要是乳糖，乳糖酶分泌量减少或活性不高，就不能完全消化和分解乳汁中的乳糖，部分乳糖经大便排出体外，使粪中还原糖增加；部分留在结肠内的乳糖被结肠菌群分解为乳酸、氢气、甲烷和二氧化碳。乳酸刺激肠壁，增加肠蠕动；二氧化碳在肠道内产生胀气和增强肠蠕动，从而造成腹泻。

原发性葡萄糖—半乳糖不耐受症是一种罕见的常染色体遗传，又称为先天性葡萄糖—半乳糖吸收不良（CGGM）葡萄糖，只能以主动转运和易化扩散的方式通过细胞膜，其跨膜转运由钠依赖性葡萄糖转运体和易化扩散葡萄糖转运体来完成。CGGM 是由于钠依赖性葡萄糖转运体（SGLT）功能障碍造成，使葡萄糖和半乳糖不能在肠腔正常吸收，经肠道内细菌酵解产生大量的乳酸和氢气，引发水样便。各种原因导致的肠黏膜上皮细胞损伤，双糖酶受抑制，临床将表现为顽固性便秘。

第二，蛋白吸收障碍或不耐受：主要包括牛乳蛋白过敏和肠激酶缺乏症等。① 牛乳蛋白过敏是由于牛奶中的某些蛋白质分子在肠道中未经充分消化裂解，进入肠道黏膜组织引起的免疫反应。牛奶中的 β-乳球蛋内抗原性最强牛乳蛋白过敏引起的免疫病理机制包括Ⅰ型、Ⅲ型、Ⅳ型，变态反应牛奶蛋白过敏被认为是过敏性疾病的初始环节，可能与不成熟的免疫系统和肠道防御机制有关。② 肠激酶是激活胰腺分泌蛋白所必需的一种酶，缺乏时影响蛋白吸收，出现腹泻、低蛋白性水肿。

第三，先天性失氯性腹泻、先天性失钠性腹泻：两者均是罕见的常染色体隐性遗传性疾病正常情况下，水分从小肠黏膜细胞间的紧密连接处，进入细胞间隙，再进入血液，另外随着钠的吸收而吸收。$Cl^-$ 可以在回肠内与 $HCO_3^-$ 交换而进入细胞：先天性失氯性腹泻是肠道选择性缺乏 $Cl^-/HCO_3^-$ 交换机制所致，致使大量 $Cl^-$ 和水停留在肠腔造成腹泻，$HCO_3^-$ 的缺乏使肠内容物变成酸性，进一步抑制 $Na^+/H^+$ 交换，肠道内电解质浓度增高，形成严重的渗透性腹泻，出现低钠血症；$Na^+$ 和水的丢失引起继发性醛固酮增高，导致钾的进一步丢失，从而出现低钾血症。

先天性失钠性腹泻是由于小肠上皮细胞的 $Na^+/H^+$ 交换器的缺陷所致，肠道中 $Na^+$ 吸收减少和大便中 $Na^+$ 排泄增加，表现为大量碱性和高浓度钠的水样大便、低钠血症、脱水和阴离子间隙正常的代谢性酸中毒。

2. 新生儿腹泻的临床症状

（1）出现感染性腹泻。病情的临床表现和严重程度因病原体的差异而异。轻型病例通常呈现为常见的消化道症状，如每日数次至10次不等的腹泻，并可能伴有低热、食欲减退、恶心、呕吐、精神不振和轻度腹部胀痛等现象。在轻型病例中，可能出现轻度的脱水和酸中毒。重型病例或急性重病可能由轻型病例演变而来，其全身症状更为严重，可能伴有明显的发热或体温不升、拒食、呕吐、腹胀、少尿、嗜睡、四肢发凉、皮肤发花等。在短时间内，这些患者可能经历脱水、酸中毒和电解质紊乱。需要注意的是，新生儿出现酸中毒时可能表现为极度疲乏、反应迟缓、口鼻周围发绀、面色苍白或发灰、皮肤出现花斑、四肢感觉凉等特点。病程长或迁延不愈者，可有明显的消瘦及营养障碍、喂养困难等。感染性腹泻一般表现如下。

第一，致病性大肠埃希菌性肠炎：最为多见，起病缓慢，很少发热，大便为蛋花汤样或有较多黏液，偶见血丝，有腥臭味。

第二，产毒性大肠埃希菌性肠炎：大便以稀便或稀水样便为主。

第三，侵袭性大肠埃希杆菌肠炎：大便呈痢疾状，有黏液，有时肉眼可见脓血，量少，有腥臭味。

第四，鼠伤寒沙门菌感染性肠炎：常为暴发感染，早产儿发病多于足月儿。潜伏期2～4天。偶有发热，大便多样性，可呈黑绿色黏稠便、浅灰色、白色、胶冻样或稀水样等多种变化，腥臭味明显，脱水、酸中毒、腹胀多见。

第五，轮状病毒性肠炎：有明显的季节性，北方多集中于10～12月发病，潜伏期约为48h，起病急，发热明显，常在38℃以上，起病后1天排出水样便，色淡，如米汤样。量多无黏液，腥臭味不明显。体温多于3～4天下降，腹泻多在5～7天自愈，偶有迁延至10天以上者。重症可并发脱水、电解质失衡和酸中毒。轮状病毒在新生儿病房是较常见的感染性腹泻，往往容易造成弥散，因此，对确诊或疑似患者应立即隔离，并严密观察生命体征。有研究显示，轮状病毒患儿容易有心肌损害，表现为心肌酶增高。

第六，真菌性肠炎：多继发于久治不愈的其他感染性腹泻或长期应用抗生素后，大便呈黄色或绿色稀水样，有时呈豆腐渣样，泡沫和黏液多，镜检可见真菌孢子和菌丝。

感染性腹泻常与其他感染并存，如尿布疹、鹅口疮、泌尿道感染、营养不良、低钾血症、低钙低镁血症、维生素缺乏、贫血等。

(2)表现糖类不耐受。出生后即有不同程度腹泻，每天数次至10次，大便呈黄色或青绿色稀糊便，或呈蛋花汤样便，有奶块，泡沫多。伴有腹胀、哭闹，少数可有呕吐，重症可发生脱水、酸中毒。

(3)对牛奶蛋白过敏。多于生后2～6周发生，男婴多见，表现为喂牛乳后24～48h出现呕吐、腹胀、腹泻，大便含有大量奶块、少量黏液，严重者大便中有血丝或肠道出血、乳糜泻，可出现脱水、营养障碍、贫血等。一旦去除过敏原，腹泻即可迅速缓解。

### (四)新生儿乳糜胸

新生儿乳糜胸是由于淋巴液(呈乳糜样)漏入胸腔引起，又称淋巴胸。近年来由于新生儿心、胸外科手术与肠道外营养的开展，本病的发病率有增高趋势，为0.1%～0.5%，男婴发病为女婴的2倍，多见于右侧，乳糜腹是由于乳糜从腹腔内的淋巴系统中溢出所致。

乳糜胸可由多种原因引起，包括疾病和损伤。这包括产伤、臀位产、复苏过程中压力过大导致颈部外伤，闭合性或开放性胸部损伤，颈、腰椎过度伸展，手术中损伤胸导管以及先天性淋巴管异常等。在这些情况下，当胸导管或胸腔内的大淋巴管阻塞破裂时，就可能导致乳糜胸的发生。多数乳糜胸常无明确病因，为自发性乳糜胸，50%新生儿乳糜胸按其病因可以分为以下类型：

第一，先天性乳糜胸：系淋巴系统先天性发育结构异常，多于出生后发现有单发或多发乳糜漏。胸导管阙如或胚胎期胸导管的连接部分未能很好完成，致胸导管狭窄梗阻，淋巴管广泛扩张和破裂，乳糜液从淋巴管溢出而致乳糜胸。常合并染色体异常及其他先天性畸形。

第二，创伤性乳糜胸：主要由于产伤如臀位过度牵引或复苏操作等造成中心静脉压过高，导致胸导管过度扩张、破裂；另外，颈腰脊柱过度伸展也可引起胸导管撕裂，某些医源性因素也可导致创伤性乳糜胸，常继发于开胸手术之后或行外周静脉中心置管（PICC），通常（约 50%）胸导管发源于第二腰椎水平中线处的乳糜池，经过主动脉裂进入胸腔后转至中线右侧，在第 4 或第 5 胸椎水平横过胸椎转至左侧，最终，在左颈内静脉与锁骨下静脉连接处进入静脉。

第三，手术后乳糜胸：在胸导管附近的手术操作可能损伤胸导管主干及分支，最易损伤部位在上胸部，近年来不少胸部及心脏手术已能在新生儿期进行，手术后乳糜胸的发病率有所增加，占胸部手术的 0.18% ~ 0.5%，心脏手术的 0.37% ~ 1.1%，常在术后 3 ~ 14 天发生。

先天性心脏病手术后乳糜胸的原因：① 伤及胸腺表面的淋巴干。目前，先天性心脏病手术年龄越来越小，而小儿胸腺较大，胸腺周围或前纵隔的淋巴管在胸腺浅表面汇合成前纵隔淋巴干，为胸导管的主要分支。体外循环心脏直视手术时多采用正中手术切口，须分离或悬吊甚至部分切除胸腺，故易伤及此处的淋巴干，造成术后的乳糜胸。② 胸导管直接损伤。动脉导管未闭行胸膜外分离结扎手术时可伤及胸导管。③ 继发于右心功能不全并腔静脉压升高所致的淋巴管破裂或影响胸导管的回流而形成乳糜胸。④ 栓塞性乳糜胸。中心静脉肠外营养易导致导管栓塞或静脉血栓形成；手术结扎上腔静脉，使淋巴回流障碍，导致胸导管破裂，多发生在 VLBW 儿。⑤ 自发性乳糜胸。指原因不明者，本型占新生儿乳糜胸的大多数。

### （五）新生儿溶血病

新生儿溶血病（HDN）是因母婴血型不合引起的同族血型免疫性疾病，临床上以胎儿水肿和（或）黄疸、贫血为主要表现，严重者可致死或遗留严

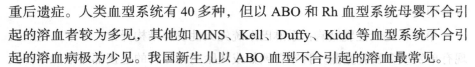

重后遗症。人类血型系统有40多种，但以ABO和Rh血型系统母婴不合引起的溶血者较为多见，其他如MNS、Kell、Duffy、Kidd等血型系统不合引起的溶血病极为少见。我国新生儿以ABO血型不合引起的溶血最常见。

1. 新生儿溶血病的发病机制

新生儿溶血病发病机制是胎儿由父亲方面遗传来的血型显性抗原恰为母亲所缺少，在妊娠后期，胎儿血因某种原因进入母体，母体被致敏产生相应的IgM抗体。如母亲再次怀孕，胎儿血再次进入母体，母体发生次发免疫反应，产生大量IgG抗体，通过胎盘进入胎儿循环，使胎儿、新生儿发生溶血。只要0.1～0.2 mL的胎儿红细胞进入母体循环，就足以使母亲致敏，特别是反复的胎母输血。

（1）Rh血型不合的溶血病。Rh血型系统共有6个抗原，即Cr、Dd和Ee。其中D抗原最早被发现且抗原性最强，Rh溶血病的母亲多数是Rh阴性，Rh阳性母亲的婴儿同样也可以发病，以抗E较多见。Rh溶血病在第一胎发病率较低，因为初次免疫反应产生IgM抗体需要2～6个月，且较弱，不能通过胎盘进入胎儿体内，而胎儿红细胞进入母体多数发生在妊娠末期或临产时，故第一胎常处于初次免疫反应的潜伏阶段。当再次妊娠第二次发生免疫反应时，仅需数天就可出现主要为IgG，能通过胎盘的抗体，并能迅速增多，故往往第二胎才发病。Rh系统的抗体只能由人类红细胞引起，若母亲有过输血史，且Rh血型又不合，则第一胎也可发病。母亲的母亲（外祖母）为Rh阳性，母亲出生前已被致敏，则第一胎也可发病，此即外祖母学说。

（2）ABO血型不合的溶血病。以母亲O型、胎儿A型或B型最为多见，母亲A型、胎儿B型或AB型，或母亲B型、胎儿A型或AB型时也可以发病，但较少见。因为A型或B型母亲的天然抗A或抗B抗体主要为不能通过胎盘的IgM抗体，而存在于O型母亲中的同种抗体以IgG为主，因此，ABO溶血病主要见于O型母亲、A型或B型胎儿ABO溶血病可发生在第一胎，因为食物、革兰阴性细菌、肠道寄生虫、疫苗等也具有A或B血型物质，持续的免疫刺激可使机体产生IgG抗A或抗B抗体，怀孕后这类抗体通过胎盘进入胎儿体内可引起溶血。由于A型和B型抗原也存在于红细胞外的许多组织中，通过胎盘的抗A或抗B抗体仅少量与红细胞结合，其余都被其他组织和血浆中的可溶性A和B血型物质的中和和吸收，因此，虽然母婴ABO血型不合较常见，但发病者仅占少数。

2. 新生儿溶血病的临床症状

新生儿溶血病的临床症状程度因多种因素而异，包括抗原性的强弱、个体的免疫反应、胎儿的代偿能力以及产前的预防措施等。Rh溶血病的临床表现通常较为严重，病情进展较快，而ABO溶血病的症状大多较轻。通常而言，Rh溶血病不太可能在第一胎发生，而ABO溶血病可能在第一胎就出现。新生儿溶血病临床主要表现有胎儿水肿、黄疸、贫血、肝脾大、胆红素脑病，其他如低血糖，出血倾向。

### （六）新生儿胃食管反流

胃食管反流（GER）是指胃内容物，包括从十二指肠流入胃的胆盐和胰酶等反流入食管的一种症状，分为生理性和病理性。生理性胃食管反流是由于哭闹、咽下、吸吮、胃胀气等引起食管下括约肌（LES）反射性松弛，而使食物进入食管内或胃内，过多气体通过食管排出体外，往往发生在喂奶时或喂奶后。病理性胃食管反流主要是由于食管下括约肌的功能障碍和（或）与其功能有关的组织结构异常，以致食管下括约肌压力低下而出现的反流。长期反流导致反流性食管炎，支气管、肺部并发症，营养不良等称为胃食管反流病（GEHD）。胃食管反流病发生于新生儿期，轻度反流发病率可高达80%～85%。

1. 新生儿胃食管反流的发病机制

（1）食管廓清能力下降。食管的蠕动机制包括原发性和继发性两种类型，其正常功能依赖于食管黏膜下的肌肉收缩、唾液的冲洗、酸的中和作用以及食物的重力效应。这些生理过程共同构成了食管的廓清机制，有效地清除食管内的反流物。然而，当食管蠕动幅度减弱或消失，或出现病理性蠕动时，反流物质在食管内的停留时间延长，对食管黏膜的损伤风险增加。继发性蠕动的减少或缺失导致食管廓清能力下降，使得胃内容物更容易逆流至食管，从而促进了胃食管反流病（GERD）的发生。

（2）胃、十二指肠功能失常。

第一，胃排空能力下降，当胃内压增高超过LESS力，LES开放，胃容量增加，又可导致胃扩张，致使贲门食管段缩短，使抗反流屏障功能降低。

第二，胃内高分泌状态，酸度增高，引起食管黏膜损伤。

第三，十二指肠病变，幽门括约肌关闭不全。

酸性胃液反流，长期的酸性环境损伤食管黏膜，可发生食管炎、食管溃疡、食管狭窄；反流物甚至吸入气管，肺内可引起反复发作的支气管炎、肺炎、肺不张，也可引起窒息，甚至猝死综合征。新生儿卧位时间较长，哭闹时腹压往往升高，因此 GEK 多见于新生儿期。

(3) 食管黏膜的屏障功能被破坏。反流物中的某些成分，特别是酸性和胃蛋白酶，可以对食管黏膜造成损害。当这些成分接触食管黏膜时，可能会破坏黏膜的完整性，导致炎症和溃疡。

此外，反流物中的胃酸和胃蛋白酶还可以对食管肌层产生刺激，导致肌肉收缩和蠕动增加，进一步加重食管黏膜的炎症。食管黏膜炎症是反流性食管炎的主要病理改变，表现为食管黏膜充血、水肿、糜烂和溃疡等。这些病变可能导致食管狭窄、吞咽困难、胸痛等症状，严重时甚至可能危及生命。因此，对于反流性食管炎患者，及时诊断和治疗是非常重要的。通过改变生活方式、饮食和药物等措施，可以减轻反流症状，促进食管黏膜的修复和预防复发。

(4) 食管下括约肌抗反流屏障功能低下。

第一，LES 压力低下：食管括约肌位于食管下段横膈食管裂孔处，当有吞咽动作时，LES 反射性松弛，压力下降，食管蠕动，食物进入胃内，压力恢复正常，并出现一个反应性的压力增高，以防止食物反流。在胃内压和腹内压增高时，LES 会发生反应性主动收缩使其乐力超过增高的腹内压，起到抗反流作用。某种因素导致正常的功能紊乱时，可引起胃内容物反流入食管，引起胃食管反流。

第二，LES 周围组织减弱：LES 近端位于胸腔，中部位于横膈食管裂孔，远端位于腹腔内。缺少腹腔段食管，腹压增高时不能传导腹压至 LES，使其收缩抗反流，如食管裂孔疝时，LES 在胸腔内，周围是负压，易出现反流。

第三，LES 短暂性松弛：是指与吞咽过程无关的短时间 LES 松弛，胃扩张是造成短暂性松弛的最关键原因。一般而言，短暂性松弛是造成病理性和生理性反流的重要因素。

2. 新生儿胃食管反流的临床症状

（1）呕吐。呕吐可见于90%以上的患儿，出生后第一周即可出现，表现为溢乳、轻度呕吐或喷射性呕吐，呕吐比较顽固。

（2）体重不增，营养不良。一般而言，80%的患儿可能出现，体重常在第10百分位以下。

（3）食管炎。患儿表现为不安、易激惹或拒食，如发生糜烂或溃疡，可出现呕血及便血，导致缺铁性贫血。

（4）肺部并发症。呕吐物误吸所致，发生率为16%～75%不等，表现为窒息、呼吸暂停、发绀，甚至突然死亡，或引起呛咳、夜间痉咳，导致反复发作性气管炎、吸入性肺炎、肺不张等。少数病例呕吐不严重，夜间痉咳为主要症状表现，GER治愈后症状消失。

（5）常与其他先天性疾病伴发。例如，先天性食管闭锁、食管裂孔疝、食管蹼、食管气管瘘、先天性膈疝、先天性肥厚性幽门狭窄等；神经系统有缺陷的患儿，一些少见病，如先天性中枢性低通气综合征、囊性纤维性变等，临床表现GER较凸出，与长期仰卧位、吞咽功能不协调或缺失、消化器官运动功能异常、惊厥及一些药物作用有关。

## （七）新生儿肠闭锁肠狭窄

先天性肠闭锁与肠狭窄属于较为常见的先天性消化道异常，其特征为从十二指肠至结肠段的肠道闭塞或狭窄。这两种状况亦是新生儿肠梗阻的常见病因之一，发生率大约为每5000个新生儿中有一例，且男女婴儿的发病率并无显著性差异。

1. 新生儿肠闭锁肠狭窄的病理生理

肠道的任何部位都可以发生闭锁和肠狭窄，肠闭锁多发生于回肠，其次常发生于空肠和十二指肠，结肠闭锁较少见而肠狭窄则以十二指肠部位最多，发生于回肠较少。另有10%～15%的患儿为多发性闭锁。

（1）十二指肠的闭锁。十二指肠发育异常继发于胚胎5周的内胚层增生不良（肠道延长超过增生）或者发生于胚胎11周的实心化上皮“肠管”再贯通化障碍（实心的肠管空泡化异常）。十二指肠闭锁、风袋样隔膜及狭窄好发于十二指肠降部，常可牵涉胆管及胰管的发育，这些病变被认为是由于胚胎发育早期发育异常导致。

一般而言，十二指肠闭锁分为三类：Ⅰ型闭锁最常见，表现为黏膜及黏膜下隔膜及完整的肌肉壁。胆管在 Vater 壶腹的开口通常位于隔膜近端。Ⅱ型闭锁：闭锁的两断端为一纤维索带连接。Ⅲ型闭锁：闭锁两断端分离，伴有肠系膜缺损。据报道，Ⅰ型发病率约为 92%、Ⅱ型 2%、Ⅲ型 7%。十二指肠狭窄发病率约占闭锁的一半。

十二指肠闭锁通常发生于 Vater 壶腹的远端。病变位于近端的少见，约占 20%。偶尔可见胆管末端分叉成两支，分别开口于十二指肠闭锁段的上下两段。尽管目前已经熟知十二指肠闭锁的病理生理，但其根本病因仍不明确。十二指肠闭锁 / 狭窄常伴发其他先天畸形。

（2）小肠闭锁与狭窄。小肠闭锁是指先天因素导致的肠管连续性中断，是新生儿肠梗阻的常见病因。小肠闭锁发病率高于十二指肠闭锁及结肠闭锁。小肠闭锁比十二指肠闭锁较少合并唐氏综合征。

小肠闭锁分为四型：Ⅱ型为膜状闭锁；Ⅱ型为盲袋型闭锁两端肠管有纤维索带连接；Ⅲ a 型为盲袋完全分离，肠系膜呈“V”形缺损，Ⅲ b 形如苹果皮，肠管连续性中断、肠系膜大段缺损，可合并肠旋转不良等畸形；Ⅳ型为多发性闭锁。

（3）结肠闭锁与狭窄。结肠闭锁可能是由于妊娠期间血管发育异常引起的。肠管血供障碍的多种病因，如肠套叠、扭转、疝、腹裂、栓塞以及血栓等，都有可能导致结肠闭锁的发生。有研究报道，在单卵双胎患儿中同时发生结肠闭锁，这提示基因可能与结肠闭锁的发生存在关联，尽管其具体机制目前尚不明确，而且在学术界存在争议。

结肠闭锁可分为Ⅲ型：Ⅰ型，肠管连续性完整，肠腔闭锁或有隔膜；Ⅱ型，肠管连续性中断，闭锁两断端为纤维索带连接，伴 / 不伴有肠系膜缺损；Ⅲ型，肠管连续性中断，闭锁两断端分离，肠系膜缺损。

2. 新生儿肠闭锁肠狭窄的临床症状

（1）腹胀、呕吐。新生儿若患有肠闭锁或严重肠狭窄，常表现为肠梗阻症状，其中，胆汁性呕吐多在出生后的第一或第二天开始出现。梗阻发生的位置越高，呕吐出现的时间越早且频率越高。相对地，低位肠梗阻的呕吐现象通常出现较晚，且常伴有腹胀。在远端回肠闭锁的情况下，腹部呈现全腹膨隆，而近端高位小肠闭锁则腹胀主要局限于上腹部。通过胃肠减压处理，可以显著缓解新生儿结肠闭锁所引起的低位肠梗阻症状。通常出生时，患儿就表现出腹胀，并在随后的24～48h，腹胀进行性加重胆汁性呕吐为常见症状，但通常不是最早出现的症状。结肠闭锁患儿常可合并腹壁缺损，例如，脐膨出、腹裂、小肠膀胱裂。合并畸形使诊治变得困难、复杂。

（2）排便异常。出生后患儿无正常胎便排出或仅排出少量灰白色或青灰色黏液样粪便。

（3）全身情况。出生后几小时患儿很快出现躁动不安，不吃奶或吸吮无力，出现脱水及中毒症状，且常伴有吸入性肺炎，全身情况迅速恶化。

**（八）新生儿持续性肺动脉高压**

新生儿持续性肺动脉高压（PPHN）表现为严重的肺动脉高压，肺动脉压力水平升高等于或高于体循环压力，通过卵圆孔和动脉导管大量的右向左分流。

1. 新生儿持续性肺动脉高压的生理病理

一旦脐带结扎，胎儿血液循环停止，新生儿充足的氧合取决于肺部的充气，胎儿血液循环停止，肺血流量减少（第一次呼吸增加8～10倍）。正常情况下，肺血管阻力随生后第一次呼吸降低。气肺动脉压力持续高的时候，就会影响胎儿血液循环转变为新生儿血液循环。新生儿表现为持续性肺动脉高压，高肺血管阻力和肺动脉高压阻碍肺血流量。

增加的肺血管阻力引起低氧血症，酸血症、高碳酸血症，最终，导致酸中毒，引起肺小动脉收缩，进一步促进血流量减少，从而形成恶性循环。肺血管阻力持续增加，心内右侧压力等于或超过体循环压力，从而导致右向左分流，这是持续性肺动脉高压的特征。持续性肺动脉高压对心肌功能也产生直接和间接的影响。压力变化、缺氧和酸血症共同导致心排血量减少，肺血流量减少和进一步血管收缩的恶性循环。

生后由于发育不良，畸形或肺血管适应不良，出生后血管阻力持续存在。在宫内血管平滑肌增生或围产期因素引起血管痉挛是导致新生儿持续性肺动脉高压的主要机制。早产儿肺动脉高压的独立预测因素包括：①Apgar评分低；②早产胎膜早破；③羊水过少；④肺发育不良；⑤败血症。一般而言，足月儿有一种罕见的常染色体隐性遗传肺部疾病，称为肺泡表面活性蛋白B

（SP-B）缺乏，可引起渐进性、致命性的低氧血症的呼吸衰竭。

2. 新生儿持续性肺动脉高压的临床症状

最初的临床表现通常发生在晚期（34 周或较大胎龄）的早产儿，生后 24h 内有发绀逐渐加重的足月或过期产儿。常见有呼吸急促伴随吸凹，表明肺顺应性下降。青紫可能在出生时就非常明显，或与右向左的分流增加有关而逐渐恶化。尽管增加给氧浓度，新生儿动脉血氧分压因为右向左分流的原因而持续性低下（低氧血症）。轻度持续肺动脉高压的特征是轻度气促和发绀，常与哭吵和喂养时应激有关。重症患者的特征是明显发绀，呼吸急促，体循环血压低和末梢灌注差。肺动脉压力增高具有以下体征：① 肺动脉收缩期喷射性杂音；② 单一响亮的第二心音；③ 左下胸骨边界即可见或可触及右心室搏动；④ 肺部可闻及柔软的收缩期杂音。

## 二、儿科系统疾病

### （一）儿科呼吸系统疾病

1. 儿科呼吸系统疾病的常见类型

（1）感冒。感冒是一种常见的上呼吸道感染疾病，主要由于人体受凉或接触其他上呼吸道感染患者，导致病毒、细菌等病原体侵入体内而引发。小儿感冒是感冒的一种特殊表现形式，通常是由于小儿免疫系统尚未发育完全，抵抗力较弱，容易受到病毒和细菌的侵袭。小儿感冒常常会导致鼻黏膜充血、水肿，分泌物增多，从而出现流涕、鼻塞、打喷嚏、头疼等症状。这些症状不仅会严重影响小儿的日常生活和健康，还可能引发其他并发症，如中耳炎、支气管炎等。因此，对小儿感冒的治疗和预防显得尤为重要。对于小儿感冒的治疗，一般采用药物治疗和护理治疗相结合的方法。药物治疗主要是使用抗感冒药物、解热镇痛药等来缓解症状，如小儿氨酚黄那敏颗粒、布洛芬等。护理治疗主要是保持室内空气流通、给患儿多喝水、注意饮食调理等，以帮助患儿恢复健康。预防小儿感冒的措施包括保持室内空气流通、注意患儿的饮食和穿着、避免接触其他上呼吸道感染患者等。此外，适当的锻炼和户外活动，也可以增强患儿的体质和免疫力，预防感冒的发生。

（2）小儿支气管炎。小儿支气管炎是一种常见的呼吸系统疾病，主要由于小儿身体免疫力较低，使病毒乘虚而入，或者感冒没有得到及时治疗，病原体进入支气管，从而刺激到支气管，使支气管发炎。小儿支气管炎的发病原因有很多，其中免疫力较低是主要原因之一。小儿的免疫系统尚未发育完全，容易受到病毒的侵袭。当小儿免疫力较低时，病毒更容易乘虚而入，引发支气管炎。此外，感冒也是小儿支气管炎的常见诱因之一。如果感冒没有得到及时治疗，病原体可能进入支气管，引发炎症。在炎症分泌物刺激下，支气管发生痉挛，导致咳嗽、气喘等症状的出现。这些症状可能会影响小儿的日常生活和学习。如果症状持续加重，需要及时就医，以免延误治疗。此外，为了预防小儿支气管炎的发生，家长需要注意以下方面：首先，要加强小儿的免疫力，保证充足的睡眠和适当的运动，饮食要均衡，避免营养不良；其次，要注意小儿的保暖和健康，及时增减衣物，避免感冒；最后，如果小儿出现咳嗽、气喘等症状，要及时就医，以免延误治疗。

（3）小儿肺炎。小儿肺炎是呼吸系统中的一种常见疾病，其通常源于感冒未能彻底治愈而反复发作，致使支气管炎症持续存在并蔓延至肺部。该疾病对儿童健康构成严重影响，因此，须及时予以治疗。小儿肺炎的症状通常包括咳嗽、发热、呼吸困难等。咳嗽是小儿肺炎最常见的症状之一，通常会出现持续性的干咳或痰咳。发热也是小儿肺炎常见的症状之一，体温可能会达到38℃以上。呼吸困难则是小儿肺炎较为严重的症状之一，如果病情严重，可能会出现呼吸急促、口唇发绀等症状。小儿肺炎的病因有很多，其中，感冒是主要的诱因之一。感冒如果没有得到及时有效的治疗，病毒或细菌会继续侵袭呼吸道，导致支气管炎症，进而引发肺炎。此外，营养不良、免疫力较低、过敏等因素，也可能导致小儿肺炎的发生。

（4）急性扁桃体炎。急性扁桃体炎是一种常见的疾病，主要发生在1周岁以上的幼儿中。这种疾病通常在季节交替时更容易发生，因为此时天气变化无常，容易导致免疫力下降，从而增加了感染的风险。急性扁桃体炎主要分为细菌感染和病毒感染两种类型。细菌感染通常是由链球菌引起的，病毒感染则可能由腺病毒、流感病毒等引起。这些病原体通过飞沫传播或接触污染物体表面传播，一旦进入人体，就会在扁桃体部位引起炎症反应。急性扁桃体炎的发展可能会导致急性扁桃体炎，这是一种更为严重的疾病。患儿可能会出现突然发热，体温高达39℃~40℃，同时伴有头痛、肌肉痛、喉咙痛、恶心等症状。这些症状可能会持续数天，甚至需要使用抗生素和其他药物进行治疗。

2. 儿科呼吸系统疾病的检验内容

(1) 儿科呼吸系统疾病的血液检验。血液检验在儿科诊断中扮演着重要的角色。通过进行血液检验，医生可以获得关于患儿感染情况的重要信息，这对于制定正确的治疗方案至关重要。

血常规是血液检验的基本项目之一。通过测量血液中不同类型血细胞的数量，医生可以了解患儿是否存在感染。例如，白细胞计数升高可能表明存在感染，而红细胞计数和血红蛋白浓度可以反映患儿的贫血状况。

血沉[①]也是血液检验的重要指标之一。在感染的情况下，血沉通常会加快，这有助于医生判断感染的严重程度。

C 反应蛋白是一种敏感的炎症标志物，它在感染或炎症时水平会升高。通过测量 C 反应蛋白的水平，医生可以了解患儿的感染或炎症情况，这对于判断病情和指导治疗具有重要意义。

除了以上指标外，血液检验还可以包括其他项目，如免疫学检查、生化检查等，以帮助医生更全面地了解患儿的病情。

总而言之，血液检验是儿科诊断中不可或缺的一部分。通过这些检查，医生可以获得关于患儿感染情况的重要信息，从而制定正确的治疗方案，帮助患儿早日康复。

(2) 儿科呼吸系统疾病的痰液检验。痰液检测是儿科呼吸系统疾病诊断与治疗的关键方法之一。通过细菌培养和涂片检查，痰液检测能够明确病原菌，从而指导临床用药，为儿童患者的康复提供坚实保障。痰液检测的首个步骤是收集痰液样本。在儿科患者中，通常通过雾化吸入后咳嗽或使用鼻导管吸痰的方法来获取痰液。收集到的痰液样本须立即进行处理并送检，以防细菌繁殖和样本污染。

痰液的细菌培养是确定病原菌的重要方法。通过将痰液接种在培养基上进行培养，可以分离出病原菌并进行鉴定。培养结果可以为临床医生提供准确的用药指导，选择敏感的抗生素进行治疗。除了细菌培养，痰液的涂片检查也是一种常用的诊断方法。通过涂片染色，可以在显微镜下观察到病原

① 血沉是指红细胞在血液中的沉降速度，它与感染的严重程度有关。

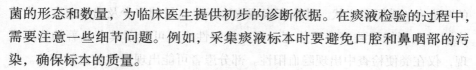

菌的形态和数量，为临床医生提供初步的诊断依据。在痰液检验的过程中，需要注意一些细节问题。例如，采集痰液标本时要避免口腔和鼻咽部的污染，确保标本的质量。

此外，对于一些特殊类型的呼吸系统疾病，如肺结核等，痰液的检验结果可能存在假阴性或假阳性的情况，需要结合其他检查结果进行综合判断。

总而言之，儿科呼吸系统疾病的痰液检验对于确定病原菌、指导临床用药具有重要意义。通过科学、准确的检验方法，可以为患儿提供及时、有效的治疗，促进患儿的康复。

(3)儿科呼吸系统疾病的肺功能检验。在儿科医学领域，肺功能检验是一种重要的评估手段，用于检测和评估儿童的肺功能状况。通过肺功能检验，医生可以了解儿童的肺通气、换气功能以及呼吸系统对各种刺激的反应，从而有助于诊断和治疗各种呼吸系统疾病。

哮喘是儿童时期最常见的慢性呼吸系统疾病之一，其特征是反复发作的喘息、咳嗽和胸闷等症状。通过肺功能检验，医生可以评估儿童的肺功能状况，判断是否存在气道阻塞或过敏反应等哮喘的典型特征。这有助于医生制定正确的治疗方案，控制哮喘的发作，并提高儿童的生活质量。

除了哮喘，肺功能检验还可以用于诊断其他儿科呼吸系统疾病，如慢性阻塞性肺疾病、呼吸道感染等。对于这些疾病，肺功能检验可以提供重要的诊断信息，帮助医生制定合适的治疗计划，并监测治疗效果。

在进行肺功能检验时，通常需要使用肺活量计、呼吸机等设备来测量儿童的呼吸功能。医生会指导儿童进行一些呼吸动作，如深呼吸、快速呼吸等，以评估儿童的肺功能状况。

总而言之，肺功能检验在儿科呼吸系统疾病的诊断和治疗中具有重要作用。通过肺功能检验，医生可以了解儿童的肺功能状况，评估各种呼吸系统疾病的严重程度，并制定正确的治疗方案。这对于控制疾病的发展、提高儿童的生活质量具有重大意义。

**(二)儿科消化系统疾病**

1. 儿科消化系统疾病的常见类型

(1)儿科消化道出血。消化道出血是指由于消化道或其他系统疾病引起

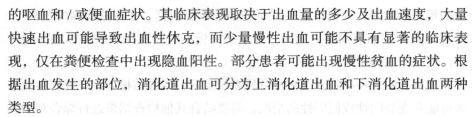

的呕血和/或便血症状。其临床表现取决于出血量的多少及出血速度，大量快速出血可能导致出血性休克，而少量慢性出血可能不具有显著的临床表现，仅在粪便检查中出现隐血阳性。部分患者可能出现慢性贫血的症状。根据出血发生的部位，消化道出血可分为上消化道出血和下消化道出血两种类型。

第一，消化道出血的常见病因。

一是消化道局部病变。消化道局部病变主要包括：①食管。胃食管反流和各种病因所致食管炎，门脉高压所致食管下段静脉曲张破裂、食管贲门黏膜撕裂症、食管裂孔疝等。②胃和十二指肠。胃和十二指肠是消化道出血最常见的部位。各种原因所致胃溃疡或胃炎、十二指肠球炎或溃疡（大多由过量的胃酸和幽门螺杆菌感染所致）、胃肿瘤等。③肠。肠有多发性息肉、肠管畸形、梅克尔憩室、肠套叠，各种肠病，如急性肠炎、克罗恩病、溃疡性结肠炎、急性坏死性小肠结肠炎、直肠息肉、痔、肛裂及脱肛等。

二是感染性因素。各种病原微生物引起的肠道感染（如痢疾、肠伤寒、阿米巴痢疾等）。

三是全身性疾病，主要包括：①血液系统疾病。血管异常，如过敏性紫癜、遗传性出血性毛细血管扩张症；血小板异常，如原发性或继发性血小板减少、血小板功能障碍；凝血因子异常，如先天性或获得性凝血因子缺乏等。②结缔组织病。系统性红斑狼疮，结节性多动脉炎，贝赫切特综合征（白塞病）等。③其他。例如，食物过敏、严重肝病、尿毒症等。

第二，消化道出血的主要分类。

一是假性胃肠道出血。可由咽下来自鼻咽部的血液（如鼻出血时）引起。新生儿吞咽的来自母亲的血液也是假性胃肠道出血的原因。进食红色食物（如甜菜根、红凝胶）或某些药物后的呕吐物可类似呕血；进食铁剂、铋剂、黑霉或菠菜后排出的大便可类似黑粪。

二是真性上消化道出血。出血发生于屈氏韧带以上。常见病因包括食管炎、胃部腐蚀性病变、消化性溃疡、Mallory-Weiss 综合征（严重呕吐导致食管胃连接处或略低部位一处或多处黏膜撕裂，表现为呕血或黑粪）或食管静脉曲张。

三是真性下消化道出血。出血发生在屈氏韧带以下区域。轻微出血通常表现为粪便带血丝或排便后少量滴血，常见于肛裂或息肉。炎症性疾病，如炎症性肠病和感染性结肠炎，可引起腹泻，并伴有粪便中带血的现象。严重出血（表现为便血或粪便中存在血凝块）的病因可能包括炎症性肠病、梅克尔憩室、溶血尿毒综合征、过敏性紫癜以及感染性结肠炎等。

第三，消化道出血的临床表现。

一是慢性出血。慢性、反复少量出血，可无明显临床表现，但久之可导致患儿贫血、营养不良。粪便外观正常或颜色稍深，隐血试验为阳性。

二是急性出血，主要包括：① 呕血。呕血为上消化道出血的主要表现，呕出血为鲜红或咖啡样，主要取决于血在胃内停留时间，时间短则为鲜红，反之则为咖啡样。② 便血。可为鲜红色、暗红色、果酱样和柏油样，主要取决于出血部位及血液在胃肠腔内停留的时间，上消化道出血或血液在肠腔停留时间长者表现为暗红色或柏油样，下消化道出血或血液在肠腔停留时间短者为红色，越近肛门出血颜色越鲜红。③ 发热。根据原发病和出血量多少可出现不同程度发热，感染性疾病所致出血常伴高热，大量出血由于血红蛋白分解吸收常导致低热，少量出血一般不导致发热。④ 腹痛。肠腔内积血刺激导致肠蠕动增强，引起痉挛性疼痛和腹泻。⑤ 氮质血症。大量出血时，血红蛋白分解吸收引起血尿素氮增高；出血导致休克，肾血流减少，肾小球滤过率下降，休克时间过长，导致肾小管坏死等均可导致氮质血症。⑥ 失血性休克。出血量＜10% 时，无明显的症状和体征；出血量达 10%～20% 时，出现脸色苍白，脉搏增快，肢端发凉，血压下降；达 20%～25% 时，出现口渴、尿少，脉搏明显增快，肢端凉，血压下降，脉压差减小；达 25%～40% 时，除上述症状外，出现明显休克症状；＞40% 时，除一般休克表现外，还有神志不清，昏迷，无尿，血压测不出。

第四，消化道出血的检查项目。

一是实验室检查：① 血常规检查血红蛋白、红细胞计数、血细胞比容均下降，网织红细胞增高；② 粪常规粪便呈黑色、暗红或鲜红色，隐血试验阳性；③ 肝、肾功能检查除原发肝病外，消化道出血时肝功能大多正常。

二是特殊检查。

首先，内镜检查。内镜检查主要包括以下方面：① 胃镜检查：对食管、胃和十二指肠出血的部位、原因和严重程度均有较准确的判断。一般在消化道出血 12～48h 内进行检查，其阳性率较高，但应掌握适应证。原则上，患儿休克得到纠正，生命体征稳定而诊断不确定，需要决定是否手术治疗时应尽早进行胃镜检查，以便做出正确诊断，给予及时合理的治疗，并可预防出血的复发。② 小肠镜检查：由于设备的限制，现在小儿小肠镜只能到达屈氏韧带，在一个较有限的范围内检查，真正意义上的小儿全小肠镜检，目前尚未开展。胶囊式的电子内镜对全消化道检查，尤其是对小肠的检查填补了传统内镜的不足，有待于普及开展。③ 肠镜检查：对以便血为主的下消化道出血，采用结肠镜检查可较准确诊断结肠病变，并可针对病变的种类采取相应的内镜下止血治疗，如电凝、激光、微波等。

其次，X 线检查。X 线检查应安排在患儿的病情稳定且出血已经停止 1 至 2 天后进行。钡餐检查能够用于诊断食管及胃底静脉曲张，以及胃、十二指肠和小肠的疾病。钡灌肠检查则能够对直肠、结肠的息肉、炎性病变、肠套叠、肿瘤和畸形等进行诊断。尽管其诊断准确率不如内镜检查，但在诊断消化道畸形方面具有较高的价值。此外，空气灌肠不仅能够用于肠套叠的诊断，还能够起到复位的作用。

再次，造影。通过选择性血管造影可显示出血的血管，根据情况可栓塞治疗。

最后，核素扫描。用放射性 $^{99m}$Tc 扫描，可诊断出梅克尔憩室和肠重复畸形；活动性出血速度＜0.1 mL/min 者，用硫酸胶体 Tc 静脉注射能显示出血部位；对活动性出血速度≥0.5 mL/min 者，$^{99m}$Tc 标记红细胞扫描，能较准确标记出消化道出血的部位。

(2) 儿科急性肝功能衰竭。急性肝功能衰竭（AHF）是由多种原因引起的急性、大量肝细胞坏死，或肝细胞内细胞器严重功能障碍，致短期内进展至肝性脑病的一种综合征。AHF 不仅是肝脏本身器官的严重病变，同时，机体可发生肝性脑病、微循环障碍、内毒素血症、凝血功能障碍、肾功能衰竭等多方面的病理生理变化，具有病情危重、发展迅速、病死率高等特点，对本病加强监护、早期诊治、控制病情变化、积极防治并发症，是提高存活率的关键。

第一，急性肝功能衰竭的常见病因。小儿急性肝功能衰竭的常见的病因有：① 病毒感染，如甲型、乙型、丙型、丁型和戊型肝炎病毒引起的重症肝炎。其他病毒有单纯疱疹病毒、巨细胞病毒、柯萨奇病毒等。② 中毒，包括对乙酰氨基酚、异烟肼、利福平、四环素等药物，毒蕈等食物，以及四氯化碳等化学物质中毒。③ 代谢异常，如肝豆状核变性、半乳糖血症、酪氨酸血症、Ⅳ型糖原贮积症等。④ 肝缺血缺氧，如急性循环衰竭、败血症引起休克等。⑤ 其他，如 Reye 综合征等。

第二，急性肝功能衰竭的临床表现。

一是黄疸。黄疸出现后于短期内进行性加深是一大特点，但 AHF 发生于 Reye 综合征时，则大多无黄疸存在。

二是消化道症状。例如，食欲低下，频繁恶心、呃逆或呕吐，明显腹胀和腹水。

三是精神神经症状。精神神经症状即肝性脑病征象。早期有性格行为异常，短期内可进展为嗜睡、烦躁和谵妄，重者昏迷、抽搐及出现锥体束损害体征。扑翼样震颤是肝性脑病具有的特征性表现之一，但在儿童中不常见到。成人肝性脑病症状分为 4 级，而小儿 AHF 进展极快，故一般根据昏迷出现的情况分为早期肝性脑病、肝性脑病（肝昏迷）及晚期肝性脑病。

四是肝臭与肝脏缩小。肝臭是体内由于含硫氨基酸在肠道经细菌分解生成硫醇，不能被肝脏代谢而从呼气中排出所致。肝脏进行性缩小，提示肝细胞已呈广泛溶解坏死。

五是并发症。可有脑水肿、出血，肝肾综合征，低血压、心律失常，低氧血症，肺水肿，低血糖，水、电解质和酸碱紊乱以及继发性感染等。AHF 时肝外并发症可促进 AHF 的进展，并成为 AHF 的主要致死因素。

第三，急性肝功能衰竭的辅助检查。

一是肝功能检查。血清总胆红素一般在 171.0 μ mol/L 以上，以直接胆红素升高为主。血清转氨酶活性随总胆红素明显升高，若病情加重，反而降低，呈现“胆酶分离”现象。

二是血清白蛋白及血胆固醇下降。血尿素氮及肌酐增高，血糖降低或正常，可出现代谢性酸中毒、碱中毒以及低钾、低钠血症等。

三是凝血功能检查。凝血酶原时间延长，凝血酶原活动度＜ 40%，血浆纤维蛋白原降低等。

四是血氨增高但较成人少见。

五是病原学检查。例如，检测血清病毒性肝炎相关抗原或抗体，有助于病毒性肝炎的病因诊断。

六是B型超声检查。可监测肝、脾、胆囊、胆管等器官大小及有无腹水等。

七是CT检查。可观察肝脏的大小改变。

2. 儿科消化系统疾病的检验内容

消化系统疾病是儿科常见的一种疾病，春夏为该病的高发季节，具有较高的发病率，不仅会对儿童的正常消化吸收造成影响，还会导致患儿出现脱水、腹痛、腹泻等疾病，严重情况下，甚至会有生命危险。对于儿科常见的消化系统疾病，科学有效的临床检验，在一定程度上与早确诊、早治疗、早康复有着极其重要的意义。儿科消化系统疾病的检验主要包括以下内容。

(1) 蛔虫症检验。蛔虫症是常见的一种小儿肠道寄生虫病，不仅可以引起诸多肠道疾病，如睡眠不安、食欲不振以及阵发性脐周痛外，严重的情况下，还可以诱发诸多并发症，如肠穿孔、肠梗阻以及胆道蛔虫病等。临床上在对蛔虫症进行检验时，可以将典型的临床症状作为基本依据，主要包括以下两方面。

第一，患儿出现气急、咳嗽、吐血丝痰、发热以及哮喘等症状，病情比较严重的患儿，可出现呼吸困难、胸痛以及咯血等症状，此时，可考虑为暴发性蛔虫性哮喘。

第二，患儿有明显的腹痛感，腹痛部位位于脐周或腹部，经常有反复性发作，伴有呕吐、食欲不振、便秘、恶心以及腹泻等症状，同时，也可以出现磨牙、睡眠不安等症状。临床上在对蛔虫病进行判断时，除临床症状外，还可以进行相关的临床检验，例如：① 询问病史。患儿入院后，询问患儿家属，患儿是否患有蛔虫病病史，是否有便中排虫史或吐虫病史。② 镜检。取患儿大便，进行显微镜检查，可见蛔虫卵。③ 临床体征。患儿的手指甲上有清晰可见的白色小点，面部存在白斑，检测小儿呕吐物蛔虫，结果显示为阳性。

(2) 急性阑尾炎检验。急性阑尾炎是儿科常见的急腹症之一，其临床表现包括恶心、呕吐和右下腹疼痛等症状。与成人相比，儿童患者的病情可能更为严重，且诊断更具挑战性。通常情况下，诊断依赖于详细的体格检查和病史询问。对于出现恶心、呕吐，并伴有急性腹痛持续6h以上的儿童，应考虑急性阑尾炎的可能性。腹部检查时，若发现右下腹固定压痛、白细胞总数显著升高、核左移以及体温上升等症状，则应将其纳入诊断范畴。对于缺乏典型性特征的阑尾炎患儿，临床上应该对患儿进行腹腔穿刺，将脓液抽出，进行化验后判断病情，也可以给予腹部B超辅助检查，对阑尾直径进行测量，检查腹腔内是否存在脓液或粪石而协助诊断。

（3）急性细菌性痢疾检验。"细菌性痢疾是由于感染痢疾杆菌而诱发的一种肠道传染性疾病"①，临床表现为脓血便、腹痛、里急后重、腹泻以及发热等症状。临床上在对小儿急性细菌性痢疾进行检验时，通常依靠专业的实验检测来诊断。一般而言，检验内容主要包括以下方面。

第一，血象。急性期中性粒细胞和末梢血白细胞总数明显上升。

第二，检查粪便常规。肉眼对大便性状进行观察，可见黏血便、脓血便、血水便以及脓样便等，通过显微镜检查，可以看见大量的吞噬细胞、红细胞以及白细胞。

第三，培养粪便细菌。取患儿新鲜粪便的脓血便送去实验培养，按照常规方法进行分群分型、血清鉴定以及生化检验。通常包括宋内、福氏以及志贺等类型不同的痢疾杆菌。

第四，心肌酶检测及血生化检查，可以对患儿进行心电图检测，如果患儿有接触过痢疾患者的病史，对大便进行镜检，显示每一个高倍镜视野脓细胞＞15个并有红细胞时，可以确诊为急性痢疾。

（4）轮状病毒性肠炎检验。轮状病毒性肠炎的传播途径主要为消化道，该病主要发生在婴幼儿，具有季节性，秋冬季节为发病高峰期。轮状病毒性肠炎在临床上表现为呕吐、发热、腹泻等症状，部分患儿有咳嗽等呼吸道症状，大便次数较多，5～10次/d，为黄色稀便、水样便、呈蛋花汤样，一般无腥臭味。镜检白细胞偶见或无，除常规检查中还应该考虑到粪便中病毒和病毒抗原检测，具体如下。

第一，电子显微镜检测粪便中的病毒电子显微镜通过典型形态的观察做出特异性诊断，其阳性率为90%。

① 黄卫华．浅谈常见儿科消化系统疾病的临床检验[J]．临床医药文献电子杂志，2015，2(27)：5632.

第二，病毒特异性抗原的检测许多免疫学方法可用于检测轮状病毒特异性抗原。如酶免疫测定（EIA）、补体结合试验（CF）、免疫荧光（IF）方法等。粪便中病毒核酸的检测：可应用聚丙烯酰胺凝胶电泳法、核酸杂交法及聚合酶链反应（PCR）方法。其中核酸杂交法特异性较高，PCR 法敏感性较高，多用于分子流行病学的研究。轮状病毒的血清抗体检测：采用 EIA 等免疫学方法检测患者血清中的特异性抗体。例如，发病急性期与恢复期双份血清的抗体效价呈 4 倍增高，则具有诊断意义。

综上所述，消化系统疾病是儿科比较常见的一类疾病，具有较高的发病率，在一定程度上严重影响患儿的身体健康和生命质量。临床上在对这类疾病进行诊断时，一定要将典型性特征和相关检验报告相结合，运用科学有效的方法诊断病情，尽量做到早发现、早诊断、早治疗，在提高临床诊断水平的同时，又促进了治疗水平的提高。

### （三）儿科神经系统疾病

在儿科医学领域，神经与免疫系统疾病是较为常见且复杂的疾病类型。这些疾病可能单独出现，也可能同时存在于一个患儿身上，并且神经与免疫系统疾病的症状多样且复杂，需要医生具备深厚的医学知识和丰富的临床经验来进行诊断和治疗。

1. 儿童多动症

儿童多动症，又称注意力缺陷多动症（ADHD），是最常见的儿童期起病的神经精神疾病之一，以注意障碍、过度的活动和冲动控制力差为主要临床特征。

（1）儿童多动症的病因。ADHD 的病因和发病机制至今仍未明了，大多数学者认为该病是多种生物因素—心理—社会因素共同所致的一种综合征。

第一，遗传因素。遗传因素在 ADHD 的发病中起重要作用，ADHD 具有家庭聚集性。如果孩子患有 ADHD，那么其直系或旁系家庭成员的 1/3 也可能患有 ADHD。使用分子遗传学的方法对 ADHD 儿童和其家庭成员进行 DNA 分析，已经发现了几种可能与 ADHD 有关联的易患性基因。来自家庭、领养、双生子以及分子遗传学的研究结果表明，尽管遗传的确切机制仍不清楚，遗传因素确实在 ADHD 的发病中起了重要的作用。

第二，神经生物因素。脑的影像学研究证实 ADHD 儿童的脑结构和功能与正常对照组儿童存在差异，而且报告异常主要集中分布在脑的额叶、扣带回、纹状体及其相关的基底节结构和神经网络。ADHD 存在儿茶酚胺通路的异常，其中最有力的证据之一就是几乎所有治疗 ADHD 的药物均与儿茶酚胺有关。其次是血清、尿液、脑脊液的肾上腺和多巴胺的浓度测定支持肾上腺更新率降低和低多巴胺状态的假说。ADHD 儿童脑电图的检测提示 ADHD 患儿具有觉醒不足的特点。觉醒不足属于大脑皮质抑制功能不足，从而诱发皮层下中枢活动释放，表现出多动。

第三，社会心理因素。家庭和社会提供教育方式不足、双亲的养育方式不当，可能增加儿童发生的概率。家庭的经济地位和家长的养育方式对主要症状虽不起主要影响，但对继发症状如攻击行为、冲动破坏等的发生则有一定的影响。

(2) 儿童多动症的临床表现。

第一，注意力障碍。注意力障碍是诊断多动症的必须症状。多动症儿童注意障碍主要是表现在注意的集中性，稳定性和选择性等特征上的异常。正常儿童在不同年龄阶段注意集中的时间不同，随着年龄增长而逐渐延长。

一般而言，2 ~ 3 岁的儿童专注时间为 10 ~ 12min，5 ~ 6 岁为 12 ~ 15min，7 ~ 10 岁为 20min，10 ~ 12 岁为 25min，12 岁以上则可以达到 30min 以上。然而，注意力缺陷障碍（ADD）的儿童专注时间短于上述范围，他们很难维持注意较长时间去从事某一活动。例如，每节课听 5 ~ 10min 就无法坚持，做事往往有始无终，不能完成父母分配的任务。在做自己感兴趣的事情时，他们维持的时间可能会长一些。

这些儿童在从事一项活动时容易分心。例如，在上课时，只要听到教室内有一点响动，他们的眼睛就会立即循声而去；窗户外面有人走过，马上转头张望；在家里做作业时，听到楼下小朋友的说话声会马上探头寻找或跑下楼去。这种注意力分散性与注意力选择性差有关，他们不能从同时感觉到的各种刺激中选择性地对某些刺激发生反应而忽视另外一些刺激。

由于注意力分散，这些儿童在完成工作任务或学习任务时，常常表现出粗心大意和频繁的错误，尤其是那些需要耐心观察和细致完成的任务，更容易出现失误。他们经常遗忘物品，如书本、铅笔、文具盒等学习或生活用品，有时会在家中或学校遗失。拖延完成作业，也是这些儿童常见的表现，即便作业量仅需 1h，他们也可能拖延至两三个小时才能完成，且需要家长持续监督。在考试中，他们同样可能因注意力不集中而无法完成试卷。

不同个体对不同刺激的敏感性不同。有的儿童接受视觉刺激不专心，有的儿童接受听觉刺激不专心，而另外一些患儿对视觉和听觉刺激均不专心。据本院研究及临床观察，多动症儿童更多表现为对听觉刺激目标的注意缺陷。有视觉注意障碍时，表现为不喜欢看书，阅读时粗心马虎，容易出错。有听觉注意障碍时，上课听课特别不专心，平常别人对他说话他似听非听，甚至给人他的耳朵有问题的感觉。因此，这些孩子难以服从指令完成任务，甚至要大人不断地发出语言命令时才开始去执行任务。

第二，冲动控制能力差。冲动控制能力差表现为耐心差，不能等待，对挫折的耐受能力低。这类儿童常常在别人话还没说完时就抢着回答，并且在交流时不能耐心地倾听别人说话。他们在考试中粗心大意，不会检查核对，常常丢掉一些题目未做，或把本来计算正确的结果抄错，甚至背面还未翻过来看就交卷，导致考试成绩不佳。

此外，他们在集体游戏或比赛中不能遵照游戏规则，不能等待按顺序轮流进行，而是插队抢先。他们经常去干扰其他儿童的活动，与同伴发生冲突，不受人欢迎。这些儿童的行为鲁莽，行事不考虑后果，常常把原本良好的愿望变成不好的结果。当他们有要求时，必须立即得到满足，不能等待；遇到挫折时不能忍受，会出现激烈的情绪波动和冲动行为，甚至动手打人，导致别人受伤害。由于难于接受社会性规矩的约束，他们经常违反校规校纪，受到老师的批评和学校的处罚，并且这些错误经常重复发生，难以改正。在过去，冲动控制力差这一症状在诊断多动症中的地位次于注意力障碍和多动。然而，近年来认知理论强调冲动性在多动症中的地位，认为认知模式是高级执行功能的缺陷，行为反应抑制缺陷或抑制延迟是多动症的核心症状。多动症的抑制能力差是由于行为抑制系统与行为激活系统的不平衡引起。这两种系统控制着儿童对惩罚和奖赏信号的反应。行为抑制系统受惩罚和非奖赏信号激活而产生的反应抑制；相反，行为激活系统受奖赏信号激活而产生行为激活。多动症儿童行为抑制系统功能降低，不能根据惩罚和非奖赏性信号及时抑制自己的冲动。

第三，活动过度。

一是活动过多。患儿的躯体活动明显多于其他同龄儿童，精力充沛，无法保持安静。他们偏好户外活动，不喜欢待在家里，行走时无法稳步前行，经常挣脱大人的手，冲到前方。在路途中，他们不走在路中间，而是在路旁跳跃或绕过障碍物。过马路时，他们无视危险，快速奔跑。在需要保持安静的公共场所，他们也无法保持安静，让大人们时刻担忧他们的安全。在家里，他们无法安静地坐下，常常从一把椅子跳到另一把椅子上，站在沙发靠背上，爬到桌子上，导致家具经常被他们损坏。在学校，他们无法保持安静地上课，经常分心、玩文具或书本，打扰邻座同学，制造噪声。下课后，他们不留在教室内，而是在走廊和室内外与其他同学追逐、大声喊叫，破坏学校秩序。

二是小动作过多。除了躯体活动增多外，多动症儿童的小动作也显著增多。例如，坐着时他们无法保持安静，不停地扭动。上课和做作业时，他们也无法控制双手停下来，总是玩弄物品，如书页或文具。有的儿童在没有玩具的情况下会咬手指和指甲，或咬铅笔。做作业过程中，他们经常离开座位。对于这一部分患儿而言，只有长期与他们接触的老师和家长才能发现他们的小动作增多，不熟悉他们的人很难察觉。

三是语言过多。多动症儿童往往伴随着语言的增多，他们常常争吵、插嘴，无法专注地倾听他人谈话。在课堂上，他们喜欢与邻座同学交谈，不等老师提问完毕就急于回答问题，导致回答错误。有的患儿为了吸引他人的注意，经常在课堂制造噪声或说出一些引人发笑的话语，引起全教室的哄笑。

第四，学习困难。多动症儿童的学业成就往往受到影响，这通常体现为学习成绩的下滑。然而，各患儿在学业成绩下降的程度方面存在个体差异。部分儿童可能展现出较低的学业成绩，甚至未能达到及格标准，而其他儿童则可能维持在班级平均水平。此外，学业成绩下降起始的时间也不尽相同，有些儿童在入学初期即呈现成绩下滑，多数则在三年级以后出现下降趋势，少数儿童则是在初中阶段才显现出学业成绩的下降。

一般而言，多动症儿童各门功课都会有所下降，但随儿童对不同科目的兴趣变化而有所区别。对于不感兴趣的科目，学习成绩下降更为明显，而对于感兴趣的科目，学习成绩则可能保持较好。

学习成绩与多种心理社会因素有关，包括智力水平高低、儿童本身的认知特点、是否合并学习障碍、学习行为、学习兴趣以及家庭背景等。有些多动症患儿的成绩下降明显，甚至到初中后才表现出来，这可能是由于他们的症状相对较轻、智力水平较高以及家庭对儿童的管理较为成功等原因。另外，多动症儿童的学习成绩往往具有很大的波动性。当家长和老师的管理较为严格时，他们的成绩可能会上升，当放松管理时，他们的成绩则可能再次下降到低谷。

第五，感知觉功能异常。多动症患儿一般没有神经系统的异常，但是部分患儿存在感知觉功能以及中枢神经生理功能的异常。翻掌等活动不灵活，拿筷子、握笔书写、扣纽扣、系鞋带、做手工操作等动作笨拙，手—眼协调性差，视—运动功能障碍，视—听转换障碍，空间位置障碍，左右分辨困难，眼球轻微震颤，阅读时眼球运动不协调，认字时把偏旁相近的字搞混淆，如6与9、b与p之间区分困难。

第六，品行问题。部分多动症患者存在违抗、攻击和反社会行为，例如，不服从父母命令、故意与父母作对，不听老师的话、违反学校纪律。同时，他们可能会出现撒谎、逃学、旷课和离家出走等行为。这些患儿可能同时符合品行障碍或对立违抗性障碍的诊断标准。多动症伴发的品行问题与个体的心理素质和外界环境因素有关。由于他们控制能力较差，对环境的抑制性信息反应功能较低，难以接受约束和控制，因此，容易违反社会常规。外界环境对这些患儿往往产生比正常儿童更多的负面反应，进一步促进了他们发展成为品行有问题的孩子。

第七，社交问题。多动症患者中，超过一半的个体在社会互动中面临挑战。这些个体在学校往往感到孤立，并报告缺乏朋友。这些问题的核心在于，当他们与同龄人交往时，往往表现出自我中心的倾向，对同伴发号施令，干扰他们的活动。他们通常缺乏适当的社交技能，对年长者缺乏尊重，难以与同龄人协作，不遵守游戏规则，且不善于依次轮流等待。他们难以理解他人的感受，例如，在引发他人不快时未能及时改变话题。他们对他人可能持有敌对态度，在与人发生冲突时，倾向于使用言语和身体攻击来解决问题。基于这些行为，他们并不受同龄人的欢迎。因此，他们倾向于寻找那些展现相似行为的同伴进行交往。若儿童同时遭受对立违抗障碍和品行障碍的影响，其社交挑战往往更为显著。此外，这些儿童在自我调节情绪方面也存在困难，这进一步影响了他们的社交关系。

第八，情绪问题。情绪问题在多动症患儿中也比较多见，如表现烦躁不安、易激惹、不高兴，遇到不愉快的事不能通过自我调节来缓解自己的不快，而总是发脾气，甚至出现对抗大人的情况。多动症患儿常常伴有自我评价降低，自信心差，把自己看成不快乐、不幸福、不成功和无能的人。这些儿童由于注意力障碍、多动、冲动控制力差等症状的存在，导致学习成绩差，生活中经常受到挫折和失败，受到同伴的排斥，因而变得缺乏自信和自尊，导致自我意识水平的降低，这是多动症患儿自暴自弃、向品行障碍发展的一个重要中间环节。另外，由于他们的行为不能符合大人的要求，而外界环境可能又给他们过高的压力与批评指责，自身状态与环境之间出现冲突，从而产生情绪问题。

2. 儿童孤独症

儿童孤独症也称自闭症，其三大主要症状为交流障碍、语言障碍和刻板行为，又称 Kanner 三联征。同时，在智力、感知觉和情绪等方面也有相应的特征。

（1）儿童孤独症的病因。尽管目前孤独症的病因仍不明了，但越来越多的实验表明，生物学因素（主要是遗传因素）在孤独症的发病中有重要作用，成为目前病因研究的热点。流行病学调查也确认孤独症同胞患病率为 3%～5%，远高于一般群体，存在家族聚集现象。孤独症不是一个单基因遗传性疾病，多基因遗传可能性较大，涉及 3～15 个基因。到目前为止，通过神经解剖和神经影像学研究，比较一致的发现是孤独症儿童存在小脑的异常，包括小脑体积减小、浦肯野细胞数虽减少，其他发现包括海马回、基底节、颞叶、大脑皮质以及相关皮层的异常；在神经生化方面发现超过 30% 孤独症儿童全血中 5- 羟色胺水平增高。孤独症儿童可能存在与我们普通人不同的另外的一种思维方式，值得深入研究。推测存在孤独症遗传易患性的儿童，在诸如感染、宫内或围生期损伤等环境有害因素影响下（第二次打击学说），神经系统发育异常，从而导致自婴儿时期开始，在感知觉以及认知加工等神经系统高级功能有异于正常发育儿童，表现为孤独症。

(2)儿童孤独症的临床表现。

第一，孤独离群，不会与人交往。部分患儿自婴儿时期即展现出特定的特征，例如，与父母不亲近，不喜欢被人抱，对于怀抱的期待姿势缺乏主动；对于与其他小孩玩耍的邀请常表现出逃避，对于他人的呼唤反应不积极，倾向于独立活动；他们倾向于按照自己的意愿行事，对于周围发生的事情似乎漠不关心，难以引起他们的兴趣和注意。他们的目光经常变化，不易停留在他人要求其关注的事物上。此外，他们的目光往往回避对方，甚至避免与对方进行视线交流。在平时活动中，他们的目光游离不定，且较少展示微笑。

第二，言语障碍突出。多数患儿在言语表达上存在限制，能使用和理解的词汇量不多。尽管能够进行口语交流，但他们倾向于使用手势而非言语来传达意图。部分患儿虽具备说话能力，但其声音可能显得微弱、含糊，或仅重复一些单调的词汇。另有一些患儿仅能模仿他人言辞，而不能以自己的语言进行有效沟通。在交流互动中，许多患儿不会主动提出问题或回应提问，而是简单地重复他人的提问。在代词使用上，常常出现混淆和颠倒的情况，反映出他们在语言表达上的困难。

第三，兴趣狭窄，行为刻板重复，强烈要求环境维持不变。自闭症儿童常常在相当长的时间里对某种或几种游戏或活动表现出执着的兴趣，例如，热衷于不断旋转锅盖，单调地排列积木块，热衷于观看电视广告和天气预报，对于儿童通常喜欢的动画片则毫无兴趣。一些患儿甚至每天都要吃同样的饭菜，出门要走相同的路线，排便要求使用相同的便器，一旦出现任何变动，他们就会表现出明显的焦虑反应，对改变其原来形成的习惯和行为方式产生抵触心理，难以适应新环境。多数患儿同时还表现出无目的地活动，如过度活动、单调重复地蹦跳、拍手、挥手、奔跑旋转，有的患儿甚至出现自伤自残的行为，例如，反复挖鼻孔、抠嘴、咬唇、吸吮等动作。

(3)儿童孤独症的具体诊断。通过采集全面详细的生长发育史、病史和精神检查，若发现患者在3岁以前逐渐出现言语发育与社会交往障碍、兴趣范围狭窄和刻板重复的行为方式等典型临床表现，排除儿童精神分裂症、精神发育迟滞、Asperger综合征、Heller综合征和Rett综合征等其他广泛性发育障碍，可做出儿童孤独症的诊断。少数患者的临床表现不典型，只能部分满足孤独症症状标准，或发病年龄不典型，例如，在3岁后才出现症状，可将这些患者诊断为非典型孤独症。应当对这类患者继续观察随访，最终做出正确诊断。

3.儿童情绪障碍

儿童情绪障碍是发生在儿童少年时期，以焦虑、恐怖、抑郁或躯体功能障碍为主要临床表现的一组疾病，在过去也称为儿童神经症。由于儿童心理和生理特点及所处环境的不同，儿童情绪障碍的临床表现与成人有明显差异。此类障碍与儿童的发育和境遇有一定关系，与成人神经症无连续性。

（1）焦虑症。儿童焦虑症是最常见的情绪障碍，是一组以恐惧不安为主的情绪体验。可通过躯体症状表现出来，如无指向性的恐惧、胆怯、心悸、口干、头痛、腹痛等，婴幼儿至青少年均可发生。

第一，病因。儿童焦虑症主要与心理社会因素及遗传因素有关。患儿往往是性格内向和情绪不稳定者，在家庭或学校等环境中遇到应激情况时产生焦虑情绪，并表现为逃避或依恋行为。部分患儿在发病前有急性惊吓史，如与父母突然分离、亲人病故、不幸事故等。如父母为焦虑症患者，患儿的焦虑可迁延不愈，成为慢性焦虑。家族中的高发病率及双生子的高同病率都提示焦虑症与遗传有关。

第二，临床表现。

一是临床特点。焦虑症的主要表现是焦虑情绪、不安行为和自主神经系统功能紊乱。不同年龄的患儿表现各异。幼儿表现为哭闹、烦躁；学龄前儿童可表现为惶恐不安、不愿离开父母、哭泣、辗转不宁，可伴食欲不振、呕吐、睡眠障碍及尿床等；学龄儿童则表现为上课思想不集中、学习成绩下降、不愿与同学及老师交往，或由于焦虑、烦躁情绪与同学发生冲突，继而拒绝上学、离家出走等。自主神经系统功能紊乱以交感神经和副交感神经系统功能兴奋症状为主，如胸闷、心悸、呼吸急促、出汗、头痛、恶心、呕吐、腹痛、口干、四肢发冷、尿频、失眠、多梦等。

二是临床类型。根据起病形式、临床特点和病程，临床上可分为惊恐发作与广泛性焦虑症。惊恐发作为急性焦虑发作，发作时间短，表现为突然出现强烈的紧张、恐惧、烦躁不安，常伴有明显的自主神经系统功能紊乱。广泛性焦虑症为广泛持久性焦虑，焦虑程度较轻，但持续时间长，患儿上课紧

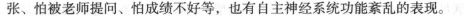

张、怕被老师提问、怕成绩不好等，也有自主神经系统功能紊乱的表现。

根据发病原因和临床特征，焦虑症可分为分离性焦虑、过度焦虑反应和社交性焦虑。分离性焦虑多见于学龄前儿童，表现为与亲人分离时深感不安，担心亲人离开后会发生不幸，亲人不在时拒不就寝，拒绝上幼儿园或上学，勉强送去时哭闹不止，并出现自主神经系统功能紊乱症状。过度焦虑反应表现为对未来过分担心、忧虑和不切实际的烦恼，多见于学龄期儿童，担心学习成绩差、怕黑、怕孤独，常为一些小事烦恼不安、焦虑，患儿往往缺乏自信，对事物反应敏感，有自主神经系统功能紊乱表现。社交性焦虑患儿表现为与人接触或处在新环境时出现持久而过度的紧张不安、害怕，并试图回避，恐惧上幼儿园或上学，有明显的社交和适应困难。

第三，诊断。焦虑症可根据临床特点、起病形式、病程和患儿的情绪体验做出诊断。

一是惊恐发作的DSM-IV诊断标准。一段时间的极度害怕或不舒服，有以下四种及以上症状突然发生，并在10min内达到顶峰。①心悸、心慌或心率加快；②出汗；③颤抖；④觉得气短或胸闷；⑤窒息感；⑥胸痛或不舒服；⑦恶心或腹部不适；⑧感到头晕、站不稳、头重脚轻或晕倒；⑨环境解体（非现实感）或人格解体（感到并非自己）；⑩害怕失去控制或将要发疯；⑪害怕即将死亡；⑫感觉异常（麻木或刺痛感）；⑬寒战或潮热。

二是广泛性焦虑症的DSM-IV诊断标准。①至少6个月的多数时间里，对很多事件和活动呈现过分的焦虑和担心。②发现难以控制住自己不去担心。③这种焦虑和担心都伴有以下6种症状中的1种以上：坐立不安或感到紧张、容易疲倦、思想难以集中或头脑一下子变得空白、易激惹、肌肉紧张、睡眠障碍。④这种焦虑和担心不仅限于某种精神障碍上。⑤此障碍并非由于某种物质（如药物）或一般躯体情况（如甲状腺功能亢进所致之直接生理性效应），也排除心境障碍、精神病性障碍或广泛性发育障碍的可能。

（2）抑郁症。儿童抑郁症是指以情绪抑郁为主要临床特征的疾病，因为患儿在临床表现上具有较多的隐匿症状、恐怖和行为异常，同时，由于患儿认知水平有限，不像成人抑郁症患者那样能体验出诸如罪恶感、自责等情感体验。一般来讲，学龄前儿童抑郁症患病率较低，约为0.3%，青少年期为2%～8%，随着年龄增大，患病率有增长趋势，而且女性多于男性。

第一，病因。

一是遗传因素。遗传因素在情感性精神障碍发病率中所占的重要性已为多数学者所公认。

二是心理社会因素。关于心理社会因素对儿童抑郁症的影响，有以下三种观点：①亲代对子代的影响，亲代的抑郁症可以影响子代的生活环境，使子代出现抑郁症状、疏远亲子关系、家庭气氛不和等，这些因素都可以导致儿童出现抑郁症。②早年急性生活事件如丧失父母、生活困难、逆境、易患素质是儿童抑郁症的诱发因素。其中，逆境对儿童的影响不仅是困难，更重要的是父母对困难的态度和战胜困难的信心，懦弱的态度和信心不足会促使儿童出现抑郁心情。特殊的生活经历使儿童出现抑郁症状，如父母离异、洪水、地震等自然灾害，都意味着在儿童抑郁症的发病中起重要致病作用。③从心理学机制上讲，习得的无助感是抑郁症的主要心理机制。无助感往往给人带来对期望的等待，无望的等待就会导致情绪抑郁，产生消极认知活动，对自己和自己的前途、周围的世界产生消极观。

三是精神生化异常。目前，基本一致的假设认为抑郁症患儿体内单胺类神经递质系统功能低下，形成这种观点的理由是所有能导致中枢神经系统突触间隙（神经细胞之间）单胺递质在耗竭的药物都可以引起抑郁症状。有效的抗抑郁剂都是通过抑制突触间隙神经递质的再回收，使该部位的神经递质水平增加，从而达到消除症状之目的。

第二，临床表现。

婴儿期抑郁主要是因为婴儿与父母分离所致，先表现为不停地啼哭、易激动、四处寻找父母、退缩、对环境没有兴趣、睡眠减少、食欲下降、体重减轻。当与母亲重新团聚后，这种症状可以消失。这种现象可以称为婴儿依恋性抑郁症。

学龄前期儿童由于语言和认知能力尚未完全发展，对情绪体验的语言描述缺乏，往往表现为游戏没兴趣、食欲下降、睡眠减少、哭泣、退缩、活动减少。

学龄期可表现为注意力不能集中、思维能力下降、自我评价低、记忆力减退、自责自罪，对学校和班级组织的各种活动不感兴趣、易激惹、睡眠障碍也比较突出，攻击行为和破坏行为也是抑郁症的表现之一。部分严重患儿表现为头疼、腹痛、躯体不适等隐匿性抑郁症状。

青春前期抑郁症状明显增多，除表现为心情低落、思维迟滞、理解和记忆力下降以外，另一类较明显的症状是行为异常，攻击行为、破坏行为、多动、逃学、说谎、自伤等。国际疾病分类第10版（ICD-10）将这种既有抑郁情绪，又存在品行问题的类型称为“抑郁性品行障碍”。

第三，诊断。目前，国内外均采用的成年人精神病学诊断和分类系统。在诊断和评估前常遵循以下诊断步骤。

一是全面了解病史。全面了解病史，包括围产期情况、生长发育过程、家庭及社会环境背景、家族精神病史、亲子关系、适应能力、学业情况、躯体情况、性格特点及有无重大精神刺激等。询问对象除患儿父母及患儿本身外还应包括保姆、教师及其他亲属。

二是详细的精神和躯体检查。由于儿童用言语描述自己情感体验能力差，医师主要通过观察其面部表情、姿势、动作、词语量、语言语调和活动情况来综合判断，要结合病史反复验证，排除干扰因素，最后确定症状。

三是必要的辅助检查。重点是排除器质性疾病，如脑CT、脑电图检查、DST（地塞米松抑制试验）可作为诊断参考。

（3）强迫症。儿童强迫症（OCD）是以强迫观念与强迫行为为主要表现的一种儿童期情绪障碍，占儿童与少年精神科住院与门诊患者的0.2%～1.2%。儿童强迫症发病平均年龄在9～12岁，10%起病于7岁以前。男孩发病比女孩平均早2年。早期发病的病例更多见于男孩、有家族史和伴有抽动障碍的患儿。低龄患儿男女之比为3.2∶1，青春期后性别差异缩小。2/3的患儿被诊断后2～14年，仍持续有这种障碍。

第一，病因。

一是遗传因素。儿童OCD具有遗传易感性，一般而言，OCD患者的20%的一级亲属可以诊断为OCD。在多发性抽动症与OCD之间存在遗传相关性，甚至认为两者是同一基因的不同表现形式。并且，在5～9岁起病的OCD儿童中，家庭成员患抽动症的比率更高。

二是脑损害。脑损害被认为是OCD的发病原因之一。引起基底节损伤的各种脑损害都可以引起OCD。脑炎后帕金森疾病和亨廷顿舞蹈病患者发生OCD的比率增加。近年来发现OCD与小舞蹈病之间存在相关，在有小舞蹈病的儿童中 OCD 发生率增加。儿童期起病的 OCD 患者尾状核缩小，正电子发射 X 线体层摄影（PET）检查显示异常的局部葡萄糖代谢方式。虽然 OCD 的病因不明，但是许多线索提示与额叶、边缘叶、基底节功能失调有关。

三是神经递质异常。5- 羟色胺回收抑制剂能有效地治疗 OCD，因此，推论 OCD 存在 5- 羟色胺功能紊乱。多巴胺等神经递质也可能参与 OCD 的发病过程。

四是心理因素。精神分析理论认为儿童强迫症状源于性心理发展固着在肛门期，这一时期正是儿童进行大小便训练的时期，家长要求儿童顺从，而儿童坚持不受约束的矛盾在儿童内心引起冲突，导致儿童产生敌意情绪，使性心理的发展固着或部分固着在这一阶段，强迫症状就是此期内心冲突的外在表现。

第二，临床表现。儿童强迫症主要表现为强迫观念和强迫行为两种类型。

一是强迫观念。强迫观念包括：① 强迫怀疑：怀疑已经做过的事情没有做好、被传染上了某种疾病、说了粗话、因为自已说坏话而被人误会等。② 强迫回忆：反复回忆经历过的事件、听过的音乐、说过的话、看过的场面等，在回忆时如果被外界因素打断，就必须从头开始回忆，因怕人打扰自己的回忆而情绪烦躁。③ 强迫性穷思竭虑：思维反复纠缠在一些缺乏实际意义的问题上而不能摆脱。④ 强迫对立观念：反复思考两种对立的观念，如“好”与“坏”“美”与“丑”。

二是强迫行为。强迫行为包括：① 强迫洗涤：反复洗手、洗衣服、洗脸、洗袜子、刷牙等。② 强迫计数：反复数路边的树、楼房上的窗口、路过的车辆和行人。③ 强迫性仪式动作：做一系列的动作，这些动作往往与“好”“坏”或“某些特殊意义的事物”联系在一起，在系列动作做完之前被打断，则要重新来做，直到认为满意了才停止。④ 强迫检查：反复检查书包是否带好要学的书、口袋中钱是否还在、自行车是否锁上等。强迫症状的出现往往伴有焦虑、烦躁等情绪反应。严重时会影响到患儿睡眠、社会交往、学习效率、饮食等多个方面。

第三，诊断。根据 DSM- Ⅳ诊断标准进行诊断，诊断依据包括以强迫性思维和（或）强迫性行为为主要临床表现；患者认识到这些症状是过分与不现实的，因无法摆脱而苦恼不安（在年幼儿童可能不具备这一特点）；症状影响日常生活、工作、学习、社会活动或交往等功能；排除其他神经精神疾病或强迫症状，不能以其他精神障碍所解释。

（4）恐惧症。恐惧症是对某些物体或特殊环境产生异常强烈的恐惧，伴有焦虑情绪和自主神经系统功能紊乱症状，而患儿遇到的事物与情境并无危险或有一定的危险，但其表现的恐惧超过了客观存在的危险程度，并由此产生回避、退缩行为而严重影响患儿的正常学习、生活和社交等，这种恐惧具有显著的发育阶段特定性，该障碍的患病率目前尚无确切报道，该障碍的产生与儿童气质、意外事件的惊吓等有关。间接的创伤经验和信息传达，对该障碍的产生也起着非常重要的作用。

第一，病因。社会学习理论认为，个体对于良性或不确定的刺激所表现出的不合理反应是通过学习获得的。精神分析学说强调，这种反应源于潜意识中的冲突所引发的焦虑，并通过移置机制在外在的物体或情境中表现出来。发展理论认为，对恐惧和焦虑的理解应当考虑到个体的成长历程，这些情绪在某个发展阶段可能是有合理基础的，在其他阶段则可能不再合理。相互影响学说认为，恐惧是在特定的家庭和社会人际关系环境中产生并得以维持的。此外，恐惧症与个体的一些素质特征相关，如内向、胆小、依赖性强的个性，以及在面对问题时容易产生焦虑。遭遇或目击意外事件（如车祸、地震等自然灾害），也是诱发恐惧症的一个因素。

第二，临床表现。临床表现主要有三个方面：① 患儿对某些物体或特殊环境产生异常强烈、持久的恐惧，明知恐怖对象对自身无危险，但无法自制恐惧与焦虑情绪，内心极其痛苦。临床上根据恐怖对象分为动物恐怖、疾病恐怖、社交恐怖、特殊环境恐怖（如高处、学校、黑暗、广场等）。② 患儿有回避行为，往往有逃离恐怖现场的行为。③ 自主神经系统功能紊乱表现，如心慌、呼吸急促、出汗、血压升高等。

第三，诊断。患儿对某物（人）或处境感到害怕，并出现异常强烈的焦虑反应或回避行为，并严重干扰其生活、学习或人际交往，患儿为此苦恼，并排除了其他精神障碍，可予以诊断。

一是特殊恐惧症的 DSM-IV 诊断标准：① 由于存在或预期某种特殊物

体或情景而出现的过度或不合理的显著而持续的害怕。② 一接触所恐惧的刺激，几乎毫无例外地立即发生焦虑反应，采取一种仅限于此情景或由此情景所诱发的惊恐发作形式。这种焦虑表现为哭闹、发脾气、惊呆或紧紧拖住他人。③ 患儿一般都设法避免这种情景，否则便以极度的焦虑或痛苦、烦恼忍耐着。④ 这种对所恐怖情景的回避、焦虑或痛苦烦恼，会显著地干扰个人的正常生活、学习或社交活动或关系，或者对这种恐怖感到显著的痛苦烦恼。⑤ 应有至少 6 个月病期。⑥ 这种伴于特殊物体或情景的焦虑、惊恐发作或恐怖性避免，都不可能归于其他精神障碍，如强迫症（如对污染有强迫思维的患儿在接触脏物时的害怕）、社交恐惧症（因害怕、窘迫、难堪而避免社交场合）等。

二是社交恐惧症的 DSM-IV 诊断标准：① 在与熟悉的人们做与年龄相称的社交关系时发生问题，或在同伴中出现焦虑。② 处于所害怕的社交场合，几乎不可避免地产生焦虑，因而可能采取限制这个场合或为此场合所诱发的形式。这种焦虑可能表现为哭闹、发脾气、惊呆，或从有不熟悉人们的场合退缩出来等。③ 患儿一般都设法避免这种场合，否则便以极度的焦虑或痛苦烦恼而忍耐着。④ 这种对所恐怖情景的设法避免、焦虑或痛苦烦恼，显著地干扰个人的正常生活、学习或社交活动或关系，或者对这种恐怖感到显著的痛苦烦恼。⑤ 应有至少 6 个月病期。⑥ 这种害怕或逃避都不是某种物质（如滥用药物、治疗药品）或由于一般躯体情况所致从而直接产生的生理反应，也不可能归于其他精神障碍（如分离性焦虑障碍、某种广泛性发育障碍或分裂型人格障碍）。⑦ 如存在某种一般躯体情况或其他精神障碍，那么，“在与熟悉的人们做与年龄相称的社交关系时发生问题，或在同伴中出现焦虑”也与之无关。治疗需综合治疗，以心理治疗为主，辅以药物治疗。行为治疗（包括系统脱敏法、实践脱敏法、冲击疗法、暴露疗法、正性强化法、示范法等）结合支持疗法、认知疗法、松弛治疗及音乐与游戏疗法，一般可取得较好疗效。对症状严重的患儿可予小剂量抗焦虑药物或抗抑郁药物。

### （四）儿科免疫系统疾病

#### 1. 幼年特发性关节炎

幼年特发性关节炎（JIA）是儿童时期常见的结缔组织病，以慢性关节炎为其主要特征，并伴有全身多系统受累，也是造成小儿致残和失明的首要原因。JIA的定义是：16岁以前起病，持续6周或6周以上的单关节炎或多关节炎(关节炎定义为关节肿胀/积液，或存在下列体征中的两项或两项以上：①活动受限；②关节触痛；③关节活动时疼痛；④关节表面皮温增高)，并除其他疾病所致外。每一类型的JIA都需要除外其他可能的疾病。这一分类方法以主要的临床和实验室特征为基础，定义了特发性的儿童时期关节炎的不同类型。

(1)全身型JIA。全身型幼年特发性关节炎(SOJIA)，定义为关节炎伴随全身临床症状，典型的弛张热，每日高峰超过39℃或更高，持续时间超过2周，至少合并以下症状之一：易消散的皮疹、淋巴结肿大、多浆膜炎或肝脾肿大。SOJIA可发生于任何年龄，但以5岁以前略多见，无明显性别差异。SOJIA的发病率大约是10/10万，约占JIA患儿的10%。本型的特点为起病多急骤，伴有明显的全身症状。

第一，临床表现。

一是发热。弛张型高热是此型的特点，体温每日波动于36℃～41℃之间，骤升骤降，一日内可出现1～2次高峰，高热时可伴寒战和全身中毒症状，如乏力、食欲减退、肌肉和关节疼痛等，热退后患儿活动如常，无明显痛苦。“发热可持续数周至数月，自然缓解后常复发”①。

二是皮疹。皮疹也是此型典型症状，具有诊断意义，其特征为于发热时出现，随着体温升降而出现或消退。皮疹呈淡红色斑丘疹，可融合成片。可见于身体任何部位，但以胸部和四肢近端多见。

三是关节症状。关节痛或关节炎是主要症状之一，其发生率超过80%，表现为多关节炎或单关节炎。这一症状通常在发热期间加剧，而在体温下降后减轻或缓解。膝关节是最常见的受累关节，此外，手指关节、腕关节、肘关节、肩关节和踝关节也频繁受到侵犯。在反复发作数年后，部分患者可能会发展成关节强直。关节症状可能是首发表现，也可能是急性发病数月或数年后才显现。超过半数的患者会出现不同程度的肌肉酸痛，尤其在发热时更为明显。

四是肝脾及淋巴结肿大。约半数病例有肝脾肿大，可伴有轻度出现有

① 达志海，梁殿哲．最新儿科疾病诊疗指南[M].兰州：甘肃文化出版社，2017：37.

全身淋巴结肿大，肠系膜淋巴结肿大时可出现腹痛。

五是胸膜炎及心包炎。约1/3患儿出现胸膜炎或心包炎。但无明显症状，心肌也可受累，罕见心内膜炎。少数患儿可有间质性肺炎。

六是神经系统症状。部分患儿出现脑膜刺激症状及脑病的表现，如头痛、呕吐、抽搐、脑脊液压力增高及脑电图改变。

第二，实验室检查。目前，SOJIA无特异性的实验室检查，但仍可表现以下异常，例如，白细胞总数和中性粒细胞分类明显升高，白细胞总数可高达（30～50）×$10^9$/L，并有核左移；中等度低色素、正常红细胞性贫血；血小板增高。CRP、ESR明显增高。重症患儿可有肝酶异常、血清铁蛋白增高、凝血功能异常，并伴有多克隆高球蛋白血症。通过骨髓穿刺等其他实验室检查，排除其他疾病。

第三，诊断要点。

一是诊断。SOJIA主要以弛张高热、随体温升降而隐现的皮疹和关节炎为特征，但是部分临床表现不典型或经过不规律治疗的患儿可能无典型的弛张高热、皮疹甚至关节炎，而表现为长期慢性发热、肝脾淋巴结肿大、浆膜炎和神经系统病变等。上述临床表现均无特异性，可以出现在各种感染性疾病如细菌、EB病毒、寄生虫和布氏杆菌等病原感染和非感染性疾病中，如血液系统恶性淋巴瘤、白血病、恶性网状细胞病和其他结缔组织病，如系统性红斑狼疮中。临床医生在诊断过程中，须完善大量相关辅助检查、认真查体和仔细观察病情变化，并进行全面的鉴别诊断，方有可能确诊。

SOJIA诊断分类标准：16岁以前起病，关节炎≥1个关节，发热至少2周（弛张高热），至少持续3d，伴有以下1项或1项以上的症状：①间断出现的（非固定性的）红斑样皮疹；②全身淋巴结肿大；③肝和（或）脾增大；④浆膜炎。

尚须除外下列情况：①银屑病或患者或一级亲属有银屑病病史；②＞6岁、HLA-B27阳性的男性关节炎患者；③患强直性脊柱炎、附着点炎症相关的关节炎、伴炎症性肠病的骶髂关节炎、瑞特综合征或急性前葡萄膜炎，或一级亲属中有上述疾病之一；④至少2次类风湿因子IgM阳性，2次间隔至少3个月。

二是鉴别诊断。本病须与有相似临床表现的其他疾病相鉴别，见表10–2。

还需要与一些少见的伴有长期发热的炎症性疾病相鉴别，如 Castleman's 病、家族性地中海热及高 IgD 综合征等。

**表 10–2　全身型幼年特发性关节炎的鉴别诊断**

| 疾病 | 与全身型 JIA 鉴别要点 |
|---|---|
| 感染 | 血培养、PCR 或特异性抗原检测呈阳性；持续性或不规则发热，间断发热；各种皮疹（非全身型 JIA 典型皮疹） |
| 白血病 | 间断发热；骨痛；全身症状明显 |
| 神经母细胞瘤 | 间断发热；持续性多器官受累 |
| CINCA 或 NOMID | 固定皮疹、不规则发热；神经系统并发症 |
| 川崎病 | 固定皮疹、皮肤黏膜症状；冠脉扩张 |
| 其他原发性血管炎 | 不规则发热；固定、疼痛的皮疹或紫癜；持续性多器官受累；肾脏受累 |
| SLE | 持续或间断发热；ANA、dsDNA 阳性；血细胞减少；其他系统受累 |

注：PCR，聚合酶链反应；CINCA，慢性婴儿神经皮肤关节综合征；NOMID，新生儿起病的多系统炎性疾病；SLE，系统性红斑狼疮；ANA，抗核抗体；dsDNA，双链 DNA。

（2）少关节型 JIA。少关节型是 JIA 最常见亚型，多发生于女童（女性与男性比为 4：1），发病高峰在 6 岁之前。少关节型在发病最初 6 个月内有 1～4 个关节受累。如果病程＞ 6 个月，关节受累数＞ 4 个，定义为扩展型少关节型；病程中受累关节≤ 4 个，定义为持续型少关节型。

第一，临床表现。膝、踝、肘或腕等大关节为好发部位，常为非对称性。其次为手的小关节，而这类关节受累预示银屑病关节炎的可能性。单侧膝关节反复慢性关节炎可知患侧肢体较对侧延长数厘米。颞颌关节受累常见，但由于其症状不典型，通常在疾病的晚期才被发现。病初很少累及腕关节，若累及则预示疾病进展为扩展型或多关节型关节炎。肩关节受累罕见。颈椎受累可表现为斜颈。多数患儿以关节疼痛和晨僵为主诉。25% 的病例可无关节疼痛而仅有关节肿胀。虽然关节炎反复发作，但较少致残。

最常见的关节外表现为虹膜睫状体炎，又名慢性葡萄膜炎。20%～30% 的患儿发生慢性虹膜睫状体炎而造成视力障碍甚至失明。但有部分患儿并无眼睛发红及畏光等不适表现，仅在常规裂隙灯检查中发现。葡萄膜炎常见于抗核抗体阳性患儿。

第二，实验室检查。50%～70% 的少关节型患儿抗核抗体（ANA）检测可呈阳性，滴度波动在 1：320～1：40。在幼年发病的女孩中，ANA 阳性出现的频率更高。CRP 或 ESR 轻到中度升高，ESR 的明显升高，预示疾病可进展为扩展型 JIA。少数病例可有轻度贫血。

第三，诊断要点。诊断依据下列标准：起病年龄＜16 岁，慢性关节炎，病程＞6 周。发病最初 6 个月 1～4 个关节受累。分为两个亚型：① 持续性少关节型，整个疾病过程中受累关节数≤4 个；② 扩展性少关节型，病程 6 个月后受累关节数＞4 个。

尚须除外下列情况：① 银屑病或患儿或一级亲属有银屑病病史；② ＞6 岁、HLA-B27 阳性的男性关节炎患儿；③ 患强直性脊柱炎、附着点炎症相关的关节炎、伴炎症性肠病的骶髂关节炎、瑞特综合征或急性前葡萄膜炎，或一级亲属中有上述疾病之一；④ 至少 2 次类风湿因子 IgM 阳性，两次间隔至少 3 个月；⑤ 有全身型 JIA 表现。

少关节炎型 JIA 的鉴别诊断应除外其他类型的 IA，如与附着点炎症相关的 JIA（ERA）和银屑病性 JIA，以及脓毒性关节炎、反应性关节炎、异物性滑膜炎、色素沉着绒毛结节性滑膜炎、动静脉畸形、出血障碍（如血友病）、严重的创伤，包括非意外性损伤、莱姆病等。

（3）多关节型 JIA（RF 阴性）。类风湿因子阴性型占新发关节炎病例 20%～30%。本病的发病年龄有两个高峰，一个高峰为 3.5 岁左右，另一个高峰是 10～11 岁。

第一，临床表现。关节炎起病隐匿，受累关节呈对称性或非对称性分布，可同时累及大小关节。典型病例的小关节滑膜炎与成人类风湿关节炎的区别在于幼年起病时近端指间关节，而并非掌指关节最易受累。颈椎及下颌关节常易累及。抗核抗体阳性的患儿中，年龄＜6 岁的女童常以非对称性关节炎起病，葡萄膜炎高发；抗核抗体阴性者，年龄在 7～9 岁的大龄儿童常出现大小关节对称性受累。

第二，实验室检查。急性期反应物显著升高，同时伴轻度贫血。40% 的患儿 ANA 检测阳性，RF 阴性。

第三，诊断要点。诊断依据下列标准：起病年龄＜16 岁，慢性关节炎，病程＞6 周。发病最初 6 个月，受累关节≥5 个，RF 阴性。尚须除外下列情况：① 银屑病或患儿或一级亲属有银屑病病史；② > 6 岁、HLA-B27 阳性的男性关节炎患儿；③ 患强直性脊柱炎、附着点炎症相关的关节炎、伴炎症性肠病的骶髂关节炎、瑞特综合征或急性前葡萄膜炎，或一级亲属中有上述疾病之一；④ 至少 2 次类风湿因子 IgM 阳性，两次间隔至少 3 个月；⑤ 有全身型 JIA 表现。需要与此病相鉴别的疾病包括幼年特发性关节炎的其他亚型，如扩展型少关节炎、ERA 和银屑病性关节炎。其他主要鉴别诊断包括其他结缔组织病，如系统性红斑狼疮，特别是 ANA 阳性的年长女性患儿应注意除外本病；淋巴瘤、白血病；脓毒败血症性多关节炎很罕见，但淋球菌感染、莱姆氏病导致的关节炎可有上述表现；对于年长（> 6 岁，HLA-B27 阳性）的男性儿童，应注意除外脊柱关节病的可能。

（4）多关节型 JIA（RF 阳性）。类风湿因子阳性型占 JIA 的 5%～10%，更多见于女性患儿。

第一，临床表现。典型的关节症状表现为渐进性、对称性的多关节受累，多累及手部的小关节，如近端指间关节、掌指关节、腕关节；关节受累情况与成人类风湿关节炎相似。儿童通常表现为 30 个以上的关节受累。病初可能伴有低热，此类发热与全身型 JIA 明显不同。类风湿因子阳性型患儿可发生 Felty 综合征（脾大伴白细胞减少）。约 10% 的患儿可出现类风湿结节，常见于肘关节周围。葡萄膜炎少见。本型关节症状较重，最终，约半数以上发生关节强直变形而影响关节功能。

第二，实验室检查。多有急性期反应物增加及贫血（正细胞正色素性贫血）。较少患儿有 ANA 阳性。间隔 3 个月的 2 次 R 检测阳性。与成人类风湿性关节炎相似，RF 的检测包括 IgG 和 IgM 抗体。此类患儿的抗 CCP 抗体更具特异性，它与关节破坏相关。

第三，诊断要点。诊断依据下列标准：起病年龄 < 16 岁，慢性关节炎，病程 > 6 周。发病最初 6 个月，受累关节 ≥ 5 个，RF 阳性。

尚须除外下列情况：① 银屑病或患儿或一级亲属有银屑病病史；② > 6 岁、HLA-B27 阳性的男性关节炎患儿；③ 患强直性脊柱炎、附着点炎症相关的关节炎、伴炎症性肠病的骶髂关节炎、瑞特综合征或急性前葡萄膜炎，或一级亲属中有上述疾病之一；④ 有全身型 JIA 表现。对于 RF 阳性的 JIA（多关节型）患儿，在没有 2 次确定的 R 阳性结果时，应注意与其他亚型的 JIA

相鉴别。此时的关节炎，即便是未接受任何处理及治疗的患儿，在 JIA 分类中也很难归类。

2. 儿童过敏性紫癜

过敏性紫癜（HSP）是儿童期最常发生的血管炎，主要以小血管炎为病理改变的全身综合征。HSP 临床表现为非血小板减少性可触性皮肤紫癜，伴有或不伴有腹痛、胃肠出血、关节痛、肾脏损害等症状。多数呈良性自限性过程，但也可出现严重的胃肠道、肾脏及其他器官损伤。目前，HSP 发病机制仍不清楚，尚缺乏统一的治疗方案以及规范的随诊。

（1）儿童过敏性紫癜的病因。迄今为止，儿童过敏性紫癜的病因与发病机制仍未完全阐明，病因可能涉及感染、免疫紊乱、遗传等因素。其发病机制以 IgA 介导的体液免疫为主，IgA1 沉积于小血管壁引起的自身炎症反应和组织损伤在 HSP 发病中起重要作用，特别是 IgA1 糖基化异常及 IgA1 分子清除障碍在 HSP 的肾脏损害起着关键作用，紫癜性肾炎（HSPN）患儿血清半乳糖缺乏 IgA1 水平增高，大分子的 IgA1-IgG 循环免疫复合物沉积于肾脏可能导致 HSPN 的重要发病机制。T 细胞功能改变、细胞因子和炎症介质的参与，凝血于纤溶机制紊乱、易感基因的因素在 HSP 发病中也起重要作用。

第一，感染。上呼吸道感染常常是 HSP 发生的触发因素。HSP 最常见的感染以 A 组 B 溶血性链球菌所致的上呼吸道感染最多见，幽门螺旋菌、金黄色葡萄球菌等感染可能也是 HSP 发病的原因之一。HSP 发生也可能与副流感、微小病毒 B19 等病毒感染有关，其他病原体包括肺源支原体可能与 HSP 发生有一定相关性。

第二，疫苗接种。某些疫苗接种如流感疫苗、乙肝疫苗、狂犬疫苗、流脑疫苗、白喉疫苗、麻疹疫苗也可以诱发 HSP，但尚需可靠研究证据论证。

第三，食物和药物因素。某些药物如克拉霉素、头孢呋辛、米诺环素、环丙沙星、双氯芬酸、丙硫氧嘧啶、苯妥英钠、卡马西平、异维 A 酸、阿糖胞苷、阿达木单克隆抗体、依那西普等的使用也可能触发 HSP 发生。但目前尚无明确证据证明食物过敏可导致 HSP。

第四，遗传因素。HSP 存在遗传好发倾向，不同种族人群的发病率也不同。

(2) 儿童过敏性紫癜的临床特征。

第一，皮疹。皮疹是HSP的常见症状，并且是诊断HSP的关键指标。典型的皮疹表现为紫癜，但在形成紫癜之前，可能呈现类似荨麻疹或红色丘疹的形态，通常对称地分布在四肢和臀部，尤其是伸侧。这些皮疹可能会逐渐扩展至躯干和面部，并且在某些情况下可能发展为疱疹、坏死或溃疡，甚至出现针尖大小的出血点。此外，皮疹还可能出现在手掌和足底等。尽管少于5%的HSP患儿会出现皮肤坏死，但皮疹通常在数周内消退。在35%～70%的幼儿中，还可能观察到非凹陷性水肿，主要发生在头皮、面部、手背或足背。在急性发作期间，患儿可能还会出现手臂、腓肠肌、足背、眼周、头皮和会阴部的神经血管性水肿和压痛。

第二，关节症状。皮疹并不是所有患儿的主诉，有30%～43%的患儿以关节痛或腹痛起病，可长达14天无皮疹，极易误诊。关节受累发生率为82%，以单个关节为主，主要累及双下肢，尤其是踝关节及膝关节，但鲜有侵蚀性关节炎发生。

第三，胃肠道症状。胃肠道症状发生率为50%～75%，包括轻度腹痛和呕吐，但有时为剧烈腹痛，偶尔有大量出血、肠梗阻及肠穿孔。肠套叠是很常见但也很严重的并发症，发生率为1%～5%。与特发性肠套叠典型回结肠位置相比，HSP肠套叠70%病例是回肠套叠，30%是回结肠部。还可有少见的肠系膜血管炎、胰腺炎、胆囊炎、胆囊积水、蛋白丢失性肠病及肠壁下血肿至肠梗阻。

第四，肾脏损害。临床上肾脏受累发生率为20%～60%。常见有镜下血尿和（或）尿蛋白，肉眼血尿也常见，高血压可单发或合并肾脏病变，急性肾小球肾炎或肾病综合征表现占HSP患儿6%～7%，严重的可出现急性肾衰竭。

第五，其他系统表现。生殖系统受累以睾丸炎常见，男孩HSP发生率为27%。神经系统受累占2%，常见头痛，可出现抽搐、瘫痪、舞蹈症、运动失调、失语、失明、昏迷等表现。儿童少见肺部改变（$<1\%$），有肺出血、肺泡出血及间质性肺炎的报道。也有患儿出现肌肉出血、结膜下出血、腮腺炎和心肌炎。

(3) 儿童过敏性紫癜的辅助检查。过敏性紫癜目前尚无特异性诊断方法，相关辅助检查仅有助于了解病情和并发症，可根据病情选择以下检查。

第一，外周血检查。白细胞正常或增加，中性粒细胞可增高。一般情况下不伴有贫血，但肠道出血时可能会出现贫血，此时，血小板计数仍保持在正常或升高水平。红细胞沉降率可能正常或加快，C- 反应蛋白水平升高。凝血功能检查结果通常正常，但抗凝血酶原 - Ⅲ水平可能增高或降低。部分患儿可能出现纤维蛋白原含量和 D- 二聚体含量的增高。

第二，尿常规。可有红细胞、蛋白、管型，重症可见肉眼血尿。镜下血尿和尿蛋白为最常见的肾脏表现。

第三，血液生化检查。血肌酐、尿素氮多数正常，极少数急性肾炎和急进性肾炎表现可升高。血谷丙转氨酶、谷草转氨酶少数可升高。少数血磷酸肌酸激酶同工酶可升高。血白蛋白在合并肾病或蛋白丢失性肠病时可降低。

第四，免疫学检查。部分患儿血清 IgA 升高，类风湿因子 IgA 和抗中性粒细胞抗体 IgA 可升高。

第五，影像学检查。

一是超声检查：超声检查对于 HSP 消化道损伤的早期诊断和鉴别诊断起重要作用。高频超声检查 HSP 急性期肠道损害显示病变肠壁水肿增厚，回声均匀减低，肠腔向心性或偏心性狭窄，其黏膜层及浆膜层呈晕环状低回声表现。彩色多普勒超声在皮肤紫癜出现前可显示受累的肠管节段性扩张、肠壁增厚、黏膜粗糙、肠腔狭窄、增厚肠壁血流丰富，也可显示肠系膜淋巴结大及肠间隙积液。HSP 排除肠套叠的检查首先是腹部超声。

二是 X 线及 CT 检查：HSP 合并胃肠道受累时，腹部 X 线可表现为肠黏膜折叠增厚、指纹征、肠襻间增宽，小肠胀气伴有多数气液平面，同时，结肠和直肠内有气体；CT 表现为多发节段性肠管损害，受累肠壁水肿增厚、肠管狭窄、受累肠管周围常可见少量腹腔积液。当 CT 显示多节段的跳跃性肠壁增厚、肠系膜水肿、血管充血及非特异性淋巴结肿大，应考虑 HSP 的诊断。在诊断 HSP 并发症，如肠套叠、肠穿孔、肠梗阻时，CT 表现更具特征性，尤其在肠系膜血管炎的诊断中，可见明显肠壁、血管壁水肿及增厚圈。注意对怀疑有肠套叠的 HSP 患者，行钡剂或空气灌肠对诊断和治疗意义不大，而且可能会加重炎症，甚至导致肠穿孔，CT 检查多在腹部 X 线及 B 超检查有疑问时适用。

三是内镜检查：消化道内镜能直接观察HSP患儿的胃肠道改变，严重腹痛或胃肠道大出血时可考虑内镜检查。内镜下肠黏膜呈紫癜样改变、糜烂和溃疡。典型者为紫癜样斑点、孤立性出血性红斑、微隆起、病灶可见相对正常黏膜。病变多呈节段性改变，主要累及胃、十二指肠、肠和结肠，但往往以小肠为重，很少累及食管。侵犯部位以十二指肠黏膜改变为突出，十二指肠降段不规则溃疡可能也是HSP在胃肠道的典型表现。

第六，皮肤活检。对于临床不典型或疑诊患者可进行皮肤活检协助诊断。典型病理改变为白细胞碎裂性血管炎，血管周围有炎症变化，中性粒细胞和嗜酸性粒细胞浸润等灶性坏死及血小板血栓形成，严重病例有坏死性小动脉炎、出血及水肿。肠道和关节有类似改变。

（4）儿童过敏性紫癜的诊断标准。HSP的诊断标准：可触性（必要条件）皮疹伴如下任何一条：①弥漫性腹痛；②任何部位活检显示IgA沉积；③关节炎/关节痛；④肾脏损伤表现[尿和（或）尿蛋白]。部分患儿仅表现为单纯皮疹而无其他症状，对于典型皮疹急性发作的患儿排除相关疾病可以临床诊断，对于皮疹不典型或未见急性发作期皮疹者，仍须按标准诊断，必要时进行皮肤活检。

3. 儿童系统性红斑狼疮

系统性红斑狼疮（SLE）是一种侵犯多系统和多脏器全身各结缔组织的自身免疫性疾病。血清中出现以抗核抗体为代表的多种自身抗体和多系统受累是SLE的两个主要特征。患儿体内存在多种自身抗体和其他免疫学改变。临床表现多样，除发热、皮疹等共同表现外，因受累脏器不同而表现不同。几乎各种自身免疫性疾病的临床表现均有可能发生在SLE患者身上。该病常常先后或同时累及泌尿、神经、心血管、血液、呼吸等多个系统，有潜在的致命性。15%~20%的系统性红斑狼疮患者会在儿童期发病，相对成人而言，儿童患者临床表现更重，脏器损害出现更快，如不积极治疗，儿童SLE的预后远比成人严重。

（1）儿童系统性红斑狼疮的临床表现。儿童SLE可见于小儿的各个年龄时期，但5岁以前发病者较少，至青春期明显增多，也可见于新生儿。发病的平均年龄是12~14岁。女性多于男性，男女之比为1∶4.3。本病在我国的患病情况有逐年增多的趋势，仅次于幼年特发性关节炎，居小儿结缔组织病中的第二位。

SLE 的特点为多器官、多系统损害。临床表现多样，首发症状各异。除少数病例呈急性起病外，早期表现多为非特异性的全身症状，如发热、全身不适、乏力、体重减轻、关节酸痛等；可以某一系统或某一器官的征象为早期表现，如皮疹、雷诺氏现象、口腔溃疡、脱发、淋巴结肿大、贫血、紫癜、抽搐、间质或实质性肺炎等；也可能以某一项或几项实验室指标异常为早期表现，如蛋白尿或血尿、末梢血象一系或多系降低、不明原因血沉增快、γ 球蛋白增高、肝功能某一项或几项数据异常、心电图异常等。上述某一特殊表现可能单独持续数月至数年，而无其他系统表现。

第一，全身症状。绝大多数患儿有发热，可表现为不同热型，高热或低热，持续或间歇发热。其他表现有食欲不振、乏力和体质量下降。SLE 患儿出现发热，可能是 SLE 活动的表现，但应除外感染因素，尤其是在免疫抑制剂治疗中出现的发热，更须要警惕。疲乏是 SLE 常见但容易被忽视的症状，常是疾病活动的先兆。

第二，皮肤黏膜症状。70% 患儿可见皮肤症状。典型的蝶形红斑仅见于约 50% 的病例，皮疹位于两颊和鼻梁，为鲜红色的红斑，边缘清晰，伴有轻度浮肿，很少累及上眼睑。有时可伴毛细血管扩张、鳞片状脱屑。炎性渗出加重时可见水疱、痂皮。这种红斑消退后一般不留瘢痕，但有时可留有棕色色素沉着。其他皮肤表现有红色斑疹、丘疹、急性丹毒样或大疱样皮疹、糜烂、结痂和出血性紫癜等。手掌、足底和指趾末端常有红斑。口腔黏膜、牙龈、硬腭、软腭可出现红斑和溃疡，类似溃疡，也可出现于鼻黏膜。此外，患儿还可出现脱发、雷诺氏征、指（趾）坏疽等。患儿常有光敏感，暴晒后皮疹加重或出现新的皮疹。小儿盘状狼疮较成人少见。也有 10%～20% 病例在整个病程中不出现皮疹。SLE 皮疹无明显瘙痒，明显瘙痒则提示过敏，免疫抑制剂治疗后的瘙痒性皮疹应注意有无真菌感染。接受激素和免疫抑制剂治疗的 SLE 患儿，若出现不明原因局部皮肤灼痛，有可能是带状疱疹的前兆。在免疫抑制剂和（或）抗生素治疗后出现的口腔糜烂，应注意口腔真菌感染。

第三，肌肉骨骼症状。70%～80% 的病例有关节症状，表现为关节炎或关节痛，其中，约 50% 的患者在疾病起病时就有关节炎，影响的关节包括腕关节、肘关节、肩关节、膝关节、踝关节以及手指关节。关节炎可能表现为游走性或持续性，但通常不会导致关节破坏和畸形。在SLE患儿接受糖皮质激素治疗的过程中，若出现髋关节区域的隐痛不适，应警惕无菌性股骨头坏死的可能性。部分患者可能会经历肌痛和肌无力，少数病例可能伴有肌酶谱的升高。对于长期接受糖皮质激素治疗的患者，还需要考虑激素诱导的肌肉疾病。

第四，心脏症状。心包、心肌、心内膜均可受累。其中，以心包炎为多见，但心包填塞者少见。约10%的患者出现心肌炎，轻者仅见心电图异常，表现为异位搏动及各种传导阻滞，重症出现心脏扩大和心力衰竭。心内膜炎常与心包炎同时存在。疣性心内膜炎常发生在二尖瓣，可出现二尖瓣和主动脉瓣狭窄和闭锁不全，在相应部位可听到杂音，应与感染性心内膜炎鉴别。近年来已注意到冠状动脉病变，表现为冠状动脉炎，甚至发生心肌梗死。

第五，肾脏症状。狼疮肾炎（LN）不仅是儿童SLE最常见和最严重的危及生命的主要原因之一，也是影响远期生命质量的关键。与成人相比，儿童更易发生肾损害。狼疮肾炎的病理分型对于估计预后和指导治疗有积极的意义：通常Ⅰ型和Ⅱ型预后较好，Ⅳ型和Ⅵ型预后较差。各型间可互相转换，Ⅰ型和Ⅱ型有可能转变为较差的类型，Ⅳ型经过免疫抑制剂的治疗，也可以有良好的预后。肾脏病理还可提供LN活动性的指标，如肾小球细胞增殖性改变、纤维素样坏死、核碎裂、细胞性新月体、透明栓子、金属环、炎性细胞浸润、肾小管间质的炎症等均提示LN活动；肾小球硬化、纤维性新月体，肾小管萎缩和间质纤维化则是LN的慢性指标。活动性指标高者，肾损害进展较快，但积极治疗可以逆转；慢性指标提示肾脏不可逆的损害，药物治疗只能减缓而不能逆转慢性指标的继续恶化。

临床判定是否转型（由Ⅱ型向Ⅲ型或Ⅳ型的转变）的依据是临床症状和体征的加重，即出现严重的蛋白尿、血尿、肾功能减低和高血压。狼疮肾炎的临床表现可以是无症状的蛋白尿和（或）血尿（Ⅰ、Ⅱ型）、急性肾炎综合征及急进型肾炎（Ⅳ型）、慢性进展性肾炎（Ⅲ型）、肾病综合征（Ⅴ型）和终末期肾病（ESRD）（Ⅵ型），其中以Ⅵ型临床症状最为严重。狼疮肾炎临床表现一旦出现持续的氮质血症、血肌酐≥88.7 μmol/L（发病2个月内）、内生肌酐清除率明显下降、大量蛋白尿、红细胞管型和蜡样管型或有持续性高血压［舒张压＞12kPa（90mm/Hg），＞4个月］，均提示肾脏损害严重，预后不良。

第六，神经和精神症状。精神损害是SLE的一个严重并发症，其发生率在20%~50%。这一并发症的临床症状可能出现在SLE病程的任何阶段，但最常见于疾病早期，其临床表现多种多样，主要表现为：①中枢神经系统的弥漫性脑功能障碍（35%~60%），以器质性脑病综合征为代表。患儿表现为意识障碍、定向力障碍、智能倒退、记忆力减低、不能计算等，可伴有异常行为如冲动、伤人、自伤、幻觉、妄想和木僵等。②局灶性脑功能障碍（10%~35%），以癫痫和脑血管意外为主。其症状为癫痫大发作、头痛、嗜睡、眩晕、视物模糊等。还可出现颅神经麻痹、舞蹈样动作、震颤、偏瘫、失语等。③周围神经损害较少见，表现为多发性神经炎等。

患儿脑脊液中蛋白和细胞数可轻度增高。70%~90%患儿脑电图有异常，颅脑CT和磁共振成像（MRI）可检查出局灶病变、梗死、萎缩、颅内出血等异常改变。神经系统狼疮的血清学诊断比较困难。相关的抗体中抗神经元抗体、抗淋巴细胞毒抗体、抗神经丝抗体及抗核糖体P蛋白抗体在致病性和临床诊断中有一定的价值。

第七，肺部及胸膜症状。临床及亚临床肺胸膜病变是儿童时期SLE常见的表现。最常见为胸膜炎伴积液，胸腔积液可为单侧或双侧，一般为少量至中等量，胸腔积液的性质一般为渗出液。儿童（尤其是女性）的渗出性浆膜腔积液，除结核外应注意SLE的可能性。

SLE肺损害可为轻度的无症状肺浸润，也可严重到危及生命。根据肺部病变性质，可分为急性狼疮性肺炎、广泛性肺泡出血及慢性间质性肺纤维化等。急性狼疮性肺炎及广泛性肺出血发生率低，但常呈暴发型而迅速死亡。急性狼疮肺炎的表现是急性发热、呼吸困难、咳嗽及胸痛。X线可见双肺弥漫性斑片状浸润。但诊断狼疮肺炎时必须与其他肺部感染相鉴别。广泛性肺泡出血须与特发性肺含铁血黄素沉着症鉴别。严重肺出血可迅速死亡。SLE还可出现肺动脉高压、肺梗死、肺萎缩综合征。后者表现为肺容积的缩小，横膈上升，盘状肺不张，呼吸肌功能障碍，而无肺实质、肺血管的受累，也无全身性肌无力、肌炎、血管炎的表现。

第八，消化系统症状。患儿可有腹痛、腹泻、恶心、呕吐等。剧烈腹痛须与急腹症相鉴别。少数患儿可发生无菌性腹膜炎，出现腹痛和腹水。偶可发生肠道坏死性血管炎而致肠坏死或穿孔，需外科手术治疗。活动期 SLE 可出现肠系膜血管炎，其表现类似急腹症，甚至被误诊为胃穿孔、肠梗阻而须行手术探查。当 SLE 有明显的全身病情活动，有胃肠道症状和腹部阳性体征（反跳痛、压痛），除外感染、电解质紊乱、药物因素、合并其他急腹症等继发性因素之后，应考虑本病。SLE 肠系膜血管炎尚缺乏有力的辅助检查手段，腹部 CT 可表现为小肠壁增厚伴水肿，肠袢扩张伴肠系膜血管强化等间接征象。SLE 还可并发急性胰腺炎。

第九，肝脾及淋巴结。约 75% 的 SLE 患儿肝脏肿大，半数病例有肝功能异常，部分伴有黄疸者系因狼疮性肝炎或溶血所致。约 25% 的患儿脾脏肿大。半数病例（尤其是危重患者）可有浅表淋巴结肿大，无压痛。

第十，血液系统症状。SLE 患儿常出现贫血和（或）白细胞减少和（或）血小板减少。贫血可能为慢性病贫血或肾性贫血。短期内出现重度贫血常是自身免疫性溶血所致，多有网织红细胞升高，Coomb’s 试验阳性。SLE 本身可出现白细胞减少，治疗 SLE 的细胞毒药物也常引起白细胞减少，需要鉴别。SLE 的白细胞减少，一般发生在治疗前或疾病复发时，多数对激素治疗敏感；细胞毒药物所致的白细胞减少，其发生与用药相关，恢复也有一定规律。血小板减少与血小板抗体、抗磷脂抗体以及骨髓巨核细胞成熟障碍有关。

第十一，眼部症状。SLE 患儿的眼部受累可能表现为多种症状，包括结膜炎、葡萄膜炎、眼底改变和视神经病变。眼底改变可能涉及出血、视乳头水肿和视网膜渗出等，而视神经病变甚至可能导致突发性失明。当 SLE 伴随继发性干燥综合征时，患者可能出现眼干症状，并且通常伴随着血清抗 SSB 和抗 SSA 抗体的阳性结果。

第十二，血管炎表现。SLE 血管炎多侵犯小血管。狼疮危象是由广泛急性血管炎所致急剧发生的全身性疾病，常常危及生命。儿童较成人尤易发生危象，可表现为：① 持续高热，用抗生素治疗无效。② 暴发或急性发作，出现以下表现之一者：全身极度衰竭伴有剧烈头痛；剧烈腹痛，常类似急腹症；指尖的指甲下或指甲周围出现出血斑；严重的口腔溃疡。③ 肾功能进行性下降，伴高血压。④ 出现狼疮肺炎或肺出血。⑤ 严重神经精神狼疮的表现。

(2) 儿童系统性红斑狼疮的诊断要点。

第一，诊疗思路。正确的临床思维指导对拟订 SLE 的诊疗方案至关重要。诊疗思路中有三个重要环节需要把握：① 明确 SLE 诊断：多系统受累和有自身免疫证据是 SLE 诊断的两条主线。由于 SLE 临床表现复杂多样，早期 SLE 表现可以不典型。在此情况下，免疫学异常和高滴度抗核抗体有重要参考价值。当患者免疫学异常，而临床诊断不够条件时，应密切随访，以便尽早做出诊断和及时治疗。② 病情活动性评估：对治疗方案的拟订和预后判断均十分关键。③ 病情轻重程度（重要脏器功能损害程度）按 SLE 累积损害指数评估。

第二，诊断标准。目前，普遍采用美国风湿病学会推荐的 SLE 分类标准（表 10–3）。作为诊断 SLE 分类标准的 11 项中，符合 4 项或 4 项以上者，在除外感染、肿瘤和其他结缔组织病后可诊断 SLE，其敏感性和特异性均＞ 90%。

**表 10–3　美国风湿病学会推荐的 SLE 分类标准**

| 项目 | | 分类 |
|---|---|---|
| 1 | 颊部红斑 | 固定红斑，扁平或隆起，在两颧突出部位 |
| 2 | 盘状红斑 | 片状隆起于皮肤的红斑，黏附有角质脱屑和毛囊栓；陈旧病变可发生萎缩性瘢痕 |
| 3 | 光敏感 | 对日光有明显的反应，引起皮疹，从病史中得知或医师观察到 |
| 4 | 口腔溃疡 | 非医师观察到的口腔或鼻咽部溃疡，一般为无痛性 |
| 5 | 关节炎 | 非侵蚀性关节炎，累及 2 个或更多的外周关节，有压痛、肿胀或积液 |
| 6 | 浆膜炎 | 胸膜炎或心包炎 |
| 7 | 肾脏病变 | 尿蛋白＞ 0.5g/24h 或 +++，或管型（红细胞、血红蛋白、颗粒或混合管型） |
| 8 | 神经病变 | 癫痫发作或精神病变，除外药物或已知的代谢紊乱 |
| 9 | 血液学疾病 | 溶血性贫血，或白细胞减少，或淋巴细胞减少，或血小板减少 |
| 10 | 免疫学异常 | 抗 dsDNA 抗体阳性，或 Sm 抗体阳性，或抗磷脂抗体或狼疮抗凝物阳性，或至少 6 个月的梅毒血清试验假阳性的三者中具备一项阳性 |
| 11 | 抗核抗体 | 在任何时候和未用药物诱发“药物性狼疮”的情况下，抗核抗体滴度异常 |

## 第三节　超声造影在儿科膀胱输尿管反流中的应用

膀胱输尿管反流（VUR）是一种泌尿系统疾病，临床上儿童常见，是指由于各种原因导致的膀胱输尿管连接处抗反流功能或结构的异常，从而引起尿液逆流入输尿管、肾盂、肾窦。VUR 的形成原因虽然还无法明确，但主要与以下方面有关：输尿管膀胱壁内段长度不足、输尿管开口位置异常、输尿管插入膀胱的角度偏差、膀胱三角区形成异常等，阻碍了输尿管膀胱连接处的瓣膜作用，从而形成了 VUR。其中，儿童发病多为原发性的，与输尿管膀胱连接处发育不良密切相关，且与输尿管膀胱壁内段的长短、角度有紧密的联系。VUR 虽然有一定的自愈性，但机制尚不明确，其与输尿管壁内段的重构、延伸及膀胱排泄动力学的稳定性等多因素相关，同时，与反流级别、患儿性别、年龄、是否伴有排泄功能紊乱、有无肾瘢痕形成及 VUR 发病时膀胱的容量大小相关。

随着 VUR 反流级别的升高，泌尿系感染缓解率呈下降趋势，复发率呈上升趋势，并且往往只有低级别反流的患儿具备自愈的可能性，反流级别越高的患儿，其造成的后果越发得严重，如肾内高压、肾功能不全，最后形成瘢痕肾，故对于 VUR 患儿，特别是高级别反流患儿的早期予以精确的诊断并施以有效的手术干预治疗，减少后续肾损害，保护肾脏功能显得尤为重要。部分低级别 VUR 患儿可以随着年龄增长而自然缓解甚至自愈，但在这个过程中，需要定期随访以确定反流是否持续存在。

由于 VUR 早期临床表现不典型，缺少特异性，影像学检查在诊断中就起着尤为重要的作用。VUR 传统的常用诊断方法有排泄性膀胱尿道造影（VCUG）以及放射性核素膀胱造影术（RNC）。作为 VUR 诊断"金标准"的 VCUG，其造影前需半流质饮食 1 天，必要时还须导泻，检查前插好导尿管，经导尿管缓慢注入 3 ~ 5mL/kg 碘海醇生理盐水稀释液（比例约 1：2）使膀胱充盈，在患儿排尿过程中进行连续摄片。对于保守治疗的原发性 VUR 患儿，VCUG 检查的频率是每 6 个月一次，RNC 每 3 至 6 个月一次；对于外科手术后的病人，也需要 6 至 12 个月复查一次 VCUG，以评估手术效果，这意味着患儿需要接受反复多次的放射性暴露。另外，儿童处于发育阶段，在 X

线照射时，由于自主或不自主地活动而影响检查，延长了透视时间或造成重复拍片，从而受照剂量以及对组织的损伤机会及程度都增加了。

随着第二代超声造影剂 SonoVue 以及超声仪器高分辨率的临床使用，采用排泄性尿路超声造影（CeVUS）进行 VUR 的诊断越来越广泛。CeVUS 是一种动态成像技术，可以在膀胱内给予造影药物后研究泌尿道的结构，其可以从不同角度评估患儿肾脏形态结构，连续、实时扫描尿路，对整个泌尿道进行形态学和功能评估，从而更好地评估间歇性反流的动态性质。与 VCUG 以及 RNC 等方法比较，CeVUS 不仅对检测儿童反流更为敏感，严重程度的分级也更为准确，由于没有电离辐射，可在术后多次复查，密切随访、动态观察。CeVUS 是一种无辐射、安全的、高敏感性、高特异性、高准确性的成像方法，在 VUR 病程的不同阶段发挥着十分重要的作用。

VCUG 作为传统临床诊断 VUR 的金标准，是一种利用射线造影剂和 X 射线筛查的透视检查，能提示泌尿系统的解剖结构异常，同时可以评估反流程度，在临床工作中具有重要意义。为了减少患者和操作人员的辐射暴露，VCUG 虽然采用了间歇式透视筛查和脉冲数字透视的技术，但儿童生长组织较成人更容易受到辐射影响，特别是 VUR 患儿，需要长期随访复查，术后患者检查次数更是在短时间内增多，电离辐射伤害累积，在其预期寿命中，可能表现出潜在致癌作用。对于需要进行重复检查的 VUR 患儿而言，累积的辐射暴露伤害以及辐射对性腺的发育影响是无法避免的。而 CeVUS 则截然不同，它能够使医师、VUR 患儿及其家属在完全无辐射的情况下完成检查，即使短时间内重复多次检查，也无任何辐射累积的风险，不会对低幼患儿的生长发育产生任何伤害。而在造影剂方面，SonoVue 作为膀胱内注射，全身并发症极为罕见。

CeVUS 对尿液流向的检查具有极高的精准度，主要取决于以下方面。首先，动态特性是 CeVUS 不可忽视的优势之一。低机械指数实时超声造影可以动态观察泌尿系腔道灌注的全过程，实时动态存储，并可以逐帧回放，能够提高 CEVUS 对 VUR分级诊断率。由于 VUR 是一种间歇性现象，荧光筛查技术通过捕捉四张选定时刻的毫秒级排尿 X 射线照片以获取图像资料，特定时刻可能发生在反流结束之后而无法捕捉到特征性图像，以至于造成假阴性的结果。因此，连续动态特性在 VUR 中尤其重要，CeVUS 作为一种动态检查，使整个排泄过程和影像的记录观察成为可能。其次，超声造影剂的更新换代。第二代造影剂SonoVue的主要成分是由磷脂壳包裹的六氟化硫微泡，其不易溶于水，具有抗高阻力、持续时间长等特性，使显影时间明显延长。除此以外，使用基于低机械指数的谐波对比度特定模式，将气泡破裂率降低，明显提高了尿道中微泡的检测率。因此，可以使尿路显像达到最优的效果。另外，六氟化硫微泡的稳定性和弹性使单次造影剂量减少，一瓶造影剂可用于4~5名患儿的检查，从而降低了检查成本。最后，新技术的应运而生。近年来线性成像技术以及低机械指数被采用，增强了造影剂的信号，并实时监测到动态的增强效果。

VUR作为一种儿童泌尿系统疾病，以原发性最为常见，尿液从膀胱异常反流至输尿管乃至肾盂、肾盏中，输尿管膀胱连接处的生理结构异常成为其形成的最基本的原因。对于高级别的VUR的患儿，适时地选择手术治疗，不仅可以避免长期使用抗生素预防尿路感染引起的耐药性，还可以从源头上提高患儿结构上抗反流的能力，最终达到治愈该疾病。通过手术治疗，术后VUR患儿膀胱输尿管壁内段长度均长于术前，输尿管壁内段长度AUC值均为1.000，具有较高的诊断价值。二维超声能够较清晰地显示膀胱壁内段，结合对肾脏大小、实质厚度、肾窦分离及输尿管扩张程度的评估，能够有效地为临床医生提供更完善的信息。

CeVUS也有其不足的一面，虽然现有技术对造影剂微气泡破坏有所减少，能够做到实时连续成像，并且其信号强度高、穿透力较强，基本消除来自组织的信号，使膀胱后方组织成像减影，但高浓度超声造影剂所产生的声阴影仍会掩盖膀胱后区，使膀胱后壁可视化二次受损，CeVUS检测Ⅰ级反流的敏感性降低。这主要是因为造影剂具有高分子量，微气泡漂浮并积聚在膀胱的非依赖性部分，即前部部分，引起声学阴影。可通过连续生理盐水膀胱灌注，稀释超声造影剂，在第二周期检查时再次进行评估，该技术基本上提高了图像的质量，使得膀胱腔的均匀度增强，膀胱壁呈现良好的可视化。CeVUS对于尿道形态的成像不如VCUG直观，复杂性尿路畸形的诊断往往对超声医生的熟练程度提出了挑战，必要时仍须结合VCUG以及膀胱镜确诊。

# 结束语

超声医学作为一种安全、无创的医学成像技术，在疾病诊断中具有重要的地位和广阔的应用前景。随着超声技术的不断发展，超声诊断的精度和应用范围不断扩大。近年来，基于人工智能的超声医学诊断技术逐渐兴起，通过利用深度学习等技术，可以更准确地分析超声图像，辅助医生进行诊断。此外，超声造影剂的应用，也为超声医学提供了新的发展机遇，它可以增强组织器官的超声成像对比度，提高诊断准确性。本书是一本深入探讨超声医学在疾病诊断中的应用和发展的专业书籍，期望本书的出版能够有助于促进超声医学领域的学术交流和科研进展，为促进医学科学的进步和人类健康事业的发展贡献绵薄之力。

# 参考文献

## 一、著作类


[1] 曹美丽 . 超声医学临床实践 [M]. 天津：天津科学技术出版社，2019.

[2] 陈宝定，鹿皎 . 临床超声医学 [M]. 镇江：江苏大学出版社，2018.

[3] 达志海，梁殿哲 . 最新儿科疾病诊疗指南 [M]. 兰州：甘肃文化出版社，2017.

[4] 高玉 . 临床儿科疾病诊治 [M] 北京：科学技术文献出版社，2019.

[5] 李艳，雷劲松，张英霞 . 医学超声诊断 [M]. 南昌：江西科学技术出版社，2019.

[6] 高丽丽 . 超声医学 [M]. 长春：吉林科学技术出版社，2016.

[7] 牛金海 . 超声原理及生物医学工程应用：生物医学超声学 [M]. 上海：上海交通大学出版社，2017.

[8] 宋同勋 . 乳腺疾病的诊断与治疗 [M]. 青岛：中国海洋大学出版社，2013.

[9] 吴艺捷 . 甲状腺疾病临床处理 [M]. 上海：上海科学技术出版社，2018.

[10] 熊艳 . 消化内科临床与进展 [M]. 长春：吉林科学技术出版社，2018.

[11] 张兰华 . 实用儿科疾病治疗与护理 [M]. 天津：天津科学技术出版社，2019.


## 二、期刊类


[1] 艾欣，王川予，陈秀华，等 . 胃窗超声造影检查在胃部疾病诊断中的应用价值 [J]. 中国临床保健杂志，2020，23(3)：340-343.

[2] 步笑辉，费祥武．超声检查在血管疾病医学鉴别诊断中的分析应用 [J]. 大健康，2022(5)：15-17.

[3] 程妙仙，曾令红，吴忧，等．人工智能与大数据在超声医学实践中的应用进展 [J]. 肿瘤影像学，2023，32(1)：78-82.

[4] 杜衍震，孙丰荣，李凯一，等．一种合成聚焦的便携式 B 型超声成像方法 [J]. 计算机工程，2014，40(1)：246.

[5] 段洪涛，蔡文涛，康英慧，等．介入性超声在治疗急性胆囊炎中的应用价值 [J]. 中国保健营养，2015，25(5)：117.

[6] 方晓慧，张金萍．肺部超声评分在儿科疾病诊断中的应用进展 [J]. 临床超声医学杂志，2022，24(1)：57-59.

[7] 黄卫华．浅谈常见儿科消化系统疾病的临床检验 [J]. 临床医药文献电子杂志，2015，2(27)：5632.

[8] 黄亚兰，姜琳琳，李瑞雪．医学超声成像技术发展和新趋势 [J]. 现代仪器与医疗，2021，27(3)：83-88.

[9] 李珊珊，白景峰，吉翔．治疗超声系统中换能器声学性能的声全息法评估 [J]. 声学技术，2024，43(1)：43.

[10] 李世岩，李强，周凌等．介入性超声在甲状腺癌术后中的应用 [J]. 中华医学超声杂志 (电子版)，2021，18(11)：1013.

[11] 刘好好，刘嘉靓，陈美华．超声检查在口腔医学中应用的研究进展 [J]. 口腔材料器械杂志，2023，32(2)：130-133.

[12] 刘玲，曾永蕾，杨静，等．金元四大家论治乳腺癌理论浅探 [J]. 按摩与康复医学，2023，14(1)：57.

[13] 任敏，徐云凤．先天性乳腺畸形手术治疗的适应证与时机 [J]. 临床外科杂志，2019，27(3)：265.

[14] 散志华，王永光，李建国，等．介入性超声在肝内胆管结石微创治疗中的应用 [J]. 中国超声医学杂志，2012，28(7)：636-638.

[15] 孙青，李耀锋，杨伟兵，等．动脉 CT 血管成像诊断头颈部血管疾病的价值 [J]. 检验医学与临床，2022，19(13)：1795-1798.

[16] 汪晓强，吴彤，田婕．超声诊断肺部疾病在重症医学中的应用 [J]. 医学综述，2018，24(23)：4731-4735.

[17] 王海星，杨志清，郭玲玲，等 . 基于大数据和人工智能的超声医学发展现状及问题研究 [J]. 肿瘤影像学，2020，29(4)：410-413.

[18] 王莉，王璐，王珍，等 . 盆底超声诊断盆腔功能障碍性疾病的应用价值 [J]. 临床超声医学杂志，2023，25(7)：536-540.

[19] 王晓松，陈双，郑世勤，等 . 超声内镜在消化系统疾病介入诊断和治疗中出现的并发症 [J]. 实用医学杂志，2018，34 (12)：2085-2087.

[20] 王语彤，白景峰，吉翔，等 . 治疗超声系统换能器阻抗及驱动功率测量技术 [J]. 声学技术，2023，42(6)：749.

[21] 卫晓娟 . 超声诊断肺部疾病在重症医学中的应用 [J]. 自我保健，2021(15)：96.

[22] 肖明辉，黎思红，洪振华，等 . 彩色多普勒超声成像及定量参数鉴别诊断甲状腺结节的临床意义 [J]. 黑龙江医药，2023，36 (2)：449.

[23] 谢伟超，陈海庆，陈佳佳，等 . 超声造影对肝脏局灶性病变的诊断价值 [J]. 现代医用影像学，2024，33(1)：188.

[24] 谢银月，唐懿文，徐申婷 . 超声波的物理特性及医学应用 [J]. 中国教育技术装备，2019(2)：26.

[25] 玄英华，张娜，吴青青，等 . 超声诊断胎儿生长受限相关胎盘疾病的研究进展 [J]. 临床超声医学杂志，2023，25(5)：405-410.

[26] 薛红红，王佳强 .PDCA 循环法在超声医学实习教学中的应用价值 [J]. 中国继续医学教育，2020，12(7)：39-40.

[27] 杨学红 . 超声医学在临床急诊检查的应用效果 [J]. 影像研究与医学应用，2023，7(24)：122-124.

[28] 叶赵蓝 . 超声造影在手术治疗儿童膀胱输尿管反流中的应用 [D]. 福州：福建医科大学，2021：7-8，23-26.

[29] 于治灏，王欣 . 乳腺癌新辅助内分泌治疗研究进展 [J]. 癌症，2022，41(6)：259.

[30] 张博，张澜，莫钊懿，等 . 生物医学超声传播实验虚拟仿真系统的设计与实现 [J]. 实验室研究与探索，2023，42(4)：128-131，137.

[31] 张丽春，汪莹，胡鹏飞，等 . 彩色多普勒超声快闪伪像与二维超声检查对泌尿系结石的诊断价值研究 [J]. 蛇志，2023，35(1)：61.
[32] 张领衔，蔡车国 . 乳腺发育与乳腺干细胞的分子调控 [J]. 厦门大学学报(自然科学版)，2022，61(3)：415.
[33] 赵冉，袁家斌，范利利 . 基于视频多帧融合的医学超声图像超分辨率重建方法 [J]. 计算机科学，2023，50(7)：143-151.
[34] 郑音飞，付文鑫，姚磊，等 . 医学超声诊疗设备计量检测方法研究与探索 [J]. 中国医疗设备，2019，34(11)：22-29.
[35] 朱米雪，邓毅凡，刘娟，等 . 超声造影技术在心脏疾病诊断中的临床运用 [J]. 中国老年保健医学，2022，20(1)：87-89.